맥을 알면 질병이 보인다

맥학

김상연 지음

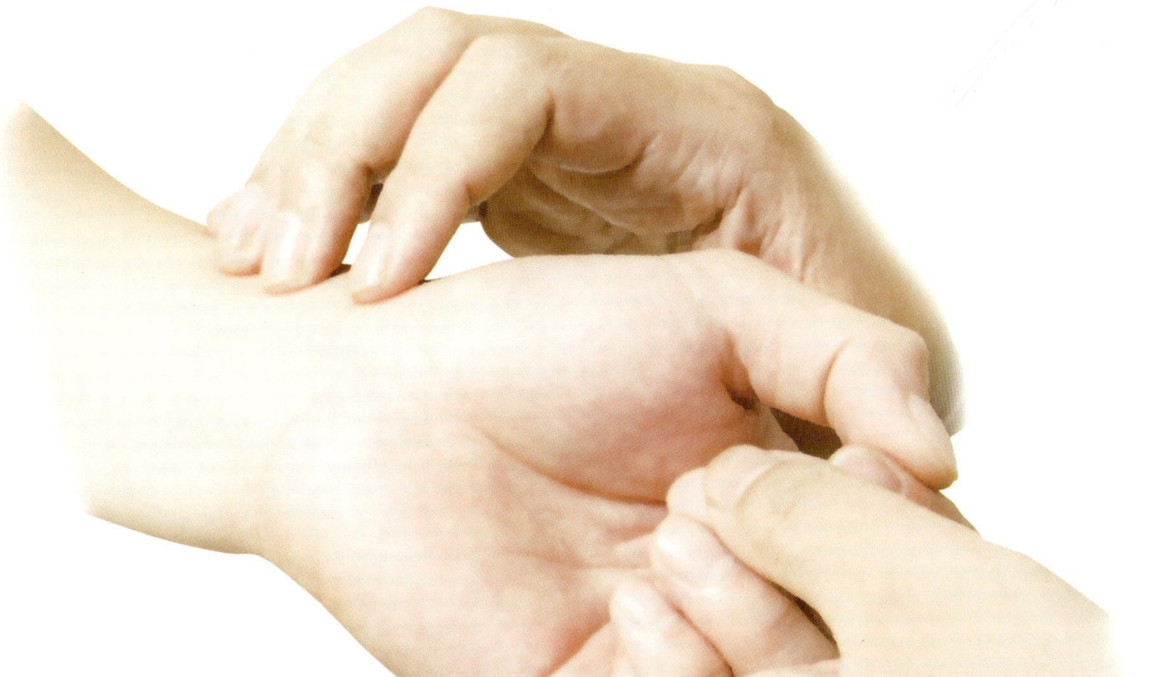

신흥메드싸이언스

저자 소개

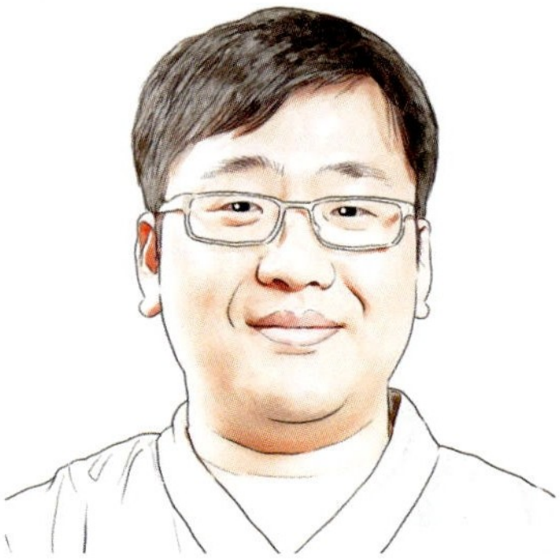

김 상 연

- 경희대학교 한의과대학 졸업
- 바른맥 한의원 네트워크 대표 원장
- 바른맥 의학회 회장
- 한국한의학연구원 진맥 자문위원
- 바른맥 의학회 진맥 강사
- 바른맥 의학회 동의보감 강사
- 한방초음파 장부형상학회 회원
- 대한약침학회 회원

10여 년 동안 진맥과 동의보감에 대해 한의사들에게 강의를 해 오고 있음.
15년 정도 한의사들과 같이 모여서 지속적으로 한의학과 동양철학에 대해 공부를 해오고 있으며 한의학과 동양철학의 바른맥을 찾기 위해 노력 중

맥을 알면 질병이 보인다

맥 학

발 행	2014년 9월 15일
지은이	김 상 연
발행인	홍 성 혁
발행처	**신흥메드싸이언스**
디자인	노 정 현, 이 서 희
주 소	서울시 영등포구 양평동 3가 15-1번지 월드메르디앙비즈센터 501호
등록번호	제318-2007-000077호
전 화	02-2165-8670
팩 스	02-2165-8675
홈페이지	www.shmed.co.kr
ISBN	978-89-6498-043-9
정 가	65,000원

머리말

모든 학문은 원류가 중요하다는 생각으로 한의학의 원류인 〈주역周易〉과 〈내경內經〉을 공부해왔습니다. 한의학 공부를 시작한 대학교부터 따지면 20년이 넘어가지만 아직 공부할 분야가 매우 많이 남았다는 생각이 듭니다.

『의학입문醫學入門』에는 "학역이후學易而後 가이언의야可以言醫也"고 하여 역학易學을 공부한 이후에 의학醫學을 말할 수 있다고 합니다. 한의과 대학생부터 한의사까지 한의학을 전통방식으로 역학의 기본이론인 음양오행陰陽五行부터 차근차근히 공부해야 하는 것이 맞다는 생각에 오랫동안 아는 원장님들과 천문天文, 지리地理, 역법曆法 등의 역학에서부터 『난경難經』, 『중경전서仲景全書』, 『맥경脈經』 등의 한의학을 공부해왔었습니다.

다른 한의사들은 졸업을 했을 때쯤에 어떻게 하면 치료가 잘 되는지, 어떻게 하면 경영이 잘 되는지 배우는 상황임에도 우리는 기본기가 제일 중요하다는 판단으로 계속 그러한 공부를 해나갔습니다.

처음에는 우리들끼리 알면서 깨우쳐 가는 것이 즐거워서 그냥 그렇게 지내왔었습니다.

하지만 순수 한의학이 점점 쇠퇴해가고 한의학을 없애려는 여러 가지 흐름이 거세져서 이대로는 안 되겠다는 생각이 들었습니다. 그래서, 순수 한의학이 바로 세워져야 한다는 생각 때문에 이 책을 저술하게 되었습니다.

순수 한의학의 발달은 한의학의 과학화가 퇴보되는 것이 절대 아닙니다.

과학이란 계속 발달되는 것이지 현재의 과학이 완성형은 아닌 것이라 과거의 문화유산 중 현대과학이 아직 모르는 부분이 많이 있다고 봅니다. 이러한 부분을 개발하는 것이야말로 진정한 한의학의 과학화라고 생각합니다.

저는 진맥이야말로 잘 연구하면 과학적인 기계의 수치와 영상으로 나올 수 있다고 생각합니다. 그런 꿈을 안고 이 책을 씁니다.

이 책의 특징은 두 가지가 있습니다.

첫째로 양방의 이론을 섞지 않은 순수 한의학의 이론이라는 겁니다.

둘째로, 한의학 특유의 진단법 중의 가장 기초인 맥법脈法과 한의학적인 난점難點에 대해 최대한 알기 쉽게 하도록 노력했다는 겁니다.

많이 아시는 원장님들께서 보시면 많이 부족한 내용이지만 '이렇게 될 가능성도 있구나!' 정도로 이해해주시고 더 뛰어난 진단과 치료의 이론과 계통을 세워주시기를 기대하겠습니다.

맥에 대해서 전혀 모르고 계시는 한의대생에게 조금이나마 도움이 되었으면 좋겠습니다.

같이 공부했었던 여러 원장님들께 감사드리며, 특히 이 책을 집필하는데 큰 도움을 주신 허은호, 민태범 원장님께 깊은 감사를 드립니다.

그리고, 제가 바른 길을 갈 수 있도록 밤낮으로 고생하신 부모님 안으로 많은 도움을 준 사랑하는 부인과 제 딸에게도 고맙다는 말 전하고 싶습니다.

이 책이 부족하지만 한의사분들께 조금이나마 도움이 될 수 있다면 그것을 평생의 영광으로 간직하며 살겠습니다.

2014년 8월
바른맥의학회 회장
바른맥한의원 네트워크 대표 원장 김상연

추천사

오늘을 살아가는 많은 현대인들은 대기오염과 잘못된 식습관 또 잘못된 생활습관 등으로 많은 질병의 고통을 안고 살아갑니다. 그때 현대인들이 쉽게 접하는 게 양약이나 한약, 건강기능식품을 찾습니다. 만약 현대인들이 그것을 잘못 복용하게 되면 병을 고치려다가 오히려 2차적으로 더욱 증세가 악화됩니다.

현대인들은 본인의 병에 대한 정확한 원인을 찾지 못하고 몸이 더운지, 차가운지, 허虛한지 실實한지를 정확히 판단하지 못한 채 건강기능식품과 여러 약들을 복용하는 경우가 많습니다. 이때 진맥을 받아보는 것은 매우 중요합니다.

맥은 한마디로 몸이 더운지 차가운지 허虛한지 실實한지를 한눈에 알 수 있는 진단법입니다. 물론 어느 정도의 맥을 정확히 구분할 수 있어야 이것은 가능할 것입니다. 하지만 이러한 맥들을 정확히 구분하는 것은 쉽지 않습니다. 때문에 맥으로 정확히 진단하는 사람이 그리 많지 않은 것도 사실입니다. 그러한 이때 이것을 안내해줄 좋은 맥학책이 나오게 되어 너무도 반가운 마음이 듭니다.

『맥학(맥을 알면 질병이 보인다)』은 맥에 대해서 한의과 대학 본과 1~2학년생도 쉽게 볼 수 있는 기초적이며 기본적인 것들이 잘 나와 있습니다. 또한, 한의사들이 반드시 알아야할 28맥의 분류와 임상에 나와 있는 한의사들이 잘 모르고 지나갈 수 있으면서도 기본적이고 필수적인 맥에 대한 지식들도 쉽게 접할 수 있게 잘 정리되어 있다고 생각됩니다.

본 1~2(예비한의사)에서부터 임상이 어느 정도 된 한의사들에게도 도움이 되리라 확신합니다.

모든 학문에서 제일 중요한 것은 기본이라고 생각합니다. 『맥학(맥을 알면 질병이 보인다)』은 그러한 맥학의 기본에 대해 어떤 책보다도 쉽게 접할 수 있게 해주리라 생각됩니다.

이 책이 우리가 맥을 공부하여 환자의 삶의 질을 향상시키고 고통 속에서 더욱 많은 사람을 치료하는데 큰 도움이 되리라 믿고 추천드리는 바입니다.

2014년 8월

사랑나무의료재단 이사장

서수원 재활요양병원 이사장 서 동원

추 천 사

진맥은 인체의 비파괴검사법이다. 혈액을 뽑고, 방사선과 조영제를 쓰는 영상검사법에 자주 노출되는 것이 몸에 좋을 리는 없다. 생명의 흐름에 불필요한 간섭을 일으키지 않고 그대로 두면서 관찰하는 진단법, 여기에 한의학 진단의 장점이 있다.

눈으로 보기만 해도 병을 아는 경지를 신의神醫, 맥을 짚어 병을 아는 경지를 명의名醫라 한다. 그만큼 어렵고 중요한 진단법이 맥진脈診이다. 그래서 예로부터 그 이론이 복잡하고 표현은 시詩처럼 미묘하다. 고금의 많은 학자들이 맥진의 세계에 들어가서는 길을 잃고 헤매는 일이 많았다. 그러나 맥진이 아무리 어려워도 이를 버리고 좋은 한의사가 될 수는 없는 일이다.

김상연 원장은 학생 때부터 무엇을 하나 잡으면 집요하게 해내었다. 한국적인 것, 전통적인 것에 대한 애정도 남달리 강했다. 그러한 김원장이 20년간 맥진을 파고들었으니 그 경지가 어떠할지 매우 궁금하였다.

책을 읽어보니 중요한 이슈별로 정리하되 복잡한 내용으로부터 명료한 질문을 던지고 이에 대한 해석을 제시하는 방식이 매우 친절하게 느껴진다. 필시 대단한 내공이 있지 아니하고는 이와 같이 쓸 수가 없는 일이다. 게다가 그 설명이 매우 자상하여 한의사 뿐 아니라 일반인이라도 맥진에 관심이 있으면 이해하고 공부할 수 있게 쓰여 있다.

체온이나 혈압처럼 맥진도 건강관리를 위한 일반인의 상식이 되었으면 하는 것이 필자의 오랜 바람이다. 미묘하고 어려운 부분은 전문가에게 맡겨야 하겠지만, 맥의 빠르기와 규칙성, 압력과 부침 등 간단한 몇 가지 맥의 속성은 일반인도 스스로 충분히 짚어볼 수 있는 것들이다. 이러한 지식에 접근할 수 있도록 쉽게 설명하려 애쓴 노력이 매우 돋보였다.

맥진 공부를 시작하는 한의과대학 학생들과 맥진에 관심 있는 일반인에게는 맥의 세계로 안내하는 책으로, 경력 있는 한의사에게는 맥진의 개념을 한번 새로운 시각에서 정리해보는 책으로 가치 있으리라 믿으며 감히 이 책을 추천한다.

2014년 8월
대덕연구단지에서
한국한의학연구원 책임연구원
헌산 김 종열

추천사

어느 날 이 책의 저자이신 김상연 원장님께 추천사를 부탁한다는 전화를 받았습니다. 너무 영광스러운 부탁이라 그 자리에서 수락을 하면서도 제가 과연 추천사를 써 드릴 자격이 있는지 돌아보게 되었습니다.

김상연 원장님은 경희대를 같이 다닌 동기이지만 학생 때부터 봐왔던 학문에의 열정과 끊임없는 탐구로 인해 친구이지만, 오히려 존경의 대상이었다는 표현이 옳을 것 같습니다.

'한의원'하면 환자의 머릿속에 떠오르는 가장 인상적인 풍경이 아마도 맥진일 것입니다. 그래서 예로부터 진맥에 대한 여러 신비로운 이야기도 전해 내려오며, 환자들도 진료실에서 진맥을 하면서 의사의 입에서 어떤 말이 나올지 궁금해 하며 기다리기도 합니다. 한의학에서 맥진을 빼놓을 수 있을까요? 그것은 아마 한의학에서 침이나 한약을 빼는 것만큼이나 어려울 것입니다. 이런 맥진이 언제부터인가 우리 한의사들로부터 점차 멀어지고 있다는 느낌을 지울 수가 없습니다. 과학의 발전으로 인해 과거에 없던 여러 가지 감탄할 만한 진단기기가 나온 것도 한 가지 이유이겠지만, 그 보다 맥진에 관심이 있다고 해도 배울 수 있는 책이 부족하고 가르침을 받을 수 있는 선생님을 찾기 어려워서가 아닌가 합니다.

『황제내경』을 보면 의사의 수준을 4가지로 분류하는데, 보아서 아는 '신의神醫', 들어서 아는 '성의聖醫', 물어서 아는 '공의工醫', 만져서 아는 '교의巧醫'가 그것입니다. 내용만 보면 맥을 짚는 교의는 가장 낮은 단계로 여겨지는 것 같지만, 사실 진맥은 기나긴 정진 끝에 입문하는 마지막 단계의 의술로 수많은 연습과 실전 경험이 있어야만 성취할 수 있는 진단법입니다. 맥진을 배울 수 있는 기회가 사라지고 있는 요즘, 자신이 맥진에 자신이 없다고 하여 맥을 짚는 교의巧醫는 가장 낮은 수준이라는 식의 자위自慰는 스스로를 속이는 것 밖에 되지 않을 것입니다. 김상연 원장님의 『맥학(맥을 알면 질병이 보인다)』을 통해 한의학 진찰의 진수眞髓인 맥진을 익혀나가신다면, 환자 진료에 크나큰 도움이 될 것이라 확신합니다. 더불어 언제 어디를 가든 돈으로 살 수 없고 구할 수도 없는 엄청난 진단기기를 항상 소지하고 다닌다는 의사로서의 자신감도 얻을 수 있을 것입니다.

김상연 원장님의 『맥학(맥을 알면 질병이 보인다)』을 추천합니다.

2014년 8월

수인재 두뇌과학 센터장

한의학박사 안 상훈

차 례

1

잃어버린 맥을 찾아서

들어가는 말

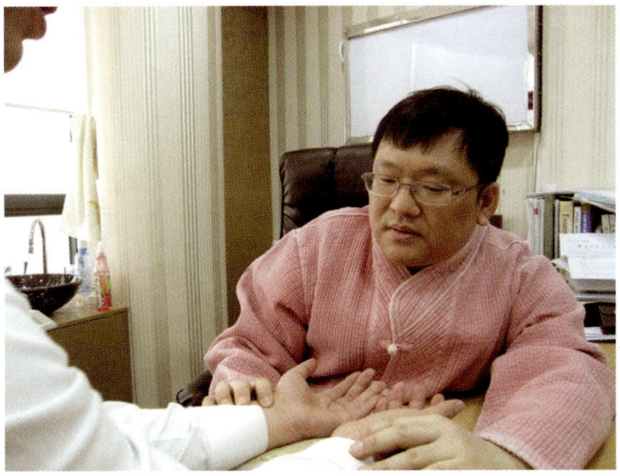

한의사 : 어디가 아파서 오셨어요?

환　자 : (손을 책상 위에 턱 얹으며) 진맥을 해보면 잘 알테니 한번 알아맞혀 보세요.

한의원에서 진료를 하다보면 종종 있는 대화입니다. 맥을 보는 것만으로 병을 알아맞히라는 말이지요. 한의사 입장에선 참 난처합니다.

사실 이런 부분이 대다수 사람들이 갖고 있는 진맥診脈에 대한 선입견입니다. 분명 한의사는 신이 아닌데 맥을 봤으면 척척 알아맞혀야 한다고 여깁니다.

물론 맥은 그 사람의 몸 상태를 정확하게 이야기해줍니다. 하지만 맥을 짚는 행위를 무당처럼 "척보면 전부 알아맞혀야지"하는 식으로 인식하는 것은 조금 무리가 있습니다. 왜냐하면 진맥이란 병의 원인을 알아내는 방법이지, 지엽적인 증상까지 전부 잡아내는 것은 아니기 때문입니다.

이제부터 여러분들은 진맥을 공부하게 됩니다. 그래도 한의학인지라 간혹 막히는 부분도 없진 않겠지만, 한글자 한글자 또박또박 읽어나가면 일반인들이라도 어느 정도는 알 수 있을 것입니다.

이 책을 다 읽고 난 후 여러분들이 맥에 대한 선입견과 환상을 없애고 맥을 제대로 이해하게 되었으면 좋겠습니다.

맥의 기원

맥을 보는 방법(이하 맥법)은 언제부터 시작되었을까요?

맥법脈法에 대한 최초의 기록을 담고 있는 한의학 서적은 바로 『내경』입니다.[1]

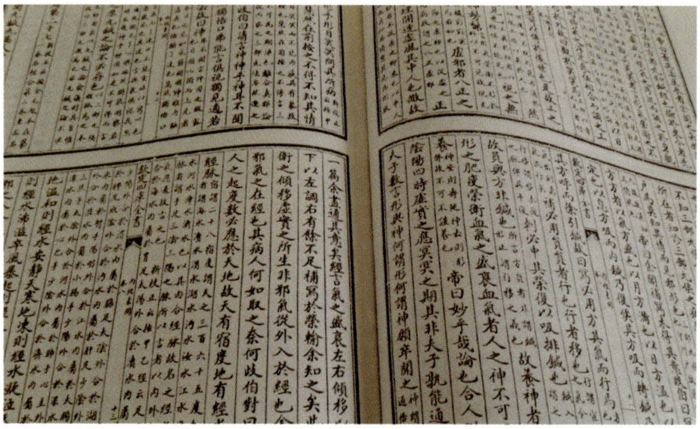

이 책에는 맥으로 진료하는 방법이 많이 기재되어 있습니다.

『내경』의 첫 번째 장은 「상고천진론上古天眞論」으로 시작하는데, 여기서 상고上古라는 말은 '가장 오래된 옛날'을 말할 때 쓰는 말입니다. 『내경』이 쓰인 시대만 생각해도 까마득

1 『내경內經』은 가장 오래된 한의학 원전原典으로 저자나 시대는 알려지지 않았고, 다만 진한秦漢시대에 집대성한 것으로 추측된다. 「소문素問」과 「영추靈樞」로 구성되어 있다. 보통 황제내경黃帝內經으로 잘 알려져 있다.

한 옛날인데, 여기서 다시 상고라고 말하니 참으로 오래된 옛날임을 알 수 있습니다.

『내경』의 문구 하나를 보겠습니다.

> 아주 먼 옛날에는 진인眞人이 있었는데,
> 하늘과 땅을 마음대로 움직이고
> 음양의 이치를 한 손에 움켜쥐며
> 우주의 정기精氣를 호흡하여
> 홀로 신神을 세우고 지키며
> 살갗이 나이가 지나도 한결 같았으니,
> 그러므로, 능히 하늘과 땅이 끝날 때까지 오래 살 수 있어 죽는 때가 없었는데
> 이것은 그 도道가 그렇게 만든 것이다.[2]

이 글에 따르면 상고시대의 진인眞人은 아주 엄청난 존재로 보입니다. 하늘과 땅을 마음대로 움직이고 음양의 이치를 한 손에 움켜쥐며 하늘과 땅이 없어질 때까지 산다니, 사람인지 신인지 분간이 안될 정도입니다. 흔히 말하는 선인仙人이라 할 수 있을 것입니다.

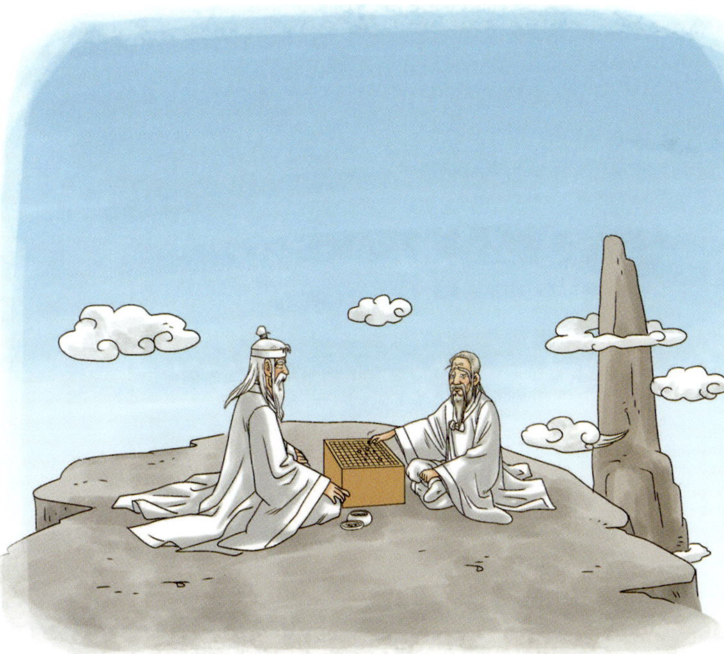

2 上古有眞人者, 提挈天地, 把握陰陽, 呼吸精氣, 獨立守神, 肌肉若一, 故能壽敝天地, 无有終時, 此其道生.

이 내용으로 판단하건데 한의학의 근간인 『내경』이 진인에게서 유래되었고 맥법 또한 진인에게서 나온 것을 암시하는 것이 아닐까 조심스럽게 추측해봅니다.

천수상天垂象이라는 말이 있습니다. 좀 어려운 말이네요. 풀어서 말하면, 하늘이 어떤 이치에 대한 모습과 상象을 우리에게 드리워서 보여준다는 뜻입니다. 즉 하늘에서 우리에게 주는 계시나 메시지를 말합니다.

하늘의 뜻을 아무나 읽을 수 있는 것은 아닙니다. 그 뜻을 알고 있는 사람들은 따로 있지요. 아마 「상고천진론」에 나오는 진인眞人, 지인至人, 성인聖人, 현인賢人들은 알고 계실 것입니다. 하늘이 주는 가르침을 통해 보통 사람들이 보지 못하는 진리를 이러한 분들이 이 세상에 보여주고 가셨다고 생각됩니다.

이러한 분들은 하늘이 보여주는 진리의 모습인 천수상을 포착하여 세상 사람들에게 우주의 이치와 하도河圖와 낙서洛書[3], 그리고 후대 『주역』의 팔괘八卦와 음양오행陰陽五行으로 표현되도록 해주셨습니다. 『내경』 또한 여기에서 이치를 얻었다고 볼 수 있습니다.

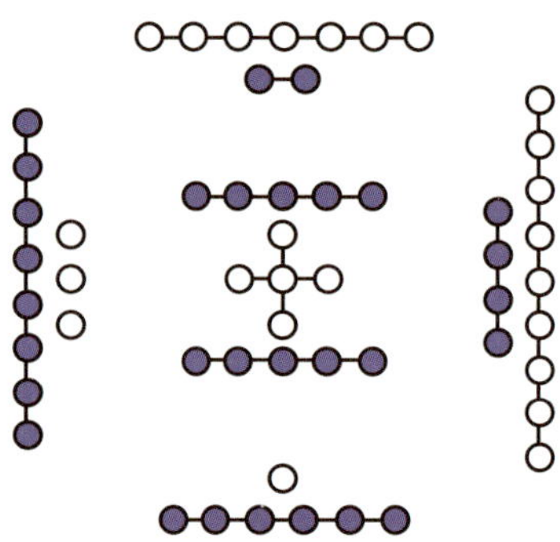

▶ 하도

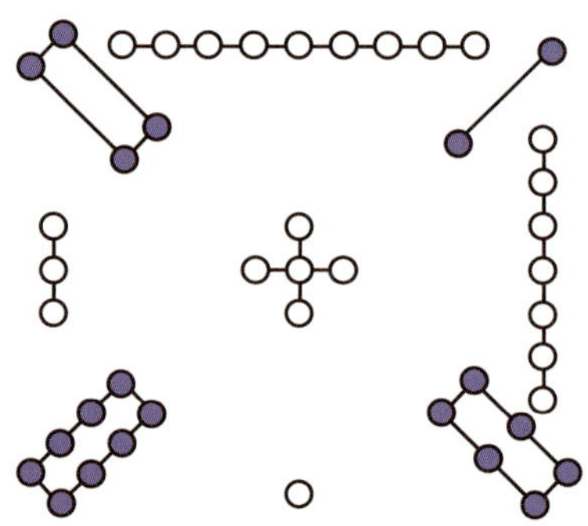

▶ 낙서

3 하도河圖는 약 5,600년 전 태호복희씨가 신령한 용마龍馬의 등에 그려진 상을 계시 받고 정리한 그림이고, 낙서洛書는 약 4,200여 년 전 하夏나라 우왕禹王이 신령한 거북이의 등에 그려진 상을 계시받고 정리한 그림이다. 하도와 낙서는 모두 주역의 팔괘를 형성하는데 결정적인 영향을 주었다.

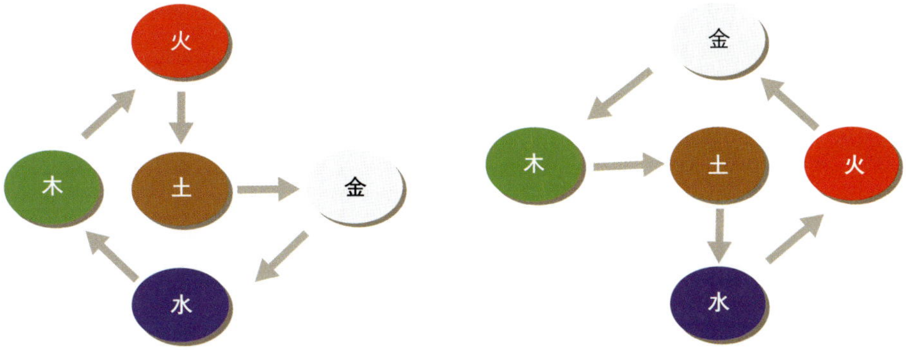

오행의 상생도　　　　오행의 상극도

▶ 하도와 낙서의 음양오행 상생상극도

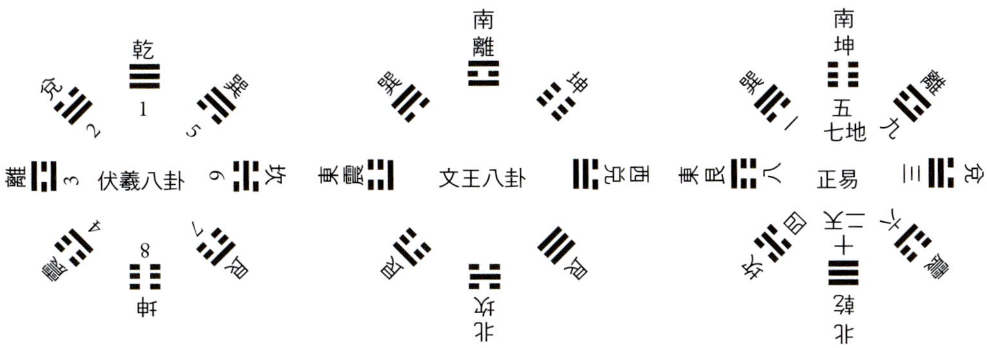

▶ 복희팔괘　　▶ 문왕팔괘　　▶ 정역팔괘

그렇게 보면 우리는 참 복이 많은 사람들인가 봅니다. 알 것 같기도 하고 모를 것 같기도 한 하늘의 모습을 이분들의 가르침 덕에 조금이나마 알 수 있게 되었으니까요.

맥의 계통

『내경』을 통해 맥의 시작을 추측해봤습니다. 하지만 『내경』 맥법 이후에는 단순한 추측만이 아닌 분명한 맥의 계통이 이어져 있습니다.

그럼 한번 살펴보겠습니다. 우선 『내경』을 먼저 보면 삼부구후맥법과 인영기구맥법, 촌구맥법 등 인체의 다양한 부위에서 맥을 잡는 기록이 있습니다.

현재 제일 보편화되어 있는 맥법은 손목에서 맥을 보는 법입니다. 『내경』 이후에 이 방법이 널리 퍼지게 된 것은 『난경難經』의 저자 편작編鵲 선생님의 공이 큽니다. 이분의 본명은 진월인秦越人이며 전국시대의 의사로 장상군長桑君에게 의학을 배워 환자의 오장을 투시하는 경지에까지 이르렀다고 합니다.

이때 손목에서만 맥을 보는 법을 처음 부각시켰다고 생각하시면 될 것 같습니다.

편작 선생님 이후 진한秦漢 시대를 지나 후한後漢 말기에는 장중경張仲景 선생님이 등장합니다. 장중경 선생님은 차가운 기운에 손상이 되어 생기는 여러 가지 병을 맥脈과 증證으로 정리하셨는데 그 내용이 제자들에 의해 구전되고 후대에 집대성되어 『중경전서仲景全書』로 우리에게 전해지게 됩니다.

장중경 신생님 이후에는 삼국시대를 지나 서기 3세기 서진西晉 시대에 이르러 왕숙화王叔和 선생님이 등장합니다. 이분은 이전까지 전해진 맥학脈學을 깊이 연구하고 체계화하여 그 유명한 『맥경脈經』과 『맥결脈訣』을 완성했다고 전해집니다.

『맥경』은 24종 맥상의 의의에 대해 실례實例를 들어가면서 상세히 설명한 최초의 맥학 전문서이고, 『맥결』은 『맥경』과 짝이 되는 의학서로서 초학자를 위한 가결歌訣식의 맥학 입문서입니다.

이제까지 진맥의 계통을 설명했는데, 다시 정리하면 아래와 같습니다.

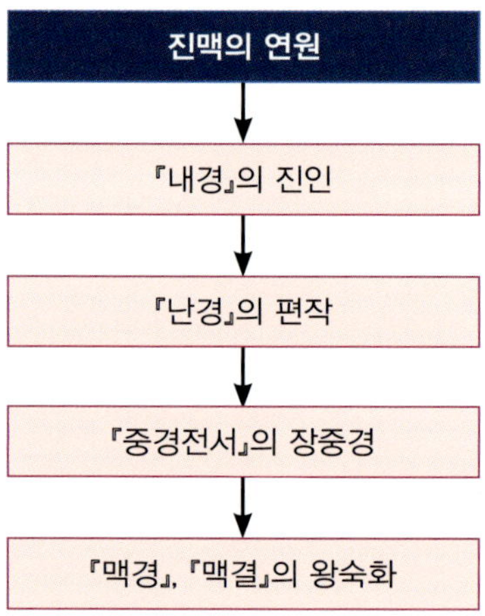

『맥경』과 『맥결』은 왕숙화 선생님의 저서 중에 손목에서 맥을 보는 맥법의 대표 서적이라고 합니다.

이처럼 손목에서 보는 맥법은 『내경』 시대부터 편작, 장중경을 거쳐 왕숙화에 이르기까지의 분명한 계통으로 전해 내려오고 있음을 알 수 있습니다.

다만 왕숙화 선생님이 『맥경』과 『맥결』을 모두 지었다고 전해지는데, 사실 논란이 많긴 합니다.

『맥경』과 『맥결』의 내용이 서로 상충되고 다르기 때문에 『맥결』은 고양생高陽生이 지었다는 말도 많이 합니다.

예를 들어 맥의 종류를 논하는데 있어서도 『맥경』에서는 뇌맥牢脈을 제외한 24개의 맥을 소개하는데, 『맥결』에서는 혁맥革脈을 제외한 24개의 맥을 소개하고 있습니다. 그 24맥의 내용도 각각 틀립니다.

또한 『맥결』에서는 24개의 맥으로 분류한 「칠표팔리구도맥七表八裏九道脈」에 장맥長脈과 단맥短脈이 나오는데, 『맥경』에서는 24개의 맥으로 분류한 「맥형상지하비결脈形狀指下秘訣」에는 장맥과 단맥이 나오지 않습니다.

즉 『맥경』과 『맥결』은 맥에 대해 서로 다른 이야기를 하고 있는 것입니다. 그뿐만 아니라 맥 하나하나에 대한 자세한 설명을 하고 있는 내용도 서로 다른 부분이 있습니다.

이처럼 가장 기본적인 원문에서 벌어진 몇 가지 오류 때문에 후대 의가들이 맥학을 공부하는데 방향을 잃게 되었고, 결국 오늘날 맥학이 거의 끊어지게 된 것이 아닌가 생각합니다.

이러한 오류들을 하나하나 바로 잡으려면 『맥경』과 『맥결』에 앞서 『내경』과 『중경전서』, 그리고 『난경』에 근거하여 하나하나 대조하고 비교해보아야 올바른 맥을 잡을 수 있지 않을까 합니다.

그러면 자세한 전문적인 내용에 들어가기에 앞서, 이제부터 잃어버린 맥의 계통을 찾아 과거로의 여행을 한 번 떠나볼까요!

신의神醫 편작

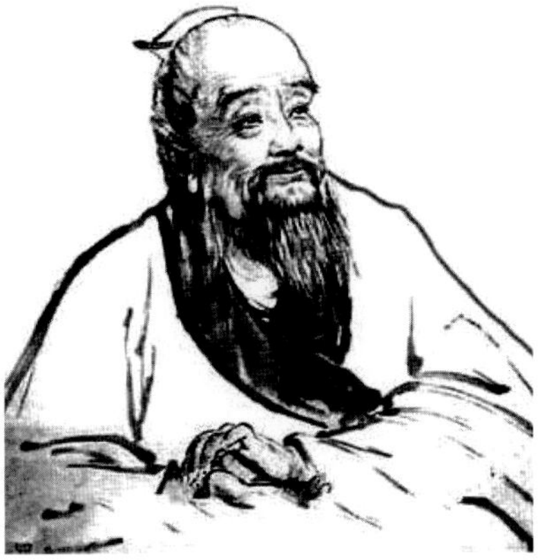

▶ 편작 선생님

맨 처음 만날 분은 편작扁鵲 선생님입니다. 그분은 문헌상에 나타나 있는 진맥의 명인들 중에서 최초의 인물이며 또한 최고의 명의입니다. 춘추전국시대에 태어나 여러 나라를 돌면서 치료를 하셨고 죽은 사람도 여럿 살렸다고 전해집니다.

『사기史記』에 나와 있는 일화를 소개하겠습니다.[4]

> 편작이 괵虢나라를 지나다가 그 나라의 태자가 죽었다는 소문을 듣고, 궁전으로 가서 어떤 병으로 태자가 사망했는지 태자의 주치의인 중서자에게 물었습니다.
>
> "태자님이 어찌 돌아가신 겁니까? 사인死因은 무엇인가요?"
>
> "태자님의 기혈이 불규칙하고 소통과 발산이 되지 않아서 내장이 상했소. 정기正氣가 사기邪氣를 이기지 못해 돌아가신 것 이외다."
>
> "언제 돌아가셨습니까?"
>
> "동이 틀 무렵인데, 아직은 입관 전이오."
>
> "나는 여러 나라를 돌아다니면서 죽은 사람의 맥이 뛰는 것을 많이 봤소. 진맥을 허락하여 주시오."
>
> 편작은 주치의에게 자신의 진찰법을 설명합니다. 당시 상황을 고려해 볼 때 아무리 편작이 유명한 의사라고 해도 한 나라의 주치의가 사망 진단을 내린 태자의 시체를 진찰하기란 쉬운 일이 아니었을 것입니다.
>
> 결국 어렵게 주치의를 설득시킨 편작은 입관하기 전인 태자의 시체를 진찰합니다. 얼굴빛도 살펴보고 숨소리도 확인해 보고 유두를 꼬집어도 보고 심장을 내리쳐 보기도 합니다. 아무 반응이 없자 태자의 손목을 잡고 맥을 짚습니다. 고요한 정적이 잠시 흐릅니다.

4 사기史記는 중국 전한前漢의 사마천이 상고시대의 황제黃帝부터 한나라 무제武帝의 중국과 그 주변 민족의 역사를 포괄하여 저술한 역사서이다.

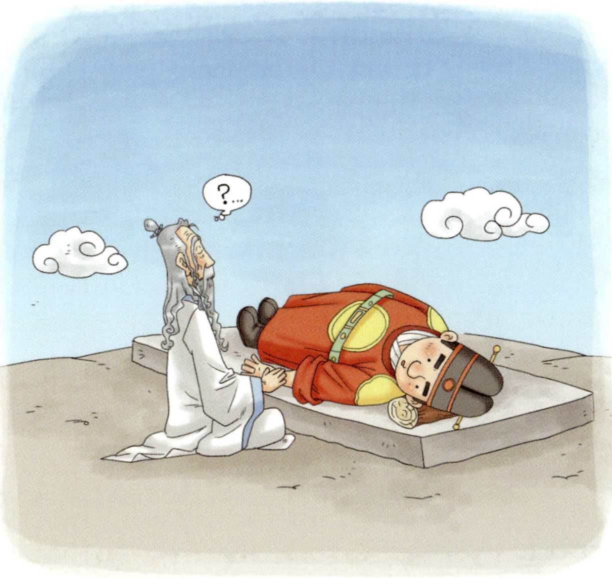

"태자는 지금 죽은 것이 아니라, 시궐尸厥이라는 병으로 갑자기 의식을 잃어 인사불성이 된 나머지 죽은 것처럼 보이는 겁니다. 치료를 하게 해 주시오."

"거참, 내 한번 임금께 보고를 올려볼 테니 기다리시오."

결국 편작은 치료를 허락받습니다. 이후에 침을 놓고 약을 먹이니 곧바로 태자가 일어났고, 20여일을 치료하자 완전히 회복했다고 합니다.

갑자기 궁금해집니다. 태자의 맥은 어떤 맥이었을까요. 단순히 신처럼 꿰뚫어 본다는 편작 선생님만이 잡을 수 있는 맥이었을까요. 그 실마리는 편작 선생님의 말씀에서 찾을 수 있습니다.

시궐尸厥!

시궐은 일종의 실신 상태로 갑자기 까무러치면서 넘어지고 호흡이 미약한 증상을 보이는 병인데, 손발 끝에서부터 시작해서 몸 전체로 시체같이 차가워집니다. 그 맥은 몹시 미세합니다.

태자의 맥은 온 몸이 완전히 얼어붙을 정도로 차가웠기 때문에 손발을 많이 주물러야 간신히 조금 뛰는 맥이거나, 28맥 중 거미줄처럼 아주 가늘게 뛰는 미맥微脈이 아니었을까 생각됩니다. 그 정도라면 일반 의사들은 맥이 안 뛴다고 생각할 만도 했겠지요.

여기서 사실 신의神醫 편작 선생님이 죽은 사람을 살렸다는 것도 중요하지만, 세심한 진맥을 통해 작은 징후 하나라도 놓치지 않고 태자의 상태를 정확하게 확인했다는 점에서 편작 선생님께 감동을 느낍니다.

의성醫聖 장중경

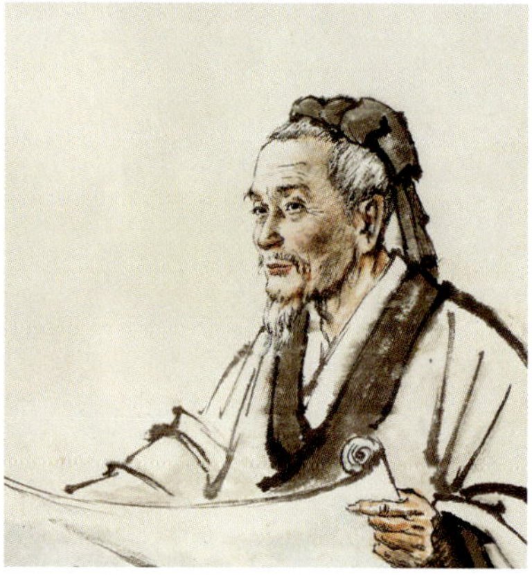

▶ 중경 선생님

자, 그럼 편작 선생님을 뒤로 하고 또 한분의 명의를 만나 보겠습니다.

『내경』과 『난경』을 거치면서 맥의 정통성을 계승한 사람이 있었으니, 때는 중국 후한 말엽 조조 · 유비 · 손권으로 나뉘어 중국 전체가 온통 전쟁의 소용돌이 속으로 휘돌리고 있던 삼국시대, 잦은 전쟁과 전염병으로 수많은 사람들이 이유 없이 죽어나가는 난세에 태어나 한의학 역사에 한 획을 그은 인물이 있으니 그가 바로 의성醫聖 장중경張仲景입니다.

원래 중경 선생님은 의사이기 전에 고위 공무원이었습니다. 하지만 당시 정치가 워낙 부패한데다 전염병까지 유행하여 많은 사람들이 병으로 죽는 것을 보고 장사長沙 태수의 벼슬을 버리고 의학 연구에 정진하게 됩니다.

그 결과 한의학사에서 아주 중요한 고전을 남기게 되는데, 바로 「상한론傷寒論」과 「금궤요략金櫃要略」입니다.

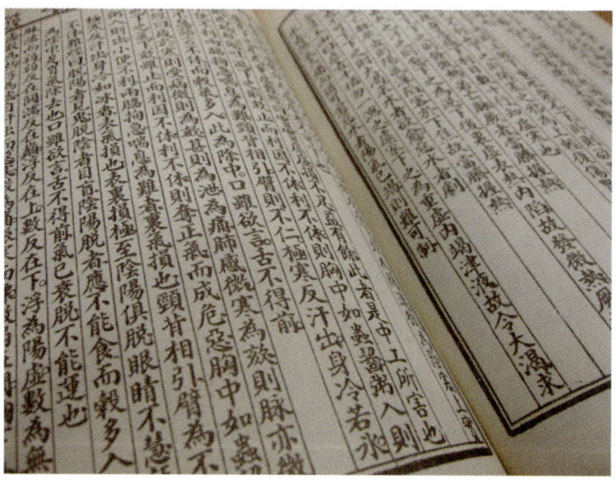

이는 모두 『중경전서』라는 한 권의 책 안에 모두 들어가 있는 내용인데, 사실 이 책은 중경 선생님이 직접 쓰신 것이 아니라, 제자들의 입에서 입으로 후대에 전해지면서 구전口傳되던 것을 모아서 편찬한 책입니다.

하지만 우리가 학교에서 수업을 들어도 필기가 제각각 틀리듯이, 중경 선생님의 제자들이 배운 내용들도 판본에 따라 내용이 다른 경우가 많습니다. 또한 맥의 병리病理에 대해서는 자세히 나오지만 각각의 맥이 어떻게 뛰는지에 대한 맥상脈狀은 자세한 설명이 부족합니다. 그러다보니 중경선생님의 맥법을 배우기가 어려워졌습니다.

그래서 『중경전서』에 나오는 맥법이 중경 선생님의 정통적 학문임에도 불구하고 후세 의가들은 이를 계승하지 못하게 되었습니다. 중경 선생님의 처방을 써야 한다고 생각하면서도 진단법으로서 중경 선생님의 맥법을 제대로 이해하지 못했기 때문에 정통을 벗어나는 경우가 생기게 되었습니다. 일본의 복진腹診도 그런 대표적인 사례입니다. 이는 맥학을 제대로 익히지 못한 후세 사람들이 상한론을 이해하기 위한 하나의 방편이라고 볼 수 있습니다.

물론 그 의학들이 틀렸다는 말은 아닙니다. 다 나름대로 훌륭한 견해가 있습니다. 하지만 적어도 중경 선생님의 정통적인 맥은 아닙니다.

동양의 모든 고전은 첫 장에 주제를 담는다고 합니다. 그럼 『중경전서』의 첫 장에는 어떤 내용이 담겨있을까요? 즉 주제는 무엇일까요?

『중경전서』의 여러 판본 중, 송宋나라 조개미본趙開美本 첫 장은 「변맥법辨脈法」이고 계림고본桂林古本의 첫 장은 「평맥법平脈法」입니다.

「상한론傷寒論」의 첫 장은 "변태양병맥증병치辨太陽病脈證並治"로 시작하는데, 해석은 다음과 같습니다. "태양병太陽病을 판별할 때는 맥脈과 증상을 아울러서 치료한다."

여기서도 맥에 대한 언급이 가장 먼저 등장하고 있습니다. 즉 「상한론傷寒論」에서도 다른 어떤 진단법보다 진맥을 가장 우선시하고 있다는 증거입니다. 이것으로 보아 「상한론」과 「금궤요략」으로 대표되는 중경 선생님의 의학은 맥을 기본 바탕으로 삼고 있음을 알 수 있습니다.

중경 선생님의 맥에 관한 재미있는 일화 하나 소개하겠습니다.

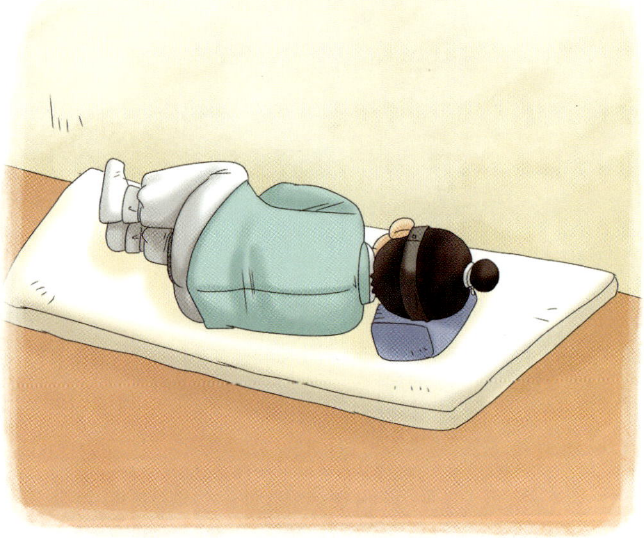

어느날 환자의 가족이 와서 중경에게 왕진을 청했습니다.
"환자가 열이 나고 많이 답답해합니다."
그래서 다음날 중경이 환자의 집으로 갔습니다. 마침 환자는 벽을 보고 누워있었는데, 이것만으로도 중경은 환자의 열이 없음을 알 수 있었습니다. 그래서 이미 나은 상태로 결론 내렸습니다. 그런데 가만 보니 벽을 향해 누운 상태에서 중경이 들어오는 것을 들었을 텐데 놀라 일어나지도 않고 흘낏 곁눈질만 하고, 3번이나 증상을 물어보아도 모두 대답이 없고, 맥을 볼 때 침을 꿀꺽 삼키는 것을 보고, 중경은 환자가 병을 속인 것을 알았습니다. 그래서 중경은 반대로 말했습니다.
"당신의 병이 너무 심해서 마땅히 토하고 설사하는 약을 쓰고, 침과 뜸을 수백 군데 놔야만 병이 나을 것이오"
그렇게 말하고 나서 환자의 맥을 잡으니, 갑자기 환자가 한숨 자고 일어난 것처럼 하품을 하면서 병이 나았다고 하였습니다.[5]

중경 선생님은 어떻게 환자의 병이 꾀병인 줄 알았을까요? 물론 맥을 보니 병이 없는 편안한 맥이라는 것을 통해 꾀병임을 알 수 있었을 것입니다.

그런데 가슴이 답답하다던 환자가 벽을 향해 누워있는 것이 이상하게 보였던 것입니다. 왜냐하면 가슴이 답답하다는 것은 상체로 열이 오르는 것인데, 열이 많은 사람은 그 열이

5 師曰 病家人來請云 病人發熱煩極 明日師到 病人向壁臥 此熱已去也 設令脈不和 處言已愈. 設令向壁臥 聞師到 不驚起 而盻視 蓋三言三止 脈之嚥唾者 此詐病也 設令脈自和 處言汝病大重 當須服吐下藥 鍼灸數十百處乃愈. 師持脈 病人欠者 無病也『傷寒論 · 平脈法 · 趙開美本』

흩어져야 하는데 앞이 막혀있는 곳에서는 답답해서 견디기 힘들어해야 하는 것이 정상이기 때문입니다. 때문에 앞이 막힌 벽을 보고 누워있었으니 이미 그 열은 내려갔거나 아니면 처음부터 열이 없었던 것이거나 둘 중 하나일 겁니다. 하지만 환자는 벽을 보고 누워있었지요. 이미 열은 내려간 것으로 보입니다. 또한 맥을 잡을 때 침을 꿀꺽 삼킨다는 것은 긴장했다는 의미이니 꾀병이라는 확신을 가진 것입니다.

그런데 중경 선생님의 처방이 아주 걸작입니다. 꾀병이라고 말하지 않고 환자에게 아주 큰 병이니 쓴 약과 대침을 수백 번 맞아야 한다고 겁을 준 것입니다. 여기에 질린 환자는 바로 괜찮다고 실토를 합니다. 참 재미있는 일화지요.

『중경전서』에 맥증병치脈證并治라는 말이 있습니다. 쉽게 말해서 모든 병은 맥과 증상을 같이 봐야한다는 말입니다. 어찌 보면 지극히 당연한 말이지만 오늘날 맥을 제대로 잡지 않고 건성으로 맥 잡는 시늉만 하는 경우가 많은 현대의 한의학 세태에서 다시 한 번 마음에 새겨봐야 할 것 같습니다.

맥경의 저자 왕숙화

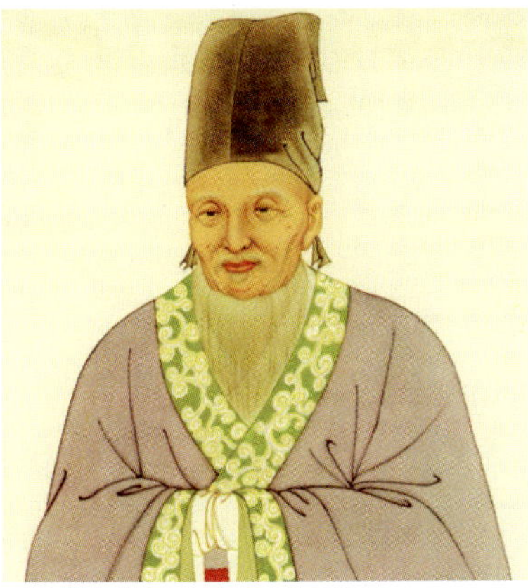

▶ 왕숙화 선생님

『내경』맥법이 중경 선생님 이후 후대로 내려오면서 자료도 소실되고 정통성도 잃는 어려운 상황에 놓이게 되는데, 그 가운데에서도 이 정통성을 계승하여 맥학서를 쓴 사람이 있으니 바로 왕숙화입니다.

그가 쓴 『맥경』과 『맥결』은 지금도 후학들이 맥을 공부하는 데 지침서가 됩니다. 실제로

『중경전서』의 「변맥법辨脈法」이나 「평맥법平脈法」은 잘 몰라도 왕숙화의 『맥경』을 모르는 한의사는 없습니다. 그 정도로 『맥경』과 『맥결』이 후대에 미친 영향은 매우 크다고 할 수 있습니다.

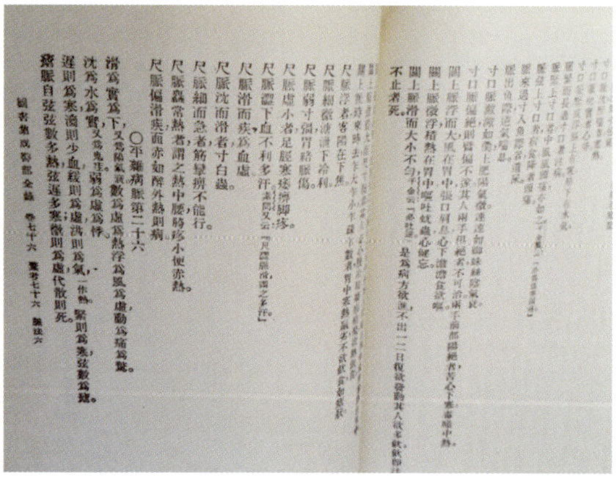

▶ 맥경원문

안타까운 것은 왕숙화의 『맥경』과 『맥결』은 흩어져 있는 『내경』과 『난경』, 그리고 『중경전서』의 맥법을 24종의 맥으로 정리했으나, 그 과정에서 실전되어 버리거나 잘못 기술된 부분이 많다는 것입니다.

때문에 『맥경』과 『맥결』에만 집착하지 말고 원류를 따라서 『내경』, 『난경』과 『중경전서』를 깊이 연구하고 후대의 의가들의 학설도 깊이 참고하는 것이 옳다고 생각됩니다.

왕숙화 이후에는 『본초강목』의 이시진 등의 의학가들이 『맥경』의 24종에 몇 가지를 더하여 현재의 사람들이 배우는 28맥에 이르고 있습니다.

이제 우리 현대 한의학은 왕숙화의 『맥경』과 『맥결』을 시작으로 장중경의 『중경전서』와 편작의 『난경』, 그리고 상고시대의 어느 진인이 전해준 것으로 추측되는 『내경』의 맥법으로 거슬러 올라가야 한다고 생각합니다. 물질적인 학문은 오늘날로 오면 올수록 더 정교해지고 발달하지만, 정신적인 학문은 옛날로 거슬러 올라갈수록 완성에 가깝기 때문입니다.

한의학은 정신적인 학문에 근본을 삼고 있습니다. 그렇기 때문에 한의학에서 가장 오래된 책 중의 하나인 『내경』을 뛰어넘는 한의학 서적은 아직까지 없다고 봅니다.

그러므로 그 원류를 따라 바르게 공부하는 과정은 바로 『내경』, 『중경전서』, 『난경』 등에 나와 있는 맥상과 병리를 일차적으로 공부하고, 『맥경』과 『맥결』을 통해 2차적으로 맥상과 병리를 공부한 후에야 그 후대 의가들의 이론을 공부하는 것이 올바른 공부 방법이라고 생각합니다.

옛 명의들에게 진맥에 대한 열정과 후학을 위하는 마음이 없었다면, 아마도 한의사가 맥을 잡는 진료 행위는 진작 사라졌을 것입니다.

그 분들의 뜻이 오늘날에도 온전히 전해져서 바르게 진맥하는 한의학의 도道가 세상에 널리 퍼져 환자의 아픔이 치유되는데 조금이라도 도움이 되길 간절히 기원합니다.

2

진맥에 대한 몇 가지 호기심

맥을 보면 무당처럼 다 알 수 있나요?

우리가 무당을 찾아가보면 입이 딱 벌어짐을 금할 길이 없습니다. 과거, 현재에 대해 너무 잘 맞추고 심지어는 내 몸의 흉터까지? 물론 미래는 잘 못 맞추지만 아무튼 너무도 족집게같이 잘 맞춰서 무섭기까지 합니다.

그런데 환자 중에서 진맥을 보는 사람은 자신의 질병을 이처럼 족집게처럼 알아야 한다고 믿는 분들이 많습니다.

어느 날 한의원에 아주머님 환자가 오셨습니다.
"어디가 아파서 오셨어요?"
환자는 대답도 안 하더니 그냥 손목을 책상에 탁 얹어 놓습니다.
"한번 자세히 맞춰보세요. 한의사 양반."

물론 어느 정도는 질병에 대해 맞출 수가 있습니다. 하지만 중요한 것은 진맥은 병의 원인을 찾는 학문이지 증상을 찾아내는 학문은 아니란 겁니다. 물론 아주 자세해지면 증상까지 나오기도 하지만 진맥의 원래 의의는 질병의 원인을 찾아내는 것이 목적입니다. 예를 들어, 음혈陰血이 부족할 때 나오는 증상 몇 가지 나열해보겠습니다. 소변을 자주 본다, 소변에 힘이 없다, 피부가 건조하다, 입술이 건조하다, 머리카락이 잘 빠진다, 피부가 가렵다, 체력이 딸리고 지구력이 떨어진다, 생리양이 적다 등등 매우 그 증상이 많음을 알 수 있습니다. 문제는 색맥濇脈은 음혈陰血이 허虛한 대표적인 맥인데 이 색맥이 나왔다고 해서 이 많은 음혈이 부족한 증상 중 정확한 증상 하나를 찾아내서 말하기가 쉽지 않다는 겁니다. 그냥 이 음혈이 부족한 증상들을 쭉 읊을 수밖에 없습니다. 그러면 분명 그 중 하나는 걸릴 겁니다. 운 좋으면 잘 맞춘다는 소리를 들을 수도 있겠지요. 물론 경험이 쌓이면 그 중 하나를 찾을 수도 있기는 합니다. 하지만 그 구체적인 증상을 다 맞춘다고 해서 치료하는 방법이 달라지지는 않습니다. 예를 들어, 척맥尺脈에 색맥濇脈이 나타났는데 숙지황熟地黄을 쓸 것이 색맥濇脈의 정도가 약하다고 해서 석고石膏를 쓰게 되거나 하지는 않는다는 말입니다. 그러니 의사 입장에서는 맞추는 것도 중요하지만 맥을 정확히 잡아서 원인을 잘 찾아내는 것이 더 중요하다는 것을 명심해야 할 것입니다. 환자 입장에서도 무당이 과거, 현재를 족집게처럼 맞춘다고 미래를 잘 맞추지는 못하는 것처럼 증상을 잘 맞춘다고 진맥을 잘 하는 것이 아님을 정확히 인지해야 할 것입니다. 원인을 제대로 찾아야 제대로 치료를 할 수 있는 법입니다.

진정한 명의名醫는 원인을 제대로 찾는 사람이지 증상을 맞추는 사람이 아님을 명심하셔야 합니다.

드라마처럼 실로 맥을 잡는 것이 가능한 것인가요?

의원이 양반집 마마님의 손목에 실을 묶어서 한참 맥을 잡고 나서 아뢴다.
"회임하셨습니다. 감축드리옵니다."

수년 전 인기를 끌었던 드라마 〈허준〉을 보면 진맥으로 환자를 진료하는 장면이 나옵니다. 과연 조선시대에 이런 식으로 손목을 실에 묶어서 진맥을 하는 것이 가능했을까요? 아직 실로 맥을 잡는 법을 기록한 의서는 없습니다.

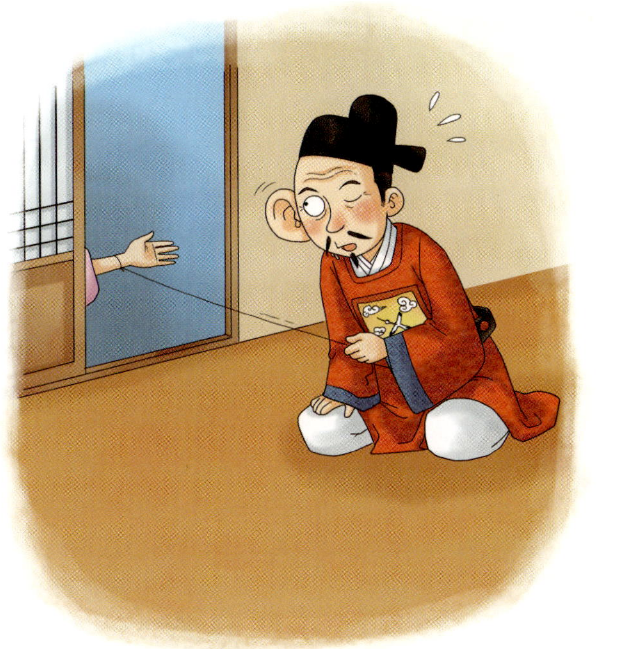

만약 옛날 어의御醫들이 실제로 손목에 실을 감아서 맥을 잡았다고 하더라도 그것은 형식적인 행위이지 그것을 통해 진단을 하는 것은 실질적으로는 불가능하다고 생각됩니다.

만약 실로 맥을 짚으려면 손목에서 촌관척寸關尺이라는 3개 부위를 모두 묶어야 합니다. 그리고 한의사는 맥을 잡는 손가락의 힘을 조절하면서 짚습니다. 즉 누군가가 환자 옆에서 대기하고 있다가 처음에는 부浮에서 뛰는 맥을 짚기 위해서 실을 약하게 묶고, 그 다음에는 중中에서 맥을 짚기 위해서 조금 더 강하게 묶고, 그리고 마지막으로 침沈에서 맥을 짚기 위해서 아주 강하게 실을 묶어야 할 것입니다. 이 부浮 · 중中 · 침沈에 따라서 실을 묶는다는 것도 아주 힘든 일이 될 것입니다. 촌 · 관 · 척에 부 · 중 · 침을 곱하여 9가지 경우의 수를 모두 살펴봐야 하기 때문에 손목의 실로 진맥을 본다는 것은 거의 불가능에 가깝다고 생각됩니다.

설사 부중침浮中沈을 구별하여 실을 손목에 묶는다고 하더라도, 맥의 파동이 실을 통하여 한의사에게 그대로 전달될 수 있을까요? 바람이 분다거나 환자가 몸을 움직이거나 실이 창호지나 방문에 걸리게 되면 그 파동은 다르게 전달되지 않을까요?

이런 이유들로 손목에 실을 묶어서 맥을 잡는다는 것은 없었다고 보시면 됩니다. 아마도 의녀醫女들이 맥을 잡고 실로는 시늉만 한 후 의사에게 의녀가 맥을 가르쳐 줄 수는 있었을지 모르겠군요. 하지만 이런 경우는 실로 맥을 잡았다고 할 수 없습니다.

몇 년 전에 〈대장금〉이라는 드라마가 크게 히트 쳤지요. 그 드라마에 보시면 의녀가 양반집 마마님 같은 여성의 맥을 짚어서 어의御醫에게 이야기 하는 장면이 나오는데, 이 장면이 가장 사실에 근접하다고 생각됩니다. 이처럼 한의사가 직접 잡지 못하는 경우에는 의녀가 맥을 짚어서 알려준 것은 실제로 기록에 있습니다.

의녀醫女는 조선시대에 와서 처음 등장한 직업입니다. 조선 초기에 유교가 유행하면서 사대부 여인들이 남자 한의사에게 진맥받기를 거부하여 종종 죽는 경우가 있었다고 합니다. 그 당시에는 참으로 심각한 사회문제였던 것 같습니다. 그래서 나라에서는 의녀를 교육시켜서 여성 환자들에게는 이들로 하여금 진맥을 하게 하였다고 전해집니다.

마라톤 선수의 맥은 느린데 이상이 없는 건가요?

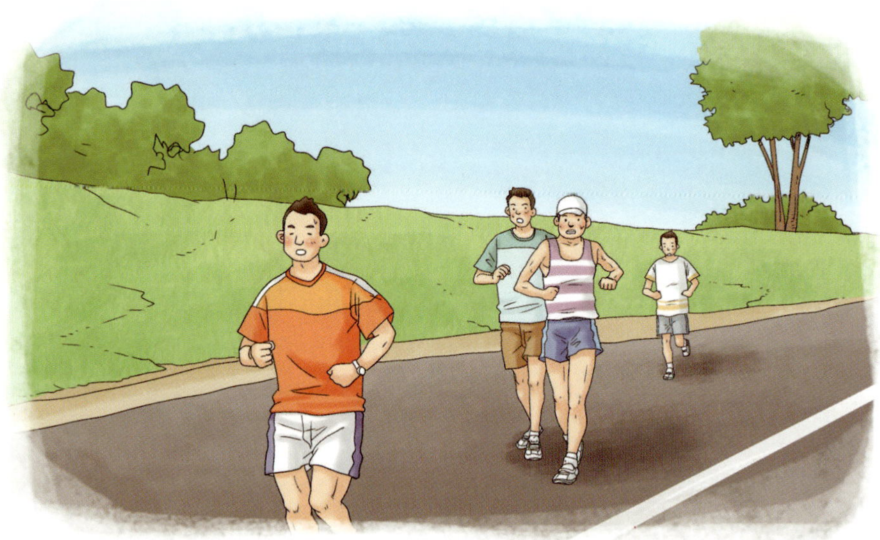

마라톤선수의 맥은 일반인보다 많이 느리게 뜁니다. 마라톤 운동을 해서 맥이 느리게 뛰면 과연 건강한 것일까요? 아니면 병이 있는 것일까요? 정답은 건강한 것일 수도 있고, 병일 수도 있습니다. 한번 생각해보겠습니다.

서양의학에서는 1분에 맥박이 몇 번 뛰는가를 아주 중요하게 생각합니다. 하지만 한의학에서는 1분에 호흡을 몇 번 하고, 1호흡에 맥박이 몇 번 뛰는가가 중요합니다. 한의학

최고의 경전인 『내경內經』에 보면 정상인은 1호흡에 맥이 5회 뛴다고 합니다.[6]

그런데 만약 1호흡에 맥이 2회까지 밖에 뛰지 못하면 기氣가 적다고 봤고, 맥이 6회 이상을 뛰면 병이 있다고 봤습니다.

사람은 하루에 13,500번의 호흡을 한다고 합니다.[7]

이것을 1분으로 나누어 계산하면 1분에 9.3회 정도 호흡을 하게 됩니다. 결국 사람은 1호흡에 5번 맥이 뛰게 되므로 여기다 5를 곱하면 약 46회 내지 47회 정도 맥이 뜁니다. 대략 맥이 1분에 50회 이하로 뛰어야 정상이 되는 것이지요. 왕숙화의 『맥결脈訣』에서는 4번까지도 정상으로 보는데, 이렇게 본다면 그 맥박 수는 더 내려가게 됩니다.[8]

그럼 1분에 몇 번 호흡을 하는지는 어떻게 알 수 있을까요? 그것은 배를 보면 알 수가 있습니다. 사람이 호흡을 할 때 횡격막이 위아래로 움직이므로 배가 올랐다 내렸다 합니다. 배의 움직임을 보면 호흡수를 셀 수가 있습니다.

그런데 좀 이상합니다. 보통 현대의학에서 정상인의 맥은 1분에 65~85회 정도 뛰는 것으로 알고 있는데, 『내경』에서 1분에 50회 이하가 정상이라면 차이가 많이 나네요. 왜 이런 차이가 발생하는 것일까요? 내경의 첫 번째 편인 「상고천진론上古天眞論편」에 나와 있는 황제와 그의 스승인 기백천사의 대화에서 힌트를 찾아보겠습니다.

> 황제께서 기백천사에게 물었습니다.
>
> "내가 듣기로는 상고上古의 사람들은 나이가 모두 100세가 되어도 동작에 노쇠함이 없었다고 했는데, 지금의 사람들은 50세만 되어도 동작이 노쇠하니 이것은 환경이 변해서 그런 것인가? 아니면 사람들이 양생을 못해서 그런 것인가?"
>
> 이에 기백천사가 대답하였습니다.
>
> "상고의 사람들은 도를 아는 사람들이니, 음양에 맞게 살며, 술수術數와 조화되고, 식생활에 절도가 있고, 자고 일어나는 것이 일정하며, 망녕되게 헛힘을 쓰지 않았기 때문에, 신체와 정신을 건강하게 유지하여 천수를 다 누릴 수 있었습니다. 그리하여 100세가 넘어야만 저 세상으로 간 것입니다. 하지만 지금의 사람들은 그렇지 않으니, 술을 물 먹듯이 마시고, 망녕된 짓을 항상 습관적으로 하며, 술취한 상태에서 성관계를 하여 자신의 정기를 고갈시키고 자신의 진기를 소멸시킵니다. 정기와 진기를 충만히 유지하는 것을 모르고, 정신을 때에 맞게 운용하지 않으며, 자

---

6 『내경 · 평인기상론平人氣象論』 黃帝問曰 平人何如? 歧伯對曰 人一呼脈再動, 一吸脈亦再動, 呼吸定息脈五動, 閏以太息, 命曰平人. 人一呼脈一動, 一吸脈一動, 曰少氣. 人一呼脈三動, 一吸脈三動而躁, 尺熱曰病溫, 尺不熱, 脈滑曰病風, 脈濇曰痺.

7 『내경 · 오십영五十營』 黃帝曰 余願聞五十營, 奈何? 歧伯答曰 天周二十八宿, 宿三十六分, 人氣行一周, 千八分. 日行二十八宿, 人經脈上下左右前後二十八脈, 周身十六丈二尺, 以應二十八宿....중략....一萬三千五百息, 氣行五十營于身, 水下百刻, 日行二十八宿, 漏水皆盡, 脈終矣.

8 『맥결脈訣 · 진맥입식가診脈入式歌』 一息四至號平和 更加一至太無疴.

신의 마음의 쾌락에만 힘쓰며, 생生의 즐거움에 거역하고, 자고 일어나는 것에 절도가 없어서 50세가 되면 심신이 쇠퇴해지는 것입니다."[9]

『내경』 시대에서 말하는 '지금의 사람들'은 현대의 우리 기준에서는 아주 먼 옛날 사람들입니다. 실제로 우리 역사로 봐도 고조선 시대로 볼 정도니깐요. 그런데 위의 『내경』을 읽어보면 그 때의 사람들도 지금의 사람들처럼 약간은 무절제하게 살았다는 생각을 하니, 예나 지금이나 사람은 다 비슷하다는 생각이 듭니다. 여기서 말하는 '상고上古의 사람들'은 이보다도 훨씬 오래전 시대의 사람들입니다.

『내경』에서 '상고上古의 사람들'은 천지의 질서에 맞게 생활하고 절제된 삶을 살며 도를 닦았다고 하니, 아마도 이 사람들이 『내경』에서 말하는 맥이 1분에 50회를 넘지 않는 정상적인 사람으로 보입니다.

하지만 현대인들은 밤늦게 자고 하루 종일 스트레스와 업무에 시달리며 식생활에 절제가 없고 마음은 항상 안정되어 있지를 않습니다. 이런 현대인들이 맥이 1분에 50회를 넘지 않는 수준이 되리라는 것은 어려울 듯합니다.

하지만 현대인들은 병이 없는 사람을 기준으로 보았을 때 일반적으로 1일에 19,000번에서 24,000번 정도로 호흡을 합니다. 그러면 대략 1분에 맥이 60~90회 정도 뜁니다. 여하튼 지금 시대에는 이 정도를 정상으로 봐야할 것입니다. 물론 양생을 잘하거나 수행을 열심히 해서 몸이 건강한 사람들은 맥이 1분에 50번 정도 뛰는 사람이 있을 것입니다. 실제적으로 오랫동안 수행을 많이 해서 호흡이 천천히 길어지면 보통사람보다는 맥이 느려지게 됩니다.

9 問於天師日 余聞上古之人, 春秋皆度百歲, 而動作不衰; 今時之人, 年半百而動作皆衰者, 時世異耶, 人將失之耶? 歧伯對日: 上古之人, 其知道者, 法於陰陽, 和於術數, 食飮有節, 起居有常, 不妄作勞, 故能形與神俱, 而盡終其天年, 度百歲乃去. 今時之人不然也, 以酒爲漿, 以妄爲常, 醉以入房, 以欲竭其精, 以耗散其眞, 不知持滿, 不時御神, 務快其心, 逆於生樂, 起居無節, 故半百而衰也.『內經·上古天眞論』

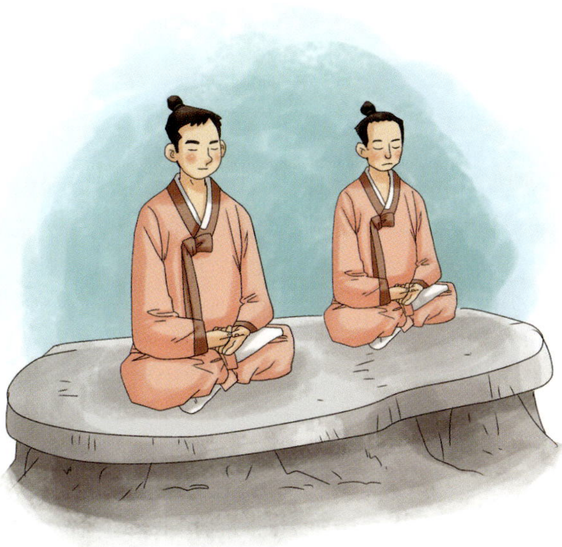

하지만 이런 수행을 하는 사람을 제외하고, 이렇게 맥이 느리게 나오는 경우에는 "몸이 차가운 사람인가?"하는 의심을 받게 됩니다. 왜냐면 일반적으로 맥이 1분에 60회 이하가 되면 맥이 느리게 뛰는 것으로 보는데, 이럴 때 한의학에서도 맥이 느리게 뛰는 이유를 몸에 차가운 기운이 있거나 뭔가 쌓여서 기혈의 순환이 막힌 것으로 보기 때문입니다.

그리고, 수행하는 것이 아닌데도 일반적으로 맥이 느리게 뛰는 사람들이 있습니다. 바로 마라톤 선수들입니다. 그럼 마라톤 선수들의 느리게 뛰는 맥은 어떻게 판단해야 할까요? 마라톤 선수는 운동을 과도하게 하는 사람에 속합니다. 항상 폐나 심장에 과부하가 걸리게 되지요. 그런 상태에서 맥마저 빠르게 뛰게 되면 그 과부하를 감당하기 힘들게 됩니다. 인체가 참 묘한 것이 이러한 운동을 자주 하는 사람들은, 인체가 그 운동에 맞게 저절로 적응을 하게 됩니다. 즉 저절로 맥박이 느려지면서 그 심장과 폐에 몰린 과부하를 저절로 몸이 감당할 수 있게 되는 것이지요. 이런 것들은 환경에 인체가 적응하게 되는 경우인데 문제는 이러한 상태를 좋은 상태로 보아야 하는 것인지에 대한 판단입니다.

앞에서도 말하였지만 28맥 중 가장 좋은 맥은 완맥緩脈입니다. 이런 완맥이 1분 동안에 대략 50번 정도를 뛴다면 가장 이상적인 몸의 상태라 할 수 있습니다. 바로 이 상태가 『내경』에서 말하는 음양화평지인陰陽和平之人입니다. 마라톤 선수가 이러한 맥이라면 정말 이상적인 몸이라고 할 수 있습니다. 하지만 완맥이 뛰지 않고 긴맥緊脈이나 현맥弦脈 등 병맥病脈이 뛰면서, 맥이 느리게 뛴다면 마라톤 선수라도 한기寒氣가 쌓인 증상이 있거나 몸 어딘가가 막혀서 순환장애가 있다고 볼 수 있습니다.

맥으로 진단 자체가 되기는 하나요?

병원에 갔을 때 이런 이야기를 들은 적도 있을 겁니다.

"아 진맥이요? 그거 다 거짓말입니다. 진맥으로는 질병을 진단할 수가 없습니다. 그냥 시늉만 하는 거예요."

이런 의사들이 많지는 않지만 일부 소수의 의사분들이 이런 말을 한다고 합니다.

의사 뿐 아니라 소수의 한의사들이 이처럼 진맥하는 행위를 부정하는 경우도 있다고 합니다.

특히 사상四象 의학을 창시한 이제마 선생님은 맥은 부침지삭浮沈遲數만 열심히 연구하면 되고 나머지 맥들은 굳이 제대로 연구할 필요가 없다고 합니다.[10]

이 때문에 사상의학을 배우신 한의사분들은 진맥하는 행위를 부정하는 경우도 간혹 있습니다. 아니면 진맥을 하더라도 부침지삭만 가지고 판단합니다.

그런데 과연 진맥에 대한 이제마 선생님의 생각이 전적으로 맞다고 볼 수 있을까요?

여기서 진맥의 체계를 한번 살펴보기로 하겠습니다.

28맥의 종류

浮 沈 伏(3)
遲 數 動(3)
滑 澁(2)
弦 緊 實(3)
洪 大(2)
長 短(2)
弱 微 細 虛 芤(5)
促 結 代(3)
緩(1)
牢 革(2)

10 若夫脈法者 執證之一端也 其理在於浮沈遲數而不必究其奇妙之致也 三陰三陽者 辨證之同異也 其理在於腹背表裏而不必究其經絡之變也『東醫壽世保元 · 醫源論』

濡 散(2)

그럼 좀 더 세부적으로 보겠습니다.

● 가장 완벽한 맥의 기준인 완맥緩脈

● 맥의 부침浮沈에 따른 분류

부맥(浮脈 : 浮 > 中 ≥ 沈)

① 규맥芤脈

② 홍맥洪脈

③ 유맥濡脈

④ 혁맥革脈: 雙弦脈

⑤ 산맥散脈

침맥(沈脈 : 浮 ≤ 中 < 沈)

① 약맥弱脈

② 미맥微脈

③ 뇌맥牢脈

④ 복맥伏脈

● 맥의 빠르기에 따른 분류

지맥遲脈

결맥結脈

삭맥數脈

① 촉맥促脈

② 홍맥洪脈

③ 동맥動脈

④ 급맥急脈

⑤ 질맥疾脈

맥의 강약强弱에 따른 분류

강하게 뛰는 맥

① 현맥弦脈

쌍현맥

② 긴맥緊脈

③ 홍맥洪脈

④ 실맥實脈

약하게 뛰는 맥

① 약맥弱脈

② 미맥微脈

③ 허맥虛脈

맥의 감촉에 따른 분류

매끄럽고 동그란 맥

① 활맥滑脈

② 동맥動脈

거칠거칠한 맥

색맥澁脈

맥의 길이에 따른 분류

① 장맥長脈

② 단맥短脈

부정맥에 따른 분류

① 촉맥促脈

② 결맥結脈

③ 대맥代脈

④ 괴맥怪脈

맥의 두께

두꺼운 맥

① 홍맥洪脈
② 대맥大脈
③ 산맥散脈

얇은 맥

① 세맥細脈
② 미맥微脈
③ 약맥弱脈
④ 복맥伏脈
⑤ 유맥濡脈

기혈氣血의 허실虛實에 따른 분류

실증實證

① 긴맥緊脈
② 실맥實脈
③ 홍맥洪脈
④ 장맥長脈

허증虛證

① 약맥弱脈
② 미맥微脈
③ 세맥細脈
④ 허맥虛脈
⑤ 유맥濡脈
⑥ 규맥芤脈
⑦ 혁맥革脈
⑧ 산맥散脈
⑨ 대맥大脈

참 복잡하죠? 어떤가요?

과연 부침지삭浮沈遲數만 알면 다 해결되는 문제로 보이나요?

과연 부침지삭만이 맥의 요체라고 볼 수 있을까요?

이제마 선생님이 남기신 글 중 맥에 대한 글은 앞에서 주석에서 언급한 글 외에 자세한 글은 별로 찾아보기가 힘이 듭니다.

제가 위에서 정리한 것을 자세히 들여다보면 부침지삭만 가지고는 맥의 진단은 제대로 할 수 없다는 것을 느끼셨으리라 생각됩니다.

사상의학은 이제마 선생님 개인의 독창적인 이론이 돋보이는 탁월한 의학이론입니다.

하지만 옥에 티로 맥에 대한 내용은 이처럼 올바르지는 않은 내용이 실려 있네요.

그렇다고 이제마 선생님이 창시하신 사상의학이 틀렸다고 말을 하는 것은 아닙니다.

최소한 이제마 선생님께서 판단하신 맥학에 대한 생각은 잘못된 부분이 있다는 것을 말하고 있는 것입니다.

문제는 이제마 선생님의 사상의학이 우리나라의 온 한의사들에게 퍼졌기 때문에 이제마 선생님처럼 진맥에 대해 잘못 생각하고 계신 분들이 많다는 것입니다.

저는 지금 그것을 바로 잡으려고 설명하고 있는 것입니다.

일단 위에서 정리한 진맥의 계통을 들여다보면 제일 중요한 것은 가장 완벽한 맥인 완맥緩脈을 먼저 알아야 한다는 것을 생각할 수 있습니다.

이 완맥緩脈을 알아야 어떤 맥이 가장 정상적인 강도와 두께를 가신 맥이며, 가장 정상적인 빠르기를 가진 맥인지를 알 수 있습니다.

즉, 기준점을 알아야 기준치를 넘어간 병적病的인 부분에 대한 판단이 된다는 것입니다.

하지만 이제마 선생님이 완맥緩脈을 기준맥으로 제대로 언급하지 않으셨다는 것은 맥학을 심도 있게 알고 있지는 못하셨다는 것을 의미합니다.

물론 맥학을 모르신다고 해서 한의학을 모른다고, 또는 치료를 제대로 못한다고 보아서는 안 됩니다.

하지만 이제마 선생님께서 직접 지으신 책인 동의수세보원에서 직접 이러한 말을 써 놓았고 이 말 때문에 후대의 한의사분들이 맥학에 대해 잘못 생각하고 있기 때문에 제가 이러한 설명을 하고 있는 것입니다.

부맥浮脈은 표증表證이라고 하여서 바깥에서 인체로 나쁜 기운이 들어오는 병을 진단하는 맥이라고 합니다. 다른 말로 외감外感이라고도 합니다.

그런데 부맥浮脈과 비슷한 몇 가지의 맥들을 보면 이러한 진단과는 완전히 별개의 경우가 많습니다.

특히 그중 유맥濡脈은 원기元氣가 극도로 허虛한 맥입니다.

부맥浮脈을 표증表證이라고 해서 바깥으로 들어온 사기邪氣를 몰아내는 땀을 내는 치법인 발표發表요법을 유맥濡脈이 뛰는 환자에게 쓰게 되면 잘못하면 죽을 수도 있습니다.

탈진脫盡되어서죠.

홍맥洪脈은 표증表證은 전혀 없고 열熱만 가득한 맥입니다.

이것 역시 발표發表 요법을 잘못 써서 땀을 많이 빼게 되면 속에 있는 진액津液이 말라서 대변이 단단해지고 변비便秘가 심하게 생기는 부작용이 있게 됩니다.

삭맥數脈은 열이지만 삭맥의 빠르기를 넘어서 질맥疾脈으로 빠르게 뛰게 되면 오히려 열약熱藥을 써서 그 맥의 빠르기를 떨어뜨리는 회양구급會陽救急의 치료를 하기도 합니다.

삭맥數脈을 열이라고 해서 무조건 열만 끄는 치료만 해서는 이 환자의 생명을 살리기가 힘듭니다. 왜냐하면 질맥疾脈이 뛰는 환자는 일반 환자가 아니라 생명이 위험한 환자일 가능성이 높기 때문입니다.

지맥遲脈 중에서 병病의 원인이 한寒이 아니라 무언가가 막고 있는 적취積聚때문에 맥이 느리게 뛰는 경우도 있습니다. 이것을 함부로 차가운 기운을 몰아낸다고 계지桂枝, 인삼人蔘, 부자附子 등의 열을 넣어주는 약을 잘못 쓰면 혹이나 종양이 잘못되어 생명이 바로 위험한 상황으로 갈 수도 있습니다.

지금 몇 가지만 논한 것이 이 정도입니다.

부맥浮脈은 일반적으로 외감外感, 침맥沈脈은 내상內傷이나 기병氣病, 지맥遲脈은 차가운 기운, 삭맥數脈은 열병熱病이라고 알려져 있습니다.

하지만 이러한 일반론만 가지고는 진맥을 알 수 없습니다.

부침지삭浮沈遲數만 알아가지고는 이런 상황이 해결이 되지 않습니다.

사상의학에서 이러한 이제마 선생님의 오류를 받아들이고 기존 전통의 맥학 이론을 올바로 받아들일 때 아마도 맥이 체질을 판단하는 좋은 지표가 될 날이 올 수 있지 않을까 합니다.

예를 들어, 홍맥洪脈이 나타나면 소양인少陽人으로 본다든지,

세맥細脈이 나타나면 소음인少陰人으로 본다든지 하는 것입니다.

체형體型과 맥학脈學이 동시에 일치하면 그렇게 체질을 판단하는 것이죠.

아마도 사상의학이 전통의 맥법을 수용한다면 더 큰 발전을 할 수 있지 않을까 하는 생각을 해봅니다.

현대의학을 하시는 분들은 맥을 통해서 몸의 모든 부분을 진단하는 것이 이해가 되지 않을 것입니다.

아니 발에 침을 놔서 머리가 아픈 증상을 치료한다는 것도 이해가 가지 않을 것입니다.

현대의학의 이론으로는 있을 수가 없으니까요.

하지만 한의학에서는 수천 년 전에 이것을 알아내서 수천 년 동안 동양에서는 쓰고 있

어 왔고 또한 많은 효과를 거두어 왔습니다.

서양에서는 이것을 무시하지 않고 오히려 적극적으로 연구를 해서 지금은 많은 성과를 거두고 있지만 아직도 한의학의 이런 겉으로 보았을 때 느끼는 신기한 치료나 이론을 증명해내지 못하고 있습니다.

하지만 인체를 전체적이고 유기적으로 보는 관점은 점차적으로 발전하고 있음을 느낍니다.

하지만 우리나라의 의사들은 서양의학에서 개발한 것을 따라 가려고만 하고 있지 서양 의사들처럼 적극적으로 한의학을 연구하지는 못하고 오히려 세계인의 문화유산이 될 수도 있는 한의학을 근거 없이 비판하고 무시하는 경우도 많이 있습니다.

물론 많은 의사들은 그러지 않으리라 생각하지만 일부 의사 분들은 실제로 그러고 있는 것이 현재의 실정입니다.

서양의 오래된 고대의 전통의학은 한의학만큼 깊은 전통과 경험과 뿌리를 유지하지는 못하고 있습니다.

아니 세계의 어떤 고대 의학도 한의학만한 경험과 전통과 뿌리를 현대까지 유지하고 있지는 못합니다. 한의학처럼 수천 년에 걸친 문화적 축적이 없다는 말이지요. 그나마 한의학의 전통과 뿌리를 아직까지 지키고 있는 나라는 우리나라와 중국밖에 없습니다. 우리는 그러한 유산을 소유한 나라입니다. 그것을 자랑스럽게 생각해서 한의학과 양의학이 서로 연구해서 우리나라의 의학을 더 개발해야 하는 것이 맞다고 봅니다.

어떤 약이든 진난을 제대로 해서 제대로 약을 쓰게 되면 효과를 거둘 수 있고, 진단이 잘못되면 부작용이 일어납니다. 그러한 부분은 한의학이든 양의학이든 마찬가지라고 할 수 있습니다. 진단이 잘못되었는데 무조건 양약을 먹었다고 해서 부작용이 생기지 않는다는 것은 있을 수 없습니다. 진단이 잘못 되면 양약을 먹어도 부작용이 생긴다는 것은 우리 모두 알고 있는 사실입니다.

마찬가지로 한약을 먹고 부작용이 일어났다면 그 한약을 쓴 한의사가 진단과 처방을 잘못했다고 생각을 해야 합니다.

한의학을 싸잡아서 잘못된 의학이라고 하면 그렇게 생각하는 판단 역시 잘못된 것이 아닐 수 없습니다.

건강원이나 홍삼, 상황버섯을 먹고 잘못된 사람을 가지고 한약을 먹고 잘못되었다고 판단한다면 그 또한 잘못된 판단입니다.

한의학은 일제시대를 거쳐 과거로부터 이어져 내려오는 전통이 한때 단절 될 뻔한 적이 있었습니다.

그 때문에 한의학은 현대에 다시 부활했지만 아직도 과거의 전통을 제대로 잇지 못하고 있는 실정입니다.

우리 국민들이 이러한 점을 인식하면서 한의학을 보다 더 발전시키고 전통을 올바로 잇게 만들어주어야 합니다.

무조건 한약을 싸잡아서 한약은 잘못된 약이고 먹으면 간과 콩팥이 나빠진다는 것은 정말 잘못된 상식이요 비과학적인 이야기들입니다.

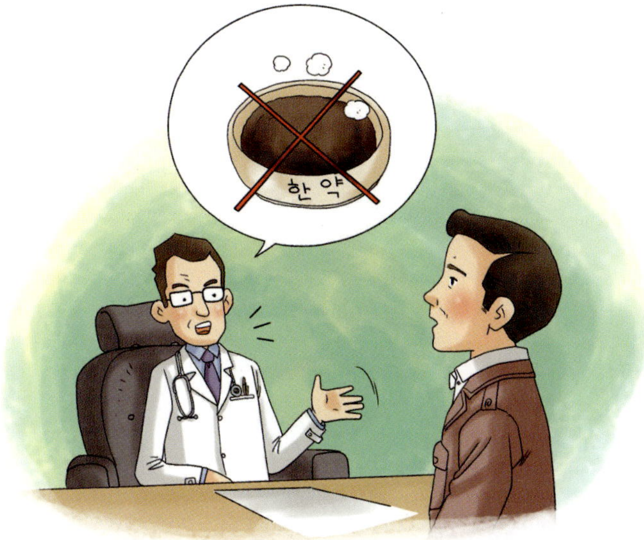

그렇게 이야기한 양의사들이 지금 천연물 신약이라고 한약을 달여서 잡질을 제거한 후 졸여서 건조시킨 후 가루로 만들어 캡슐에 넣거나 정으로 만들어서 신약이라고 하면서 양약이라고 우기고 있는 중입니다. 이 천연물 신약을 의사만 쓰게 하고 한의사는 못 쓰게 하려는 일이 벌어졌습니다. 우리 한의사들에게는 일제시대 때 내 나라를 내 나라라고 하지 못했던 것과 같은 일이 지금 벌어지고 있습니다. 정부에서는 이런 우스꽝스러운 행동에 손을 들어줘서 법안까지 합법적으로 통과시켜주고 있죠. 이런 식으로는 한의학의 진정한 발전이 있을 수 없습니다. 오로지 심각한 왜곡만이 생길 뿐 의사들이 한약을 잘못 써서 나타나는 다량의 의료사고만 유발할 뿐입니다. 한약은 그리 아무렇게나 쉽게 쓸 수 있는 약이 아닙니다. 홍삼도 아무렇게나 다 먹어도 되는 약이 아닙니다.

홍삼은 인삼의 부작용이 더디게 나타날 뿐 결국 나중에라도 그 부작용이 나타나게 되는 약재입니다. 고춧가루가 익힌다고 고춧가루의 열성이 없어진다고 착각하십니까? 그 독성이 감소된 것이지 없어진 것은 아닙니다. 그럼에도 홍삼을 무분별하게 파는 것은 환자의 건강을 생각지 않은 무분별한 행동임을 확실히 이야기 드립니다.

한의학을 무조건 고리타분한 학문이라고 버리고 무시하는 것보다 인체를 하나의 유기체로, 전체적으로 보는 관점을 서로 배우면서 미래를 이끌어갈 새로운 제3의 의학을 위해

같이 연구하는 것이 진정한 인류보건을 위한 행동이라 생각합니다.

피부부터 내장까지 인체는 빈틈없이 이어져 있습니다. 다 이어져 있음에도 불구하고 따로 떼어놓고 보는 것이 맞겠습니까? 아니면 합쳐서 보는 것이 맞겠습니까? 과연 어떤 것이 정말 합리적이고 과학적인 것입니까? 다시 한 번 생각해보시기 바랍니다.

양의학이 아직 인체를 전체적으로 보지 못하는 것은 그들의 학문이 아직 미완성임을 의미하는 것입니다. 미완성이라면 인체 앞에서 그들은 겸손해야 합니다. 한의학에 대해 모든 것을 다 아는 듯한 겸손치 못하고 근거 없는 말을 환자에게 함부로 하는 것은 의사답지 못한 자세라고 생각합니다. 한의사가 어떤 한약을 썼는지도 모르는 상태에서 무조건 한약을 먹으면 간과 콩팥이 나빠진다는 말은 그 자체가 과학적이지 못함은 말할 것도 없지요. 한약 자체의 성분이 어떻기 때문에 어떤 부작용이 나온다는 논문이라도 제대로 나온 것이 있으면 그런 말을 해도 이해가 되지만 한약 한 가지도 성분 분석을 제대로 못한 상태에서 한의사가 지은 한약 안에 뭐가 어떻게 들어갔는지도 전혀 파악을 하지 않은 채 무조건 간과 콩팥이 나빠진다고 하면 그 이상 비과학적인 자세가 어디 있습니까?

제가 이런 글을 쓰는 이유는 단순히 의사분들과 이제마 선생님의 사상의학을 위주로 하시는 한의사분들을 비판하기 위함이 아니라 한의학과 진맥의 올바른 전통이 왜곡되어 있는 현실이 가슴이 아파서, 한의학의 우수성을 무시하고 함부로 탄압하는 정부의 행정이 안타까워서, 조금이라도 진맥과 한의학의 올바른 전통을 바로 잡고 알리고 싶은 마음에 이렇게 글을 들었습니다.

이 글이 조금이라도 맥학의 전통을 바로 잡는데 도움이 되었으면 하는 바램입니다. 저와 생각을 달리 하시는 분들께 죄송하다는 말씀 드리겠습니다. 하지만 갈릴레이가 "지구는 그래도 돕니다!"라고 말한 것처럼, "맥학脈學은 모든 한의학의 근본이라 맥학을 빼고서 한의학을 논할 수 없고 논해서도 안 되니 한의학을 알기 위해서는 맥학을 올바로 배워야만 합니다!"라고 다시 한 번 말씀드리고 싶습니다.

맥으로 성격도 알 수 있을까요?

9년 동안 사귀다가 지금은 결혼한 부인과의 추억입니다.
공원에서 처음 고백하던 생각이 납니다.
왜 이리 심장이 쿵쾅쿵쾅 하는지….
심장 소리가 들릴까봐 걱정까지 들었던 기억이 있습니다.
저에게는 아름다운 추억입니다.

이럴 때 맥을 잡으면 어떻게 나오겠습니까?
당연히 맥이 힘 있게 쾅쾅 뛰면서 굉장히 빠르겠죠!
이처럼 사람의 감정에 따라서 맥은 당연히 변하게 됩니다.

여기서 그럼 감정 얘기 잠깐 할까 합니다.
한의학에서는 대체로 사람의 감정을 7가지 정도로 나누어 봅니다.
그래서 칠정七情이라고 하는데 소위 '희노우사비공경喜怒憂思悲恐驚' 7개입니다.
희喜는 기쁜 것, 노怒는 화나는 것, 우憂는 근심하는 것, 사思는 생각하는 것, 비悲는 슬픈 것, 공恐은 무서워하는 것, 경驚은 놀라는 것 입니다.
들어보시니 사람의 감정이 이 정도로 나뉠 것 같지요? 다른 것도 있나? 하면서 생각해봐도 이것이 거의 다를 망라하는 듯 합니다.

그런데 문제는 이 일곱 가지의 감정이 너무 지나치게 되면 그 사람의 정신과 오장육부五臟六腑가 손상을 받게 된다는 것입니다.
그러면 그에 따라 맥에도 변화가 생기겠지요.
득효방得效方이라는 책에서 인용을 해보면 사람의 감정에 따른 맥의 변화를 다음과 같이 설명하고 있습니다.[11]

사람의 일곱 가지 감정이 지나치면 맥을 손상시킨다.
기뻐하면 맥이 흩어지게 되고
화를 내면 맥이 빨라지게 되고
근심하면 맥이 까끌까끌해지게 되고
생각하면 맥이 가라앉게 되고
지나치게 슬퍼하면 맥이 뻣뻣해지게 되고
놀라면 맥이 떨리게 되고
무서워하면 맥이 가라앉게 된다.
맥의 변화를 좀 더 살펴보면
우선 사람이 기뻐하게 되면 좋아서 밖으로 표현이 됩니다.
그에 따라 인체의 기와 혈도 외부로 몰리게 될텐데요.
그래서 기와 혈이 밖으로 흩어지는 것처럼 보입니다.

---

11 『得效方』七情傷脈 喜則脈散 怒則脈促(一作激) 憂則脈澁 思則脈沈(一作結) 悲則脈結(一作緊) 驚則脈顫(一作動) 恐則脈沈.

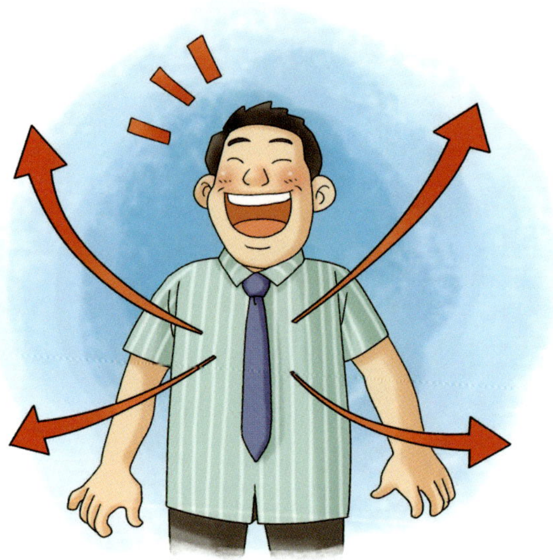

원문을 보면 '희즉맥산喜則脈散'이라고 표현하고 있는데

여기서 '맥산脈散'은 한방 28가지 맥 중의 '산맥散脈'[12]을 말하는 것이 아니고 맥이 평상시보다 떠오르면서 폭이 넓어져 흩어지게 느껴진다는 것입니다.

다음으로 화를 내게 되면 막 흥분을 합니다.

특히 아이들 화가 났을 때를 보면 씩씩거리면서 숨을 몰아쉬는 것을 볼 수 있는데 맥이 그만큼 빨라지게 되는 것이지요.

---

12 산맥 : 散脈 大而散, 散者氣實血虛, 有表無裏.『脈經 · 脈形狀指下秘訣』

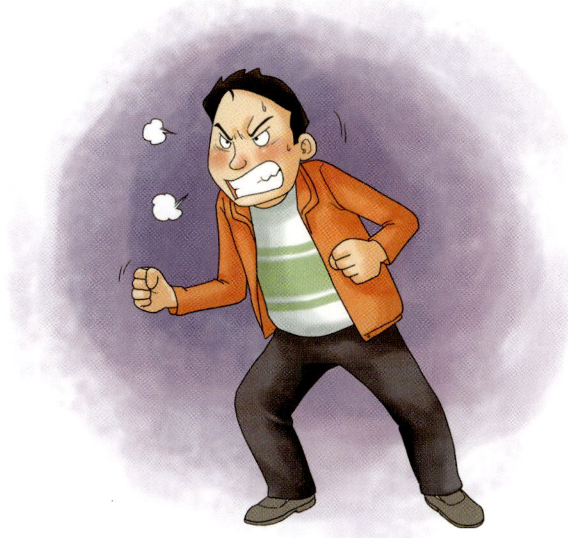

원문을 보면 '노즉맥촉怒則脈促'이라고 표현하고 있는데 여기서도 '맥촉脈促'도 한방 28가지 맥 중 '촉맥促脈'[13]을 말하는 것이 아니고 맥이 평상시보다 빨라진다는 뜻입니다.

그 다음으로 근심을 하면 어떻게 되나요?

우리가 근심을 하게 되면 심장의 혈이 많이 소모되어서 부족해지게 됩니다.

어떤 분들은 심하면 심장이 쪼여오면서 아파하시는 분들도 계시고요.

그래서 주로 왼쪽의 촌寸부위의 심장에 해당하는 맥이 좀 까끌까끌해집니다.

원문을 보면 '우즉맥삽憂則脈澁'이라고 표현하고 있는데 여기서 '맥삽脈澁'하다는 것은 혈血이 부족할 때 나타나는 까끌까끌한 맥입니다.

그래서 심장의 상태를 나타내는 왼쪽의 촌맥寸脈이 주로 삽澁해지는 것입니다.

그리고 또한 사람이 생각이 많게 되면 마음이 위축되면서 가라앉게 됩니다.

한방에서는 그것을 생각을 골똘히 하게 되어 기氣가 뭉쳐서 안으로 맺혀버렸다고 얘기합니다.

그래서 맥이 가라앉게 되는 것입니다. 思則脈沈(一作結)

13 촉맥 : 促脈 來去數, 時一止復來.『脈經 · 脈形狀指下秘訣』

또 슬퍼하면 맥이 뻣뻣해진다는 것은 뭘까요?

원문을 보면 '비즉맥결悲則脈結'이라고 했는데 여기서 '맥결脈結'도 28맥의 '결맥結脈-부정맥의 종류'[14]을 말하는 것이 아니고 맥이 뭉쳐서 단단해지거나 뻣뻣해지는 것을 말합니다.

일반적으로 슬퍼하게 되면 감정이 복받치게 되고 안에서 열이 발생하여 뭉치게 됩니다.

그래서 맥도 단단해지거나 뻣뻣해집니다. 다른 판본에는 '비즉맥긴悲則脈緊'이라고 했는데 여기서 '긴緊'이라는 것도 단단하고 뻣뻣하다는 말입니다.

우리가 지나치게 놀라면 '혼비백산魂飛魄散'했다고 흔히 얘기합니다.

즉, 혼魂과 백魄이 제 자리를 못 잡고 어지럽게 흩어진다는 말인데 그래서 놀라면 맥脈도 평탄하게 뛰는 것이 아니라 불안정하게 나타납니다.

다른 판본을 보면 '경즉맥동驚則脈動'이라고 했는데 여기서 '동動'도 한방 맥의 28맥 중의 하나인 '동맥動脈'[15]이 아니라 맥이 불안정하고 평상시보다 빨리 뛰는 것을 의미합니다.

마지막으로 무서워하면 맥이 침沈해진다고 하는 것을 보면 사람이 너무 무서워하면 오금이 저리면서 그 자리에서 꼼짝도 못하게 됩니다. 이것은 기氣가 위로 못 올라가고 그냥 가라앉아버리기 때문입니다.

사실 무섭다는 것은 내 마음이 어떤 행동을 하고 싶어도 외부의 불가항력에 의해서 꼼짝도 못하게 될 때의 마음입니다.

그 때문에 앞으로 또는 위로 튀어 나가기보다는 안으로 또는 밑으로 침잠沈潛해 들어갑니다.

14 결맥 : 結脈 往來緩, 時一止復來.『脈經 · 脈形狀指下秘訣』

15 동맥 : 陰陽相搏 名曰動, 陽動則汗出, 陰動則發熱 形冷惡寒, 若數脈見於關上 上下無頭尾 如豆大厥厥動搖者 名曰動.『仲景全書』

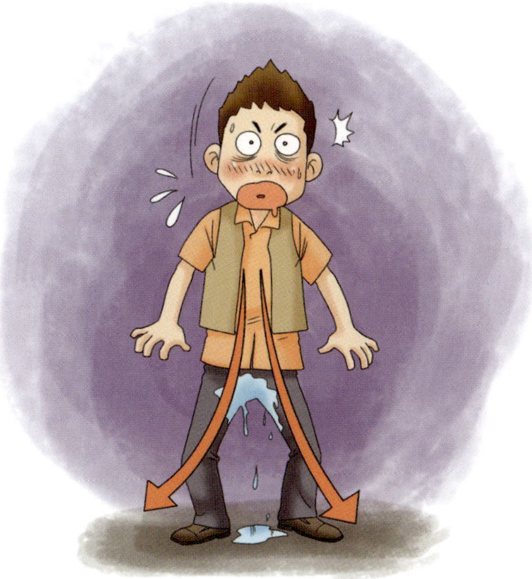

그로 인해 기氣가 아래로 몰려서 맥도 가라앉게 되고 심하면 공포로 인해서 소위 대소변도 지리게 되는데 이것은 위로 올라가려는 흐름은 막혀 있고 아래로만 내려가기 때문입니다.

여기서 그러면 생각을 많이 해서 맥이 가라앉는 것과의 차이점도 궁금해 지는데요

생각이 많다는 것은 한 생각으로 생각이 모이는 것이니 엄밀히 따지면 인체의 정기正氣가 한곳으로 몰려서 기氣가 침沈해지는 것입니다.

무서워하는 것은 한 곳으로 몰리는 것하곤 조금 다르겠네요.

한방에서는 자신의 감정을 잘 조절해서 몸과 마음이 안정되어야 사람이 병에 잘 걸리지 않고 오래 살 수 있다고 합니다.

내가 지나치게 한쪽으로 감정이 몰리면 당연히 오장육부를 손상시키게 되고 인체 기혈의 균형도 깨뜨려져 그로 인해서 다른 많은 병들도 생기고 맥도 변화하게 될 겁니다.

'내경'에는 다음과 같은 말이 있습니다.[16]

대저 아주 오랜 옛날에 성인이 아랫사람들에게 가르치니 모두 이러하였다.

'사람이 약한 틈을 타서 들어오는 사기邪氣와 사람을 해치는 풍기風氣를 때에 맞추어

16 『內經 · 上古天眞論篇』夫上古聖人之教下也, 皆謂之 "虛邪賊風避之有時, 恬惔虛無, 眞氣從之, 精神內守, 病安從來?"

피하고 편안히 하여 마음을 비우면 진기眞氣가 그것을 따르고 정精과 신神이 안에서 지켜지니 병이 어디로부터 들어 올 수 있겠는가?'

여기에 보면 건강을 지키기 위해서는 병을 일으키는 나쁜 기운도 물론 피해야 하지만 마음의 수양도 아주 중요하다는 것을 말하고 있습니다.

최근 들어 한의원에 오는 환자들 중에는 스트레스로 병이 생기는 경우가 많습니다.

이런 분들은 침이나 한약으로 치료를 하는 것도 중요하지만 무엇보다도 마음을 비우고 감정을 조절해야 근본적으로 치료를 할 수가 있습니다. 특히 예전보다 더욱 복잡해진 현대생활에서 스트레스를 풀고 스스로의 마음을 다스리는 것이 건강을 지키는 데에 아주 중요하다고 하겠습니다.

3

한의학의 4가지 진찰법

망진望診: 보고 진찰하기

망望은 '보다'라는 뜻으로서 환자를 눈으로 보고 진단한다고 하여 망진望診이라고 합니다. 망진은 한 번에 보자마자 바로 환자의 질환을 알아내는 것을 말합니다. 사실 어느 정도는 관상과 연관이 있지요. 다만 관상이 운세를 점치는 것이라면, 망진은 진단과 치료에 응용한다는 것이 차이점이라 할 수 있겠습니다. 그런 점에서 망진을 제대로 볼 줄 알려면 정말 피나는 노력을 해야 할 것 같습니다.

망진에 대한 일화를 하나 소개하겠습니다. 사마천의 사기에 기록된 춘추시대에 살았던 명의 편작의 이야기인데, 편작이 제나라를 지나다가 제나라의 임금인 환후의 얼굴을 보고 진찰을 한 일화입니다.

명의 편작은 맥을 잘 보는 것으로도 그 당시에 그 이름이 널리 알려져 있었습니다.

> 편작이 제나라를 지날 때 제나라 환후가 편작을 손님으로서 맞았습니다. 편작이 조정에 들어 환후를 뵙고 말하니
> "임금께서는 병이 주리腠理[17]에 있으니, 지금 치료하지 않으면 장차 심해질 것입니다."
> 그러자 환후는 말했습니다.

17 살갗과 살갗 사이의 주름과 결을 말한다.

"과인은 병이 없다!"

편작이 나가자 환후가 좌우 사람들에게 말했습니다.

"의사들은 이득을 좋아해서 병이 없는 사람을 가지고 치료하고서는 자신의 공으로 삼으려고 한단 말야."

5일이 지난 뒤, 편작이 다시 환후를 알현하고 말했습니다.

"임금께서는 병이 혈맥血脈에 있으니, 지금 치료하지 않으면 깊어질까 두렵습니다."

그러자 환후는 말했습니다.

"과인은 병이 없다!"

편작이 나가자 환후는 기분이 좋지 않았습니다.

5일이 지난 뒤, 편작이 다시 환후를 알현하고 말하니

"임금께서는 병이 장腸과 위胃 사이에 있으니, 지금 치료하지 않으면 장차 깊어질 것입니다."

환후는 이 말에 응대도 하지 않았습니다. 편작이 나가자 환후는 기분이 좋지 않았습니다.

5일이 지난 뒤, 편작이 다시 환후를 알현하고 환후를 바라보더니 물러나 달아났습니다. 환후가 사람을 시켜서 그 까닭을 물었습니다.

편작이 말하길 "병이 주리腠理에 있을 때는 탕약과 고약이 미치는 바이고, 병이 혈맥에 있을 때는 침과 폄석砭石이 미치는 바이며, 병이 장과 위 사이에 있을 때는 술과 발효약이 미치는 바이나, 병이 골수骨髓로 깊은 곳에 있을 때는 비록 목숨을 관장하는 사람이라도 어찌할 도리가 없습니다. 임금께서는 지금 병이 골수에 있으니 저는 이 때문에 치료를 받으라고 더 청하지 못한 것입니다."

5일이 지난 뒤 환후는 몸에 병이 들었습니다. 사람을 시켜서 편작을 불렀으나 편작은 이미 도망간 뒤였고, 환후는 곧 죽었습니다.

이것이 망진의 대표적인 일화라 할 수 있겠는데요. 그렇다면 편작은 어떻게 해서 환후가 죽을 것을 알았을까요? 아마도 여러 가지 눈에 보이는 정황을 종합하여 알았을 것입니다.

예를 들어 우리가 눈이 큰 사람은 겁이 많다는 말을 흔히 합니다.

扁鵲過齊 齊桓侯客之 入朝見 日 君有疾在腠理 不治將深. 桓侯日寡人無疾 扁鵲出 桓侯謂左右日醫之好利也. 欲以不疾者爲功 後五日 扁鵲復見 日君有疾在血脈 不治恐深. 桓侯日寡人無疾 扁鵲出 桓侯不悅 後五日 扁鵲復見日君有疾在腸胃間 不治將深. 桓侯不應 扁鵲出 桓侯不悅 後五日 扁鵲復見 望見桓侯而退走 桓侯使人問其故. 扁鵲日疾之居腠理也 湯熨之所及也, 在血脈 鍼石之所及也, 其在腸胃 酒醪之所及也, 其在骨髓 雖司命無柰之何, 今在骨髓 臣是以無請也. 後五日 桓侯體病 使人召扁鵲 扁鵲已逃去 桓侯遂死.

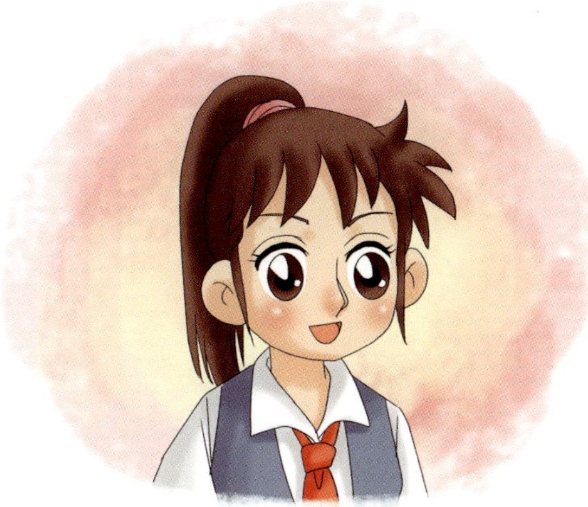

그 이유는 눈이 크면 눈이 작은 사람보다는 기운이 잘 새어 나간다고 보는데 눈은 한방에서는 간肝이 주관한다고 하여 따라서 눈이 큰 사람은 기운이 자꾸 새어나가서 간이 허하다고 보게 됩니다. 그런데 사람은 간肝이 튼튼해야 겁이 없게 되는 것이니까 눈이 큰 사람이 겁이 많다고 하는 것이지요.

또 입술이 두껍고 색깔이 붉은 사람은 대체적으로 음식을 잘 먹는 경향이 있습니다.

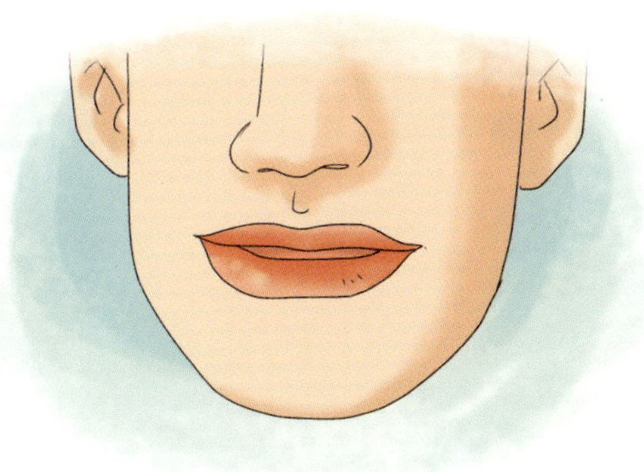

그렇기 때문에 입술이 두꺼운 것을 보고서 "밥을 잘 먹고, 위장에 열이 많겠구나"라고 판단할 수 있을 것입니다.

그리고 눈이 잘 충혈되는 사람이 있습니다. "저는 목욕만 하면 눈이 충혈이 되요." "저는 피곤하면 눈이 먼저 빨개져요." 이렇게 말씀하시는 분들이 많이 계십니다.

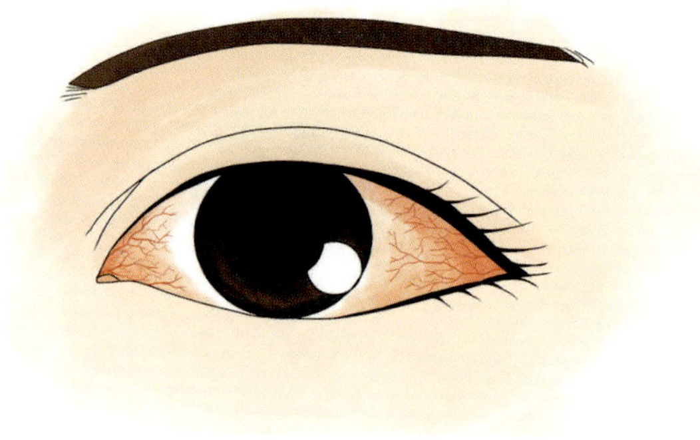

눈을 간으로도 보지만 심장으로 보기도 합니다. 그래서 충혈이 잘 되는 분은 심장에 열이 있다는 증거이기도 하지요. 그렇기 때문에 심장이 흥분할만한 음식을 피하는 것이 좋습니다.

지금부터는 조금 더 어려운 얘기를 좀 할까합니다. 어려우면 그냥 참고로만 하셔도 될 듯합니다. 그림을 한 번 보시기 바랍니다.

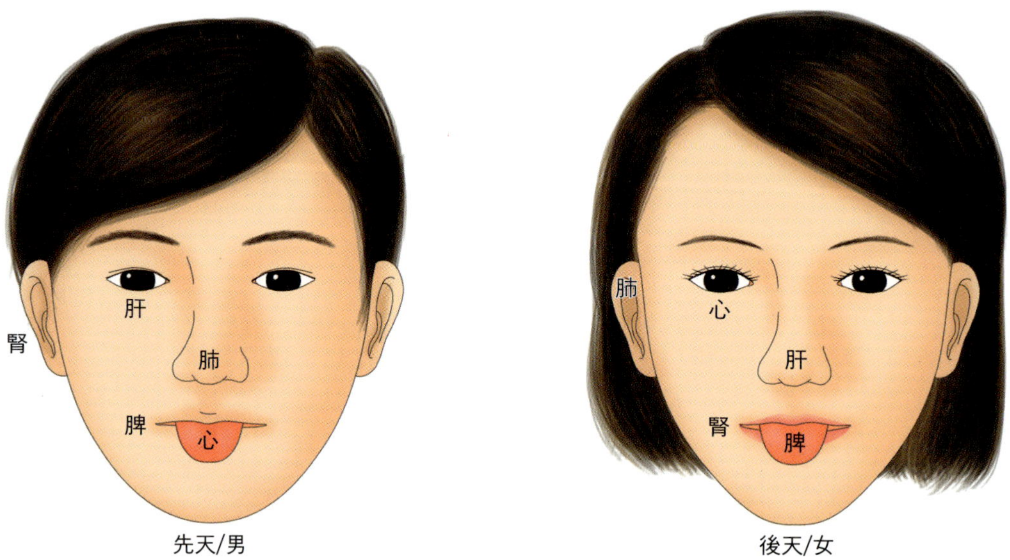

▶ 오관의 망진

위 그림은 이목구비 각 부위마다 오장을 배당한 것입니다. 두 개의 그림을 잘 보시면 약간 다르지요. 남자는 코에 폐肺라고 되어있고 여자는 코에 간肝이라고 되어 있네요. 또한 한 사람은 눈을 간으로 보고 다른 사람은 심장으로 배당하였는데, 그림을 보면 그 차이점을 알 수 있을 것입니다. 남녀에 따라 다르게 오장을 배당한 이 그림은 여러 상황에 따라 다르게 적용시킵니다. 예를 들어, 남자같이 생긴 여자는 첫 번째 그림, 여자같이 생긴 남자는 두 번째 그림에 적용시키기도 합니다. 이 그림을 응용해서 적용하는 법은 간단치가 않으니 여기서는 일단 생략하겠습니다.

이외에도 얼굴에 전신을 대입시켜 보는 방법이 있습니다.

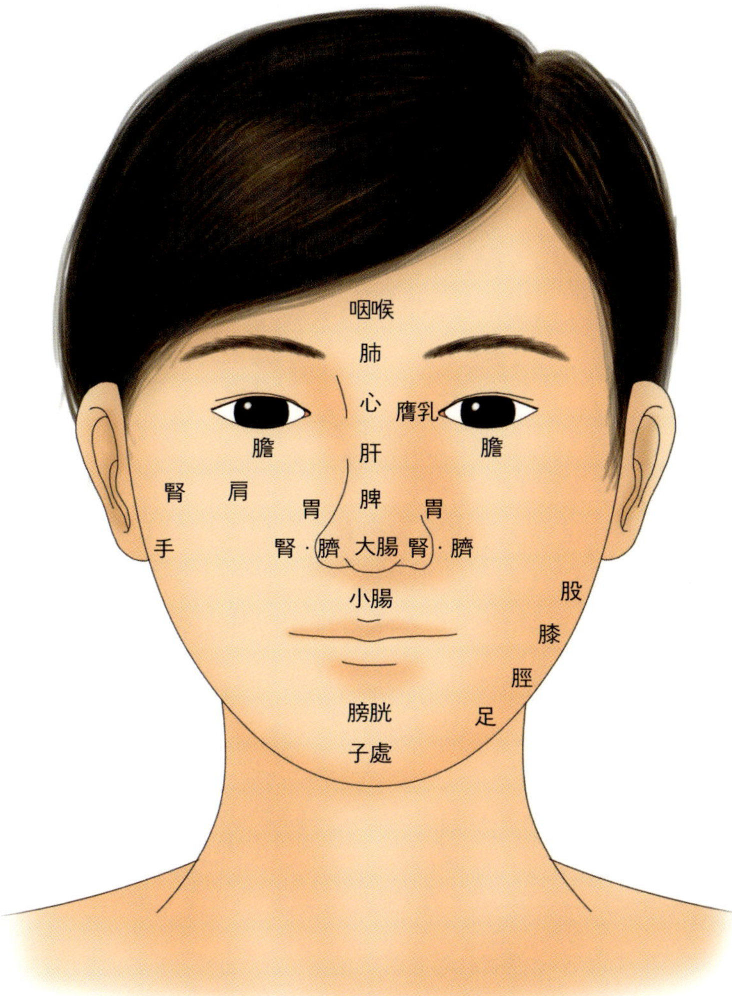

▶ 위치(位)의 망진

이는 흉터나 점의 위치나 다른 부분과의 색깔의 차이나 그 부분의 구조적으로 변형된 모습으로 해당하는 부위의 이상이 있는지를 알아보는 방법입니다. 그렇기 때문에 위치로 보는位 망진이라고 합니다.

아래는 얼굴을 오장에 배당해서 보는 방법입니다.

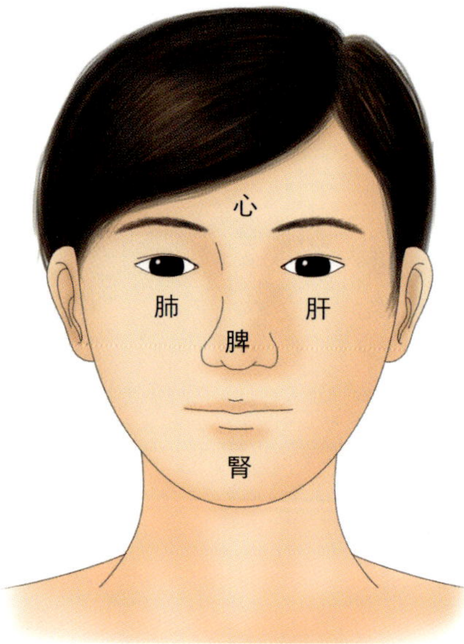

▶ 오장의 망진

이 방법은 상하좌우의 어떤 편향적인 색깔이나 점 등의 배열이 있을 때 쓰는 것입니다.

예를 들어 좌우 광대뼈가 빨간 사람이 있다면 어떤 쪽이 더 빨간지를 보는 것입니다. 만약 왼쪽 광대뼈가 더 빨갛다면 이 배치를 보아 간에 이상이 있다고 보는 것입니다.

그런데 만약 좌우의 편차가 별로 없으면 또 두 가지 경우로 나눠야 합니다. 첫째는 오관의 망진 그림이나 위치의 망진의 그림으로 생각할 수 있습니다. 둘째는 광대뼈는 뼈의 대표격이니 뼈에 허열虛熱[18]이 뜬 것으로도 볼 수 있습니다.

조금 어려운 내용이긴 했지만 결국 얼굴을 보면서 여러 가지 몸의 상태나 오장의 상태를 살핀다는 것입니다. 관심이 있으신 분들은 참고로 하시면 도움이 되시리라 생각합니다.

그리고 망진에는 얼굴만 보고 진찰하는 것도 있지만 또 다른 방법도 있습니다. 사람의 행동을 보고 판단하는 것입니다. 의성 장중경선생님의 『중경전서』에 몇 가지의 예가 보입니다.

18 허열(虛熱) : 허해서 나는 열. 음(陰), 양(陽), 기(氣), 혈(血)이 부족해져서 나는 열을 말합니다.

"한의사가 맥을 잡고 있는데 환자가 하품을 하면 병이 없는 것이다.[19]"

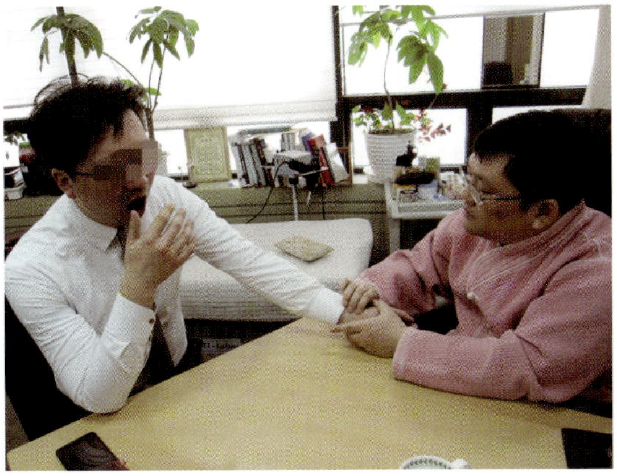

이것은 환자가 진찰에 진지하게 임하지 않는 것입니다. 일반적으로 병을 치료하고 싶은 사람은 자신의 병이 무엇인지 궁금해서 진찰하는 사람의 말과 행동에 귀를 기울이게 마련입니다. 그렇기 때문에 맥을 볼 때 하품을 할 리가 없다고 보는 것입니다. 꼭 하품을 하면 병이 없다고 보는 것보다는 진지하게 진단에 응하지 않는 자세를 총칭해서 말하는 것이라고 보면 됩니다.

"맥을 잡고 있을 때 신음소리를 내는 것은 병이 있는 것이다.[20]"

이 말은 무슨 뜻일까요? 얼마나 아팠으면 맥을 잡고 있는 중간에도 끙끙 앓는 신음소리를 낸다고 하겠습니까.

"말이 느리면 풍風이다.[21]"

갑자기 풍이 나왔는데 설명을 다 하자면 너무 길지만 간단하게만 보면 풍에는 다양한 종류가 있습니다. 피부에 풍이 든 것, 경락經絡에 풍이 든 것, 부腑에 풍이 든 것, 장臟에 풍이 든 것이 있습니다.

피부에 풍이 든 것은 피부의 색깔이 변하는 병이나 두드러기 같은 것을 말합니다.

---

19 『중경전서 · 평맥법(平脈法)』 師持脈 病人欠者 無病也

20 『중경전서 · 평맥법(平脈法)』 脈之呻者 病也

21 『중경전서 · 평맥법(平脈法)』 言遲者 風也

경락에 풍이 든 것은 입이 돌아가거나 피부나 얼굴의 감각이 이상하거나 감기가 든 것 등을 말합니다.

부에 풍이 든 것은 몸의 반쪽을 쓰지 못하는 것을 말합니다.

장에 풍이 든 것은 인사불성이 된 것을 말하며 일반적으로 혼수상태에 있게 됩니다.

말이 느린 것은 이 중에서 경락에 풍이 든 것과 부에 풍이 든 것을 말합니다. 피부에 풍이 든 것은 말이 느려지는 것과는 관계가 없고, 장에 풍이 든 것은 혼수상태라 말 자체를 못하기 때문에 말이 느려진다고 하기가 뭐하지요. 결국 경락이나 부에 풍이 들면 혀가 원활하지 못해서 말이 느려진다고 보는 것입니다.

"머리를 흔들면서 말하는 것은 속이 아픈 것이다.[22]"

이 말에서 머리를 흔든다는 것은 머리를 갸우뚱하게 기울이는 것을 말하는 것입니다. 겉이 아프면 환자가 어디가 아픈지 알아서 그 부위를 확실히 가리키지만, 속이 아프면 환자는 어디가 아픈지 확실히 가리킬 수가 없어서 자기도 모르게 고개를 갸우뚱거린다고 보는 것입니다.

사실 두통을 호소하는 분들이 굉장히 많이 있습니다. 환자에게 "어디가 아프세요?"라고 물었을 때 여러 가지 대답이 나올 것입니다.

"뒷머리가 아파요."

"저는 편두통이 심해요."

"머리의 앞이 아팠다가 뒤가 아팠다가 옆이 아팠다가 돌아다녀요."

이런 식으로 모두 특정 부위가 아프다고 호소합니다. 이런 경우는 다 겉이 아픈 것입니다. 겉이 아프다고 하는 것은 경락이 좋지 못한 경우입니다. 속이 아픈 경우는 장부臟腑의 문제라고 보아야 합니다. 환자가 머리가 아프기는 하는데 "어디가 아픈지 모르겠다."고 한다면 위험한 것일 수 있습니다. 머릿속이 아프다는 것은 뇌가 아픈 것일 수도 있기 때문입니다.

"천천히 움직이는 사람은 겉이 뻣뻣한 것이다.[23]"

---

22 『중경전서 · 평맥법(平脈法)』 搖頭言者 裏痛也

23 『중경전서 · 평맥법(平脈法)』 行遲者 表强也

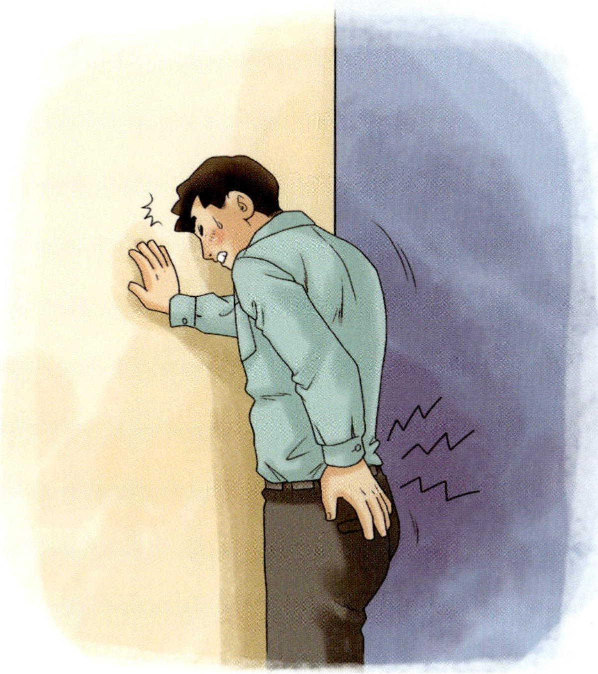

예를 들어 허리가 아프다고 호소하는 환자가 벽을 짚고 들어옵니다.

일반적으로 급성디스크로 진행한 사람들이 허리가 아프다면서 벽을 짚고 들어오는 경우가 왕왕 있습니다. 벽을 짚고 들어오는 환자가 빨리 움직일 수는 없겠지요. 허리가 아파보신 분들은 이분의 심정을 이해하실 수 있을 것입니다. 아주 느린 몸동작으로 벽을 짚으면서 굉장히 아프다는 표정을 지으면서 움직입니다. 이럴 때 한의학적으로는 속에 있는 장부臟腑에 병이 든 것이 아니라, 겉에 있는 경락經絡과 경근經筋[24]에 병이 든 것으로 봅니다.

24 경근(經筋) : 힘줄에 분포된 경맥을 말합니다. 십이경맥의 표면 순행 부위와 비슷한 부위를 순행하면서 힘줄 및 관절과 연계됩니다. 십이경맥의 이름에서 장부이름을 빼고 뒤에 근(筋) 자를 붙이면 됩니다. 예) 수태음경근(手太陰經筋)

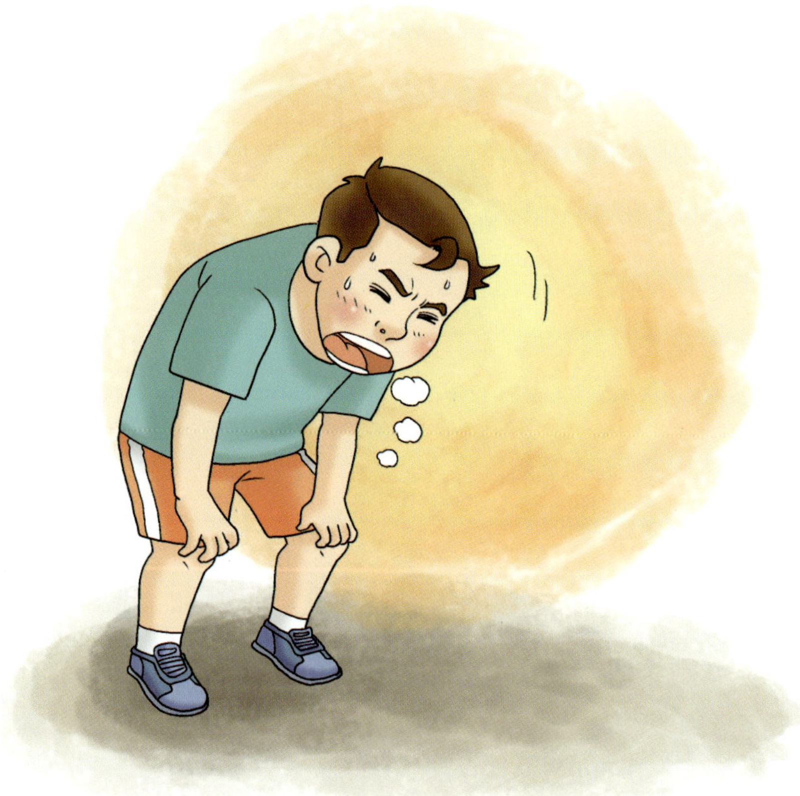

▶ 허리를 숙이면서 숨이 자서 헐떡거리는 모습

"앉으면서 상체를 숙이는 것은 숨이 찬 것이다.[25]"

보통 사람들은 장거리 달리기를 한 다음에 숨이 턱까지 차면 먼저 몸을 숙이고 앉을 곳을 찾게 됩니다. 예를 들어 3층까지 계단을 올라오신 할머니께서 한의원 문을 열고 들어오시는데 옆에 있는 의자를 먼저 붙듭니다. 숨이 차기 때문입니다. 이런 것들로 유추해 보면 앉으면서 상체를 숙이면 숨이 차서 그런 것이라고 봅니다.

25 『중경전서 · 평맥법(平脈法)』 坐而伏者 短氣也

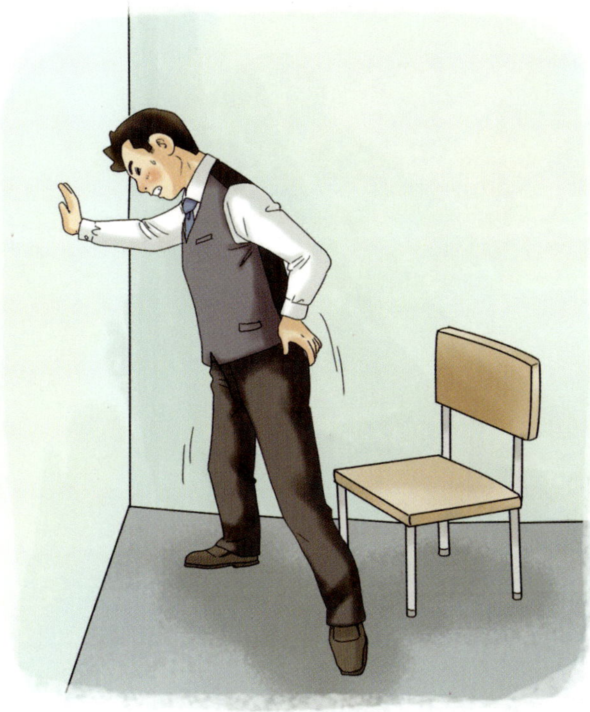

"앉으면서 한 다리를 먼저 뻗는 사람은 허리가 아픈 것이다.[26]"

이것도 허리가 아파본 사람만이 그 심정을 알 수 있습니다. 앉을 때 털썩 앉지 못합니다. 일반적으로 아주 천천히 움직이면서 앉기 전에 한 다리를 먼저 뻗습니다. 그 다음에 손을 짚고 거기에 의지해서 천천히 앉습니다. 그런 행동만 보고도 허리가 아프다는 것을 알 수 있다고 보는 것입니다.

26 『중경전서 · 평맥법(平脈法)』 坐而下一脚者 腰痛也

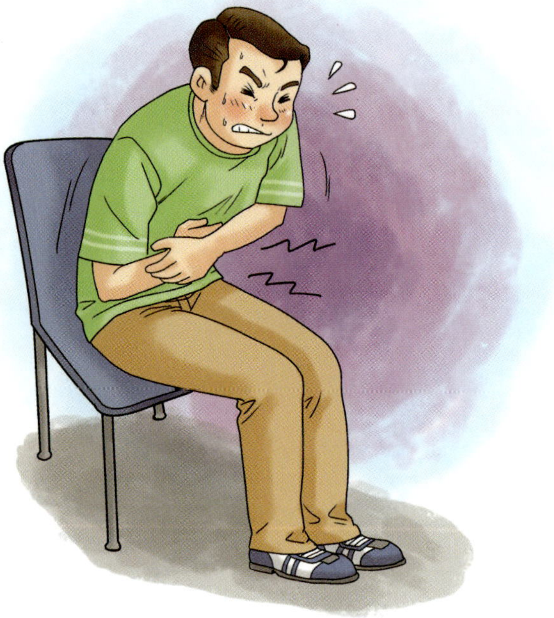

"속이 실해서 복부를 감싸는데, 마치 계란 같은 물건을 품는 듯 하는 사람은 심장이 아픈 것이다[27]"

일반적으로 체했을 때는 배를 한손으로 잡는데, 두 손으로 복부를 감싸쥐는 것은 단순히 체한 것이 아니라는 것입니다. 정확히 따지면 복부라기보다 심하心下라는 부위로 명치를 감싸 쥐게 됩니다(명치에는 거궐巨闕이라는 심장의 복모혈腹募穴이 위치하고 있습니다). 심근경색이나 협심증 등으로 통증이 오게 되면 환자는 손으로 명치나 오목 가슴을 움켜쥐고 허리를 숙이면서 통증을 호소하다가 쓰러지는 경우가 있습니다. 이것을 한의학에서는 심통心痛이라고 합니다.

이 외에도 망진은 눈으로 봐서 진단이 가능한 모든 것을 말합니다.

27 『중경전서 · 평맥법(平脈法)』 裏實獲腹 如懷卵物者 心痛也

문진聞診: 듣고 진찰하기

문聞은 '듣다'라는 뜻으로서 문진聞診이라고 하며 냄새나 소리를 느낌으로 들어서 진찰하는 방법입니다.

듣는다고 해서 소리만 해당된다고 생각할 수 있는데 냄새도 여기에 포함이 됩니다. 그 이유는 듣는다는 것에 대한 행위를 생각해 보면 알 수 있습니다. 보고서 진찰하는 것은 내가 인위적으로 자세히 살펴야 하는 것이지만, 듣는다는 것은 자연스럽게 들리는 것입니다. 즉 환자에게 일부러 소리를 내 보라고 해서 듣는 것이 아니라 환자와 대화하는 도중에 자연스럽게 얻어지는 것입니다. 그래서 냄새도 자연스럽게 얻어지는 것이기에 문진聞診에 포함되는 것입니다. 옆에서 누가 방귀를 뀌었다면 냄새가 나는 것은 당연한 것입니다. 소리와 냄새는 환자에게 재연하라고 요청을 한다고 해서 똑같이 재연되는 것이 아닙니다.

이렇게 소리와 냄새는 진찰하는 과정 중에서 자연스럽게 얻어져야 하는 것이기 때문에 쉽지 않은 진찰법입니다. 그렇기 때문에 배우기도 쉽지 않습니다.

예를 하나 들어보겠습니다. 덩치가 크고 목이 두꺼운 사람이 있습니다.

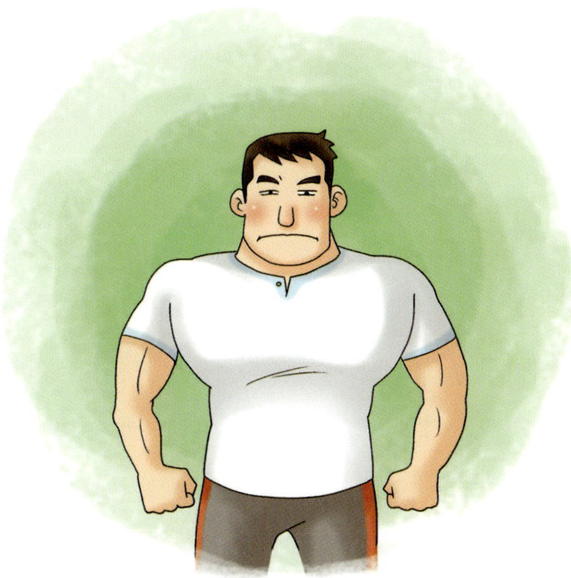

이 사람의 목소리가 가늘게 나올까요? 아니면 두껍게 나올까요? 우리는 당연히 목소리가 두꺼울 것이라고 생각할 겁니다. 삼국지에 나오는 장비같은 체격을 가진 남자가 여자처럼 가는 목소리가 나온다면 뭔가 언밸런스한 느낌이 들지 않겠습니까. 만약 이런 사람이 실제로 있다면 왜 그렇게 되었을까요?

덩치가 크다는 것은 울림통도 크다는 것입니다. 그런데 목소리가 가늘다면 울림통이 가늘다는 것입니다. 그렇다면 원래는 컸던 울림통이 어떠한 원인에 의해서 가늘어졌다고 생각할 수 있습니다.

첫째로 오래된 수도관이 좁아지듯이 뭔가 그 안쪽에 노폐물처럼 끼었다고 볼 수 있습니다. 그것을 한의학에서는 담痰이라고 합니다.

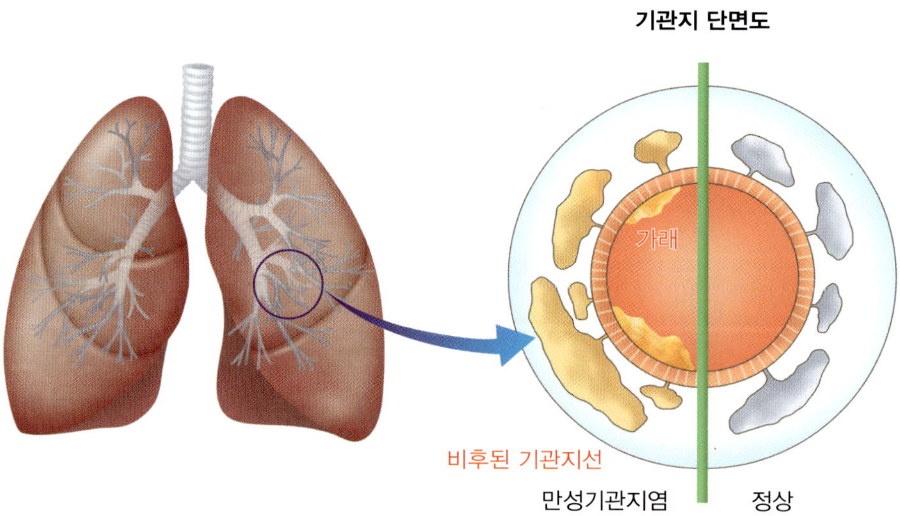

둘째로 장비처럼 체격이 큰 사람이 목소리가 가늘어졌다는 것은 뭔가 허해졌다고 볼 수도 있습니다. 그 경우는 기허氣虛 또는 혈血이나 진액津液이 부족해서 온 경우라고 봅니다.

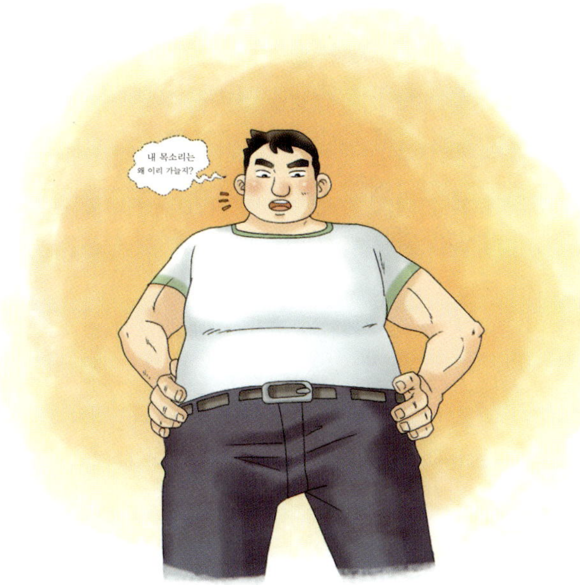

위의 예에서 보았듯이 덩치 큰 사람의 울림통이 작을 수 없는 것처럼, 문진聞診은 망진望診과 밀접하게 연관이 되어 있습니다. 즉 보고 진찰하는 것이 기본으로 깔려 있어야 듣고 진찰하는 것이 제대로 되는 것이라고 할 수 있습니다. 뒤에 나오는 문진問診과 절진切診도 또한 서로 밀접하게 연관이 되어 있습니다.

환자와 이야기를 하다 보면 입 냄새가 나는 경우가 종종 있습니다. 여러분들도 가족이나 친구들과 이야기를 하는 도중에 입 냄새를 맡은 경험이 있으실 것입니다. 만약 한의사가 환자를 진찰하는 도중에 환자에게서 입 냄새를 맡았다면 차트에 '구취口臭'라고 바로 기재할 것입니다. 냄새는 이렇게 자연스럽게 맡아지는 것입니다. 구취는 위장에 열이 많은 사람들에게서 나타나는 특징적인 증상입니다.

이 외에도 중풍 환자에게서만 나는 독특한 냄새가 있고, 소갈消渴(현대의 당뇨를 포함한 한의학적 병명) 환자에게서도 독특한 냄새가 있습니다. 이러한 것들도 듣고서 진찰하는 문진聞診에 해당합니다.

앞에서도 말씀드렸지만 한의사는 손끝을 예민하게 하기 위해서 자신이 좋아했던 기타도 치지 않습니다. 돌부리에 걸려 넘어질 때도 자신의 손가락이 행여나 다칠까봐 조심조심 하는 것이 좋습니다. 또한 진맥뿐만 아니라 보고 진찰하는 것과 듣고서 진찰하는 것을 잘 하기 위해서 한의사들은 눈과 귀와 코를 예민하게 유지할 수 있도록 단련을 해야 합니다.

문진問診: 묻고 진찰하기

문問은 '묻다'라는 뜻으로서 문진問診이라고 합니다. 듣는다는 뜻의 문진聞診과 발음은 같지만 진단하는 방법은 전혀 다릅니다. 이 문진問診은 말 그대로 환자에게 물어서 진단하는 방법입니다. 물론 환자에게 묻는 것도 무작정 물어보는 것이 아닙니다. 환자의 질병에 대해서 최대한 정확한 정보를 얻어내기 위해서 그 요점을 찾아서 묻는 것입니다.

예를 들어 환자가 "저는 변비가 있습니다."라고 말을 했을 때, 한의사는 "몇 일만에 한 번씩 대변을 보세요?"라고 묻게 됩니다. 왜냐면 날마다 서너 번의 무른 변을 보면서도 그것을 변비로 알고 계신 분이 간혹 계시기 때문이지요. 『동의보감』에는 하루에 2번 대변을 보는 것이 정상이라고 나와 있습니다.[28]

즉, 하루라도 대변을 건너뛰는 것이 있다면 이것이 변비입니다. 그렇기 때문에 변비라고 호소하는 환자들에게는 대변을 하루라도 건너뛰는지를 물어야 하는 것입니다. 또 대변을 힘들게 보는 것을 변비로 알고 계신 분들도 있습니다. 이것 또한 변비가 아닌데 변을 보는데 힘들다고 하여 변난便難[29]이라 합니다. 만약 환자가 "저는 설사를 해서 너무 힘들어요."라고 말을 했다면, 한의사는 "날마다 설사를 몇 번 정도 하시나요?"라고 묻게 됩니다. 왜냐면 3일 만에 대변을 보게 되는데 대변을 보는 날은 물총을 쏘듯 하는 설사를 서너 번 보고 또 3일 만에 똑같은 설사를 서너 번 보는 것을 반복하는 분들이 설사라고 말씀하시는 경우가 있습니다. 이러한 경우는 대변의 양상이 설사일지라도 변비입니다. 대변을 보지 않고 건너뛰는 날이 있기 때문입니다. 이처럼 변비라고 표현하는 환자에게서 대변에 대한 정확한 정보를 이끌어내기란 그리 간단한 일은 아닌 것입니다. 사람마다 알고 있는 상식이 다르기 때문이죠.

물어서 진찰하는 것은 현대의 변증논치辨證論治의 개념도 포함됩니다. 변증논치라는 것은 환자가 대답하는 여러 가지 증상들을 종합하여 하나의 결론을 도출해 내는 것입니다. 예를 하나 들어보겠습니다.

환자가 몸이 좀 피곤하다면서 한의원에 왔습니다.
한의사 : 몸이 어떻게 안 좋으십니까?

---

28 『동의보감 · 위부(胃腑)』에 보면 평인은 하루에 2번 화장실을 가는데, 한번 갈 때 2되 반 씩 하루 5되를 본다고 나옵니다. 平人日再圊一行二升半一日五升. 『入門』

29 변난(便難) : 하루에 한번 대변을 보기는 하지만 억지로 힘을 주어야 겨우 대변이 나오는 것입니다.

환　자 : 몸이 으실으실 하면서, 뒷목이 뻐근하고, 피곤합니다.

한의사가 맥을 보고 맥이 떠있는 부맥을 확인하고 말했습니다.

한의사 : 지금 감기가 들어오려 합니다. 감기에 완전히 든 것은 아니기 때문에, 집에 가셔서 몸을 따뜻하게 하고 쉬십시오. 만약 몸을 차갑게 하거나, 무리하게 일을 하거나, 몸을 쉬지 않으면 완전한 감기로 옮겨갈 수 있습니다.

이는 감기가 들기 전에 나타나는 증상을 종합하여 감기가 들기 전이라는 것을 안 것입니다. 몸이 으실으실하고 뒷목이 뻐근하다고 호소하는 것이 그 증거가 됩니다. 만약 열이 평소보다 더 나거나, 땀이 평소보다 더 나면 감기로 진행된 것입니다.

감기가 든 예를 또 하나 들어보겠습니다.

환　자 : 몸이 으실으실 하면서, 뒷목이 뻐근하고, 피곤합니다.

한의사 : 열이 나세요?

환　자 : 네!. 열이 납니다.

한의사 : 땀은 어떠세요? 땀이 나세요? 땀이 안 나세요?

환　자 : 땀은 안 납니다. 기침하고 콧물이 납니다. 기침을 많이 하면 구역질도 납니다.

한의사: 환자분은 감기에 걸리셨는데, 피부의 겉이 차가워져서 감기에 걸린 것입니다. 그리고 몸이 감기와 힘차게 싸우고 있는 상황입니다.

이것을 한의학에서는 상한병傷寒病이라고 합니다. 이때 한의사는 여기에 맞는 처방을 하여 치료를 합니다. 하지만 물어보는 것만으로는 진찰이 완전해질 수는 없습니다. 증상과 맥이 합치가 되어야만 완전해질 수 있는 것입니다.

그래서 장중경 선생님은『중경전서仲景全書』에서 거의 모든 제목에 '맥증병치脈證并治' 혹은 '맥증병치법脈證并治法'이라는 말을 넣으셨습니다.[30]

즉 맥과 증을 아울러야만 치료가 가능하다는 것입니다.

30『중경전서』는『상한론』과『금궤요략』의 두 책이 포함되어 있습니다. 그 제목들 중에서 맥증(脈證)이라는 말이 포함된 것이 거의 대부분을 차지합니다.『상한론』의 22개의 제목 중 5개의 제목을 제외한 나머지 17개의 제목에 맥증(脈證)이라는 말이 포함되어 있습니다.『금궤요략』의 25개의 제목 중 3개의 제목을 제외한 나머지 22개의 제목에 맥증(脈證)이라는 말이 포함되어 있습니다.

절진切診: 만지고 진찰하기

마지막으로 절切은 '자르다'라는 뜻으로 절진切診이라고 하며 환자를 만져서 진단하는 것입니다. 절切은 원래 자른다는 뜻인데, 언뜻 만지는 것과 의미가 통하지 않는다고 생각될지 모르겠네요. 하지만 좀 더 생각해보면 만진다는 것은 결국 만지는 구역을 자르고 나누어서 본다는 의미가 있으니 통한다고 볼 수 있습니다. 그래서 절진切診이란 용어를 쓴 것입니다.

절진에 대표적인 진단법은 맥진脈診과 복진腹診이 있습니다. 맥진은 아시다시피 맥을 보고 진단하는 것이고, 복진은 복부의 여러 부위를 눌러봐서 내부 장부의 문제를 밝혀내는 진단법입니다.

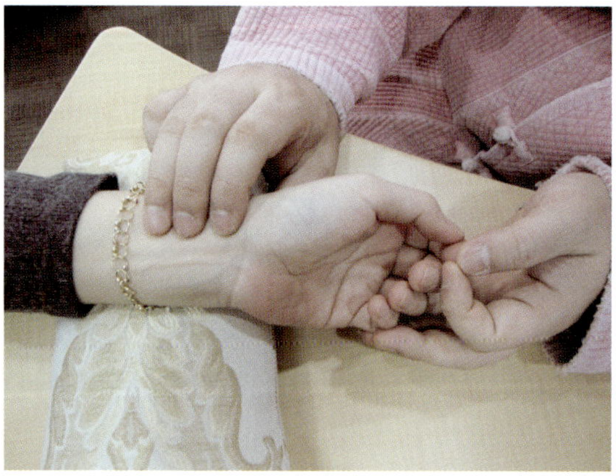

▶ 맥진하는 모습

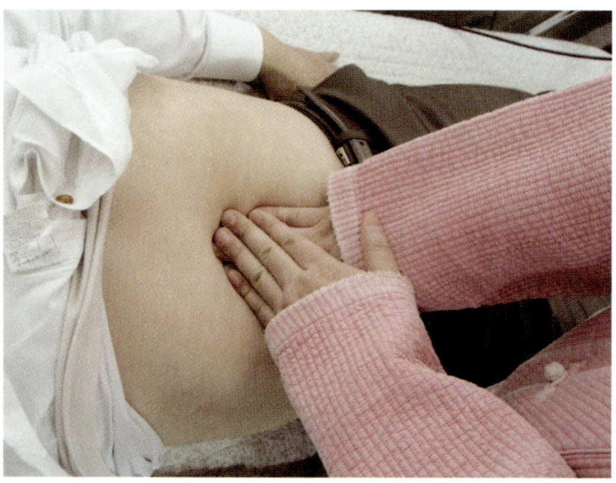

▶ 배를 눌러 복진하는 모습

그리고 맥진은 또 2가지로 나눌 수가 있습니다. 우리 몸에서 만져지는 모든 맥박이 뛰는 부위로 진단하는 방법과 또 손목에서 뛰는 맥으로만 진단하는 방법이 있습니다.

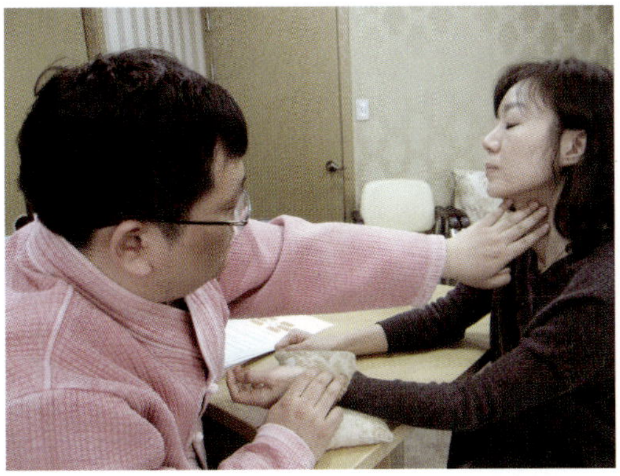

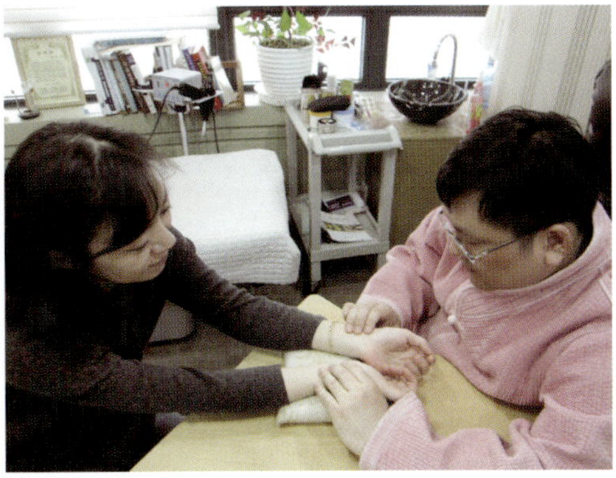

전자는 후대에 들어오면서 자주 쓰이지 않게 되기는 했는데, 이러한 곳을 참고하시는 분들도 가끔 계십니다. 후자가 물론 통상 진맥이라고 할 때의 맥진을 말합니다. 즉 손목에서 맥을 보는 것이죠. 손목부위를 세 부위로 나누고 또한 좌우로 나누기도 하여 앞에서 살펴본 내용들입니다.

절진을 간단히 요약해 보았는데요. 예를 들어보겠습니다. 어떤 사람이 배가 아프다고 한다면, 그럴 때 당연히 배를 눌러보고 뭔가 정보를 얻어야 하는데, 배를 눌러보다보면 사람마다 아프다고 호소하는 부위가 저마다 다 다릅니다.

만약 환자가 오목가슴 부위(소위 명치)를 눌렀을 때 아프다고 하면 3가지의 경우를 의심할 수 있습니다. 체했거나, 아니면 스트레스를 많이 받았거나, 아니면 심장이 좋지 못한 경우입니다.

만약 체했다면 무엇인가를 잘못 먹고 배가 아픈 것이기 때문에 체기만 내려주면 됩니다. 반대로 만약 스트레스를 받아서 아픈 것이라면 스트레스에 민감하다고 알려진 장부인 간과 쓸개에 열이 찬 것입니다. 이때는 간이나 쓸개를 꺾아주는 치료를 해주면 됩니다. 명치부위에 거궐巨闕이라는 혈자리가 있습니다.

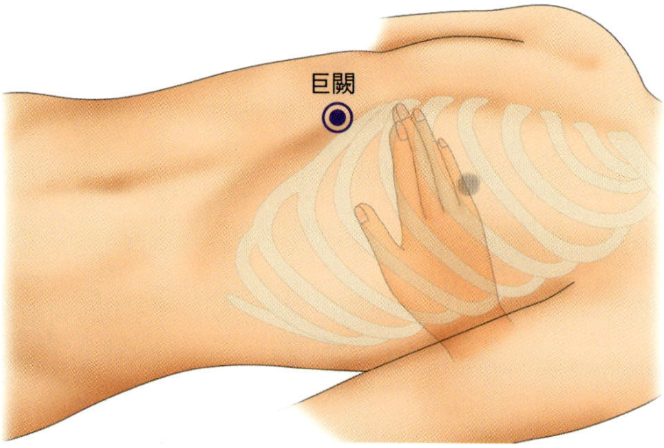

심장의 복모혈腹募穴로 유명한 혈자리입니다. 스트레스를 많이 받아서 심장이 안 좋아지거나 식적食積, 담음痰飮 등의 노폐물이 심장에 침범했을 때 역시 이 부위에 통증이 생깁니다.

현대인들은 오목 가슴心下 부위를 눌렀을 때 아프지 않다고 하는 사람이 별로 없을 정도입니다. 그만큼 현대인들이 식습관이 무절제한 경우도 많고 스트레스도 많다고 봐야 할 것입니다.

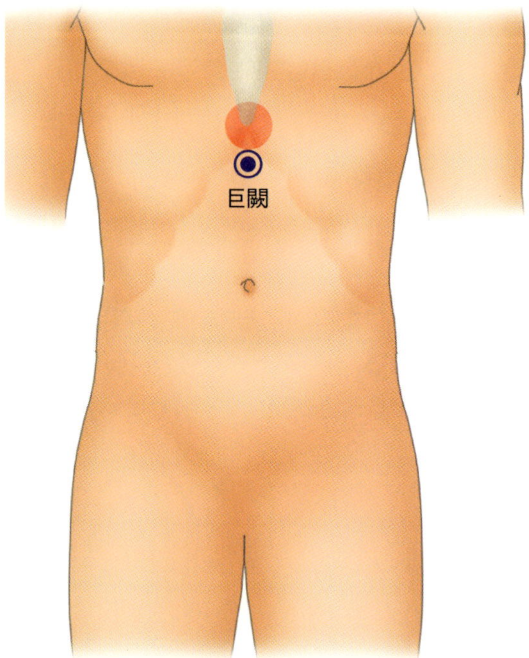

▶ 오목 가슴心下 부위

두 번째로 만약 환자가 아랫배에서 사타구니 가까운 곳이 아픈 경우가 있습니다. 이곳을 한방에서는 소복少腹이라고 부는데 한마디로 아랫배입니다. 한의학에서 이 부위의 통증은 어혈瘀血[31]을 의미합니다. 근데 왜 아랫배 쪽일까요? 우리가 흙탕물이 든 컵을 가만히 두면 나중에 무거운 것들이 바닥에 가라앉는 것을 봅니다. 우리 몸에서도 탁한 피가 아랫배 쪽에 몰려서 통증을 유발하는 경우가 있습니다. 이 어혈은 인체에 많은 영향을 미치는데 허리가 아프다는 사람 중에 이 어혈이 있는 경우도 많이 있고, 생리통이 있는 사람들 중에서도 이 어혈이 있는 경우가 많이 있고, 또한 불임환자 중에서도 이 어혈 때문에 애기가 들어서지 않는 경우도 있습니다. 아니면 변비가 심한 환자 중에도 이 어혈이 제거되지 않아서 변비가 치료되지 않는 경우도 있습니다. 때문에 복진으로 아랫배를 눌러서 진단하는 것은 굉장히 중요한 의미가 있습니다.

척맥尺脈에 활맥滑脈이 뚜렷하게 나올 때 아래 그림처럼 그 부위를 눌러 통증이 심하면 어혈이 있다고 봐도 무방합니다.

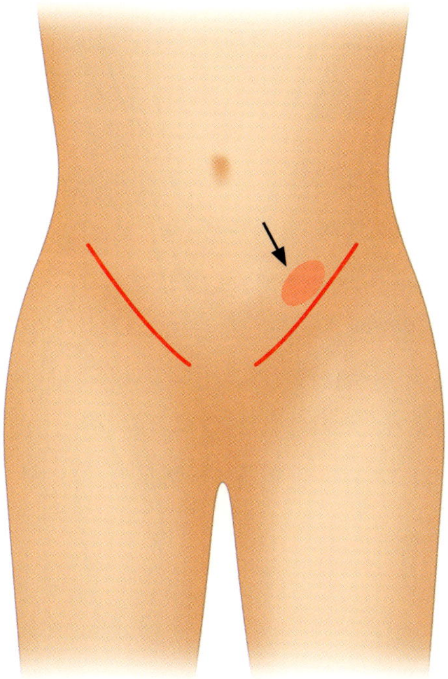

▶ 소복少腹 부위: 桃仁

31 어혈(瘀血) : 달리 어혈증(瘀血證), 혈어(血瘀)라고도 부릅니다. 죽은 피가 몸 안의 일정한 곳에 머물러서 생긴 병증입니다.

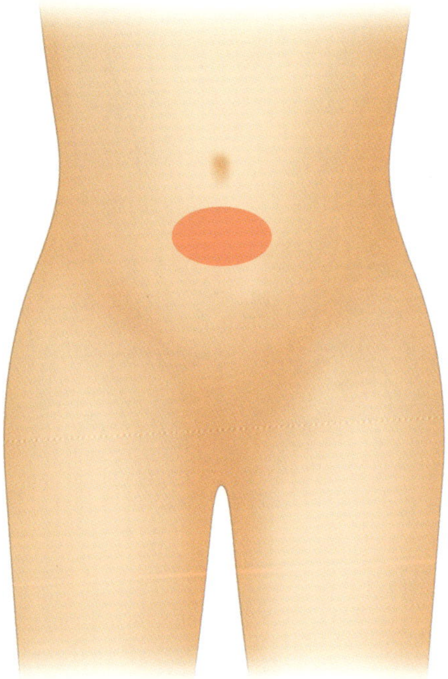

▶ 소복少腹 부위: 水蛭 · 虻蟲

그럼 진맥을 볼까요? 우리 몸에서 맥박이 만져지는 모든 부위로 진단하는 방법이 있습니다. 삼부구후가 그것입니다. 이에 관한 것은 앞에서 설명했습니다. 다만 하나만 예를 들어보면 발등에 있는 맥을 보는 방법이 있습니다. 발등 쪽은 충양혈 부위라고 하여 족양명위경 쪽이라고 나와 있습니다. 즉 위장의 경락이 그 쪽으로 흘러갑니다. 물론 충양혈도 위장 경락상에 있고요. 그 맥이 정상적으로 뛰면 위장의 기운이 튼튼하기 때문에 환자가 어떠한 질환이 있을 경우에 치료를 하면 치료가 잘 된다고 봅니다. 하지만 그 맥이 비정상적으로 너무 약하거나 뛰지 않는다면 위장의 기운이 거의 없기 때문에 치료하기 쉽지 않다고 봅니다.

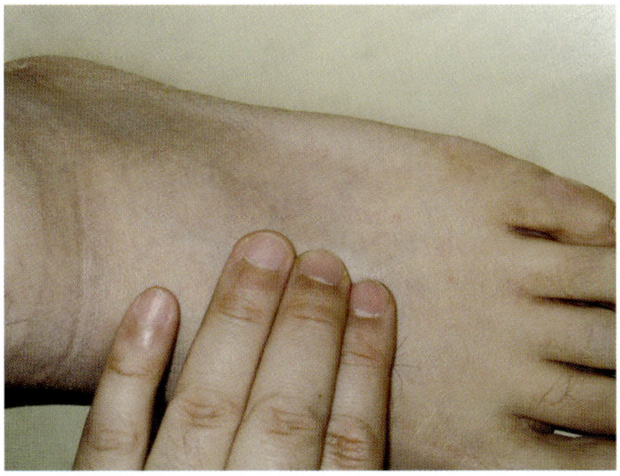

▶ 발등에 손가락을 얹어 진맥하는 사진

나머지는 손목에서 보는 진맥법입니다. 앞에서도 설명했다시피 맥에서 우리는 인체의 상태와 장부를 모두 살필 수가 있습니다. 예를 하나 들어보겠습니다.

환자가 허리가 아프다면서 한의원을 방문하였습니다. 한의사가 진맥을 했습니다.
그리고 심장맥(왼쪽 촌부위)이 단단하게 뛰는 것을 발견했습니다.
한의사 : 혹시 가슴 부위가 뻐근하게 아픈 경우가 있으신가요?
환　자 : 네! 가끔 가슴이 뻐근하게 아파서 가슴을 손으로 쥐고 한참동안 몸을 숙이고 있었던 적도 있었어요.
한의사 : 그렇다면 이것은 심장이 열을 많이 받은 것입니다.
맥이 좋지 않네요. 한방에서는 이것을 심통心痛[32]이라고 하는데
심장에 쌓인 열을 꺼주는 치료를 하는 것이 좋을 것 같네요.
환　자 : 아니, 괜찮아요. 2달 전에 양방에서 정밀검사를 했지만
심장에는 전혀 이상이 없다고 하던대요.
이렇게 환자는 심장에 화가 쌓인 것을 치료하는 것을 거부했습니다.
이 환자가 네 달이 지나서 한의원에 왔습니다.
환　자 : 지난번에 원장님 말씀을 들을 걸 그랬습니다.
한의사 : 왜 그러시죠?
환　자 : 원장님께서 그 말씀을 하시고 두 달 쯤 지나서 가슴이 너무 아프다가
쓰러져서 응급실로 실려 갔었어요. 검사 받았더니 심근경색이더군요.
원장님 말씀대로 그때 바로 치료를 했었으면 좋았을 번했는데...

32 심통(心痛) : 심장부위와 명치 부위의 통증을 통틀어 이르는 말입니다. 현대의학의 협심증, 심근경색증, 심장판막증 등도 모두 심통의 범주에 속합니다.

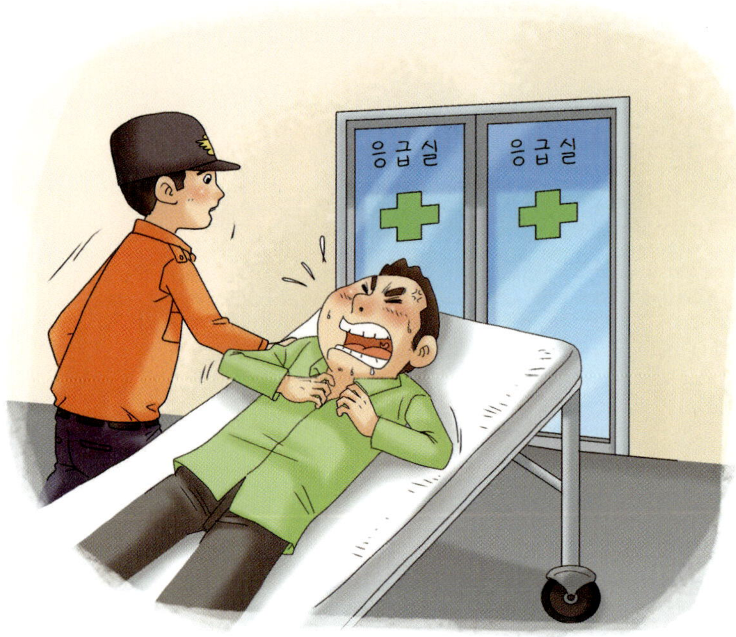

이렇게 이 환자는 자신의 상태가 심각하다는 인식을 그 당시에는 하지 못했던 것입니다. 이렇게 손목에서 보는 맥법을 통해서 오장육부의 상태도 진찰할 수 있습니다.

또 만져서 진찰하는 방법에는 척부법尺膚法이라는 것이 하나 더 있습니다. 척부법은 손목에서 팔꿈치 관절까지 팔뚝의 살을 만져가면서 진찰하는 방법입니다. 이는 뒷장에서 설명하도록 하겠습니다.

4

진맥이 한의학 진단에서 차지하는 비중

한의사가 환자를 진찰할 때는 이것저것 묻기도 하고 유심히 살펴보기도 합니다. 그리고 손가락 3개를 펼쳐 진맥을 하기도 합니다.

그런데 한의학 진단에서 진맥은 얼마만큼 중요할까요? 이를 알기 위해서는 먼저 한의학적 진단법에 어떤 것이 있는지부터 알아야 할 것입니다.

한의학적 진단법에는 크게 4가지가 있습니다. 망문문절望聞問切이 바로 그것입니다. 우리말로 쉽게 풀면 '보고', '듣고', '묻고', '만지고'라는 뜻입니다.

망진望診 : 사람을 눈으로 봐서 아는 것
문진聞診 : 소리를 듣거나 냄새로 아는 것
문진問診 : 사람에게 증상을 물어서 아는 것
절진切診 : 맥을 보거나, 인체의 여러 부위를 누르거나 만져서 진찰하는 것

물론 조금 더 상세하게 알고 싶기도 한데요. 구체적인 내용은 뒤에 설명해 놓았으니 살펴보시면 도움이 될 것입니다.

맥진의 비중

위의 4가지 진찰법 중에서 진맥은 손으로 만지는 것이니 마지막인 절진切診에 해당합니다.

새삼스럽게 이러한 것들을 다시 말씀을 드리는 이유는 사람을 살펴보는 진찰로 판단하는 망진만을 최고로 여기고, 손으로 만져서 아는 진맥은 망진보다 못한 진찰 방법으로 오해하고 계시는 분들이 상당히 많이 있는 것 같아서입니다. 좀 심하게 생각해서 한의사를 무슨 도사처럼 생각하는 분들이 의외로 꽤 있는 듯합니다. 하지만 사실 오해입니다. 한의학은 정확하고 체계적인 진찰에 의해서 환자의 병을 구체화시킬 수 있는 의학입니다.

진맥은 진찰법 중에서 가장 수준 낮은 수단이 아니라 가장 기초적인 수단입니다. 진맥을 하지 않고 진찰을 한다는 것은 한의학적 진찰법 중에서 주춧돌 없이 집 짓는 것과 같습니다.

역대 명의인 편작이나 화타, 그리고 중경 선생님의 일화를 보더라도 진맥은 빠지지 않고 나옵니다. 또 허준 선생님께서 쓰신 유명한 동의보감에도 각 장마다 거의 빠지지 않고 나오는 진단법이 바로 진맥입니다.

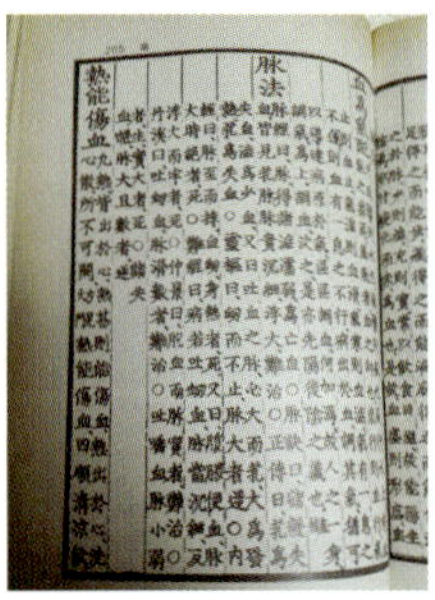

▶ 동의보감

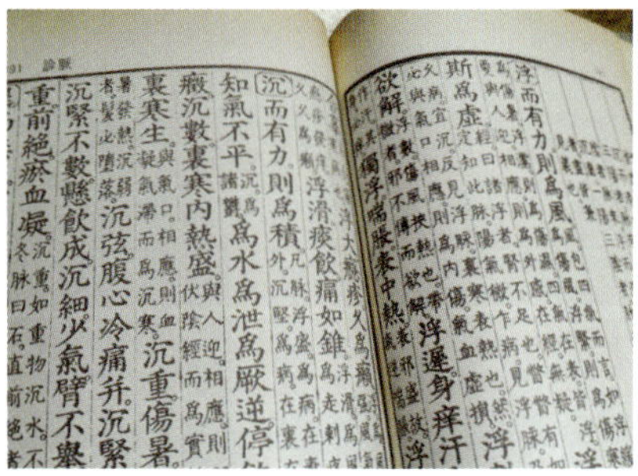

▶ 의학입문

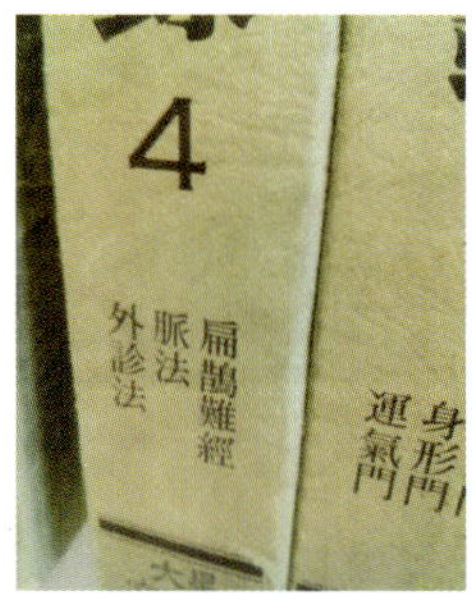

▶ 의부전록

이렇듯 역대 명의들이 인정한 진맥을 한의학을 공부하는 사람들조차 수준 낮게 본다는 것은 문제가 있습니다. 진맥에 대해 깊이 공부하거나 고민해보지도 않으면서 진맥을 폄하한다는 것은 정말 잘못된 생각입니다.

맥증병치脈證併治

맥증병치脈證併治라는 말은, 앞에서 나왔던 상한론과 금궤요략의 원저자인 중경 선생님께서 늘 쓰시던 말씀입니다.

해석을 해보면 '맥과 증상으로 같이 해서 치료한다.'는 뜻입니다. 즉 여러 가지 증상과 맥은 그 사람을 진찰함에 있어서 서로 뗄래야 뗄 수 없는 관계에 있다는 것을 말합니다.

다음은 감기 환자가 한의원에 진찰 받으러 온 장면입니다.

한의사 : 증상이 어떠세요?

환 자 : 뒷목이 뻐근하고, 으슬으슬 춥습니다.

한의사 : 그럼 진맥을 한번 보겠습니다.

환 자 : 예.

한의사: (손목을 잡았다가 놓고 나서) 부맥이 나온 걸 보니 감기라고 판단됩니다. 아마 감기 걸리신 지 얼마 되지 않았나봐요. 감기약 드시면 금새 나으실 거예요.

만약 부맥浮脈이 아니라 침맥沈脈이었다면 한의사는 환자에게 다르게 말했을 것입니다. "감기가 걸린 지 오래 되셨나 봐요. 오랫동안 끌어온 감기입니다." 혹은 "감기가 아닌 다른 질환으로 인해서 감기와 비슷한 증상을 유발한 것일 수도 있습니다."라고 말하면서 진찰을 좀 더 자세히 했을 것입니다.

이처럼 증상과 맥은 서로 참조되어야 합니다. 이는 사람의 생김새와 소리가 연관 있는 것과 비슷합니다. 예를 들어 덩치는 매우 큰 사람이 고양이 소리를 낸다면 그것은 아무래도 뭔가 좀 이상한 것이겠죠.

이같이 보고 듣고 묻고 만지는 4가지 망望 · 문聞 · 문問 · 절切의 진찰법은 모두 다 서로 뗄래야 뗄 수 없는 관계에 있습니다. 이 진찰법 중에서 하나라도 빠지면 진단이 완전해지지 않습니다. 4개짜리 책상다리 중 하나만 빠져도 책상이 완전해지지 못하는 것과 같은 이치입니다.

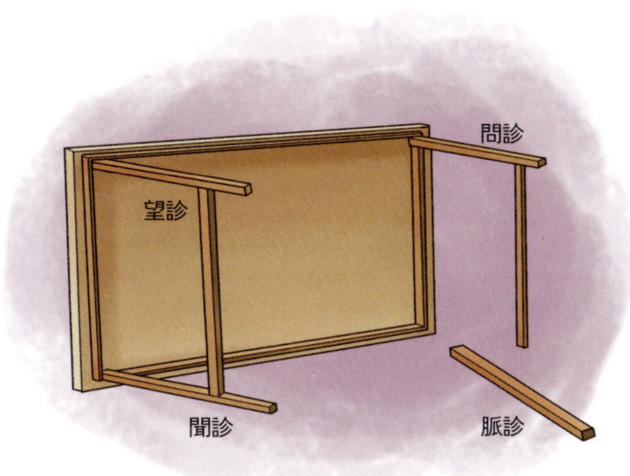

다만 기초에 해당하는 진맥을 제대로 하고, 이를 통해서 증상을 묻는 법을 제대로 알고, 그 이후에 냄새와 소리를 느낌으로 제대로 들으며, 그 이후에 한번만 봐도 아는 망진望診까지의 체계를 제대로 밟아간다면 진정으로 높은 경지의 의학을 달성할 수 있으리라 봅니다.

어쩌면 진맥은 진찰법 중의 기초가 되기 때문에 한의학적 진찰법에서 진맥의 비중을 논한다는 것 자체가 어불성설일 수 있습니다. 진맥에 대한 깊은 이해가 없이 망진望診으로 턱 보고 알 수 있다고 생각하는 것 역시 다리 빠진 의자와 같다고 할 수 있습니다.

만약 진맥 없이 망진만으로 진단이 전부 가능하였다면 한의학 역사에서 망진望診의 대가大家로 알려진 편작 선생님께서 본인의 저술인 『난경』에 진맥에 대해서 자세한 글을 많이 남기실 이유가 없었겠지요. 『난경』을 읽어보시면 진맥에 대한 글이 꽤 많이 나오니까요.

1난難부터 21난難까지는 전부 진맥에 관한 내용입니다. 그 중 제일 첫 번째 1난難의 내용입니다.

一難曰, 十二經皆有動脈, 獨取寸口, 以決五臟六腑死生吉凶之法, 何謂也.
然, 寸口者, 脈之太會, 手太陰之動脈也. 人一呼脈行三寸, 一吸脈行三寸, 呼吸定息, 脈行六寸. 人一日一夜, 凡一萬三千五百息, 脈行五十度周於身, 漏水下百刻, 榮衛行陽二十五度, 行陰亦二十五度, 爲一周也, 故五十度復會於手太陰. 寸口者, 五臟六腑之所終始, 故法取於寸口也.

왜 손목 위주로 맥을 잡는지 그 이유에 대한 설명입니다. 앞에 해석을 해 놓았으니 따로 말을 하지는 않겠습니다. 『난경難經』에서 얼마나 맥을 중요시 여겼는지 굳이 말을 할 필요가 없는 것입니다.

5

한의학 진맥과 양의학 검사의 차이

한의학적 진맥과 양의학적 검사의 차이점은 무엇일까요? 간단합니다. 장비를 사용하느냐 사용하지 않느냐가 가장 큰 차이점입니다. 한의학 진맥은 손목 하나 잡는 걸로 진찰하는 것에 비해, 양의학적 검사는 첨단장비를 사용한다는 것이죠. 그렇다면 양의학적 검사에는 어떠한 것들이 있는지 잠깐 살펴보겠습니다.

양의학적 진단 검사

양의학적 검사에는, 첫째로 생화학적 검사가 있습니다. 이를 위해서 피도 뽑고, 소변도 받고, 대변도 채취하고, 가래도 채취하고, 필요한 부위의 조직도 떼어냅니다. 그래서 이 재료들을 원심분리하거나 시약을 섞어서 성분검사를 합니다. 이렇게 해서 굉장히 많고 중요한 것들을 알아냅니다.[33]

---

33 총 콜레스테롤(T-cholesterol), 중성지방(TG), 고밀도콜레스테롤(HDL-C), 저밀도콜레스테롤(LDL-C), AST(SGOT), ALT(SGPT), 철분(iron), 철분결합력(TIBC), S-Amylase, U-amylase, Lipase, ALP(alkaline phosphatase), γ-GTP(gamma glutamyl transferase), AFP(α-fetoprotein), RBC, WBC(호중구, 호염기성구, 호산구), Hb, Hct, 혈소판(platelets), FDP(fibrin degradation products), PTT(partial thromboplastin), PT(프로트롬빈 시간), BT(bleeding time), HBA1C(글리코헤모글로빈), NaKCa, Bun(blood urea nitrogen), Cr, 요산(uric acid), T3, Free-T4, TSH, CRP(C-반응성단백), RA(류마티스 관절염 인자), ESR, CA 19-

둘째로 영상에 의한 진단이 있습니다. 초음파, X-ray, CT, MRI, 내시경, 심전도, 근전도 등이 있습니다.[34]

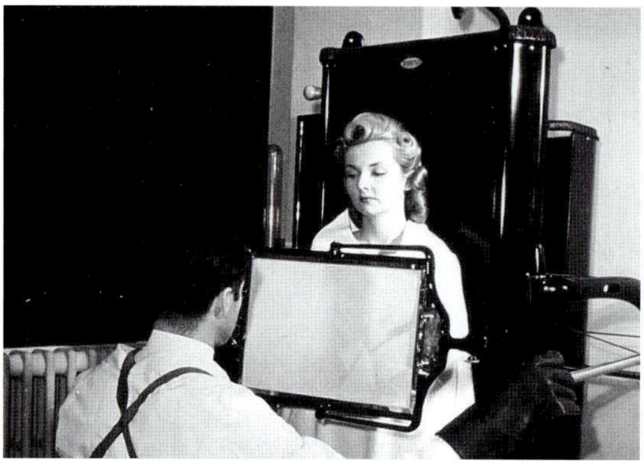

▶ X-ray

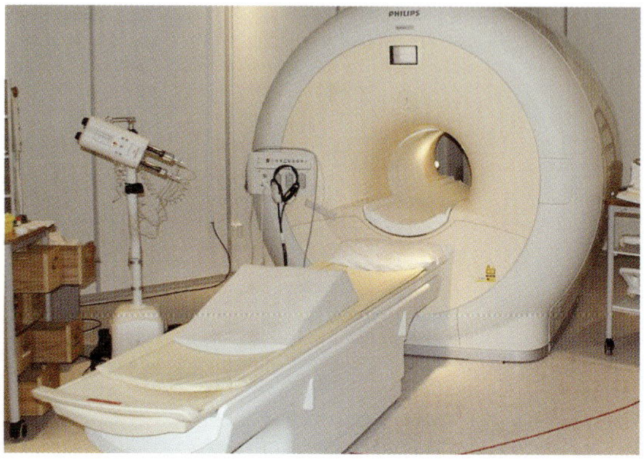

▶ MRI

이렇게 양의학적 검사는 굉장히 다양하고 많습니다. 이런 검사들은 과학이 발달함에 따라 첨단장비를 사용하고 있는데, 때로는 아주 정밀한 정확도를 나타내기도 합니다.

9, CA125, PSA(prostate specific antigen), CEA(carcinoembryonic antigen), Ferritin, CPK(creatine phosphokinase), CK-MB, LDH(lactic dehydrogenase), Troponin I, Myoglobin 정량, IgE, Widal test, Ammonia(NH_3), VDRL, TPHA (매독 검사), Bilirubin, ABGA(arterial bloods gas analysis=동맥혈 가스분석검사 = PH,PO,PCO_2,HCO_3,O_2,base excess), Urine(소변), Stool(대변), Sputum(가래), 복수천자 등.

또 검사를 하는 종류에 따라서 아래와 같이 또 분류가 됩니다.

면역혈청검사로 VDRL, HBsAg, HBsAb, anti-HCV, HIV Ab 등을 검사합니다.

혈액응고검사로 Prothrombin time, Prothrombin INR, activated PTT 등을 검사합니다.

소변 검사로 SG, PH, Protein, Glucose, Ketones, Bili., Blood, Nitrit, Urobilinogen, RBC, WBC, Epicell 등을 검사합니다.

생화학 검사로 Glucose, BUN, Creatine, Albumin, Total bili., D. bili., AST, ALT, LDH, ALP, Uric acid, Cholesterol, Na, K, Cl, Ca, P 등을 검사합니다.

34 초음파로는 간, 담낭, 담도, 췌장, 비장, 신장, 요관, 전립선, 골반, 갑상선, 심장, 복부대동맥 등을 검사합니다.

X-ray로는 흉부검사, 식도조영검사, 대장조영검사, 담낭조영검사, 신방광검사, 신우요관조영검사, 자궁난관조영검사, 골반계측검사, 관절계통검사 등을 합니다.

컴퓨터단층촬영기(CT)로는 뇌, 흉부, 복부 등의 환부를 부분적으로 정교하게 검사합니다.

자기공명영상(MRI)으로는 골격계질환, 연부조직질환, 관절질환 등을 검사합니다.

내시경으로는 직장, 대장, 위장 등을 검사합니다.

심전도로는 심박동과 관련되어 나타나는 전기적 변화를 검사합니다.

근전도로는 근육에 신경전류가 제대로 전달되는지를 전기적으로 검사합니다.

한의학적 진맥

반면에 진맥은 현대적인 첨단장비를 사용하지 않습니다. 진맥을 하는 한의사의 손만이 진단의 도구가 됩니다. 그도 그럴 것이 최소 3천 년 전에는 오늘날과 같은 첨단장비가 없었기 때문입니다. 다만 보고, 듣고, 묻고, 만지는 진단만이 있었을 뿐입니다.

앞장에서 망진과 절진만으로 진단을 한 편작의 일화가 소개되었습니다. 그 편작이 첨단장비를 사용하지는 않았을 테니까요. 명의 편작처럼 되기까지는 정말 많은 노력이 필요했을 것입니다.

객관적인 진단과 주관적인 진단

환　자 : 허리가 아파서 왔어요.

한의사 : 언제부터 아프셨어요?

환　자 : 제가 1주일 전부터 아파서 병원에 가서 X-ray도 찍고 MRI도 찍고 했는데, 전혀 이상이 없다면서 정상이라고 하네요. 그런데 저는 아파 죽겠어요. 아프다고 하니까 그제서야 진통제, 소염제, 근육이완제를 처방해 주시더라구요.

한의사 : 그러셨구나. 많이 힘드시죠. 진맥을 먼저 해볼께요.

환　자 : 네.

한의사 : (진맥 후) 평소에 허리가 편치는 않으셨고, 속이 잘 더부룩하지 않으신가요?

환　자 : 네. 평소에 좀 그런 편이었어요.

한의사 : 신장이 약하고, 체기가 있으시네요. 체기를 내리고 신장을 보하는 약을 복용하시면서, 침을 좀 맞으시면 나으실 겁니다. 그렇게 해서 나으시면 특별히 허리를 혹사시키지 않는 한, 다시 허리가 아파지는 일은 잘 없으실 거예요.

이것은 환자와 한의사 간의 진찰 및 치료 방향에 대한 대화입니다. 이 환자는 양방병원에서는 정상이라는 진단을 받았지만, 자신은 통증이 있다고 하네요. 아마도 양의학적 검사 상으로는 특별히 구체적으로 드러나는 것이 없으니 일단은 정상으로 판단되었다고 봅니다. 이런 경우에 한의학에서는 진맥을 통하여 전체적인 상황을 볼 수가 있는 장점이 있습니다. 물론 진맥의 결과를 환자 눈앞에 보여줄 수 없다는 단점도 있긴 합니다. 그 때문에 주관적이라는 폄하도 있긴 하지요.

여기서 잠시 주관과 객관이라는 두 개념에 대해 생각해볼까 합니다. 우선 주관적이라는 것은 자신의 주관으로만 세상 모든 것을 바라보는 것을 말합니다. 그리고 주관은 자신이 살아온 환경과 경험, 자신이 믿는 종교, 자신이 살아가고 있는 시대적 상황 등에 의해서 형성됩니다. 하지만 이런 요인들은 시간이 지나면 바뀔 수도 있는 것이지요. 이렇듯 개인적인 주관은 일생동안 여러 번 바뀌기도 합니다.

그런데 한의학적 진맥은 수천 년을 거쳐 오늘에 이르면서도 세부적인 이론의 논란은 있을지언정 기본적인 골격은 크게 바뀌지 않았습니다. 오늘날 서양과학이 동양학문을 미신시하고 천시하는 분위기 속에서 잠시 꺾이기는 했지만, 한의학은 다시 부활해서 국민의료의 한 분야를 다시 담당하고 있습니다. 그렇다면 진맥을 주관적이라고만 말을 할 수 있을까요! 과연 서양과학은 몇천 년 동안 내려온 한의학의 전통을 한순간에 깡그리 무시할 만큼 절대적인 이론체계를 지금 현재 가지고 있다고 할 수 있을까요!

양의학적 진단검사를 한번 이야기 해보겠습니다. 양의학적 검사는 객관적이라는 훌륭한 장점이 있는데, 객관적이라는 것은 제삼자의 입장에서 봐도 인정할 수밖에 없는 것을 말합니다. 양의학적 검사의 장점이 우리가 눈으로 확인 가능할 정도로 구체적이라는 것은 누구나 알고 있습니다만, 진단검사도 절대적으로 객관적이지만은 않고 가끔은 주관적이 되는 경우도 있습니다.

예를 들어 영상장비로 환자를 촬영했을 때 영상장비의 종류에 따라서 영상이 조금은 달라질 수 있고, 영상장비의 노후 정도에 따라서 또 영상이 조금은 달라질 수 있으며, 영상장비에 숙달된 사람이 찍었느냐 아니냐에 따라서 또 영상이 조금은 달라질 수 있고, 그 영상을 보는 의사의 숙련도에 따라서도 진단이 또 조금은 달라질 수 있습니다. 그래서 병원에서는 그렇게 많은 돈을 들여 장비를 새로 바꾸려는 노력을 하고, 의사와 병리사를 키우려고 노력을 하는 것일 겁니다.

전 세계의 어느 유명한 병원도 암을 100% 확진하는 병원은 단 한군데도 없습니다. 이것만 보아도 현대 의학과 과학에 대한 100%의 맹신도 큰 문제가 있다는 것을 알 수 있습니다. 즉 양의학은 한의학보다 시스템이나 사회적 인식의 측면에서 더 눈에 잘 보이고 느껴질 뿐이지, 실제로 더 객관적이라고 말할 수는 없다는 증거이겠지요.

어느날 ○○한방병원 과장으로 있던 친구로부터 전화가 왔습니다.

"○○야! 내가 좀 힘든 환자 한분 보내드릴테니 좀 봐줘! 좀 어려운 환자야."

일단 보내보라고 해서 환자가 왔는데 정말 힘든 환자였습니다.

5살짜리 여자 아이였는데 거의 의식이 없고 한쪽 입술과 팔이 경련과 발작이 계속 일어나면서 맥박도 200이 넘는 등 상당히 위급한 상황이었습니다. 우리나라에서 제일 유명한 세 군데 병원에서 진단한 병명이 다 달랐고 최종 진단명이 라스무센 뇌염이었지만 그 조차도 확실히 판정 내린 것은 아니었습니다. 뇌세포가 죽어서 한쪽 뇌를 제거하지 않는 이상 살 수가 없는 병이고 제거한다고 해서 치료된다고 장담을 못하는 병이라는 소리를 보호자들은 들었습니다. 실제 MRI상 한쪽 뇌는 완전히 시커멓게 변했고 다른 쪽 뇌도 시커멓게 변해가는 중이었습니다.

제가 맥을 본 후 "이것은 소아 중풍에 해당하는데 잘 하면 호전될 가능성이 있겠습니다."

저의 이 말을 들은 후 나머지 가족들은 그 병이 되겠냐면서 다 포기하라고 했지만 어머니는 짐을 싸서 한의원 근처에 전세방 계약을 해서 그 후로 매일 침치료를 받았습니다.

꾸준히 치료한 후 많이 호전되었고 의식도 돌아오고 경련도 많이 줄게 되었습니다.

어머니는 욕심이 나서 재활운동을 시키려 했으나 대부분의 병원에서는 치료될 확률이 없다면서 재활운동 가르쳐주기를 거부하였습니다. 결국 재활운동을 해주겠다는 병원을 간신히 찾아서 재활운동을 열심히 하고 열심히 치료를 받은 결과 나중에는 본인의 힘으로 어느 정도 걷게 되고 어머니가 데리고 다니기는 하지만 학교도 다닐 수 있게 되었습니다. 물론 정상인만큼은 아니지만 얼마 안 있으면 죽게 된다는 아이가 그 정도 생활을 할 수 있게끔 좋아졌습니다.

물론 이런 환자가 다 낫는다고 장담은 할 수는 없습니다. 한의학의 진맥의 관점으로 보면 안 되는 환자는 역시 안 되는 것이니까 말입니다. 하지만 양의학의 관점이 옳은 것인지는 의문을 가질 필요가 있습니다. 이 일화를 보시면 과연 양의학이 객관적이라 할 수 있을까요? 과연 그 객관이라는 것이 누구의 시각으로 본 객관인지 깊게 생각해볼 필요가 있습니다. 한의학에서 보는 뇌는 오장육부보다는 하위개념으로 봅니다. 만약 그렇게 보지 않았다면 저 또한 이 환자의 치료를 시도해보는 것조차 하지 않았을 것입니다. 모든 명제에 대한 깊은 사고와 연구가 필요하다고 할 수 있겠습니다.

통증에 대한 양의학과 한의학의 시각차를 보더라도 알 수 있습니다. 양의학은 통증이 오면 단순히 진통제나 마취제로 통증 억제를 시키는데 주력하지만, 한의학에서는 통증을 몸이 더 망가지지 않기 위해 인체가 반응하는 자기 방어 체계로 인식하기에 근본적인 치료 없는 진통 억제는 추구하지 않습니다. 예를 들어 인대가 찢어지거나 허리 디스크가 생겼을 때 통증이 생기는 것은, 더 이상 무리하면 아예 망가질 수 있으니 통증을 발생시켜서 함부로 그 부위를 쓰지 못하게 한다는 인식이 바로 한의학적인 인식입니다. 이때 환자는 체감적으로 당장 아프지 않게 해주는 양의학의 진통 억제를 더 선호할 수 있겠지만, 근본적인 치료가 없이 신경의 마비나 마취를 통한 통증 억제는 오히려 추후 환자의 병세를 심각하게 만들 수도 있다고 생각합니다. 진통제나 마취제를 통해서 안 아픈 것으로 착각해서 무리한 동작을 취하게 되기 때문입니다. 그렇다면 무엇이 더 객관적일까요? 눈에 보이는 영상장비를 보여주면 객관적이 되는걸까요, 아니면 근본적인 치료를 추구하는 것이 더 객관적일까요! 사람들은 당장 눈에 보이고 몸이 아프지 않으면 더 객관적으로 치료를 잘

한다고 생각하는 경향이 있는 것 같습니다. 하지만 그런 것은 눈에 보이는 것이지, 반드시 객관적인 치료라고만은 할 수 없습니다. 그런 의미에서 한의학이 양의학에 비해 객관적이지 못할 이유는 없다고 생각합니다.

결국 한의학과 양의학은 서로 상호 보완되어야 합니다. 환자는 양쪽 모두를 필요로 합니다. 이제까지 이런 이야기를 장황하게 꺼낸 이유는 한쪽이 객관적이지 못하다고 지나치게 무시 받았기 때문에 그 저울의 중심을 바로 잡아주고자 한 것입니다. 그런 의미에서 전통의학과 현대 양의학이 서로 화합해서 같이 연구를 하는 것이야말로 진정 인류의학의 발전에 큰 공헌을 하는 것이리라 생각됩니다. 하지만 우리나라는 중국과 대만을 제외한 세계 어느 나라도 갖고 있지 못하는 전통의학을 현대에도 유지하고 있으면서도 서로 같이 깊은 연구를 하기보다는 서로 비방하고 서로 욕하면서 서로 깎아내리기에 여념이 없습니다. 무조건 한약을 먹으면 간이 나빠지고 한약을 먹으면 암을 유발하거나 암이 더 심해진다는 근거 없는 소리도 많이 합니다. 구체적으로 어떤 한약을 먹었을 때 간이 나빠지고, 어떤 한약을 먹었을 때 암이 더 나빠진다는 구체적인 논문도 거의 없는데 말이죠. 보약을 먹으면 머리가 나빠진다느니 한약을 먹으면 콩팥이 나빠진다는 말 역시 마찬가지이지요.

어느 의학이든 처방이 잘못 들어가면 몸이 나빠지는 것은 당연합니다. 한의사 역시 처방을 잘못 쓰면 간이 나빠질 수도 있지만, 잘 쓰면 오히려 좋아질 수도 있습니다. 양의학도 처방을 잘못 쓰면 간이 나빠질 수 있는 것이지요. 한의사는 돌팔이고 한의학은 시대에 뒤떨어지는 학문이라고 취급하는 것은 좀 더 거시적인 시각을 가지지 못한 단견일 뿐입니다. 한의학을 진정으로 인정한다면 그러한 부작용은 한 개인 한의사의 처방실력 때문에 나타난 것이지 한의학 자체의 문제라고 보지는 않았을 것입니다.

한의학은 인체를 전체적으로 보는 학문입니다. 거시적으로 인체의 전체를 하나로 보아서 서로간의 연관성을 중요시 하는 학문이기 때문에 하나하나의 단편적인 상태보다는 서로간의 관계에 대해 더 중요하게 생각합니다. 예를 들어 어떤 사람이 소변양이 적어서 걱정한다면, 한의학에서는 땀이나 소변, 대변으로 새어나가는 진액양을 반드시 체크합니다. 양의학에서는 콩팥이나 방광을 살펴보겠지만, 한의학은 콩팥과 방광뿐만 아니라 땀과 대변을 살핍니다. 만약 땀이 많이 난다면 소변으로 수분이 덜 빠져나가는 것이 당연하겠지요. 아니면 설사를 자주 하는 경우 역시 소변량을 적게 만드는 이유가 될 수 있습니다. 또 예를 들어 인체는 발바닥부터 머리까지 하나로 이어져 있는데도 양의학은 피부를 논할 때 내장과 피부와의 연관성보다는 피부 자체의 문제를 더 생각하고 있습니다. 하지만 한의학은 피부 밑에 맥과 살이 있고 이들에 혈과 진액과 영양분을 공급하는 것은 심장과 임파선과 위胃와 장腸이라고 보기 때문에 이들의 상태를 반드시 확인합니다.

이처럼 한의학은 각각의 기관들의 상태뿐만 아니라 전체와의 관계를 중시하는 학문입니다. 인체가 유기적으로 이어져 있다고 보기 때문에, 한 군데를 보고 전체적인 몸의 이상을 알 수가 있는 것입니다. 진맥 또한 손목 하나를 보고 전체의 상태를 살필 수 있는 것입니다.

그렇다면 이제까지 주관적이라고 생각했던 한의학 진단인 진맥이 오히려 객관적이 될 수도 있는 것입니다. 이런 진맥의 장점을 양의학의 훌륭한 검진 시스템과 결부시킨다면, 좀더 진보된 의학으로 발전시킬 수 있을 것이라는 생각을 해봅니다.

옛것을 익혀서 새 것을 안다溫故而知新

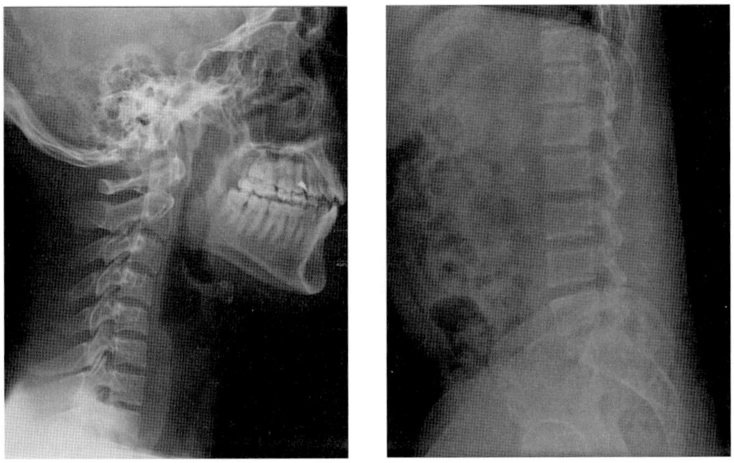

▶ 일자목(straightened neck)　▶ 일자허리

위의 두 사진은 일자목과 일자허리입니다. 과학이라고 말하는 서양의학에서는 이 일자목과 일자허리를 문제가 있기는 하지만 크게 치료의 대상으로 여겨서 중점적으로 치료를 하지는 않습니다. 이 1자가 된 것을 곡선으로 회복시켜주는 치료를 아주 중요하게 생각하지는 않는다는 말이죠. 하지만 서양에서도 제3의학인 카이로프락틱(chiropractic)에서는 이 일자목과 일자허리는 아주 중요한 문제가 있는 것으로 보아 치료를 합니다. 한의학 이론으로 보아도 경추와 흉추와 요추의 곡선은 삼태극이 되어서 원운동을 해야 한다고 보기 때문에 곡선을 유지해야 척추가 무리가 없다고 판단합니다.

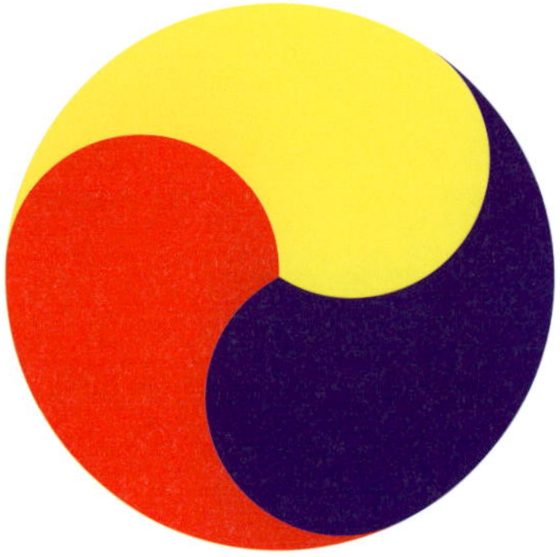

▶ 삼태극

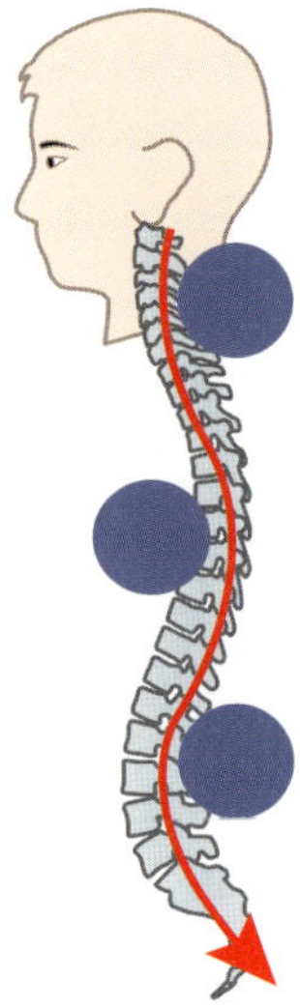

▶ 척추와 삼태극의 원

어떤 이론이 세계 사람들의 생각에 오르내릴 때는 나름 객관적이라고 볼 수도 있지만, 그 이론이 완전하지 못한 것이 밝혀지기 시작하면 그 이후로 그 이론은 주관적이자 비합리적인 것이 될 수도 있습니다. 그 이론이 맞다고 하는 것은, 그 이론의 문제점이 발견되기 전까지만이지요. 갈릴레이가 말하기 전까지는 우리는 지구가 태양을 도는 줄 모르고 살았습니다.

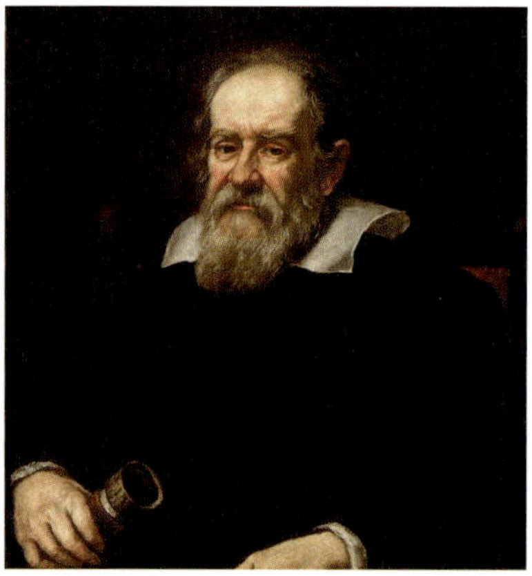

▶ 갈릴레이

아인슈타인의 상대성 이론이 나오기까지 뉴튼의 만유인력의 법칙은 완벽한 이론으로 받아들여졌습니다.

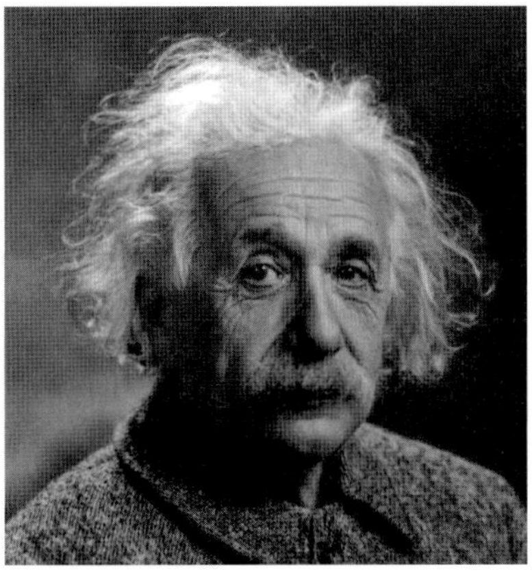

▶ 아인슈타인

보어의 불확정성 원리에 대한 이론이 나오기까지는 역시 아인슈타인의 상대성 이론이 완벽한 것으로 받아들여졌죠.

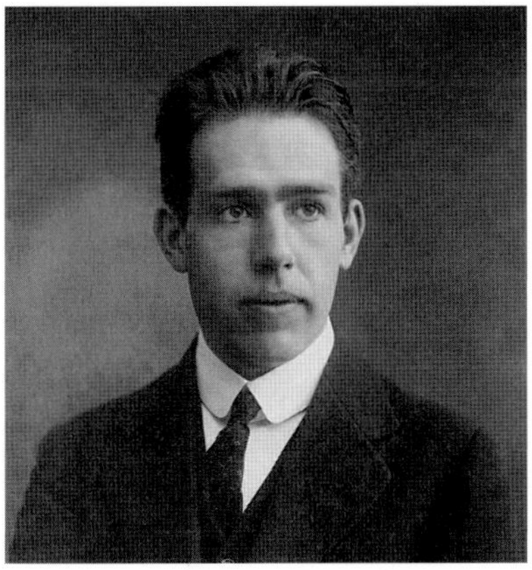

▶ 닐스 보어

우리는 이와 같은 과실을 더 이상은 범해서는 안 됩니다. 그러기 위해서는 현대문명은 과거 문명과의 호흡을 같이 계속해 나가면서 보다 좋은 미래를 추구해야 합니다.

온고이지신溫故而知新을 해서 고대의 의학과 현대의 의학이 서로 끊임없이 교류를 하여 서로의 장점은 같이 고취시키고 서로의 단점은 보완한다면, 진정한 의학으로 다시 태어나 전 인류에게 더욱 큰 도움을 줄 수 있으리라 생각합니다. 그것은 서로를 헐뜯고 근거 없는 비방을 하는 것이 아니라, 서로를 인정하는 가운데 협력해 가면서 배워나가야 합니다. 그렇게 되어야 더 큰 의학의 미래를 꿈꿀 수 있습니다.

오히려 서양에서는 한의학에 대해 긍정적인 마인드를 가지고 많은 연구를 하고 있습니다. 하지만 우리나라 의학계는 오히려 선조로부터 수천 년 동안 내려온 자산資産인 한의학을 외면하고 무시하고 있습니다. 서로 같이 연구를 하다보면 많은 성과가 나올 수도 있을 텐데, 같이 연구할 생각을 하지 않을 뿐 아니라 과학적으로 일고의 가치가 없는 학문으로 매도하고 심지어는 없어져도 되는 학문으로 여길 정도인데, 이대로 가다가는 우리 한의학의 미래는 어두울 수밖에 없습니다. 한의학의 미래는 과거의 전통과 현대의 학문이 서로 도와갈 때에 밝아질 수 있습니다. 저는 이 나라 국민들의 가능성을 믿기 때문에 언젠가는 그렇게 될 수 있을 것이라는 희망을 가져 봅니다.

6

맥을 통해 어떻게 병을 알까요?

병이 생기고 낫는 것은 맥에 먼저 드러난다

수 년 전 인기를 끌었던 『허준』이라는 드라마를 보면, 진맥을 보는 것만으로 환자를 진료하는 장면이 나옵니다. 환자에게 증상을 두루 물어 진찰한 후 맥을 짚고 병에 대해 설명하고, 침을 놓고 한약을 먹이고 며칠이 지나 환자는 좋아져서 기뻐합니다.

요즘처럼 과학적 검사 장비도 없는데, 어떻게 해서 병을 알고 치료를 하게 된 걸까요?

망진望診 : 살펴보기
문진聞診 : 듣기. 냄새 맡기
문진問診 : 물어보기
절진切診 : 만져보기

병에 대해 진단하는데, 이 4가지의 진단 방법을 사진四診이라고 합니다. 여기서 맥을 짚는 것은 진맥診脈이라고 하는데, 사진四診 중 만지면서 진단하는 망진切診에 해당합니다.

흔히 사람들은 맥을 짚을 때 혈관 박동을 통해 무엇을 알아낼 수 있나 의아해 하는 경우가 많습니다. 혈관 박동은 결국 심장 박동에 불과한데 말이지요. 그럼 어떻게 맥으로 병을 알고 치료를 할 수 있는 것일까요? 『중경전서』에 나오는 일화를 한 번 보겠습니다.

환자가 아파서 그 집안사람이 와서 중경 선생님께 진료를 부탁했습니다. 왕진을 가서 봤더니 환자가 열이 나고 온몸이 쑤시는 감기몸살로 아파서 누워 있습니다. 중경 선생님이 진맥을 하니 맥이 가라앉아있고 느리게 뛰었습니다. 이어서 말했습니다.

"조금 지나면 나을 것이요"

"어째서 그러합니까?"

중경 선생님은 차분히 설명했습니다.

"감기처럼 겉에 병이 있으면 당연히 맥이 부삭浮數[35]해야 하는데 지금 오히려 맥이 침지沈遲[36] 한 것을 보니 병이 곧 나을 것을 알게 되었습니다."[37]

중경 선생님의 말씀에서 중요한 점이 있는데, 병의 진행을 판단함에 있어서 맥으로 기준을 삼고 계시다는 것입니다. 예를 들어 비가 오기 전에 날씨가 먼저 흐려지듯이 질병이 본격적으로 나타나기 전에 맥에 먼저 나타나는 것입니다.

중경 선생님은 초기 감기로 열이 나면 맥은 당연히 빠르고數 떠있어야浮 하는데 오히려 예측했던 빠르고 떠 있는 상태보다 맥이 느리고遲 가라앉으면沈 안정된 것으로 보아 머지않아 열이 내리고 감기가 나을 것을 미리 아신 것입니다.

이처럼 맥을 통해 우리 몸의 상태를 알아낼 수 있는 원리나 기준이 있는데, 그 부분에 대해 생각해볼까 합니다.

혈을 주관하는 심장, 기를 주관하는 폐

날씨가 좋은 날 하늘을 한 번 봅시다. 활활 타오르는 태양이 눈부실 것입니다. 늘 보던 태양이지만, 지구상에 살고 있는 모든 생명체와 그 생명활동의 원천도 결국 태양이라는 것을 생각하니 다시 한 번 위대함을 느낍니다. 그럼 인체에서 자연계의 태양 같은 역할을 하는 것은 무엇이 있을까요?

우리 몸에서 태양처럼 활활 타오르면서 뜨거운 것이 하나 있습니다. 바로 심장이지요. 심장이 뛰어야 우리 몸의 생명활동이 시작됩니다.

---

35 부삭浮數 : 부맥과 삭맥이 겸하여 나타나는 맥입니다. 부맥은 맥이 떠있다는 뜻이고, 삭맥은 맥이 빨리 뛴다는 뜻입니다. 일반적으로 부맥은 감기 초기에 나오고 삭맥은 열을 의미합니다.

36 침지沈遲 : 침맥과 지맥이 겸하여 나타나는 맥입니다. 침맥은 맥이 가라앉아있다는 뜻이고, 지맥은 맥이 느리다는 뜻입니다. 일반적으로 침맥은 감기초기가 없어짐을 의미하고 지맥은 열이 물러간 것을 의미합니다.

37 師曰 病家人請云 病人若發熱 身體疼 病人自臥 師到診其脈 沈而遲者 知其差也 何以知之 表有病者 脈當浮大 今脈反沈遲 故知愈也『傷寒論 · 平脈法 · 趙開美本』

하지만 심장이 뛰는 것만으로 생명을 영위할 수 있는 것은 아닙니다.

그럼 무엇이 또 필요할까요? 생명의 탄생에서 그 힌트를 한 번 찾아봅시다. 아기가 엄마 뱃속에서 나오면 의사들이 제일 먼저 하는 게 뭔가요? 엉덩이를 때리고 하면서 숨을 쉬게 하고 울음을 터뜨리게 합니다.

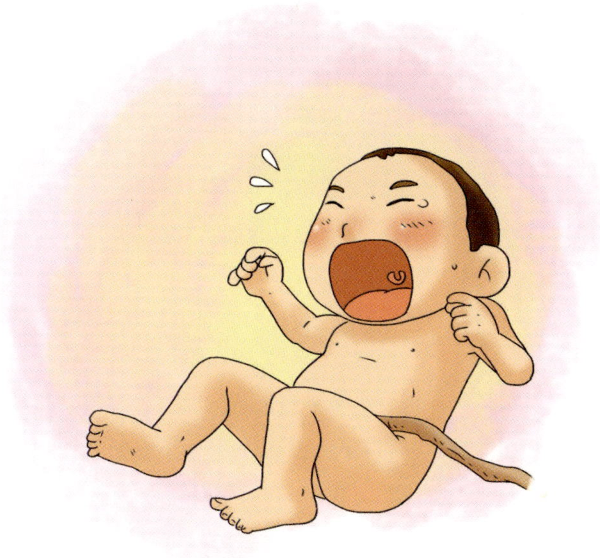

결국 호흡을 하게끔 하는 것인데 심장박동으로 피가 잘 흘러간다고 하더라도 그 피에 산소를 실어 보내야만 세포들이 숨을 쉬면서 생명을 유지할 수 있습니다.

실제로 엄마 뱃속에 있을 때는 엄마가 탯줄로 산소를 공급해 주므로 호흡이 필요 없지만 세상에 나오게 되면 아기는 스스로 호흡을 해야만 합니다. 그 호흡을 어디서 하나요? 바로 폐肺에서 합니다.

생명활동을 누리기 위해서는 심장의 박동이 필수이지만 폐의 호흡이 아울러 중요하다는 것입니다. 앞에서 혈행의 근원을 호흡에 둔다고 한 것도 바로 이런 연유입니다. 심장과 폐는 생명활동에 필요한 혈을 주관하고, 호흡으로 각종 기를 통제하고 혈맥을 돌리는 중추적인 기관입니다.

그래서 한의학에서는 심장은 혈을 주관하고心主血, 폐는 기를 주관한다고 합니다肺主氣.

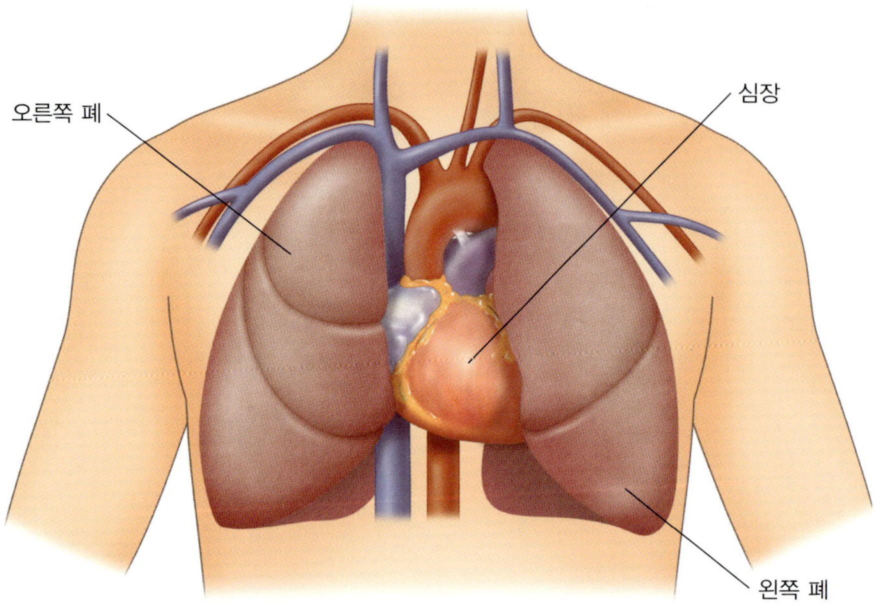

▶ 심장과 폐의 위치

맥은 기와 혈의 상태를 보는 것

심장은 피를 주관하고, 폐는 기를 통해 그 피를 돌게 하고. 심장과 폐는 서로에게 중요한 역할을 합니다. 한의학에서는 이런 심장 박동과 관련한 폐의 역할을 치절治節이라고 말합니다.

한의학에서는 심장은 세상으로 보면 임금이나 군주에 해당한다고 할 수 있고, 폐는 심장을 조절하니 세상으로 보면 신하나 재상에 해당한다고 할 수 있습니다. 재상宰相인 폐는 임금인 심장을 컨트롤 하고 조절하는 역할을 한다고 합니다. 그래서 폐를 다스리고 조절하는 치절治節이라고 합니다.

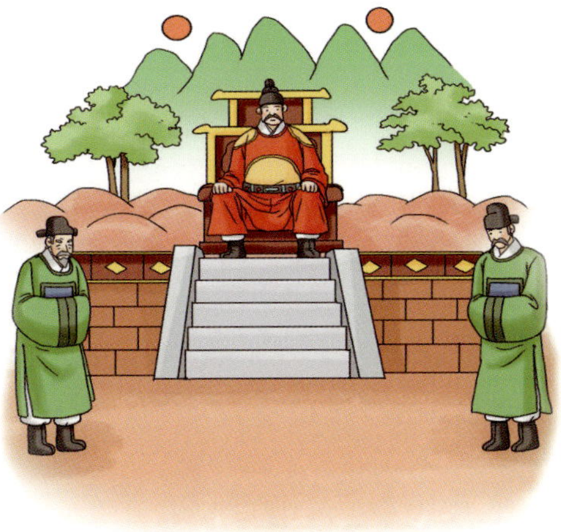

세상에서 임금은 뭐든지 자기가 하고 싶은 대로 하고 싶을 것입니다. 하지만 만약 그렇게 된다면 나라가 어떻게 되겠습니까? 나라가 엉망이 되어 버리고 말 것입니다. 그래서 옆에서 신하가 적당히 조절해주어야 하는 것입니다.

우리 몸도 마찬가지입니다. 심장이 자기 마음대로 아무렇게나 뛰면 우리의 몸이 견디지 못하기 때문에 폐가 심장을 둘러싸고 맥박의 강약, 완급 등을 조절해주는 역할을 하는 것입니다. 따라서 폐의 치절 때문에 맥박은 규칙성을 띠게 됩니다. 물론 그것에는 군주인 심장의 덕이 가장 크겠지만, 폐의 치절이 없으면 맥박은 자기 멋대로 뛰게 될 것입니다.

그러면 폐는 어떻게 해서 그런 조절을 하고 있는 것일까요? 그것은 바로 호흡입니다. 호흡으로 폐가 수축하고 확장하는 강도에 따라 심장 역시 적절하게 수축, 확장하는 것입니다. 즉, 호흡이 심장박동을 뛰게 하는 원동력이 되어서 숨을 가쁘게 쉬면 맥박이 빨라지고, 숨을 느리고 안정되게 쉬면 맥박 역시 느려지고 안정되는 것입니다. 아기가 태어나 숨을 쉬고 첫 울음을 터트려야 생명이 시작된다고 보듯이 호흡은 생명활동의 시작이고 또 그것을 가능하게 하는 힘인 것이지요.

물론 반대로 생명활동이 정지하는 것 또한 호흡이 멎는 것이고, 결국에는 심장도 마지막에는 박동이 멎게 되는 것입니다. 즉, 맥이 더 이상 뛰지 않는 것이지요.

결론적으로 맥을 잡는다는 것은 하늘의 기를 호흡하여 받아들이고, 땅의 음식을 먹으면서 생명활동을 유지하는 인체 내의 기(호흡)와 혈(심박동)의 조화 상태를 알아내어 몸의 상태를 진단하는 것입니다. 진맥은 그 구성 자체가 매우 정확한 이치를 바탕으로 발전되었기 때문에, 현재의 증상뿐만 아니라 병의 원인, 예후까지도 판단할 수 있습니다.

물론 정확도를 높이기 위해서는 맥을 짚는 꾸준한 노력이 반드시 필요하며 아울러 진맥뿐만 아니라 종합적인 진단도 모두 함께 필요하다는 것을 잊어서는 안 될 것입니다.

7

맥을 잡기 전 유의사항

환자가 오면 쉬게 한 후 맥을 잡으라

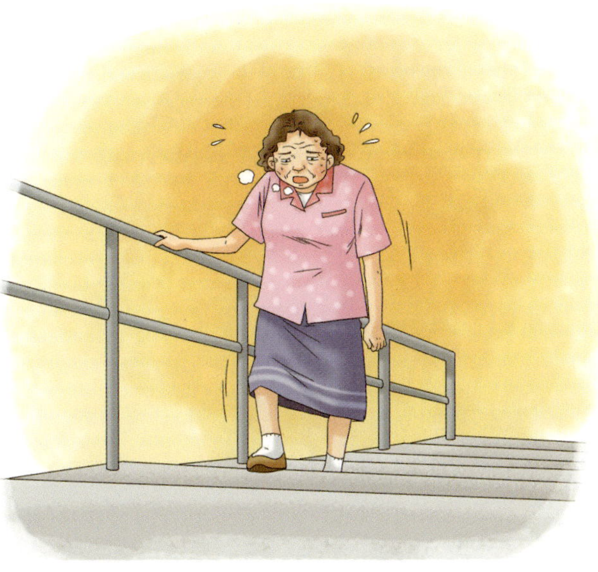

어느날 3층에 있는 한의원에 할머님께서 걸어서 들어오십니다. 그런데 웬걸? 할머님은 '헉! 헉!' 소리를 내시면서 숨을 몰아쉬고 계십니다.

"할머니, 왜 그렇게 숨을 몰아쉬세요?" 라고 여쭤보니
"계단을 걸어왔더니 힘이 들어서 그래."
"엘리베이터 있는데 왜 걸어오셨어요?" 하니
"난 엘리베이터 만질 줄 몰라. 그래서 걸어 왔어. 걸어오니 너무 힘드네."

이런 할머님들이 간혹 있습니다.
이때 이 할머님 맥을 잡으면 어떻게 뛸까요? 볼 것도 없이 맥박이 빨리 뜁니다.
또 이런 경우도 있습니다.

젊은 사람이 숨을 씩씩 몰아쉬면서 진단을 받으러 왔길래 물어봤습니다.
"아니, 왜 그리 숨을 몰아쉽니까?" 하니
"방금 이 길 밑에서 웬 미친놈하고 시비가 붙어서요. 열 받으니 숨이 가빠지네요."

이처럼 화가 나도 맥박이 빨라집니다.
이런 것들을 보면 맥박을 잡을 때는 조용히 한 5~10분 정도 가만히 앉았다가 재어야 한다는 것을 알 수 있습니다. 맥은 가장 안정된 상태에서 재어야 제대로 된 결과를 얻을 수 있기 때문입니다.
맥박뿐만 아니라 혈압을 잴 때 역시 마찬가지입니다. 막 뛰어온 사람 혈압을 재었더니 140/90이 나왔다고 혈압약을 복용시키는 우를 범해서는 안 될 겁니다. 그런데 실제로 현실에서 임상을 하다 보니 그런 우를 범하는 내과 의사도 어쩌다가 보이기는 합니다. 환자분들도 이런 기본적인 상식은 알고 계셔야 할 것 같습니다.

혈관수술 여부를 확인하라

어느날 중년의 여성이 한의원에 오셨습니다. 여느 때처럼 맥을 잡기 위해 손을 내밀었는데 맥을 잡는 순간 이게 웬걸? 맥박이 아무리 잡아도 전혀 잡히지 않는 거 아닌가?
원래 맥박이 아무리 잡아도 전혀 뛰지 않는다면 죽기 얼마 전에 나타나는 것이라고 한의학에서는 봅니다.
물론 이런 결과를 얻기 위해서는 복잡한 몇 가지 과정을 거쳐야 합니다. 그것은 뒤에 자세히 이야기하겠습니다.

"혹시 수술을 한 적이 있으신가요?"
"아! 예, 선생님! 신장 투석 수술을 하느라고 혈관을 묶어버려서 맥박이 안 뛸 거예요."

이걸 가지고 맥박이 안 뛴다고 죽는 맥이라고 판단해서는 안 될 것입니다.

그리고 수술이 아니더라도 자살하려고 혈관을 끊은 적이 있는 분 역시 맥박이 안 뛰는 경우가 있습니다. 이 경우도 맥박이 안 뛴다고 보면 안 됩니다.

일단 맥박이 전혀 뛰지 않을 때는 팔을 열심히 주물러야 합니다.

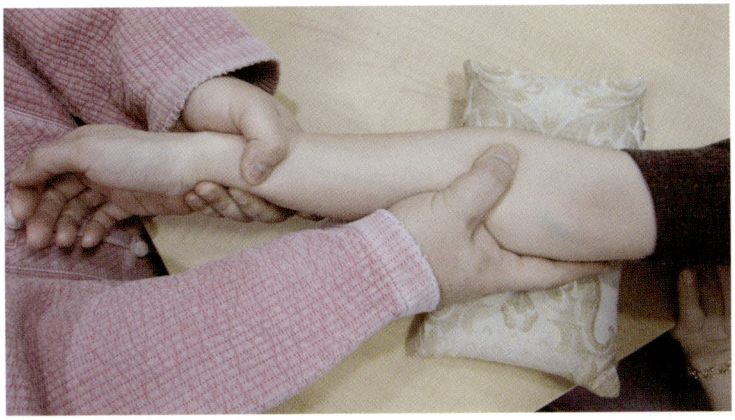

그림처럼 팔을 주무르면 저절로 다시 맥박이 뛰게 됩니다. 이 경우는 어딘가 막힌 곳이 있어서 맥박이 일시적으로 안 뛴 것이라 주무르면 다시 뛰게 됩니다.

또 손바닥을 뒤집으면 맥박이 안 뛰던 것이 뛰는 경우가 있습니다. 이 경우는 뒤집은 채로 진단해야 합니다.

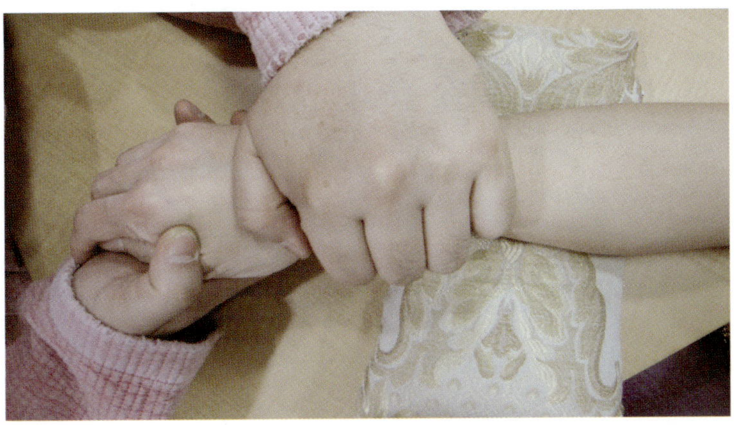

맥박이 엉뚱한 곳으로 뛰는 경우도 있습니다.

맥박이 가운데 인대쪽에 바짝 붙어서 뛰는 경우가 있고 엉뚱한 부분에서 뛰는 반관맥인 경우가 있습니다.

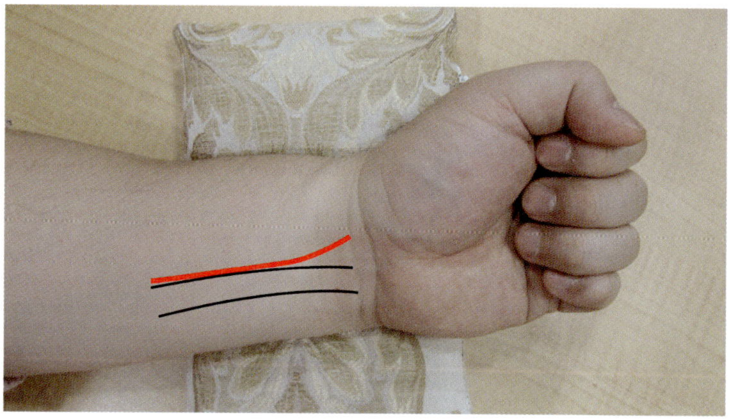

▶ 맥박이 인대에 바짝 붙어서 뛰는 사진

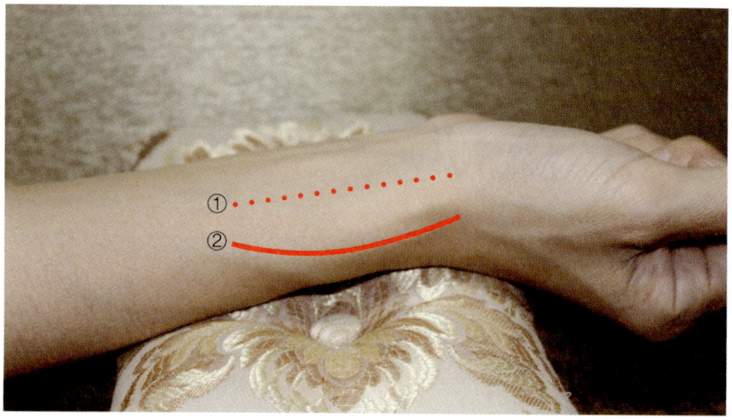

▶ ① 정상맥이 뛰는 부위, ②반관맥反關脈

이런 경우를 제외하고도 맥박이 전혀 뛰지 않는다면 얼마 있지 않아 죽는다고 봐도 무방합니다.

먹은 음식의 양과 종류를 확인하라

어떤 젊은 사람이 점심 때 허리가 아파서 왔습니다. 맥을 잡다 보니 오른쪽 관맥關脈의 맥이 약간 두껍게 뛰었네요. 뿐만 아니라 약간 단단하기도 하였고. 그래서 소화가 안 되거나 헛배 부르거나 더부룩한 증상이 있냐고 여쭤보았습니다. 그러나 별로 그런 것 없다고 하였다. 이 경우는 단 한가지입니다.

"점심 식사 많이 하셨나요?"
"예! 오늘 좀 맛있는 게 나와서 많이 먹었습니다."

이 환자는 이상은 전혀 없고 단지 식사만 많이 해서 맥이 이렇게 된 것입니다. 바로 이런 변수가 있을 수 있기 때문에 소화기의 문제를 논하기 전에 바로 직전에 먹은 식사량이 어떤지는 반드시 물어봐야 합니다.

먹은 식사량도 중요하지만 먹은 음식의 종류도 중요합니다. 매운 음식을 많이 먹거나 인삼이 들어간 음식을 먹으면 속에서 열이 발생할테니 맥박이 빨라질 수도 있습니다.

요즘 잘 먹는 불닭같이 매운 음식을 먹었으면 맥박수가 정상이지는 않을 것입니다. 때문에 이런 종류를 미리 알고 들어가야 보다 더 정확한 진단을 할 수 있습니다.

술을 먹었는지 확인하라

어떤 할아버님께서 한의원에 오셨는데 맥을 잡으니 맥이 너무 빨리 뛰셨습니다. 빨리 뛰는 것뿐 아니라 맥이 매우 세게 뛰었습니다. 아니 자세히 보니 얼굴도 빨갛네요!

"할아버지! 술 드셨어요?"
"왜요? 술 먹고 진찰하면 안 되나요?"
"술 드시면 맥도 평상시보다 빨라지고 세져요. 또 술 드시고 침 맞으면 잘못하면 쓰러질 수도 있으니 앞으로는 한의원에서 진찰 받을 때는 술 절대로 들지 말고 오세요?"

술은 열이 많은 대표적인 음식입니다. 조금만 먹어도 몸은 후끈거리게 됩니다. 이런 음식을 먹고 맥을 잡으면 맥은 빠르고 강해질 수밖에 없습니다. 그렇다면 이렇게 맥을 잡아 놓고 환자에게 "당신은 몸에 열이 많네요. 열을 끄는 약을 써야겠습니다." 이렇게 할 건가요? 당연히 안 됩니다. 맥을 자세히 잡기 전에 반드시 물어서 확인하여 술을 먹었는지 알아야 합니다. 그리고 술 먹은 채로 침을 맞다보면 훈침暈鍼이라고 불리는 침 쇼크(shock)가 일어날 수 있습니다. 아주 유의해서 진단해야 하니 꼭 환자께 물어보시기 바랍니다.

생리 여부를 확인하라

『정역正易』에는 이런 말이 있습니다. 선천은 삼천양지參天兩地이고 후천은 삼지양천參地兩天이라고 하는데 즉, 지금 시대인 선천先天은 음기陰氣보다 양기陽氣가 더 많고, 앞으로 올 세상인 후천後天은 양기보다 음기가 더 셀 날이 온다는 것입니다.

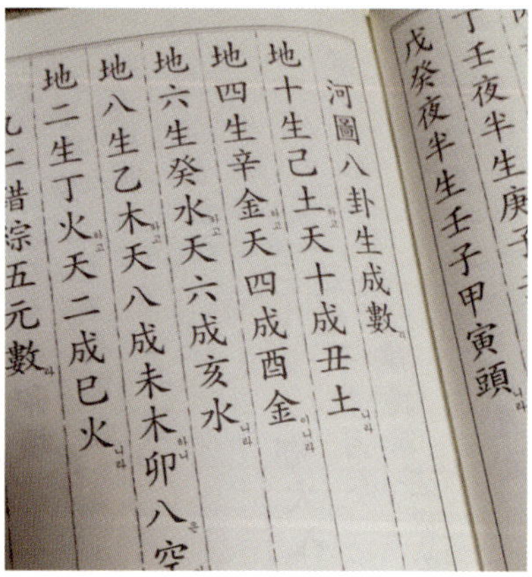

▶ 정역

지금은 선후천 교차기라고 해서 여자들의 기운이 남자들과 비슷비슷해지는 것이라고 합니다. 그렇다면 지금까지의 세상에서는 왜 음기보다 양기가 더 많았을까요? 조금만 생각해보면 알 수 있습니다. 바로 생리입니다. 생리가 물론 몸 안의 노폐물까지 빼내기 때문에 여자의 자궁을 정화해주는 작용을 하기는 하지만 혈血도 빼내므로 여자의 혈을 허하게 만드는 주범입니다. 실제로 여자 분들은 생리 때 혈허血虛를 의미하는 색맥濇脈이 좌측맥에 꽉 차게 됩니다. 특히 왼쪽의 척맥尺脈에는 아주 많이 뛰게 됩니다. 이것이 생리가 지나면 언제 그랬냐는 듯이 삽맥이 확 줄어듭니다. 참 신기한 인체입니다. 생리는 달의 주기와 비슷하게 27~28일 만에 한 번씩 나온다고 해서 월경月經이라고도 합니다. 혈血이란 원래 성장에 아주 중요한 물질입니다. 이것이 있어야 키도 크는 거죠. 아마 여자가 생리를 안 한다면 남자만큼 키가 클 겁니다. 하지만 생리를 하기 때문에 주기적으로 피가 새어나가서 남자보다 키가 적게 될 수 밖에 없습니다. 그래서 여자들은 생리를 하기 시작하면서부터 키의 성장이 멈추기 시작하는 것입니다. 실제로 14세부터는 키가 그리 많이 크지 않습니다. 이 생리 때문에 남자와 여자의 파워(power)의 비율은 3:2가 되게 됩니다. 이게 바로 선천의 삼천양지입니다. 아마 이게 반대가 되는 세상이 오면 여성분들은 생리를 하지 않게 되리라 생각됩니다.

어쨌든 생리 때는 여성분들은 혈이 많이 부족해지는 맥들이 나오게 됩니다. 따라서 삽맥이 나왔다고 해서 무조건 그 여성분을 혈血이 부족하다고 판단해서는 안 됩니다. 반드시 생리 중인지 아니면 생리가 막 끝났는지를 확인하시고 혈이 부족한 증상들을 물어서 판단하시기 바랍니다.

질병 때문에 맥박이 빠른 경우?

보통 질병 때문에 맥박이 빠른 경우는 대부분 그 원인이 열입니다. 하지만 열과는 다른 이유로 맥이 빨라지는 경우가 있습니다.

감기는 병의 원인이 차가운 기운이 몸에 들어와서 발생하는 것임에도 불구하고 맥박이 빨라집니다. 물론 감기가 그냥 목만 따갑고 기침하는 정도 가지고는 맥박이 빨라지지 않습니다. 감기에서 맥이 빠르게 뛰는 경우는 열이 오르는 경우 뿐입니다.

또 중풍 역시 초기에는 맥이 빠르게 뜁니다. 중풍의 전조 증상이라면 이처럼 맥이 빠르면서 반드시 부맥浮脈이 뜁니다.

예전에 이런 일이 있었습니다. 환자는 말이 어둔해지면서 한쪽 팔과 다리에 감각이 둔해져서 한의원에 내원하였습니다. 맥을 보니 웬걸? 증상을 보면 당연 부맥浮脈이 뛰어야 하는데 침맥沈脈이 뛰는 것이었습니다. 한방에서는 중풍 증상과 유사하면서 맥이 침맥이면 중풍中風으로 보지 않고 중기中氣[38]로 봅니다. 그래서 환자분에게 이야기 드렸습니다.

"할머님은 중풍이 아니라 중기中氣라는 병입니다. 그래서 뇌를 검사해도 아무 것도 안 나올 겁니다. 침 맞고 약 쓰면 좋아져요."

문제는 그 할머님이 아니라 가족들이었습니다. 그 가족들 왈曰 "아니 증상이 이런데 중풍이 아니라니 그게 말이 되요? 그 말 듣지 말고 큰 병원에 입원해요!"

---

38 得效曰 中風則脈浮 身溫 口多痰涎, 中氣則脈沈 身凉 口無痰涎『東醫寶鑑』

결국 한방과 양방을 크게 협진하는 ㅇㅇ병원에 입원하여서 MRI 찍고 여러 검사 다 받았다고 합니다. 그러고 3달 후에 한의원에 다시 오셨습니다.

"아무 것도 검사상 나오는 것이 없어요. 침도 계속 맞았고 물리치료도 받았지만 전혀 좋아지지를 않아요. 어떻게 하면 좋죠?"

"그 보세요. 내 말이 맞죠. 그건 중풍이 아니라 뇌에 아무 것도 안 나옵니다. 내 말 듣고 침과 약을 쓰도록 해요."

하지만 가족들의 반대로 약은 못 쓰고 침만 맞았습니다. 그렇게 침만 맞고 2달 정도 만에 완치가 되었습니다.

맥을 아는 한의사라면 질대로 증상에 진단의 절대 기준을 둬서는 안 됩니다. 진맥이 반드시 수반되어야 합니다. 이 예가 아주 중요한 예라고 생각됩니다. 어쨌든 중풍 초기에는 맥도 빠르게 뛰고 반드시 부맥이 뛰면서 어지럽고 손가락이나 발가락 등의 감각이 둔해지는 증상이 나타나니 반드시 유의하시기 바랍니다.

또 옹저癰疽에도 맥박이 빨리 뜁니다. 옹저를 어렵게 생각하지 않으시는 것이 좋을 듯합니다. 옹저는 쉽게 생각하면 염증이라고 보셔도 됩니다. 좀 가벼우면 염증에서 끝나고 심하면 농이 형성이 되지요. 옹저 초기에는 맥이 빨라지니 감기도 아니고 중풍도 아니고 술도 안 먹었고 안정을 취했는데도 맥박이 빠르면 옹저를 의심해 볼 필요가 있습니다. 그런데 옹저라면 거의 대부분 삽맥澁脈을 동반하는 경우가 많습니다. 그리고 옹저가 있는 부위가 붓거나 통증이 있는 경우가 많으니 유의하시기 바랍니다.

8

사람과 지역에 따른 맥의 차이

남녀 맥의 차이

남자와 여자의 맥은 다를까요? 분명히 다릅니다. 일단 두께부터 다릅니다. 여자는 남자에 비해 맥의 두께가 가늘고, 남자는 여자에 비해 맥이 두껍습니다. 맥의 강도 역시 남자가 더 강하게 뛴다고 보아야 합니다.

> **凡三部脈大都欲等, 只如小人細人婦人脈小輭, 小兒四五歲者, 脈呼吸八至細數吉. …… 凡婦人脈, 常欲濡弱於丈夫, 小兒四五歲者, 脈自駃疾, 呼吸八至也.** 卷八十六. 診三部脈虛實决死生第十六『備急千金要方』
>
> 무릇 삼부맥三部脈의 크기는 비슷하고자 하나 단지 키가 작은 사람, 마른 사람, 부인의 맥은 작고 부드럽고, 소아가 4~5세인 경우는 맥이 1번 호흡할 때, 8번 뛰면서 가늘고 빠른 것이 길하다. …… 무릇 부인婦人의 맥은 항상 장부丈夫보다 부드럽고 약하고, 소아인 4~5세는 맥이 스스로 빠르니 한번 호흡하는 동안 8번 뛴다.

이 내용을 어렵게 생각할 필요가 없습니다. 일반적인 내용들을 다루고 있는 것인데 당연히 사람의 덩치가 크면 맥도 커지고 덩치가 작아지면 맥도 작아집니다. 남자가 여자보다 덩치가 크니 맥도 크고 두껍고 세게 뛰닙니다. 남자가 더 힘이 세니까 당연한 이치입니다.

때문에 남자가 맥이 두꺼운 것보다 여자의 맥이 두꺼운 것이 더 좋지 못한 것으로 봅니다. 남자의 맥이 가느다란 것이 여자의 맥이 가느다란 것보다 더 좋지 못한 것으로 봅니다. 똑같은 두께라면 그렇게 볼 수 밖에 없는 것입니다.

그리고 여기는 나오지 않지만 여자는 생리를 합니다. 그 때문에 여자들은 혈血이 부족한 맥인 색맥濇脈이 남자보다 더 많이 나옵니다. 키가 크는데 아주 중요한 혈이 생리 때문에 부족해지기 때문에 여자들은 생리를 하면서부터 성장이 멈추기 시작합니다.

이처럼 여자들은 남자와는 맥이 뛰는 양상이 조금씩 차이가 나게 됩니다. 특히 여자들은 생리를 할 때는 척맥尺脈에 색맥濇脈과 활맥滑脈이 많이 뛰게 됩니다. 그러므로, 이런 맥이 여성들에게 뛰었을 때 무조건 혈血이 부족하고 죽은피가 있다고 판단하지 말고 생리 여부를 꼭 물어봐야 할 것입니다.

형상에 따른 맥의 차이

師曰 脈肥人責浮 瘦人責沈 肥人當沈 今反浮 瘦人當浮 今反沈 故責之.

『仲景全書 · 平脈法』

스승님께서 말씀하시니

"살찐 사람을 진맥할 때는 부맥浮脈을 문제 삼아야 하고, 마른 사람을 진맥할 때는 침맥沈脈을 문제 삼아야 하느니라. 살찐 사람은 마땅히 맥이 침沈해야 하는데 지금 도리어 부浮하고, 마른 사람은 마땅히 부浮해야 하는데 지금 도리어 침沈하니 그러므로 문제 삼아야 하는 것이니라"라고 하였다.

살찐 사람은 맥이 살에 파묻혀서 마른 사람보다 맥이 더 침沈하게 나타나고, 마른 사람은 살이 적기 때문에 맥이 노출되니 살찐 사람보다는 맥이 더 부浮하게 나타나는 것을 정상으로 본 것입니다. 이와 반대로 나타나면 일단 병이 쉽게 치료되는 경우는 아니라고 생각하셔야 합니다.

肥盛之人, 氣盛於外, 而肌肉豐厚, 其脈多洪而沈, 瘦小之人, 氣急於中, 肌肉淺薄, 其脈多數而浮. 『脈學輯要』

살찐 사람은 기氣가 밖에서 성盛하고 기육肌肉이 풍만하고 두터워서 그 맥이 홍洪하거나 침沈한 경우가 많고, 마른 사람은 기氣가 속에서 급急하고 기육肌肉이 얇아서 그 맥이 삭數하거나 부浮한 경우가 많으며 ….

한마디로 덩치에 맥의 세기와 크기도 비례한다는 말입니다. 덩치가 좋으면 맥고 크거나 세고, 덩치가 작으면 맥고 작거나 약하다는 말입니다. 여기서 살찐 사람은 맥이 침沈한 경우가 많고, 마른 사람은 맥이 부浮한 경우가 많다고 하는데 이거는 해석을 잘 해야 합니다. 살찐 사람은 무조건 침맥沈脈이고 마른 사람은 무조건 부맥浮脈이라는 뜻이 아닙니다. 이 글의 뜻은 살찐 사람이 마른 사람에 비하면 맥이 더 침沈하다는 뜻이고, 마른 사람이 살찐 사람에 비해서 맥이 더 부浮하다는 뜻입니다. 정말 28맥 중의 부침맥이 뛴다는 뜻이 아닙니다. 뒤에 나오는 사시맥四時脈 역시 마찬가지로 이해하시면 될 것 같습니다.

살찐 사람은 누르면 일단 살의 깊이가 있으니 더 많이 눌러진 후 맥이 뛰게 될 것입니다. 그에 비해 마른 사람은 살이 적으니 손가락으로 맥박을 누르자 마자 맥박이 느껴질 것입니다. 마른 정도가 심하면 피맥육근골皮脈肉筋骨 중에 피皮에서 손가락을 갖다 대기만 해도 맥박이 아주 잘 뛰는 경우가 많습니다.

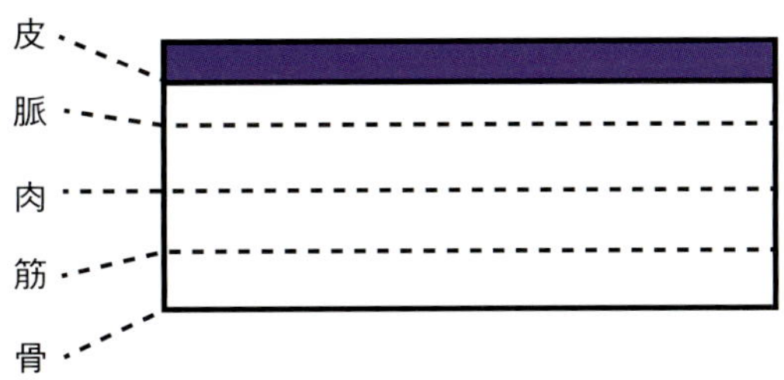

나중에 뒤에 나오겠지만 피부에 손가락을 살짝 갖다 대기만 하는 것을 『맥경』에서는 '隱指'라는 표현을 씁니다. 즉, 손가락으로 은은하게 살짝 눌렀다는 뜻이죠.

중요한 것은 덩치에 어울리게 맥이 뛰면 정상이지만, 그와 반대면 병이 난치難治가 된다는 겁니다.

千金翼云, 人大而脈細, 人細而脈大, …… 人壯而脈細, 人羸而脈大, 此皆爲逆, 逆則難治, 反此爲順, 順則易治. 卷八十六. 診三部脉虛實决死生第十六『備急千金要方』

천금익千金翼에 이르기를 사람은 큰데 맥은 가늘거나, 사람은 마른데 맥은 크고, …… 사람은 건장한테 맥이 가늘거나, 사람은 파리한데 맥은 크다면 이것은 모두 역逆이 되니 역하면 치료하기 어렵다. 이런 것들과 반대가 되면 순順이니 순하면 쉽게 치료된다.

덩치가 크면 맥도 커야 정상인데 맥이 가늘거나, 덩치가 작으면 맥도 작아야 정상인데 맥이 크거나 하면 맥과 몸의 형상이 반대이니 좋지 못한 것으로 봅니다. 이런 사람들은 병이 잘 안 낫는 난치병難治病이 됩니다.

그런데, 여기서 중요한 것은 난치難治와 불치不治는 다르다는 겁니다. 난치難治란 병이 나을 가능성이 없는 것이 아니죠. 하지만 그 낫는 과정이 어렵다는 겁니다. 하지만 불치不治는 아예 치료가 되지 않는다는 것을 말하죠. 이 두 용어의 차이를 확실히 인지해야 치료할 때 실수를 하지 않을 수 있습니다.

그리고 나중에 맥을 많이 잡다 보면 몸이 빼빼 마른 사람의 맥은 현맥弦脈이 자주 보인다는 것을 알 수 있습니다. 아마도 스트레스를 많이 받아서 간肝에 열이 생겨서 간목肝木이 비토脾土에서 만들어지는 살肉을 극剋하여 살이 쌓일 겨를이 없어 살이 찌지 않은 것이 아닐까 하는 생각을 해봅니다.

이처럼 몸의 형상과 맥은 일치가 되는 것을 알 수 있습니다. 몸의 형상과 맥의 형상이 반대가 되면 치료가 어렵게 되는 경우로 이해하시면 됩니다.

성격에 따른 맥의 차이

> **人樂而脈實, 人苦而脈虛, 性急而脈緩, 性緩而脈躁, …… 此皆爲逆, 逆則難治, 反此爲順, 順則易治.** 卷八十六. 診三部脈虛實決死生第十六『備急千金要方』
>
> 사람은 마음이 즐거운데 맥은 실實하거나, 사람은 괴로운데 맥은 허虛하고, 성격은 급한데 맥은 느리거나, 성격은 느릿느릿한데 맥은 빠르고 …… 이것은 모두 역逆이 되니 역하면 치료하기 어렵다. 이런 것들과 반대가 되면 순順이니 순하면 쉽게 치료된다.

이 글을 보면 이 글에 나온 것과 반대가 되어야 정상이라고 나옵니다. 그러면 글을 다시 재편해 보겠습니다.

> **人樂而脈虛, 人苦而脈實, 性急而脈躁, 性緩而脈緩, …… 此皆爲順**
>
> 사람은 마음이 즐거운데 맥은 허虛하거나, 사람은 괴로운데 맥은 실實하고, 성격은 급한데 맥은 빠르거나, 성격은 느릿느릿한데 맥은 느리고 …… 이것은 모두 순順이 되니 ….

즐거우면 기혈氣血이 온몸으로 퍼집니다. 골고루 퍼지기 때문에 기혈은 밖으로 흩어지게 됩니다. 그래서 다른 감정일 때보다는 맥이 덜 단단해지거나 부드럽게 됩니다. 그래서 맥이 상대적으로 괴로울 때보다는 맥이 허虛하다고 표현한 것입니다. 괴로울 때는 스트레스를 많이 받기 때문에 속에서 화火가 발생하여 맥이 즐거울 때보다는 더 세게 뜁니다. 그래서 즐거울 때보다는 맥이 실實하다고 표현한 것입니다.

마음이 급한 사람은 뭐든지 빨리빨리 하려고 서두릅니다. 그 때문에 맥도 빠르게 뜁니다. 마음이 느긋한 사람은 뭐든지 천천히 느긋하게 합니다. 그 때문에 맥도 느긋하게 느리게 뜁니다.

이런 것과 정반대의 현상이 나타나면 앞에서도 나타나듯이 치료가 어려워지는 것입니다. 이처럼 성격과 마음의 상태는 맥에도 똑같이 반영이 됩니다.

관상을 잘 보시는 분들이 훨씬 더 맥진脈診을 더 잘할 겁니다.

관상학적으로 성격이 낙천적인 사람들은 보통 맥이 부드럽게 뛸 확률이 높은데 이런 사람들이 만약 맥이 세고 단단하게 뛰면 이건 무언가 안 좋은 병이 있다고 생각할 수 있습니다. 반대로 다혈질로 생긴 사람이 이상하게 맥이 느리게 뛰면 이 역시 무언가 아주 안 좋은 병이 있다고 볼 수 있습니다.

한의사들은 관상을 볼 필요가 없다고 주장하는 사람도 있던데 그건 한의학을 잘 모르기 때문에 하는 말이 아닌가 싶습니다. 그 사람의 성향을 아는 것은 한의학에서 아주 중요한 부분입니다. 이 맥진도 그 사람의 성향을 파악하는 것이 진단에 아주 큰 도움이 됨은 말할 것도 없습니다.

계절에 따른 맥의 차이四時脈

春胃微弦曰平, …… 『內經 · 素問 · 平人氣象論篇』

봄에 위장胃腸의 맥이 약간 현弦한 것을 가로되 화평和平하다고 하고, ……

夏胃微鉤曰平, …… 『內經 · 素問 · 平人氣象論篇』

여름에 위장의 맥이 약간 구鉤한 것을 가로되 화평하다고 하고, ……

長夏胃微耎弱曰平, ……『內經 · 素問 · 平人氣象論篇』

장하長夏에 위장의 맥이 약간 부드럽고 약한 것을 가로되 화평하다고 하고, ……

秋胃微毛曰平, ……『內經 · 素問 · 平人氣象論篇』

가을에 위장의 맥이 약간 모毛하면 가로되 화평하다고 하고, ……

冬胃微石曰平, ……『內經 · 素問 · 平人氣象論篇』

겨울에 위장의 맥이 약간 돌처럼 단단한 것을 가로되 화평하다고 하고, ……

봄의 맥인 현맥弦脈은 뒤에 나오니 굳이 설명할 필요는 없을 것 같습니다. 여름의 맥인 구鉤부터 설명해보겠습니다. 파도가 일어서 넘치는 끝을 보죠.

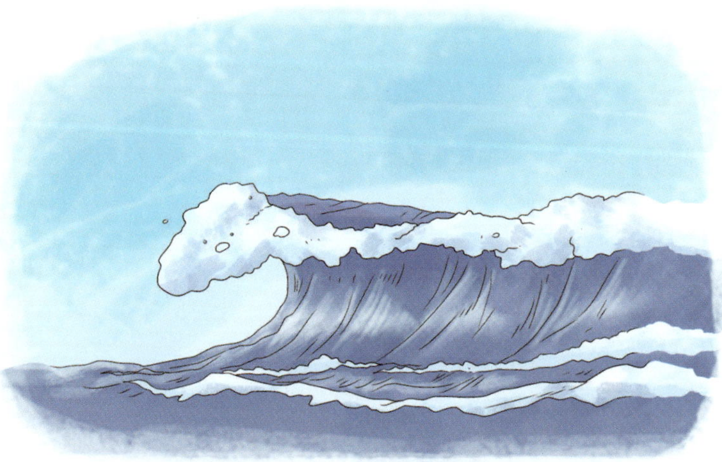

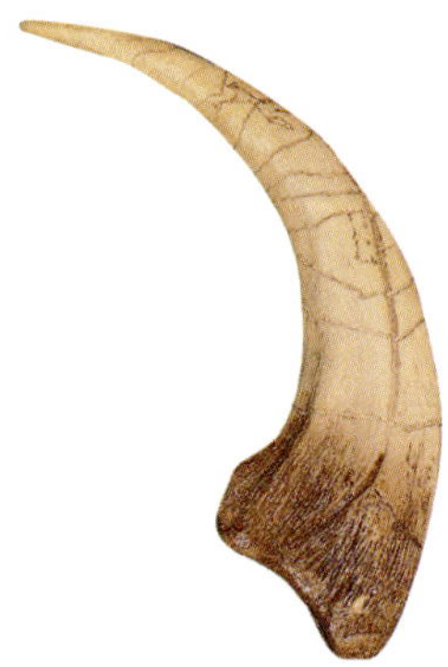

끝이 갈고리같이 휘면서 안으로 말려들어가지요? 이래서 갈고리 구鉤를 써서 표현했나 봅니다. 그렇다면 이것은 맥이 갈고리 같이 생겼다는 것이 아니라 파도가 넘쳐서 흘러가는 모양이라고 볼 수 있습니다. 그렇다면 이 맥은 홍맥洪脈과 다르지 않습니다. 홍수가 넘쳐서 범람하여 파도가 일면 이렇게 되죠. 홍맥은 전형적으로 열이 많은 맥입니다. 오른쪽에서 홍맥이 뛰면 양명陽明에 열이 많은 것이고, 왼쪽에서 홍맥이 뛰면 소장小腸에 열이 많은 것입니다. 그렇다면 여름에는 무조건 이렇게 넓은 홍맥이 뛰는 것일까요? 실제로 임상에서 맥을 잡다보면 여름에도 맥이 가늘게 뛰는 사람들은 가늘게 뜁니다. 그렇다면 왜 이런 표현이 나오는 것일까요?

여기서 한의학은 비교의 의학이라는 것을 대전제로 깔고 들어가야 이 글이 해석이 됩니다. 즉, 맥이 가늘게 뛰는 그 사람 하나만 놓고 보면 여름에 맥이, 가장 그 사람의 맥 중에서는 제일 두껍게 뛴다는 말이죠. 물론 그래봐야 다른 사람이 보기에는 가늘게 뛰지만…. 즉, 다른 계절에 비해 상대적으로 맥이 두껍게 뛴다는 것이지 원래 맥이 가는 사람이 여름이 되면 갑자기 28맥 중의 홍맥처럼 보통 사람 맥 두께의 1.5배가 되는 맥이 뛰게 되는 일은 절대로 있을 수가 없다는 말입니다. 맥이 보통 사람 맥 두께의 1/2이 되던 사람이 여름이 되면 그보다 조금 더 두껍게 된다는 것으로 이해하시면 됩니다.

이 본문에서 '微'라는 단어가 중요합니다. 말 그대로 '약간'이라는 뜻이지요. 즉, 정말 그 맥이 뛰는 것이 아니라 다른 계절에 비해 약간 더 그렇다는 것을 의미하는 단어입니다. 이처럼 『내경』은 그냥 쓰여진 책이 아니라 치밀하게 쓰여진 책이라고 보셔야 더 많은 것을 얻을 수 있습니다. 다른 맥들도 다 마찬가지입니다. 실제로 그 맥이 뛰게 되는 것이 아니라 다른 계절에 비해 맥이 그렇게 된다는 것으로 이해하시면 됩니다. 원래 부맥浮脈이던 사람이 겨울이 된다고 해서 갑자기 침沈해지지는 않습니다. 다른 계절에 비해 더 침해진다는 말이지요.

장마철에 맥이 부드럽고 약하다는 말은 약하게 뛴다는 말이 아니라 28맥 중의 완맥緩脈을 말하는 것입니다. 이 또한 실제로 그렇게 뛴다는 말이 아니라 다른 계절에 비해 맥이 더 부드러워진다고 이해하시면 됩니다.

가을에 맥이 모毛해진다는 말은 털은 인체의 가장 바깥 부분에 있으니 부맥浮脈이고 털은 가느다랗게 생겼으니 맥이 가늘어진다는 의미입니다. 즉, 맥이 다른 계절에 비해 가을에는 부세浮細하게 뛴다는 말입니다. 이 역시 다른 계절에 비해 그렇다는 것이지 원래 홍맥洪脈이 뛰던 사람이 가을이 되었다고 맥이 다른 사람 두께의 1/2인 세맥細脈이 뛰지는 않습니다.

겨울에 맥이 석石해진다는 것은 돌의 속성을 보면 이해할 수 있습니다. 돌은 가만히 두면 아래로 가라앉습니다. 그리고 단단하지요. 그렇다면 돌 같은 맥이란 침沈하고 단단한 맥이라고 보시면 됩니다. 겨울이 되면 얼음이 꽁꽁 얼게 되니 충분히 있을 수 있는 상황입니다. 이것 역시 다른 계절에 비해 그렇다는 것이지 부맥浮脈인 사람이 겨울이 되었다고 침맥沈脈이 되지는 않습니다.

한의학은 바로 음양陰陽의 비교 학문입니다. 항상 '다른 것보다 더 그렇다!'의 학문이지 절대적으로 그런 것은 있을 수가 없습니다. 그게 바로 한의학입니다.

직업에 따른 맥의 차이

직업은 그 사람이 살아가는 아주 중요한 환경입니다. 따라서 그 사람의 병과 직업은 뗄려야 뗄 수가 없다고 할 수 있습니다.

예를 들어, 중국집 주방장이라면 항상 불을 가까이 하고 지냅니다. 이렇게 오랜 시간이 흐르면 맥이 보통 사람보다 세지고 빨라지고 두꺼워질 확률이 높습니다.

마라톤 선수는 직업상 매우 많이 뛰고 활동량이 많을 수밖에 없습니다. 땀도 많이 흘리고 몸 안의 열이 그 땀으로 빠져나갈 확률이 높습니다. 때문에 마라톤 선수는 열이 빠져나가서 맥이 느리게 뛰고, 땀이 많이 새어나가서 영기營氣가 부족해지기 때문에 맥이 완緩하거나 약弱할 확률이 높습니다.

직업상 스트레스를 엄청나게 받는 곳은 왼쪽 촌寸과 관맥關脈인 간肝과 심장 쪽에 현맥弦脈 또는 긴맥緊脈이 세게 뛰거나 아니면 맥이 침沈하게 뛸 확률이 높습니다.

술을 만드는 공장에서 술 맛을 계속 보면서 술을 개발해야 하는 개발팀에 근무하는 사람은 지속적으로 술을 먹기 때문에 왼쪽 관맥이 세게 뛰는 긴맥이 나오게 될 것입니다.

여기서 간의 해독작용에 대해 살펴봅시다. 사실 간의 해독작용이란 양방에서 보는 간의 기능이지 한방에서는 그렇게 이야기하지 않습니다. 좀 다른 시각으로 보지요. 간의 작용은 뭉쳐있거나 뭉쳐서 굳어지는 것을 깨는 작용을 합니다. 그게 바로 음양오행에서의 목극토木剋土이지요.

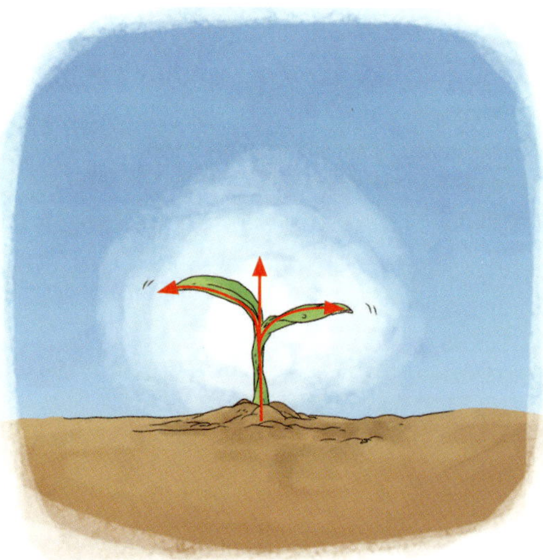

독이란 무엇일까요? 우리가 알고 있는 독성물질이 아주 극소량이 있는 경우에도 우리 몸에 해를 끼칠까요? 그렇지 않습니다. 우리 몸에 해를 끼칠려면 똑같은 성분이 뭉쳐서 어떤 세력을 형성해야 우리 몸에 해를 끼치게 됩니다. 특정 성분이 필요 이상으로 뭉치게 되면 다 독이라고 보시면 됩니다. 적당량을 가지고 독이라고 하지는 않습니다. 예를 들어, 지방은 적당히 있을 때는 독으로 작용하지 않습니다. 하지만 그 지방이 너무 많이 뭉쳐서 간이 그것을 깨서 분해하지 못할 정도가 되면 그것은 독소로 작용하게 되지요. 그게 양방에서 말하는 지방간입니다. 지방뿐 아니라 여러 가지 중금속 역시 마찬가지인데 극소량이 있으면 별로 인체에 유해하지 않습니다. 하지만 일정 정도 이상의 양이 뭉치면 그때 독으로 작용합니다. 간이 이때 이 뭉친 것을 깨고 분해해서 온 몸으로 흩어주는 작용을 합니다. 즉, 간은 뭉친 것을 깰 뿐인데 이 뭉친 것이 인체에서 독으로 작용하니 간의 작용을 해독작용이라고 말하는 것일 뿐입니다. 이 세상에 절대적으로 좋은 것, 절대적으로 나쁜 것은 없습니다. 독도 무조건 그 자체가 독인 것이 아니요 필요 이상으로 특정 성분이 모였을 때만이 독으로 작용하는 것입니다. 술도 적당량을 먹었을 때는 독으로 작용하지 않습니다. 하지만 너무 과하게 먹게 되면 위장에 술을 먹다가 생긴 노폐물이 쌓여서 긴맥이 생기게 되고 그것이 간에 영향을 미쳐서 처음에는 간이 그 노폐물을 분해하다가 간이 과로하게 되어 더 이상 노폐물을 분해할 수 없게 되면 간도 손상을 받게 됩니다. 그렇게 되면 왼쪽 관맥에도 긴맥이 뚜렷하게 뛰게 됩니다.

이처럼 직업의 환경도 그 사람이 뛰는 맥에 아주 많은 영향을 미침을 알 수 있습니다. 그러므로, 병을 고칠 때는 반드시 염두에 두어야 하는 바로 그 사람의 생활환경입니다. 그 생활환경을 개선하지 않는 이상 환자는 병에서 자유로울 수가 없습니다. 진정한 의사는 이러한 환자의 생활환경을 개선해주기 위해 여러 방면으로 노력을 기울여야 할 것입니다.

지역에 따른 맥의 차이

추운 지역에 사는 사람들은 찬바람을 많이 맞을 것입니다. 그러면 피부 겉에서 차가운 기운이 항상 머물러 있고 인체의 정기正氣는 그 차가운 기운을 몰아내기 위해 피부 겉에서 차가운 기운과 항상 다툼이 있게 됩니다. 그러므로 부맥浮脈이 뛰게 될 확률이 높습니다.

더운 지역에 사는 사람들은 항상 땀이 많이 새어나가게 되고 땀을 통해서 인체 내의 열이 빠져나가게 됩니다. 오랜 시간 동안 땀이 새어나가게 되면 땀 역시 진액津液이라 음혈陰血이 부족한 맥도 뛰게 됩니다. 그러므로, 맥이 완緩하거나 약弱하거나 세맥細脈이 뛰거나 하는 경우가 많습니다. 그리고, 몸에서 이렇게 새어나가는 것이 많으니 키도 많이 크지 못하게 됩니다. 실제로 베트남이나 태국, 필리핀 사람들의 맥을 잡다 보면 우리나라 사람들보다 맥이 약하거나 가늘거나 부드러운 것을 많이 볼 수 있습니다. 그 사람들의 키 역시 그다지 크지 않음을 알 수 있습니다.

해안 지역이나 고산高山 지역에서는 바람이 매우 많이 붑니다. 때문에 풍병風病에 해당되는 질환이 많습니다. 각기병脚氣病, 중풍中風 등등, 표병表病이 많습니다. 맥은 부현맥浮弦脈, 부긴맥浮緊脈, 쌍현맥雙弦脈, 곡현맥曲弦脈 등등이 자주 보입니다. 곡현맥曲弦脈이란 현맥弦脈은 현맥인데 휘어서 잡히는 현맥입니다. 다음과 같습니다.

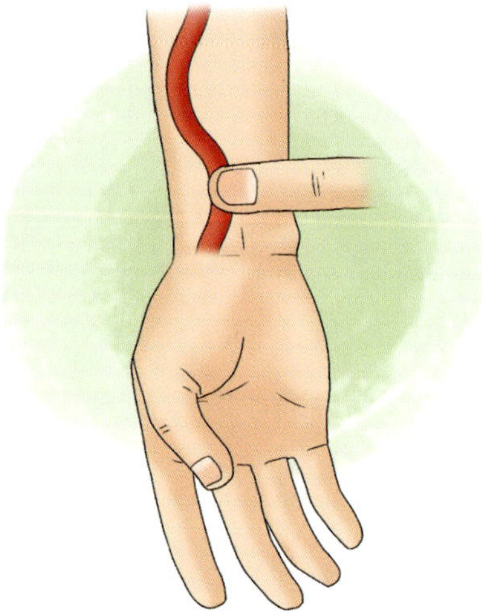

이처럼 지역에 따라 기후가 달라지고 기후에 따라 맥 역시 달라진다는 것을 알 수 있습니다.

9

맥을 잡는 부위

목 좋은 곳을 잡아라

TV 음식 프로그램을 보다보면 유난히 장사가 잘 되는 집이 있습니다. 장사가 잘 되는 이유는 맛이 좋기 때문이겠지만, 실상은 목이 좋아서 장사가 잘 되는 경우가 많다고 합니다.

그럼 여기서 말하는 목이 좋은 곳은 어떤 곳일까요? 여러 길이 만나는 요충지 같은 곳입니다. 즉 골목, 건널목, 교차로 등은 모두 목이 좋은 곳입니다. 사실 목 이야기를 꺼낸 이유는 한의학 서적답게 인체에 대한 이야기를 하기 위한 것이었습니다.

그럼 인체에서 요충지 같은 목 좋은 곳은 어디일까요? 말 그대로 우리가 목이라고 부르는 부위로 목, 손목, 발목 등입니다. 이중에서도 박동이 가장 잘 드러나는 부위는 손목입니다.

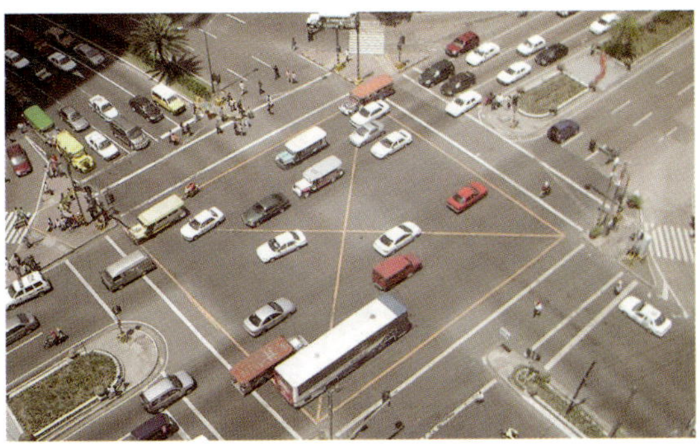

▶ 교차로, 4곳의 기운이 만난다

물론 앞에서 설명했다시피 목, 손목, 발목 등 인체의 여러 '목'에서 맥을 잡을 수 있지만 그 중에서도 가장 박동이 잘 드러나는 곳은 바로 손목입니다. 그래서 맥을 잡을 때는 손목에서 엄지손가락 쪽으로 흘러가는 부위인 요골동맥을 잡습니다.

실제로 서양의학에서도 맥박 수를 잴 때는 이 부위에서 잡는다고 하니 인체의 맥을 짚는 가장 중요한 부위는 서양이나 동양이나 똑같은가 봅니다. 한의학에서는 이 부분을 이름하여 촌구寸口라고 합니다.

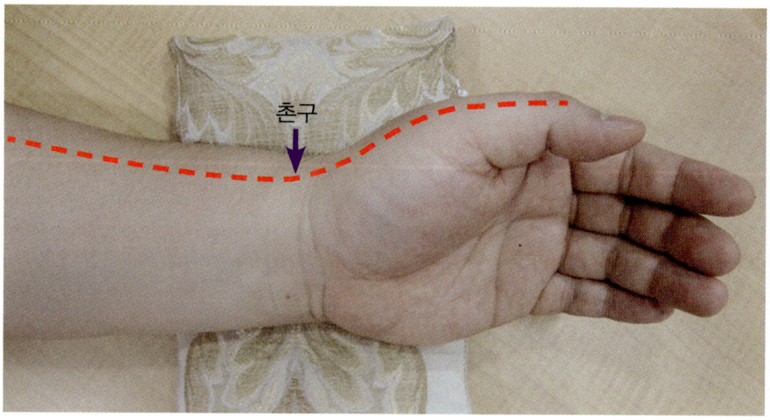

그러니까 손목에서 진맥 보는 것을 조금 유식하게 말하자면, '촌구맥을 본다'라고도 표현하는데요. 촌구라는 단어는 앞으로 자주 나오니 기억해두는 것이 좋겠습니다.

그렇다면 왜 손목에서 진맥을 볼까요? 물론 박동이 잘 나타나고 간편하게 잡을 수 있는 곳이라고 앞에서 이야기했지만, 그것만 가지고는 설명이 조금 부족합니다. 조금 더 알아보겠습니다.

위에는 하늘, 아래는 땅, 그 사이에 사람

세상살이는 참 고단한 것 같습니다. 그러다보면 사람들은 자꾸 생각의 폭이 좁아지게 되고 주변을 돌아볼 마음의 여유조차 없어지게 됩니다.

자, 우리 한번 힘을 내 볼까요? 먼저 목을 젖혀 숨을 크게 들여 마셔봅시다. 숨을 크게 쉬다가 보니 문득 파란 하늘이 눈에 들어옵니다. 정신없이 살다보면 내 머리 위에 하늘이 있다는 것을 잊고 살곤 합니다. 이제 본론으로 들어가지요.

동양에서는 위에는 하늘이 있고, 아래에는 땅이 있고, 그 하늘과 땅 사이에는 사람이 있다고 봅니다. 흔히 천天, 지地, 인人이라고 하지요.

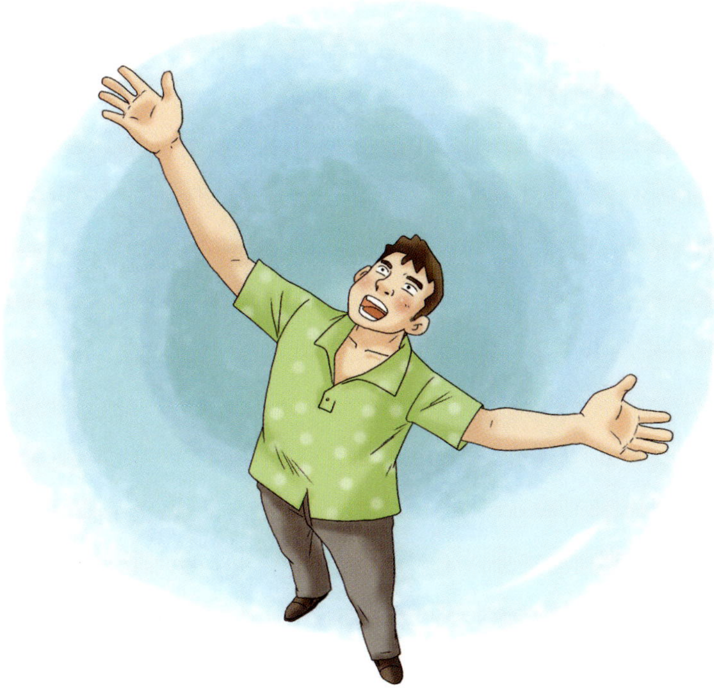

하늘과 땅에서 사람이 생겨났으니 사람은 하늘과 땅을 닮을 수밖에 없습니다. 정말 그런지 한 번 살펴볼까요.

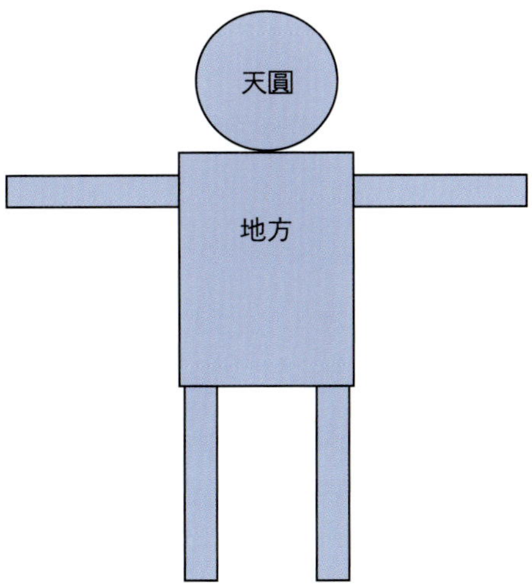

하늘은 아주 크면서 둥근데, 사람의 머리도 똑같이 둥글게 생겼습니다. 땅은 보통 구획을 나눌 때 네모지게 나누는데, 사람의 몸통도 네모입니다. 즉, 머리는 하늘에 가깝고 몸통은 땅에 가깝습니다. 이처럼 우선 생긴 모습만 봐도 사람은 하늘과 땅을 닮았습니다.

이번엔 움직임을 볼까요? 하늘은 해나 구름이 끊임없이 움직이는데 땅은 항상 자기 자리 그대로 있는 것처럼 보입니다.

마찬가지로 하늘을 닮은 머리는 끊임없이 이리저리 생각하느라 바쁩니다. 일상에서도 몸보다 머리가 더 바쁘지요. 몸은 단순노동을 하더라도 휴식이 필요하지만, 머리는 쉴 틈이 없습니다. 인체 또한 하늘과 땅을 각각 닮았네요.

사실 위치상으로 봐도 머리는 사람 몸 위에 있으니 하늘에 가깝고, 몸통은 사람 머리 아래에 있으니 땅에 가깝습니다.

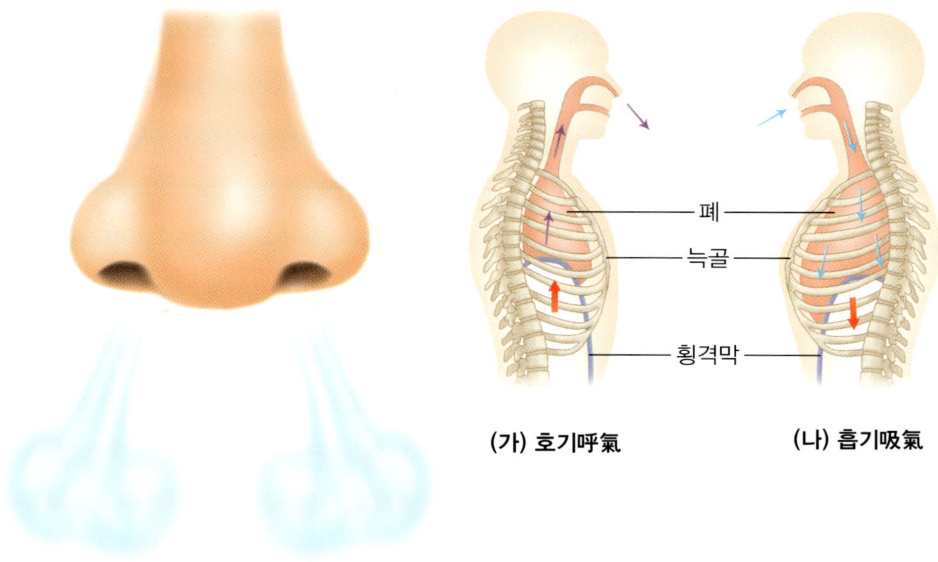

▶ 호기를 숨을 내쉼, 흡기를 숨을 들이 마심

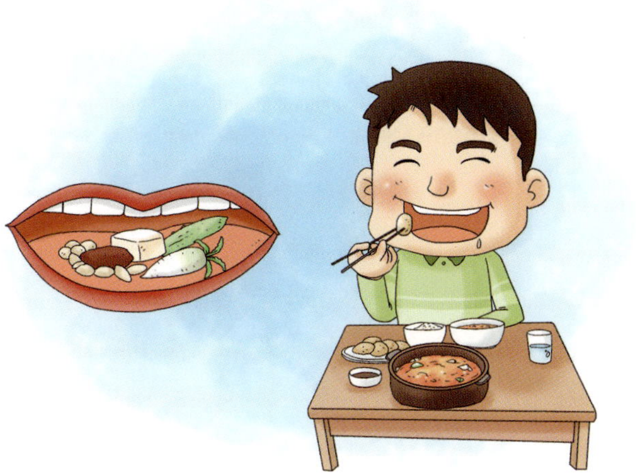

▶ 입으로 땅의 음식을 먹음

사람 얼굴에서 외부에서 들어오는 구멍은 두 가지가 있는데, 바로 콧구멍과 입구멍입니다. 콧구멍은 하늘에 비유하고, 입구멍은 땅에 비유할 수 있습니다. 왜냐면 콧구멍은 하늘에서 오는 공기가 들어오고 입구멍은 땅에서 오는 음식이 들어오기 때문입니다.

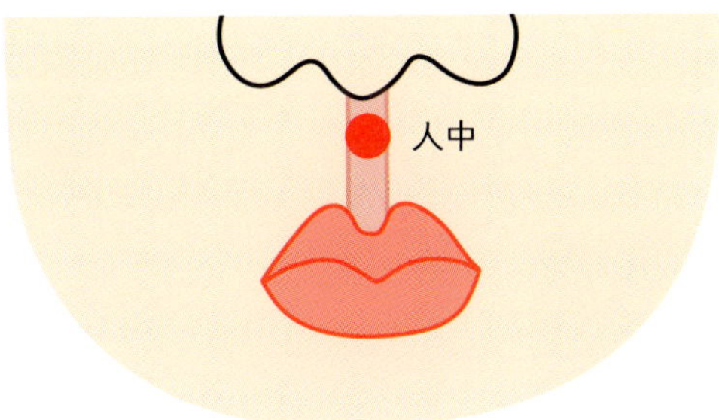

▶ 인중

하늘과 땅 사이에 사람이 있듯이 코와 입 사이에도 인중人中이 있습니다. 신기하게도 사람을 뜻하는 '인人'자가 들어있네요. 그런 것을 보면 혈자리의 이름도 그냥 붙여진 것은 아닌가 봅니다.

이 세상에는 하늘, 땅, 사람이 있고 사람에게도 그 안에 하늘, 땅, 사람이 담겨 있다고 말할 수 있습니다. 그래서 '인체는 소우주'라고 말하기도 합니다.

손목에서 맥을 보는 이유

사실 인체의 모든 부위 중에서 맥의 박동이 잘 느껴지는 곳은 모두 한의학 진단에 쓰인다고 보면 됩니다. 하지만 그 중에서 일단 손목에 있는 맥박이 제일 잘 느껴집니다. 그래서 진맥에서는 손목을 가장 많이 사용합니다.

원래 『내경』에서는 손목, 팔목, 목, 턱, 머리 등 여러 부위에서 맥박을 잡는다고 설명했습니다. 하지만 『난경』 시대부터 맥을 손목에서 주로 잡게 되지요. 이는 그 시대에 남녀가 유별해서 그런것만은 아닙니다. 손목에서 맥을 잡는 것이 더 간편했기 때문입니다.

심장과 가장 가깝게 박동이 뛰는 부위는 손목과 목입니다. 그래서 이 두 부위에서 맥을 가장 잘 느낄 수 있습니다. 『내경』에서는 이 두 부위를 잡는 방법으로 '기구인영맥법氣口人迎脈法'을 설명하고 있습니다.

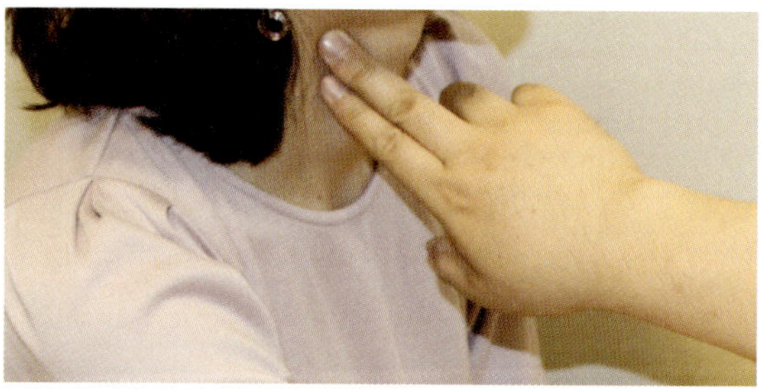

▶ 인영맥

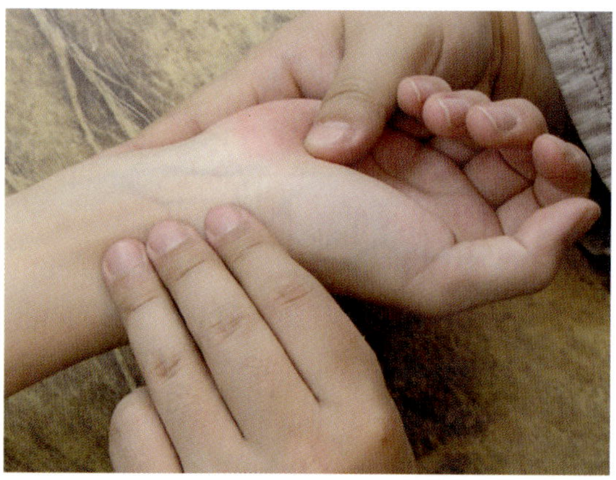

▶ 기구맥

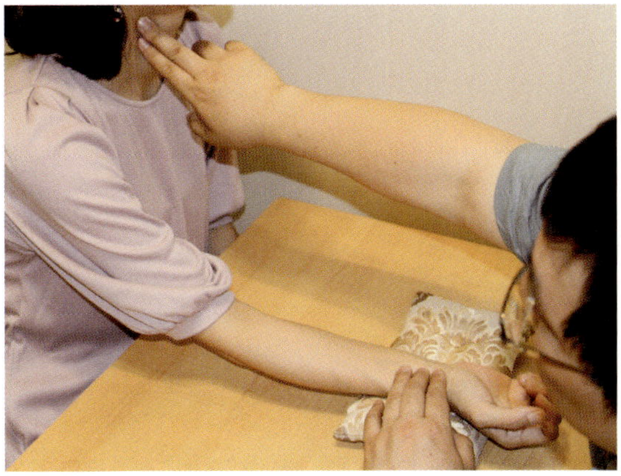

▶ 기구인영맥 진단하는 사진

하지만 손목에서 잡히는 촌구맥이 목에서 잡히는 인영맥보다는 맥박을 더 뚜렷하게 느낄 수 있습니다. 왜 그럴까요? 손목은 심장에서 중력을 따라 내려간 위치에 있고, 목은 심장에서 중력을 거슬러 올라간 위치에 있기 때문입니다. 중력을 거스르는 것보다는 흐름대로 보는 맥이 더 뚜렷하겠지요. 그래서 진맥은 손목에서 보는 것이 가장 좋습니다.

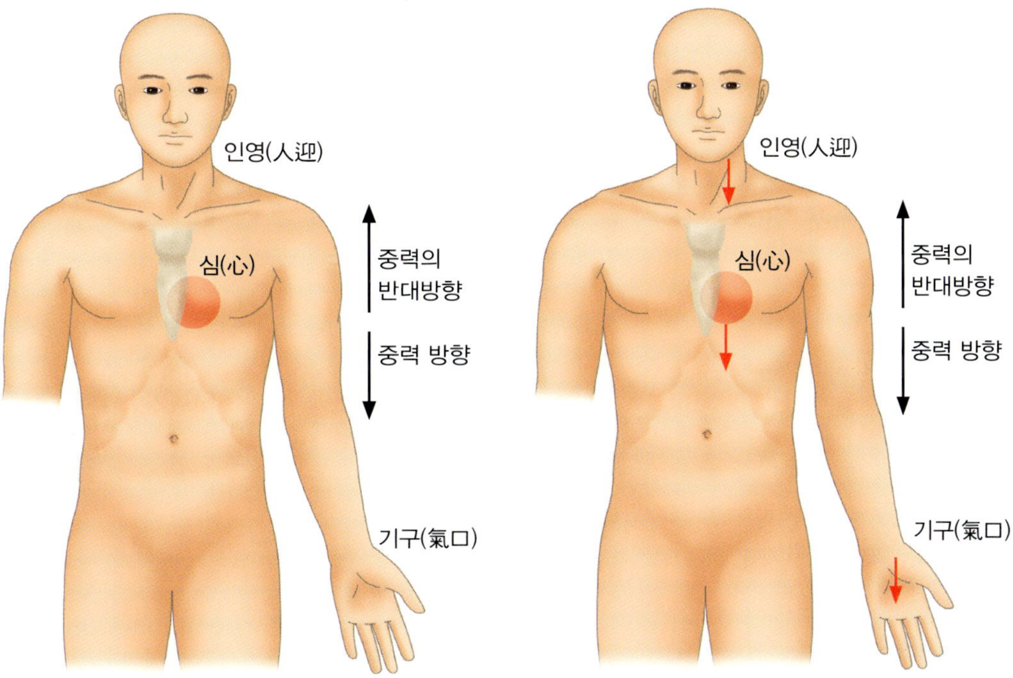

손목의 박동 하나로 몸 전체를 살핀다는 것. 여러분들이 보기엔 과연 가능할까 싶기도 할 것입니다.

불교에는 이런 말이 있습니다.

"조그만 겨자씨 안에 수미산이 들어있다"

수미산은 온 천하를 의미합니다. 겨자씨는 이 우주의 정말 미세한 일부분입니다. 그러한 미세한 일부뷴에도 온 천하가 담겨 있다고 합니다.

사람을 소우주라고 합니다. 우주의 아주 미세한 일부분인 사람에게 온 우주의 모습이 담겨 있습니다.

이 개념을 조금 축소시켜서 표현하자면, 인체에 우주 전부를 담을 수 있듯이 손목이라는 인체의 일부분에도 인체 전부를 담을 수 있다는 말입니다. 요즘 현대과학이 약간의 생체조직만으로도 그 생체를 복원해낼 수 있는 것과 비슷하지요.

조금 더 과학적인 설명을 가해보면 손목에는 인체의 전체적인 파장이 담겨져 있다고 보는 것입니다.

진맥은 손목이라는 작은 부위에 담겨 있는 맥의 파동 속에 인체 모든 부분이 각각 어떻게 작용을 하는지 진단하는 것입니다. 손목이 모든 맥의 파동 중에서 가장 맥박이 두드러져 잘 느낄 수 있는 부위이기 때문에 손목이라는 국소적인 부위를 통해 인체의 전체를 살필 수 있는 것입니다.

손목에서 맥을 보는 한의학적인 이유

인체를 좀 더 살펴보겠습니다. 여러분들의 팔, 다리의 관절들을 각각 살펴보세요. 관절이 몇 개씩 있지요?

몸통에 붙은 관절, 손목 · 발목관절, 그 중간 관절
각각 관절이 3개씩 있습니다.

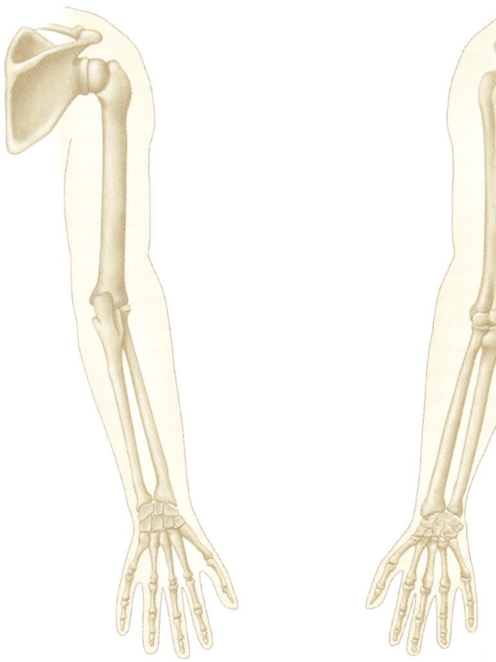

▶ 팔 관절

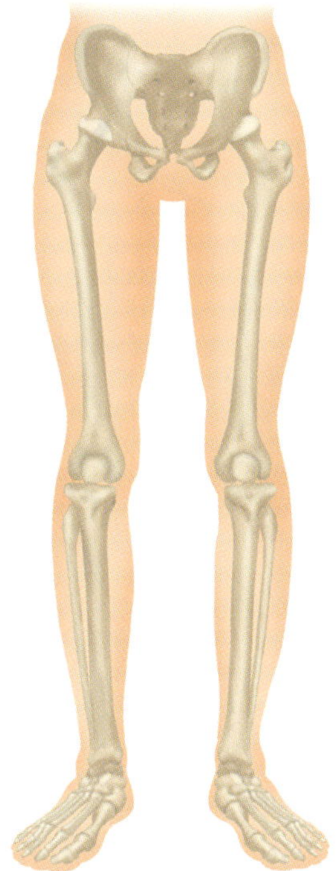

▶ 다리 관절

이 3개 관절의 움직임을 보면 몸통에 붙어있는 관절이 제일 움직임이 적고 팔다리의 끝쪽으로 있는 손목 발목 관절이 제일 움직임이 많음을 알 수 있습니다.

그런데 진맥 이야기를 하면서 왜 관절 이야기를 하느냐고요?

진맥이란 몸속의 생리적인 움직임과 병리적인 움직임을 느끼는 진단법입니다. 따라서 몸통관절보다는 손목과 발목의 관절 부위가 움직임이 더 많으니 맥을 보는 데도 더 좋다는 이야기를 하려는 것입니다.

이는 마치 낚시꾼이 물고기를 낚을 때 넓고 물의 움직임이 없는 곳에는 물고기가 별로 없고 골짜기처럼 좁혀진 목이 물고기도 많고 잡기도 편한 것과도 같습니다.

그렇다면 손목과 발목 관절 중에 어느 쪽이 맥을 잡기가 더 좋을까요? 아무래도 땅 방향에 있는 발목보다는 하늘 방향에 있는 손목이 움직임이 더 많으니 맥박 역시 손목에서 더 잘 뛰는지라 손목을 진맥 잡기에 가장 좋은 부위로 칩니다.

또 한 가지 중요한 점은, 관절은 두 개의 뼈가 공유하는 곳이니 가장 움직임이 많고, 또 움푹 파인 구조라 기와 혈이 잘 모이는 곳입니다.

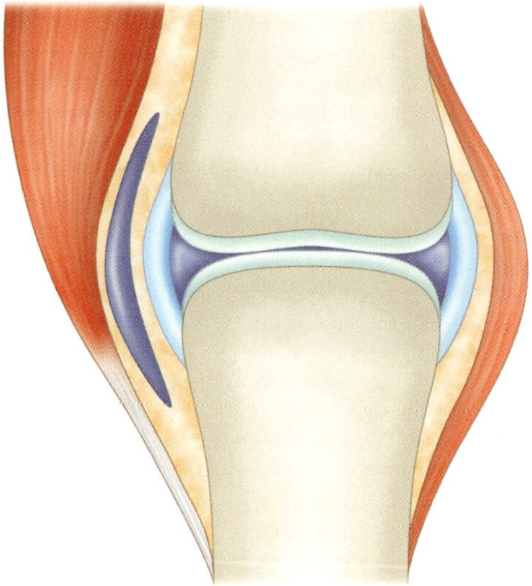

▶ 관절

그래서 관절은 다른 부위보다는 동動적인 움직임을 파악하기 좋고 기혈이 잘 모여 있기에 맥을 볼 때도 관절을 선택하는 것입니다.

하나하나 살펴보면 손목으로 맥을 보는 이치를 알 수 있을 것입니다.

상인은 좋은 목을 잡아야 재물을 벌고 어부는 좋은 목에 그물을 쳐야 물고기를 잡을 수 있듯이, 한의사는 손목에서 맥을 잘 잡아야 질병을 제대로 파악할 수 있습니다.

한의학 서적에서도 촌구(손목)에서 맥을 잡아야 하는 이유를 상세히 밝혀주고 있습니다. 그 중에 『난경』이란 책 첫머리를 보겠습니다.

> 12경락에 모두 맥이 뛰는 곳이 있는데 홀로 촌구寸口만을 취하여 오장육부의 죽고 사는 길흉의 법을 결정하는 것은 어떻게 말할 수 있을까?
> 그렇게 촌구란 맥의 기운이 아주 중요하게 모이는 곳이고, 수태음폐경의 박동이 잘 뛰는 곳이다. 사람이 한번 숨을 내쉴 때 맥이 3촌을 가고 한번 숨을 들이마실 때 맥이 3촌을 가니 숨을 내쉬고 들이마시는 것을 식息이라고 정하면, 맥은 6촌을 가며 맥이 온 몸을 50바퀴 돌게 되는데 ...(중략)... 그러므로 50바퀴 돌았다가 다시 수태음폐경 맥에서 모이게 되니, 촌구는 오장육부가 끝나고 시작하는 곳이라 그러므로 촌구를 이치대로 취하였다.[39]

---

39 十二經皆有動脈, 獨取寸口, 以決五臟六腑死生吉凶之法, 何謂也? 然, 寸口者, 脈之大要會, 手太陰之動脈也. 人一呼脈行三寸, 一吸脈行三寸, 呼吸定息, 脈行六寸. 脈行五十度周於身 ...(중략)... 故五十度復會於手太陰. 寸口者, 五臟六腑之所終始, 故法取於寸口也. 『難經 · 一難』

옛날 분들은 요점만 압축해서 말씀하시니 참으로 깊은 뜻을 알기가 쉽지는 않네요. 그래도 위의『난경』문구를 다시 정리해보자면 사람의 몸에는 12개 경락이 있는데, 경락이란 우리 몸의 혈액이 흘러가는 순환경로로서 좀 넓게 생각하면 신경 · 림프 등 모든 순환시스템의 총칭으로 이해할 수 있다는 것입니다.

경락經絡이란 몸 안에서 기혈이 순환하는 통로를 말하는데 경맥經脈과 락맥絡脈으로 이루어져 경락이라 부릅니다. 곧게 가는 줄기를 경맥이라 하고 경맥에서 갈라져 나와 온몸의 각 부위를 그물처럼 얽은 가지를 락맥이라 합니다. 비유하자면 '강'을 '경맥'이라고 하면 강에서 갈라지는 지류支流인 '내川'를 '락맥'이라고 보셔도 좋습니다.

경락은 기혈이 통하는 통로로서 온 몸에 기혈을 공급하여 몸을 자양하며 하나의 통일체로 연결시켜주는 기능을 수행합니다. 또한 병적 인자因子의 통로로 병적 현상을 반영하는 역할도 합니다.

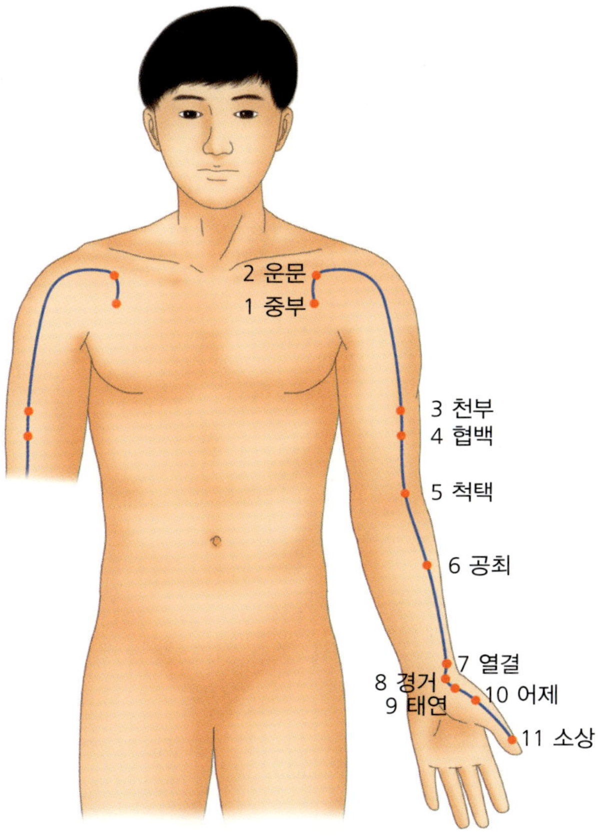

▶ 수태음폐경

좀 더 한의학적인 이치에서 생각해보겠습니다. 손목에서 맥을 보는 부위인 촌구는 12경락 중에 수태음폐경手太陰肺經에 속합니다. 수태음폐경은 폐肺의 기운이 흘러가는 경락을 말합니다.

그럼 진맥하는 맥을 정하는데 있어, 많고 많은 곳 중에 왜 수태음폐경을 택했는지부터 한번 생각해봅시다.

한의학에서는 심장을 임금에 비유합니다. 임금을 보면 그 나라를 알 수가 있지요. 또 한의학에서 심장은 맥脈을 주관한다고도 합니다. 즉 임금인 심장은 맥박을 통해서 맥의 전체적인 규율을 정해놓고 그에 따라 모든 맥을 다스립니다.

그러면 맥박을 뛰게 만드는 것은 무엇일까요? 한의학에서는 종기宗氣라고 봅니다.

종기는 영기營氣와 호흡지기呼吸之氣가 합쳐진 것입니다.

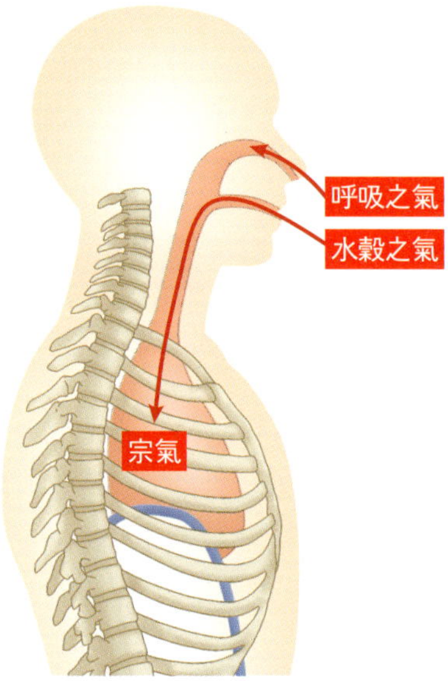

여기서 영기는 음식물을 먹어서 형성된 인체를 운영하는 기氣이고, 호흡지기는 호흡을 통해서 쌓인 기입니다. 즉 먹어서 생긴 기와 호흡을 통해서 쌓인 기가 합쳐져 종기가 된 것입니다.

이 종기가 바로 맥박을 뛰게 만든다고 봅니다. 그러면 맥박은 음식물을 소화시키는 비위脾胃와 호흡을 하는 폐肺에 쌓이는 종기를 통해 뛰게 된다고 보면 됩니다.

맥박을 뛰게 만듦	宗氣 = 榮氣(水穀之氣) + 呼吸之氣
맥박을 조절	폐肺의 치절治節작용

그리고 폐의 치절治節작용을 통해서 맥박이 조절됩니다. 폐의 치절작용은 임금인 심장을 보좌하여 심장의 기운이 지나치게 항진되는 것을 조절해주는 기능을 말합니다.[40]

그래서 호흡이 빨라지면 맥박 역시 빨라지고, 호흡이 늦어지면 맥박 역시 늦어지는 것입니다.

결과적으로 종기는 폐 속에 쌓여 있기 때문에 수태음폐경에서 진단을 하는 것입니다.

그러면 수태음폐경 중에서도 왜 하필 손목에서 진단을 할까요?

진맥 보는 부위를 정확히 말하자면, 수태음폐경의 오수혈五兪穴 중 태연太淵혈에서 경거經渠혈까지의 구간입니다.[41]

태연太淵은 수태음폐경의 오수혈 중에서도 토土의 성질을 가지고 있는 곳이니 비위와 폐의 연관성이 제일 많이 나타나는 혈자리이고, 경거經渠는 금金의 성질을 가장 잘 가지고 있는 혈자리입니다.

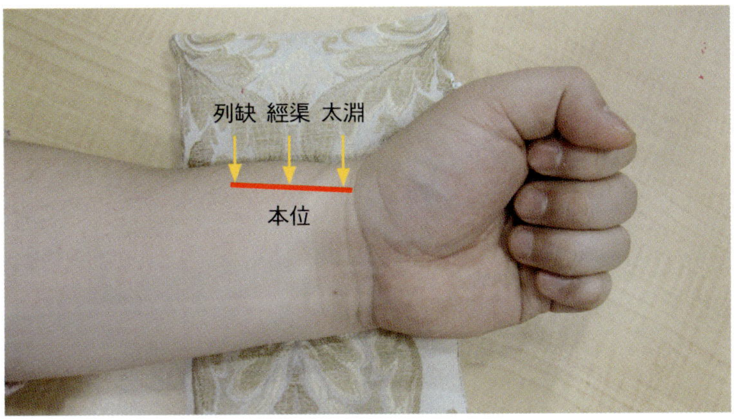

음식을 비위의 토土가 소화시켜서 얻어지는 영기와 폐금肺金에서 호흡해서 얻어지는 호흡지기가 합쳐져 종기가 형성되니 수태음폐경 중에서도 토와 금 사이에서 맥을 진단하게 되는 것입니다.

이 때문에 맥을 진단하는 범위는 태연太淵에서 경거經渠까지입니다. 좀 더 정확히 말하자면 열결혈列缺穴 바로 직전이라고 할 수 있습니다. 열결혈은 폐肺의 경맥과 대장大腸의

---

40 肺者, 相傅之官, 治節出焉.(素問 靈蘭秘典論)

41 오수혈五兪穴은 오행五行 속에 또 오행이 있다는 이론에서 나온 혈穴자리로, 모든 경락에 오행에 해당되는 혈이 배당된 것을 말합니다. 이 오수혈은 각기의 경락이 다른 경락과 교류합니다. 예를 들어 폐경肺經으로 보았을 때, 어제魚際는 화혈火穴입니다. 오행상 화火에 해당되는 장기는 심장인데 어제魚際는 심장의 영향력이 폐肺에 미치는 혈穴자리로 보시면 됩니다.

경맥이 서로 교류하는 곳입니다. 때문에 자연스레 대장에서 만들어지는 대변의 탁기濁氣가 교류될 수밖에 없습니다. 맥은 이러한 탁기가 섞이면 제대로 진단이 안 되는 곳이기 때문에 열결혈 전까지가 맥을 잡는 부위가 되는 곳입니다. 이 구간을 본위本位라고 합니다.

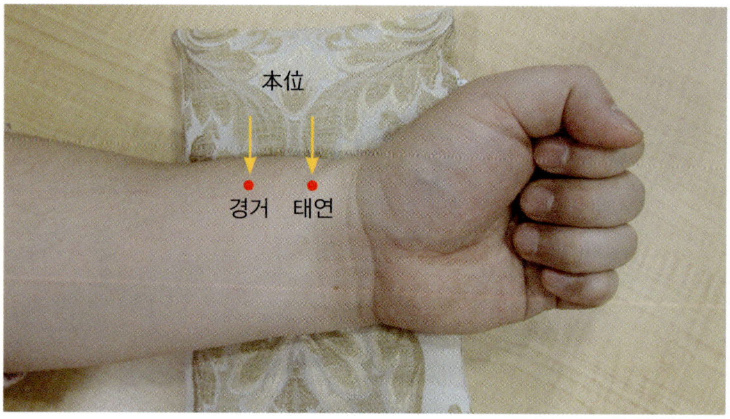

그럼 여러분들의 손을 한 번 보세요. 책상 위에 손바닥을 위로 향하게 해서 손을 올려놓습니다. 어느 부위에서 맥박이 뛰고 있는 지 여러분들도 잘 아실 것입니다. 실제로 눈에 보이지는 않지만 아래 그림에 나오는 것처럼 팔에서 손목을 거쳐 엄지손가락 쪽으로 폐의 경락이 흘러갑니다.

손목 관절에 맥박이 뛰는 곳, 이곳이 바로 촌구입니다. 그래서 '촌구맥을 본다'고 합니다.

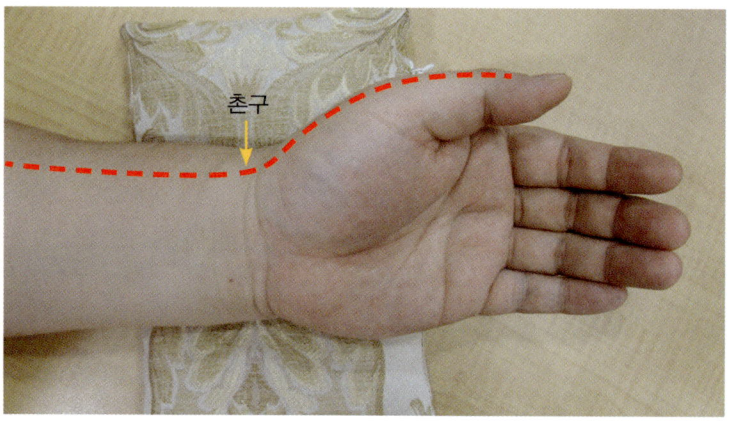

10

맥을 잡는 요령

맥을 잡아봅시다

대부분 한의사들은 진맥을 볼 때, 검지, 중지, 약지 손가락 세 개를 환자의 손목에 올려다놓고 진찰합니다. 그런데 손가락을 손목에 대기만 하면 맥을 알 수 있을까요? 절대 아니지요. 손목 부위 중 맥을 정확히 짚을 수 있는 부위가 따로 있습니다.

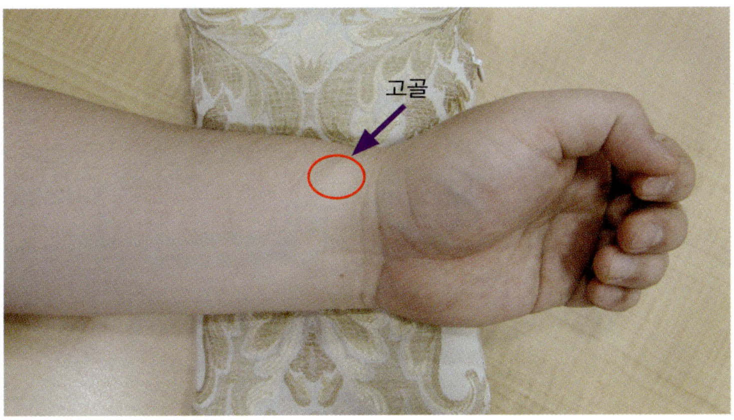

▶ 고골高骨의 위치

우선 손목부위의 자신의 맥이 뛰고 있는 부위를 한 번 보십시오. 그런 다음 그 주위를 한 번 만져보시면 유난히 볼록 나온 뼈가 느껴집니다. 그 곳이 바로 '고골高骨'이라는 부위입니다.

그곳에 중지를 얹어 놓고, 그 다음엔 검지와 약지를 중지에 붙여서 살며시 내려놓아보세요. 이제는 맥이 뛰는 것이 느껴지나요? 잠시 눈을 감고 맥을 느껴봅시다.

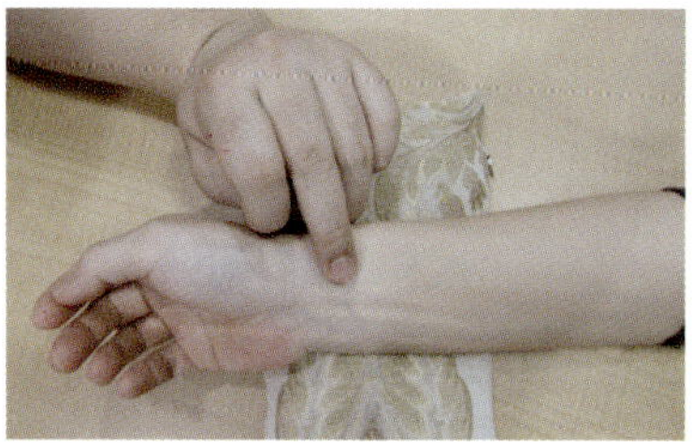

①

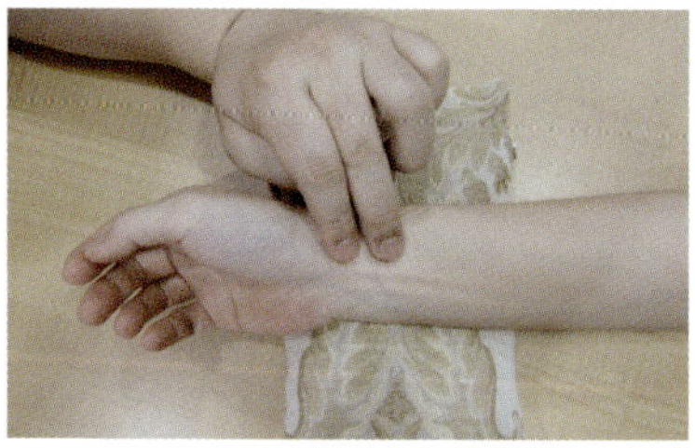

②

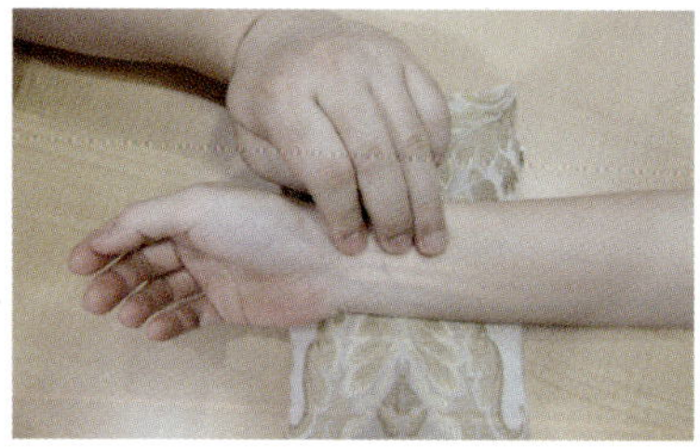

③

눌렀다가 떼었다가

한의원에서 진료를 받아보신 분들은 한의사가 손가락으로 손목을 잡으면서 맥을 눌렀다가 힘을 뺐다가 하면서 반복하는 것을 보신 적이 있을 것입니다.

거擧 : 들기
안按 : 누르기
심尋 : 살피기

이 글자들을 기억해두세요. 이 세 가지가 맥을 잡는 요령입니다.

'거擧'는 손가락을 꾹 누른 다음에 점점 떼며 들면서 맥을 보는 것입니다.

'안按'은 위와는 반대로 점점 누르면서 맥을 보는 것입니다.

'심尋'은 '살피다'는 뜻이니 이처럼 거擧와 안按의 과정을 통해서 질병을 자세히 살펴보는 것입니다.

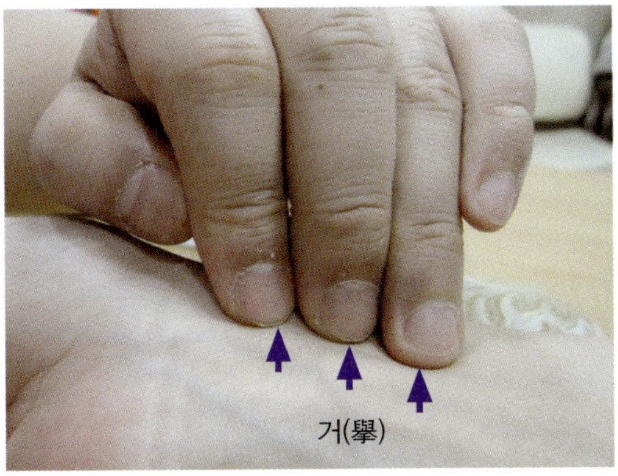

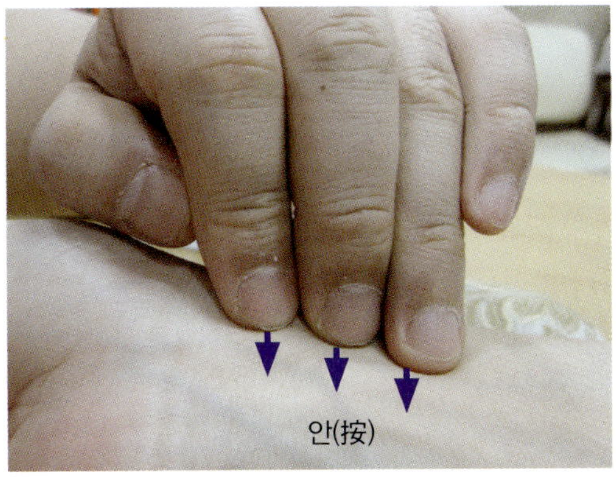

독자 분들도 한 번 해보세요. 자, 이제는 맥을 짚을 수 있을 것입니다. 고골을 잡아 세 손가락을 올려놓고(거擧), 눌렀다가 들었다가 해봅시다(안按). 그런 다음 이제는 잘 살피는 일만 남았습니다(심尋).

원나라 때 의사 활백인滑伯仁은 눌러서는 오장을 살피고, 떼어서는 육부를 살핀다고 했습니다.[42]

즉 거擧, 안按, 심尋은 맥으로 우리 몸속에 있는 오장육부를 위와 같은 방식으로 눌렀다 떼었다 하면서 살핀다는 뜻입니다.

거擧, 안按, 심尋은 간단해보이지만, 살피는 내용은 전혀 간단하지 않습니다. 하지만 맥의 계통을 올바로 잡아나가면서 거안심으로 살피면 오히려 쉽게 느껴질 때가 있을 것입니다.

떠있는 곳과 가라앉아있는 곳浮中沈

맥도 하나의 흐름입니다. 물론 피가 흘러가는 흐름입니다. 흘러가는 강물에도 수심이 있듯이 맥에도 당연히 깊이가 있습니다. 이제부터는 서서히 맥의 깊은 부분으로 들어갑니다.

부浮, 중中, 침沈

그 깊이에서 얕은 곳은 떠있는 곳이니 한자로 부浮. 깊은 곳은 가라앉아있는 곳이니 한자로 침沈. 그 가운데는 중中입니다.

---

42 初持脈輕手候之。脈見皮膚之間者陽也。府也。亦心肺之應也。重手得之。脈附於肉下者陰也。藏也。亦肝腎之應也.『脈學輯要』

앞에서 배웠던 거擧, 안按, 심尋으로 생각해보면 거擧는 침沈에서 부浮로 살피는 것이고, 안按은 부浮에서 침沈으로 살피는 것입니다.

여기서 거안심을 부중침 자체로 생각하는 의가들도 있기는 하지만 다르다고 보아야 합니다.

부중침은 맥을 나눈 구역입니다. 즉, 부浮는 표피表皮에 가까운 부분이고, 침沈은 근골筋骨에 가까운 부분이며, 중中은 그 사이 부분을 말합니다. 하지만 거擧는 침沈 부분까지 눌렀다가 부浮 부분으로 들어 올리면서 하는 진단법을 말하고, 안按은 부浮 부분에서 침沈 부분으로 눌러 들어가면서 하는 진단법을 말합니다.

그러면 이 부중침을 잡는 위치를 한번 살펴보겠습니다. 맥이 뛰는 피부에 손을 살짝 올리는 곳이 부이고, 손가락을 뼈까지 거의 닿을 정도로 누르는 곳이 침이며, 부와 침의 사이에는 중이 위치합니다.

이 부중침을 좀 더 세부적으로 분석해보겠습니다.

피맥육근골皮脈肉筋骨

> 5난五難에 가로되
> "진맥에는 가볍게 누르는 것과 무겁게 누르는 것이 있으니 무엇을 말하는 것인가? 그래서 처음을 맥을 잡을 때 콩 3개의 무게로 누르는 것은 피모皮毛와 더불어 서로 얻어지는 것이니 폐부肺部요, 콩 6개의 무게로 누르는 것은 혈맥血脈과 더불어 서로 얻어지는 것이니 심부心部요, 콩 9개의 무게로 누르는 것은 기육肌肉과 더불어 서로 얻어지는 것이니 비부脾部요, 콩 12개의 무게로 누르는 것은 근筋과 더불어 평平한 것이니 간부肝部요, 뼈에 이를 때까지 눌렀다가 손가락을 약간 들어 올려서 느껴지는 맥박은 신부腎部이니 그러므로 가볍게 누르는 것과 무겁게 누르는 것이라고 말하는 것이니라." 하느니라.[43]

앞에서 말한 부중침을 좀 더 자세한 분류로 나눈 것이 『난경難經』에 나와 있습니다.

---

43 五難曰 脈有輕重 何謂也? 然 初持脈 如三菽之重 與皮毛相得者 肺部也 如六菽之重 與血脈相得者 心部也 如九菽之重 與肌肉相得者 脾部也 如十二菽之重 與筋平者 肝部也 按之至骨 擧指來疾者 腎部也 故曰輕重也. 『難經 · 五難』

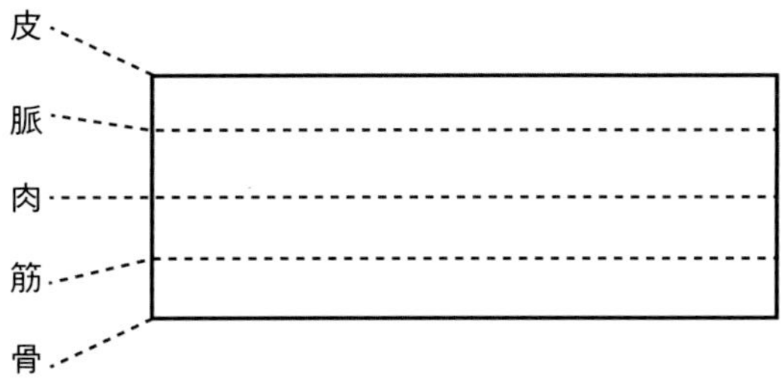

▶ 피맥육근골의 그림

우선 몸을 먼저 구체적으로 나누어 보면 우리 몸의 제일 속에는 뼈가 있습니다. 그곳을 골骨(뼈)이라고 합니다.

우리 몸의 제일 바깥에는 피부가 있습니다. 그곳을 피皮(피부)이라고 합니다.

우리 몸의 중간에는 피부와 뼈의 중간인데 결국 살덩이가 있습니다. 그곳을 육肉(살덩이)이라고 합니다.

그리고 피부와 중간의 살덩이 사이에는 혈관들이 많이 흘러 다닙니다. 그곳을 맥脈(혈맥)이라고 합니다.

마지막으로 뼈와 중간의 살덩이 사이에는 근육들이 자리하고 있습니다. 그곳을 근筋(근육)이라고 합니다.

겉에서부터 깊은 곳으로 나열하면 피맥육근골皮脈肉筋骨의 순서가 됩니다. 이것을 맥에 대응시키면 중간의 육肉은 맥의 중中의 위치에 해당하고 피맥皮脈은 겉이니 맥의 부浮의 위치에 해당하고 근골筋骨은 속이니 맥의 침沈의 위치에 해당하게 됩니다.

어떤 사람의 맥이 떠있다고(부맥) 가정하면 그 사람의 신체 겉에 문제가 있다는 것인데, 겉은 부浮이고 부浮는 피皮와 맥脈이니 "피부와 혈맥에 병이 들어있다"고 말할 수 있습니다.

반대로 맥이 가라앉아있다고(침맥) 가정하면 그 사람의 몸속에 문제가 있다는 것인데 속은 침沈이고, 침沈은 근골筋骨이니 "근골에 병이 들어있다"고 말할 수 있습니다.

아래와 같이 그림으로 정리해보니, 맥의 깊이인 부중침과 피맥육근골의 관계가 한 눈에 들어옵니다.

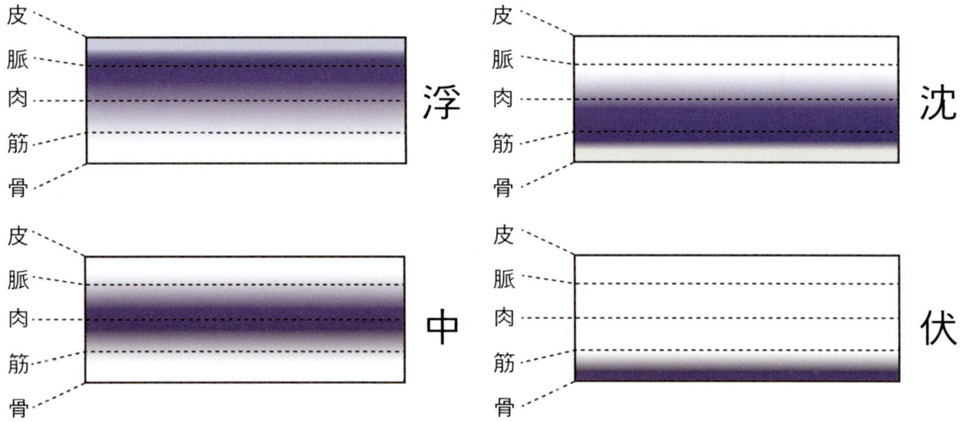

안쪽으로 바깥쪽으로 위로 아래로

거안심은 세 손가락을 제자리에서 움직이지는 않고 눌렀다가 떼었다가 하는 것인데 이제는 손가락을 움직여보겠습니다.

손가락을 얹어놓고 있으면 손가락 끝 쪽 일직선으로 건腱(tendon)이 하나 느껴질 것입니다.[44]

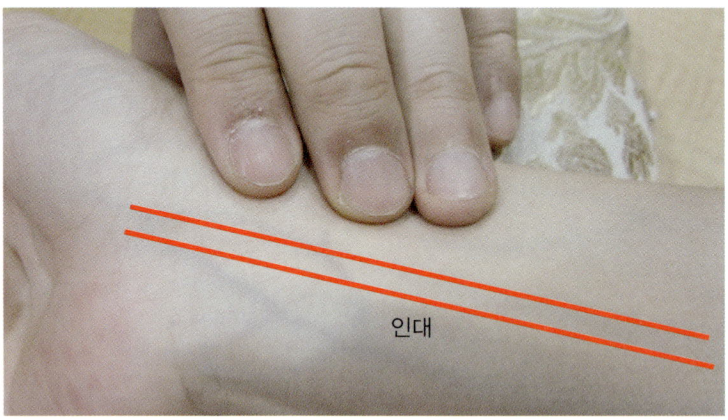

44 건(tendon)은 해부학적으로는 요측수근굴근건(flexor carpi radialis tendon)이라 한다. 쉽게 말해서 인대라고 할 수 있다.

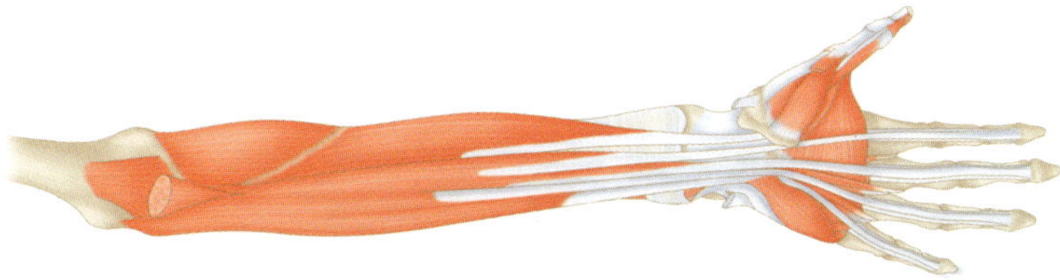

이제는 손가락을 한 번 움직여 볼까요?

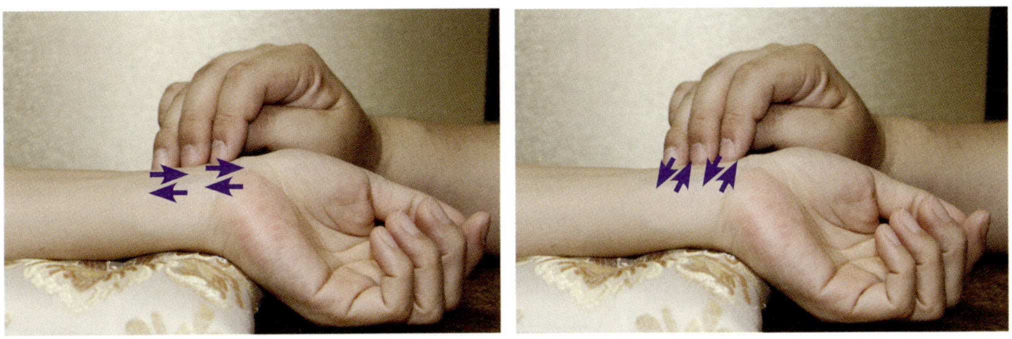

▶ 추이推移

건이 있는 안쪽으로 움직여도 보고, 건 바깥쪽으로도 움직여도 봅시다. 건을 따라 평행하게 위쪽으로 움직여도 보고, 건을 따라 평행하게 아래쪽으로도 움직여 봅시다. 이렇게 상하좌우로 손가락을 움직여 보는 것을 추이推移한다고 합니다.[45]

안쪽과 바깥쪽으로 손가락을 움직이는 것은 두 가닥 맥이 뛰거나 한 가닥이라도 건쪽에 붙어서 뛰는 맥 등을 놓치지 않기 위해서입니다. 또한 위쪽과 아래쪽으로 손가락을 움직이는 것은 길게 뛰는 맥이나 짧게 뛰는 맥 이런 것들은 놓치지 않기 위해서입니다.

45 汪石山曰 按消息。謂詳細審察也。推。謂以指那移于部之上下而診之.『脈學輯要』

한 손가락으로 하는 진맥單按

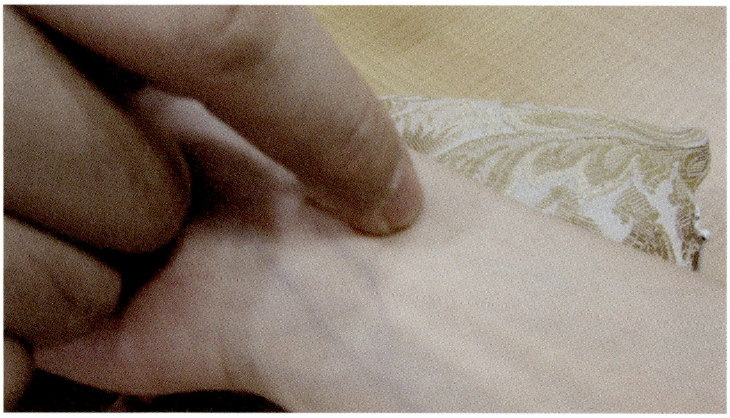

▶ 한 손가락으로 진맥하는 모습

맥을 느끼는 감각이 제일 예민한 손가락은 검지입니다. 앞 장에서 설명한 손가락 3개를 나란히 올려 맥을 잡는 방법 대신, 검지 하나만으로 촌관척 3군데를 모두 짚어보는 것도 좋습니다. 이 방법은 손가락 1개만 사용한다고 하여 단안單按이라고 합니다.

맥을 좀 더 상세하게 보고 싶을 때는, 단안으로 보는 것이 더 정확한 결과를 얻을 수 있습니다.

하지만 기타 같은 현악기를 자주 다루는 분들은 손가락에 굳은살이 잘 박히기 때문에 감각이 둔해져 맥을 제대로 잡을 수 없습니다. 때문에 맥을 제대로 잡으려면 가급적 현악기를 직접 연주하지 않는 것이 좋습니다.

특히 맥을 잡는데 가장 중요한 검지를 잘 보존해야 합니다.

올바른 진맥 자세

그림으로 보겠습니다.

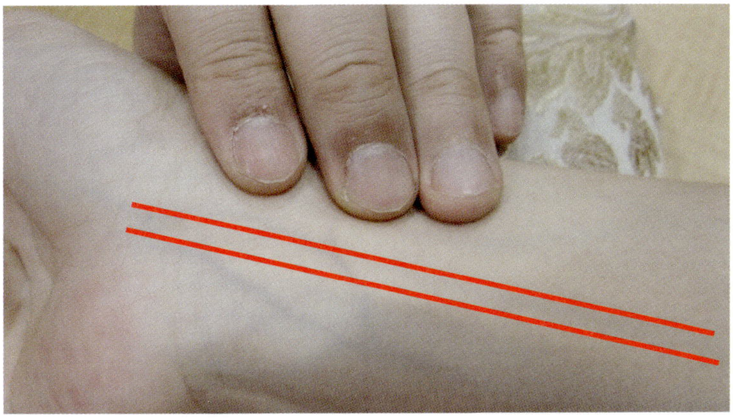

▶ 진맥의 올바른 자세

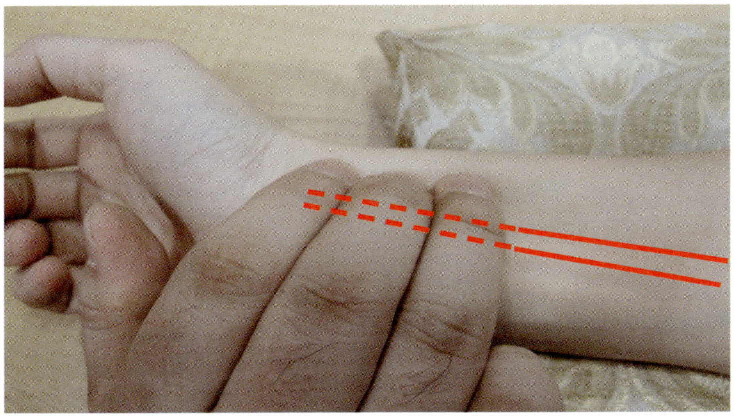

▶ 진맥의 잘못된 자세

진맥을 잡을 때는 건이 중요하다고 말씀드렸는데, 그 이유는 그 쪽에 바짝 붙어서 뛰는 맥을 놓치지 않고 잘 잡기 위해서입니다.

첫 번째 올바른 자세의 그림은 손끝이 건에 바짝 붙어 있는 맥을 잘 잡을 수 있는 자세인데, 두 번째 잘못된 자세의 그림은 건을 감싸쥐는 자세이기에 손끝의 예민한 부위가 건에 바짝 붙어 있는 맥에 닿지 않으므로 맥을 제대로 느끼기 힘든 자세입니다.

앞으로 여러분들이 진맥을 보실 때에도 바른 자세를 꼭 유지하셔야 맥을 민감하게 느낄 수 있습니다. 그렇지 않아도 28맥을 제대로 구분해내기 쉽지 않은데, 맥을 민감하게 모두 느낄 줄 알아야 진맥을 제대로 볼 수 있습니다.

진료를 하다 보면 건腱쪽에 붙어서 뛰는 맥은 꽤 있으니, 진맥의 자세를 바로 하여 놓치지 말아야 하겠습니다.

11

맥이 뛰지 않을 때

첫 번째 이야기

한의원에 와서 환자의 맥을 짚으면, 맥이 아예 느껴지지 않는 경우도 가끔 있습니다. 이건 무슨 경우일까요? 진맥을 하다보면 가끔씩 겪는 일인데, 이런 경우는 반관맥反關脈으로 원래 맥을 잡는 부위인 촌관척보다 약간 옆쪽으로 비껴서 맥이 뛰는 것입니다.

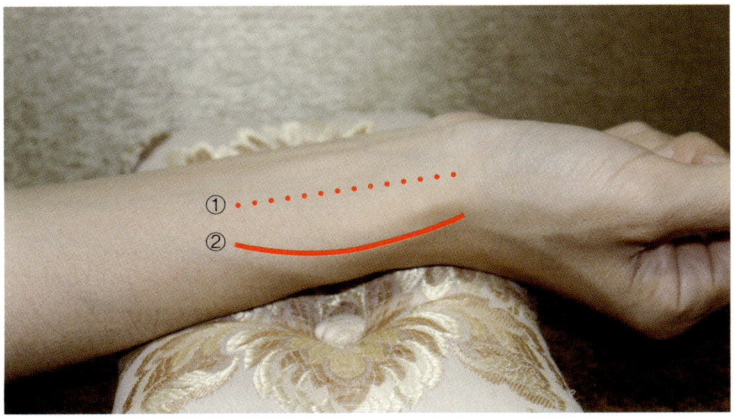

▶ ① 정상맥이 뛰는 부위, ② 반관맥反關脈

그러면 반관맥이 뛰면 건강에는 이상이 없는 것일까요?

반관맥에 대해 이론은 두 가지가 있습니다.

하나는 아주 건강한 사람의 맥이라는 이론이고, 또 하나는 열이 많은 맥으로 보는 이론입니다. 임상에서는 대부분 전자의 경우로 건강한 사람인 경우가 많습니다. 하지만 열이 많아서 반관맥이 된 경우도 아주 가끔은 보이기도 합니다. 때문에 반관맥만으로 건강이냐 아니냐를 판단하기 보다는, 나머지 반관맥과 섞인 맥들이 어떤 맥상으로 나오느냐를 잘 판단해야 올바른 진단을 할 수 있습니다.

나이가 들어서 소위 화火를 잘 내면 주로 어떤 병이 오지요? 중풍이 잘 걸리지요. 드라마에서 화내다가 뒷목 잡고 쓰러지기도 하잖아요. 중풍 걸린 분들 중에 반관맥이 뛰는 경우가 간혹 있습니다. 그러면 후자의 열이 많은 맥이라고 볼 수 있겠지요. 이 경우는 열이 극도로 이르러서 풍風을 생하는 경우라 할 수 있습니다熱極生風.

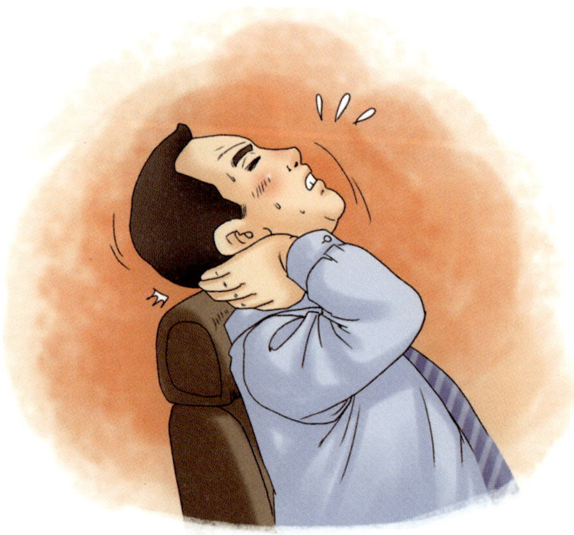

이 반관맥은 잘 살펴보기만 한다면 누구라도 짚을 수 있는 맥입니다. 혹시 주위에 손목에서 맥이 안 뛰시는 분이 계시면 반관맥인지 한번 손목 옆쪽을 자세히 살펴보시기 바랍니다. 그리고 위에서 말한 일반적인 반관맥과는 다르게, 가운데 손목의 인대에 바짝 붙어서 뛰는 반관맥도 있습니다. 일반적으로 맥이 뛰는 경로를 벗어난 경우인데, 이 경우는 앞에서 〈4장 맥을 잡는 요령〉에서도 글과 그림으로 말하였지만 손끝으로 올바른 자세를 해서 잡아야만 잡힙니다.

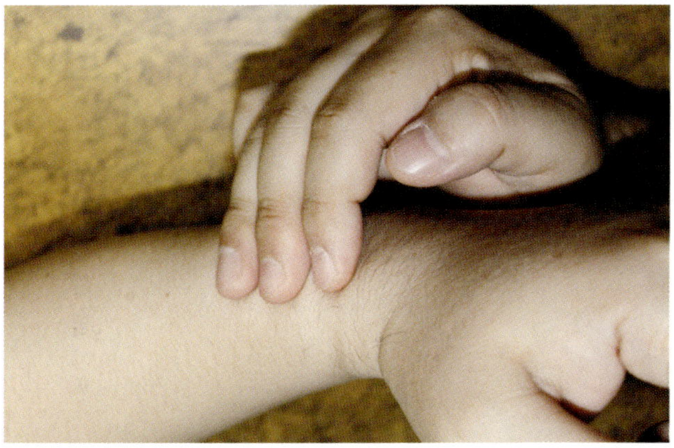

▶ 반관맥 잡는 사진

두 번째 이야기

환자분 중에서 아주 특이한 경우가 있습니다. 맥이 전혀 뛰지 않을 때 팔부터 손목까지 열심히 주무르면 다시 맥이 잘 뛰는 경우가 있습니다.

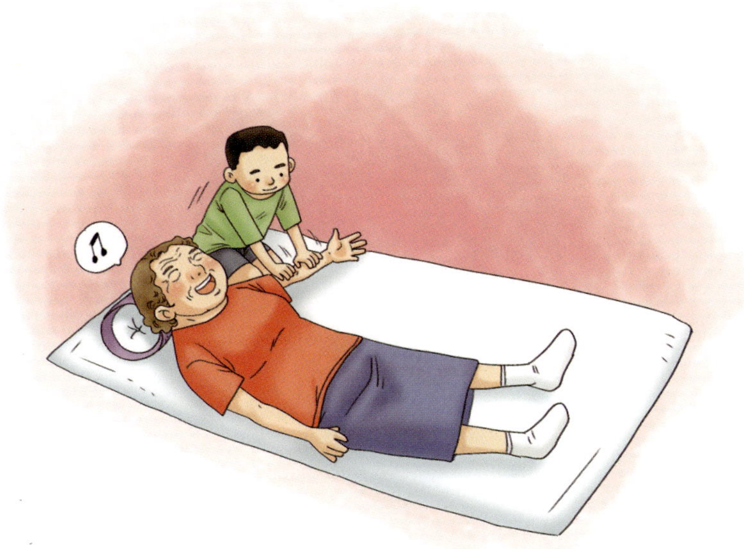

그러면 이분은 맥이 뛰는 것으로 보아야 할까요? 아니면 안 뛰는 것으로 보아야 할까요?

맥이 잘 뛰는 것은 물길이 잘 흘러가는 것에 비유될 수 있습니다. 물길은 막힌 것이 없어야 잘 흘러갑니다. 하지만 하수구가 막히면 물이 잘 내려가지 않듯이, 맥관脈管이 노폐물에 의해서 막히면 일시적으로 맥이 뛰지 않는 것처럼 느껴질 수 있습니다.

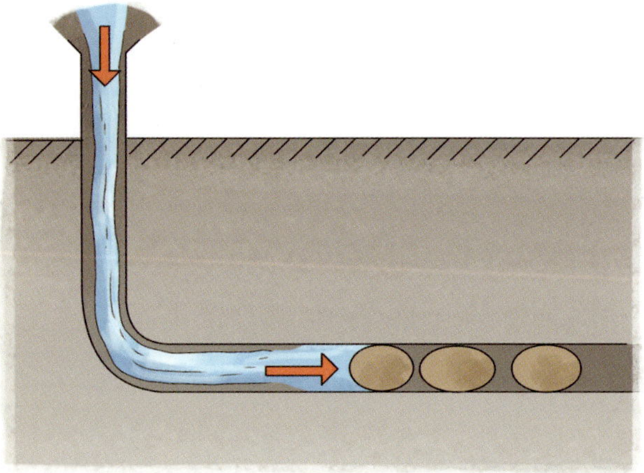

▶ 하수구가 막혀서 물이 안 흐르는 그림

이 경우에는 열심히 주물러 주면 맥관을 막았던 노폐물이 제거되어서 맥이 다시 뛰게 됩니다. 마치 변기 막힐 때 '뚫어뻥'으로 몇 번 왔다 갔다 하면 막힌 것이 뚫리는 것과 비슷하지요. 이것은 어떤 원인으로 기氣가 막혀서 맥이 잘 안 뛴 것입니다.

기가 막히는 원인은 여러 가지가 있을 것입니다. 스트레스로 인해 기가 뭉친 기울氣鬱, 소화가 안 되어서 생기는 식적, 가래 같이 끈끈한 노폐물인 담음 등이 기의 흐름을 막아서 이렇게 될 수 있습니다.

보통 맥이 전혀 뛰지 않는 경우는 죽을 날이 얼마 남지 않거나 매우 위태로운 경우에서만 나타나지만, 이처럼 노폐물로 인해서 맥이 전혀 뛰지 않았다가 주무르면 다시 뛰는 경우는 그 노폐물만 제거해주면 맥도 정상적으로 뛰게 되고 몸의 병도 낫게 됩니다.

세 번째 이야기

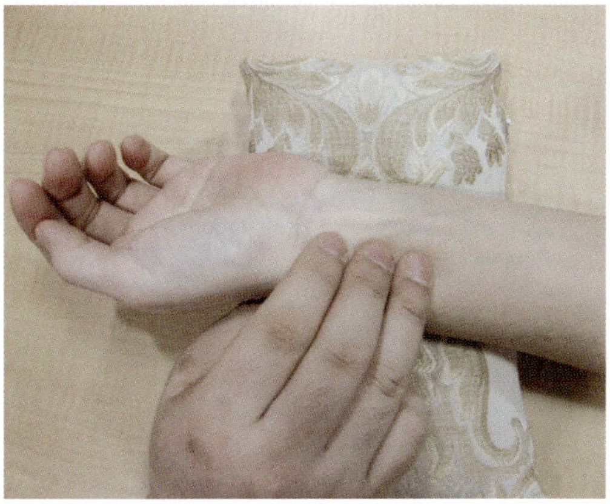

▶ 원래 맥을 잡는 사진

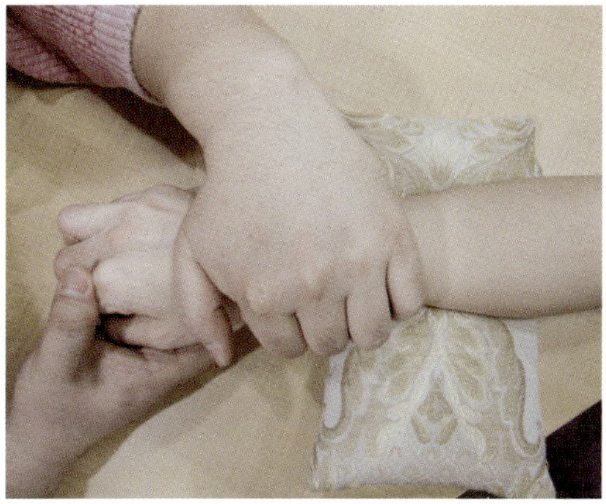

▶ 손바닥을 뒤집어서 맥을 잡는 사진

무릇 맥을 볼 때에 만약 좋지 않은 맥이 얻어지면 마땅히 손을 엎어서 취取하는데 손을 바르게 놓고 취할 때와 같으면 원기元氣가 끊어진 것이니 반드시 난치難治이고, 만약 손을 바르게 놓을 때와 같지 않으면 이에 음양陰陽이 착종錯綜된 것이니 아직 반드시 죽는 것만은 아니다.『丹溪纂要』[46]

맥관이 옆으로 빠져서 뛰는 반관맥도 아니고 주물러도 맥이 뛰지 않는데, 손등이 위로 올라오도록 손바닥을 뒤집어 맥을 잡을 때에만 맥이 뛰는 특이한 경우가 있습니다. 사실 이러한 경우는 거의 없지만 정말 간혹 나타나기 때문에 자세히 살피는 것이 좋습니다. 맥이 안 뛰는 것은 죽는다고 판단이 되기 때문에 그러한 판단을 함부로 내릴 수는 없는 것입니다. 이처럼 복잡한 과정을 모두 동원해도 맥박이 정말 뛰지 않아야만 죽는다고 판단을 내릴 수 있는 것입니다. 또 하나의 과정이 남아있군요. 다음을 보겠습니다.

네 번째 이야기

앞에서 나왔던 반관맥이거나 기氣가 막혀서 맥이 안 뛰거나 손바닥을 뒤집어야만 맥이 뛰는 경우는, 사실 주석에서 보셨듯이 다 책에 나오는 내용입니다. 이전에 계셨던 훌륭하

46 凡看脈。如得惡脈。當覆手取。如與正取同。乃元氣絕。必難治矣。如與正取不同。乃陰陽錯綜。未必死.『丹溪纂要』

셨던 의사 분들이 이미 말씀을 해 놓으셨죠.

하지만 이런저런 방법을 써도 맥이 안 잡히는 경우에는, 과거 병력을 확인해볼 필요도 있습니다. 어떤 사람은 맥이 안 보이는데 반관맥도 아니고 팔을 주물러도 맥이 잡히지 않기에 과거의 병력과 수술 여부를 확인해보니, 만성신부전증으로 투석하는데 동맥을 묶는 수술을 해서 맥이 잡히지 않는 경우가 있었습니다. 정말 고서에는 나오지 않는 요즘 세상에서나 있을법한 사례지요.

또 어떤 할머니 역시 맥이 뛰지 않았는데 과거 병력과 수술 여부를 확인해보니, 심장수술을 했었는데 심장의 관상동맥이 막혀서 팔에서 동맥을 가져다가 심장에 붙이는 수술을 했더랍니다. 이 경우 역시 팔의 동맥을 뗐으니 맥이 잡히지 않은 사례입니나. 이런 식으로 수술로 잡아매기도 하고 떼어가기도 해놓았으니 맥이 안 뛰는 것은 자명하네요. 이 두 경우를 한의학에서는 외상外傷, 절상折傷으로 인해서 맥이 안 뛰는 것이라고 설명합니다.[47]

외상은 다치는 것을 말하고 절상은 뼈가 부러지고 하는 것을 말하는데, 수술은 필요에 의해서 일부러 외상을 몸에다 준 것이니까 같은 경우라고 봐도 됩니다. 물론 교통사고가 나거나 물건 등에 찍히거나 해서 실제의 외상外傷을 입어 맥이 안 뛰는 경우도 있습니다. 둘 다 흔한 경우는 아닙니다.

그런데 반관맥도 아니고, 아무리 주물러도 전혀 안 뛰고, 손바닥을 뒤집어도 맥이 전혀 뛰지 않고, 외상이나 수술도 전혀 없는데도 맥이 정말로 안 뛴다면 이건 아무래도 위험한 맥입니다. 실제로 돌아가실 확률도 높은 맥이니 정말 조심하시는 것이 좋겠습니다.

47 『고금의통(古今醫統)』無脈之候, 所因不一. 久病無脈, 無絶者死. 暴病無脈, 氣鬱可治. 傷寒痛風, 痰積經閉, 憂驚折傷, 關格吐利, 氣運不應, 斯皆勿忌.

12

왼쪽은 인영人迎, 오른쪽 기구氣口

내경의 인영과 기구

인영人迎과 기구氣口에 대해서는 의가들의 의견이 분분합니다. 현대에 알려져 있기로 인영은 목부위의 맥이고, 기구는 손목 부위의 맥으로 알려져 있습니다. 보통 기구를 손목 부위(폐경락이 흘러가는 손목 안쪽)로 보는 데는 이견은 없는 듯합니다.

인영을 후대 의가들은 2가지로 봅니다.

첫째로 인영을 앞목의 총경동맥에 있는 인영혈人迎穴로 보는 견해가 있습니다. 『내경』에서 보는 견해입니다.

둘째로 인영을 손목에 있다고 보는 견해가 있는데, 왕숙화는 '왼손의 관關 부위의 앞으로 1푼'을 인영이라 하여 손목에 배속시켰습니다.[48]

48 『脈經 · 兩手六脈 所主五臟六腑 陰陽逆順 第七』 關前一分 人命之主 左爲人迎 右爲氣口.

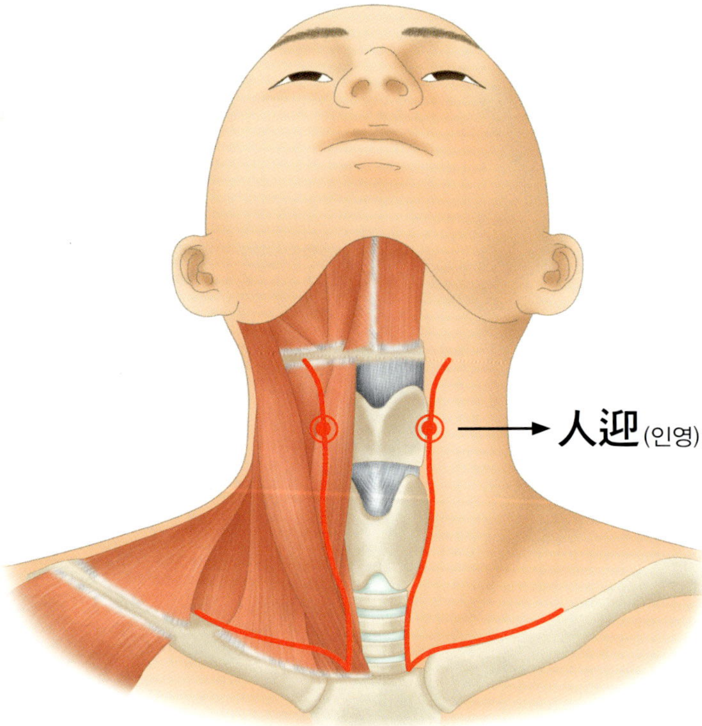

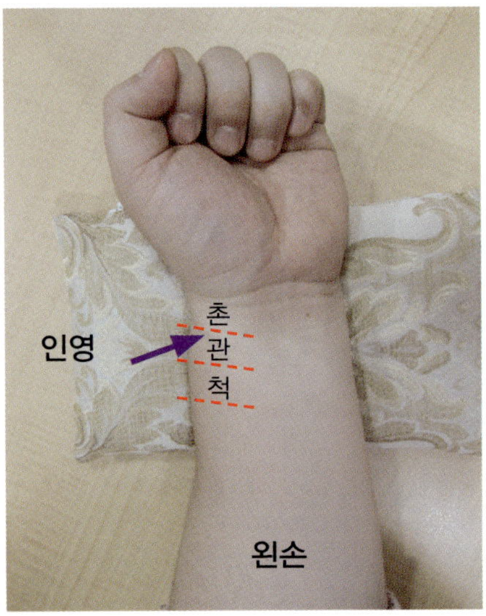

▶ 인영을 왼손에서 잡는 위치

자, 그렇다면 인영을 목에서 잡아야 할까요, 손목에서 잡아야 할까요? 손목만 진맥을 해도 모든 진단이 가능하다면 인영을 손목으로만 잡아도 될 것이고, 그렇지 않은 경우는 인영을 목에서도 잡아야 합니다.

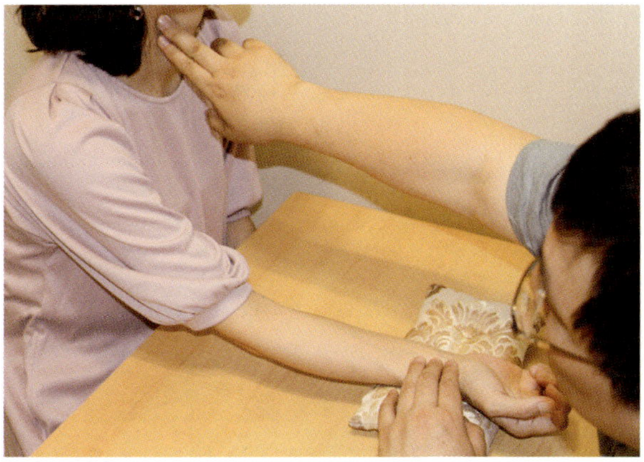

▶ 팔에 있는 기구와 목에 있는 인영 진단

중요한 것은 인영을 손목으로만 보려는 분들이 간과하기 쉬운 부분은 이 기구인영 맥법이 무엇 때문에 필요한 맥법이냐는 것입니다. 이 기구인영 맥법의 용도는 병이 경락에서 장부로 들어오는 시동병是動病이냐, 아니면 장부에서 경락으로 나가는 소생병所生病이냐를 판단하기 위한 것입니다. 또 맥이 뛰는 정도에 따라 어느 장기에서 병사病邪가 들락날락하는지 판단하는 맥법이지요. 즉 장부의 병이냐, 경락의 병이냐를 명확하게 나누기 위한 맥법이라는 것을 인지하셔야 합니다.

이것은 상한론에서 말하는 표리병表裏病과도 또 다른 개념입니다. 맥법의 자세한 내용이나 쓰임은 다음 기회에 따로 설명하도록 하겠습니다.

맥경脈經 이후의 인영人迎과 기구氣口

關前一分, 人命之主. 左爲人迎, 右爲氣口.『脈經 · 兩手六脈所主五臟六腑陰陽逆順第七』

관關의 앞 1푼은 인명人命의 주主이니 왼쪽은 인영人迎이 되고 오른쪽은 기구氣口가 되느니라.

이 본문을 보면서 기구氣口와 인영人迎이라는 부위를 보겠습니다. 관關 부분의 앞 1푼 정도라고 했는데 이렇게 따로 부위를 정했다는 것은 기구와 인영이라는 구역의 크기가 대략 1푼 정도 된다는 말입니다. 따라서 이 기구와 인영의 크기를 합한다면 전체 맥을 잡는 부위는 2촌寸이라고 할 수 있습니다. 촌관척이 1촌 9푼이라고 난경難經에 나오니 기구인영의 1푼을 합하면 바로 2촌이 됩니다.

이 기구인영은 관關의 앞 1푼이라고 하였는데 바로 이 부위입니다.

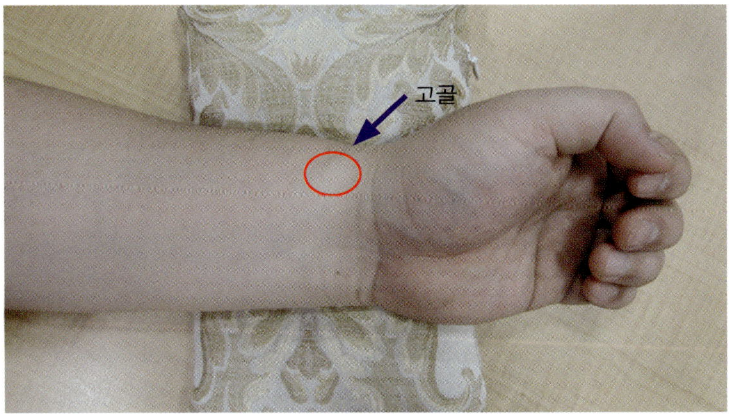

▶ 고골

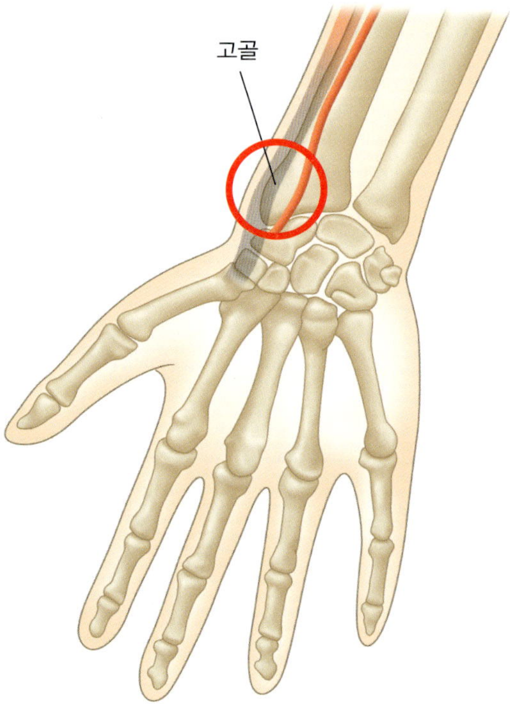

한의학에서 말하는 고골高骨의 부위입니다. 이 고골의 부위에 손가락을 바로 얹어놓으면 그것이 바로 기구인영맥을 진단하는 것이 됩니다. 손가락을 다음과 같이 고골에 바로 놓으면 기구맥氣口脈이 됩니다.

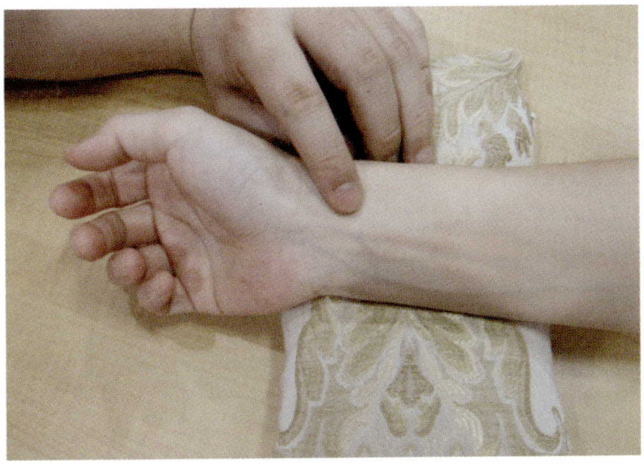

▶ 한손 진맥 모습

왼쪽도 이렇게 해서 두 군데의 맥의 세기를 비교합니다.

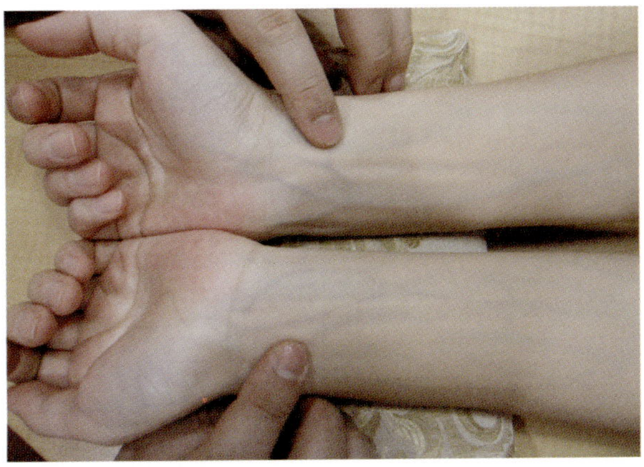

▶ 左人迎 右氣口

이것이 바로『맥경』에서 말하는 기구인영의 진단입니다.

인영과 기구로 무엇을 알 수 있나요?

表脈多見於左, 而客隨主變; 裏脈多見於右, 而主隨客變. 『脈訣 · 張世賢註 · 七表八裏脈總論』

표맥表脈은 왼쪽에서 많이 보이니 객客이 주主를 따라 변한다. 리맥裏脈은 오른쪽에서 많이 보이니 주主가 객客을 따라 변한다.

古人以脈上辨內外傷於人迎氣口. 人迎脈大於氣口爲外傷, 氣口脈大於人迎爲內傷. 此辨固是, 但其說有所未盡耳. 外感風寒, 皆有餘之證, 是從前客邪來也, 其病必見於左手. 左手主表, 乃行陽二十五度. 內傷飮食, 及飮食不節, 勞役不節, 皆不足之病也, 必見於右手. 右手主裏, 乃行陰二十五度. 『東垣十書 · 辨脈』

옛사람들은 맥으로 내상內傷과 외상外傷을 인영人迎과 기구氣口에서 판별하였는데, 인영이 기구보다 크면 외상이 되고, 기구가 인영보다 크면 내상이 된다. 이러한 판별은 진실로 옳으나 단지 그 설說은 아직 다하지 못한 바가 있을 따름이다. 외감外感 풍한風寒은 모두 넘치는 것이 있는 증證이니 이것은 앞의 객사客邪로부터 오는지라 그 병은 반드시 왼쪽 손에서 보이니 왼쪽 손은 표表를 주主하며 곧 양陽의 부분 25바퀴를 도느니라. 안으로 음식에 상傷하여 음식이 절도가 없거나 일을 너무 무리하게 절도 없이 하는 것은 모두 부족한 병이라 반드시 오른쪽 손에서 보이나니 오른쪽 손은 리裏를 주主하는지라 곧 음陰의 부분 25바퀴를 도느니라.

위의 글에 따르면 맥의 세기가 기구 > 인영이면 내상內傷이고, 기구 < 인영이면 외상外傷이 됩니다.

동원東垣 선생님은 내상內傷을 부족한 허증虛證만 보았는데 실제 임상을 보면 내상병內傷病 전부에 다 해당되는 것이 더 효과적임을 알 수 있습니다.

이것은 아마도 동원선생님 활동하신 지역에 허증이 많았기 때문이 아닌가 싶습니다. 실제로 몇 군데 지역을 진료하다 보면 오는 환자들의 패턴이 다르다는 것을 느낄 수 있습니다. 아마도 그 지역에 주로 허증이 많아서 이런 판단을 하신게 아닌가 싶습니다.

내상內傷이란 음식상飮食傷과 칠정상七情傷으로 나뉩니다. 즉, 음식을 잘못 먹어서 생기는 병과 마음을 잘못 써서 생기는 병으로 나누는 것입니다.

외상外傷이란 타박상과 감기, virus 등 밖에서부터 오는 질병을 말합니다. 여기서 중요한 것은 virus까지 포함한다는 것입니다.

진단은 간단합니다. 이 두 군데의 맥의 강약만 비교하면 끝이 납니다. 그러면 병이 안에서 생긴 것인지, 밖에서 들어온 것인지를 알 수가 있습니다. 즉, 기구 > 인영이면 소생병所生病, 기구 < 인영이면 시동병是動病이 됩니다. 그에 따른 치료법도 『내경』에 나옵니다. 이것을 통해 원락보사原絡補瀉를 응용합니다.

13

촌관척寸關尺에 대하여

태극太極과 삼태극三太極

손목에 손가락을 올려놓고 진맥 보는 것은 이제는 감을 잡으셨겠지요? 앞에서 우리는 진맥을 볼 때 손목 위에 검지, 중지, 약지 손가락 3개를 올려놓는다고 배웠습니다. 손가락이 3개이니 숫자로는 3인데, 이 숫자 3은 아무 의미 없이 써놓은 것이 아닙니다. 손가락 세 개로 맥을 잡는 것도 모두 이치가 있습니다.

여러분들은 음양이라는 말은 누구나 들어보셨을 것입니다. 그 음양도 2개니까 2라는 숫자와 연관이 있습니다. 음양의 대표적인 문양은 태극기의 정중앙에 있는 태극입니다. 태극은 음을 대표하는 파란색과 양을 대표하는 빨간색 기운이 서로 만나 맞물리는 형상이지요. 그런데 우리나라 사람들은 3을 나타내기 위해 삼태극이라는 것을 생각해 내었다고 합니다. 이것은 3개의 모양이 서로 맞물려 있어서 세 개입니다.

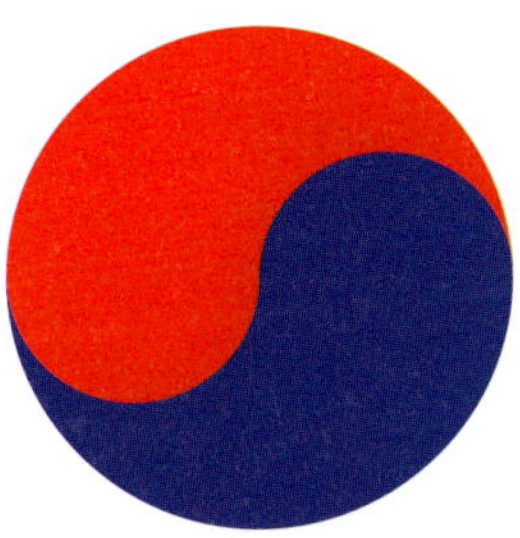

▶ 태극

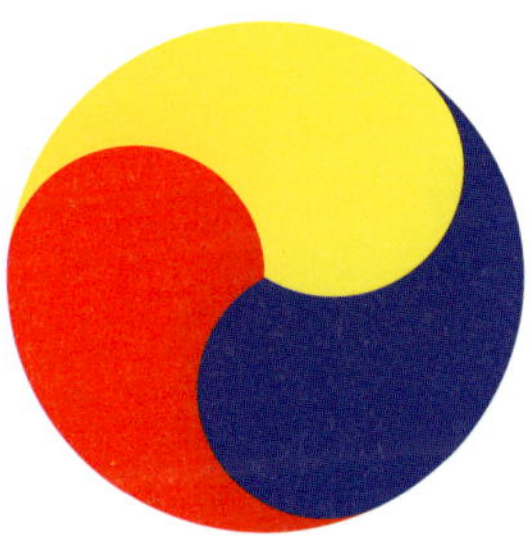

▶ 삼태극

태극太極은 음陰과 양陽의 순수 운동을 표현한 그림입니다. 여기에 음과 양이 교류하면서 생기는 중中의 운동을 비중 있게 나타낸 그림이 바로 삼태극三太極 운동입니다.

음양의 대표적인 사물은 하늘과 땅인데, 그 사이에서 태어난 사람을 합해서 천지인天地人 삼재三才라고 합니다. 실제로 큰 운동은 음양陰陽으로 주로 이루어지지만 세부적인 움직임은 음陰과 양陽과 중中으로 대부분 이루어집니다.

그럼 먼저 우리 몸을 한 번 볼까요? 우리 몸을 가만히 보면 좌우左右가 대칭입니다. 팔도 좌우에 하나씩, 다리도 좌우에 하나씩 있습니다. 그러니 분명히 음양이 짝을 이루고 있는 모습입니다.

근데 좌우 말고 상하로 보다보면 팔 다리가 전체적으로 세 개의 뼈로 되어있고 팔 끝에 있는 손도 세 개의 뼈로 되어있음을 알 수 있습니다. 상하로 배열된 척추를 보아도 경추 흉추 요추가 태극운동인 원圓을 이루면서 삼태극을 형성하고 있습니다.

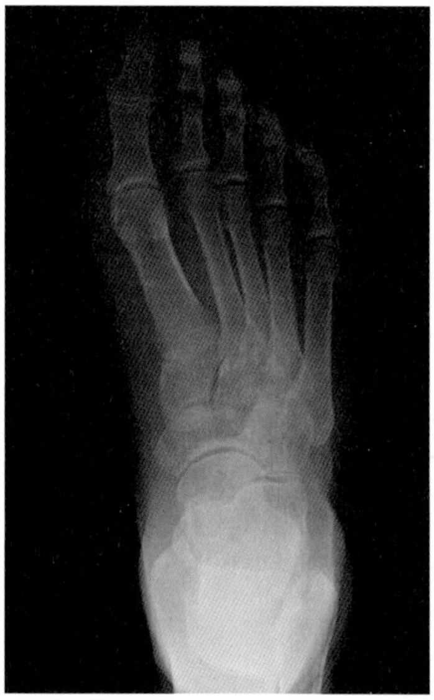

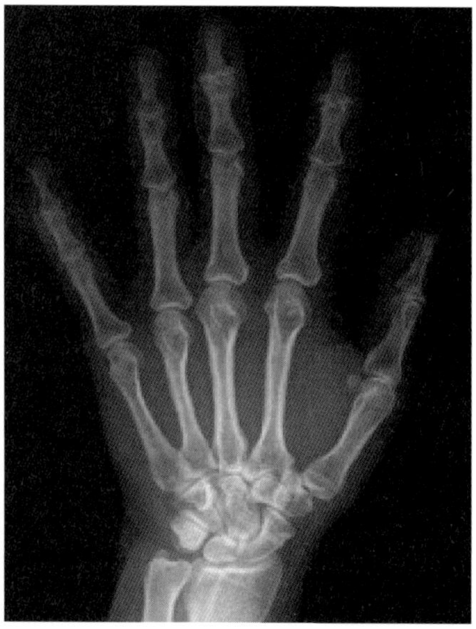

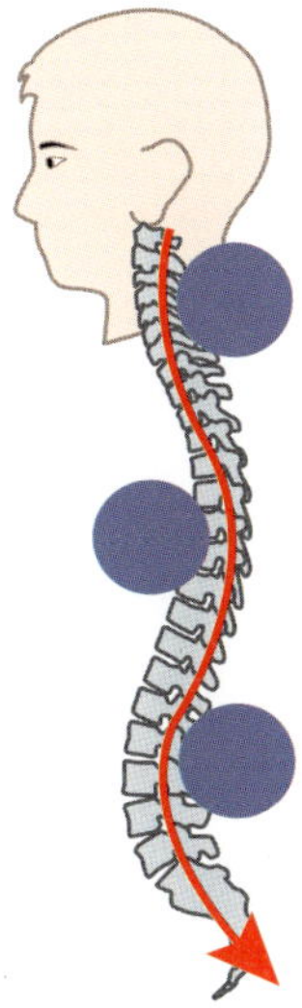

▶ 척추와 삼태극의 원

한의학적인 이론으로 보면 척추의 삼태극 운동은 아주 중요하다고 봅니다.

이 세 부분의 천지인天地人이라 할 척추가 원圓을 이루어야 전체 기능도 원활하게 돌아간다고 봅니다.

사실 현대인들에게는 이러한 부분이 쉽지 않을 것입니다. 공부를 열심히 하시는 분들은 항상 고개를 책을 향해 숙이고 있고, 컴퓨터를 열심히 보시면서 작업하시는 분들 역시 고개를 앞을 향해 보고 있으며, 요리사들은 항상 허리를 숙이고 있고, 여자 체조선수나 피겨선수들은 허리를 항상 뒤로 과도하게 꺾어야만 하는 연기를 하고 있습니다.

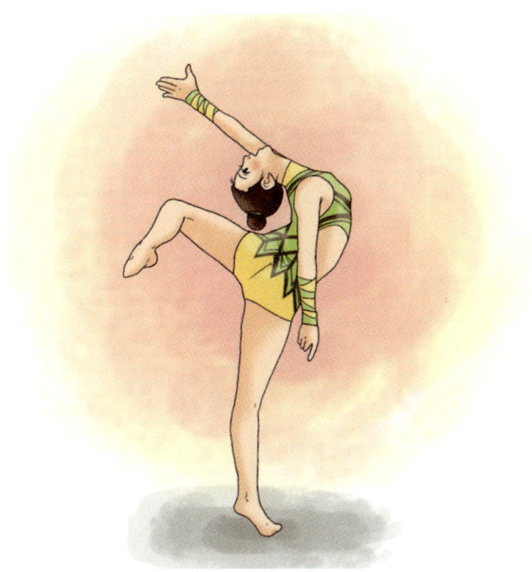

이렇듯 어쩔 수 없는 생활 때문에 이러한 척추의 삼태극 운동은 깨지고 일자허리, 일자목, 요추과전만過前彎(오리궁뎅이) 등이 생기게 됩니다.

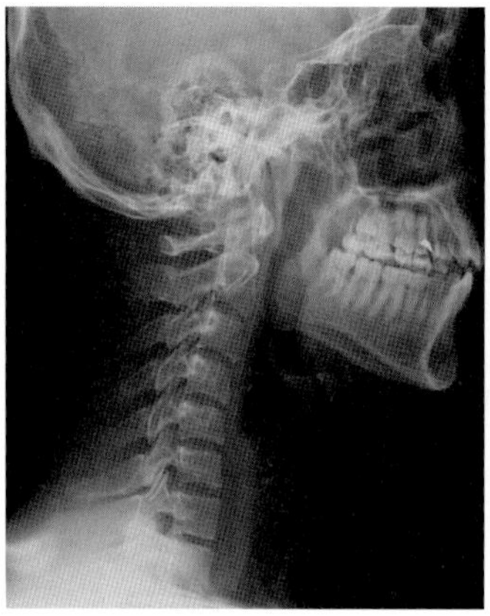

▶ 일자목

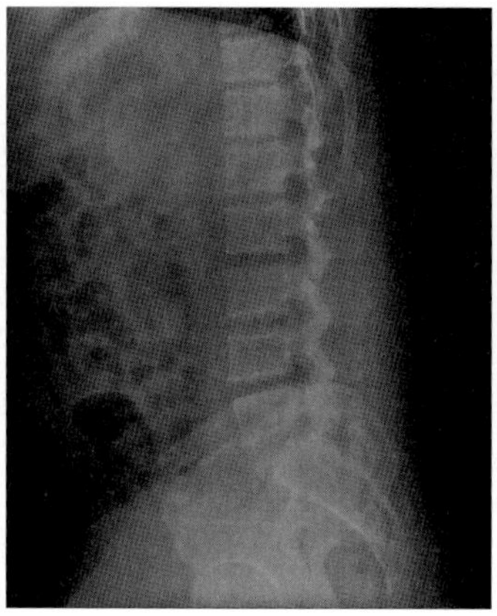

▶ 일자허리

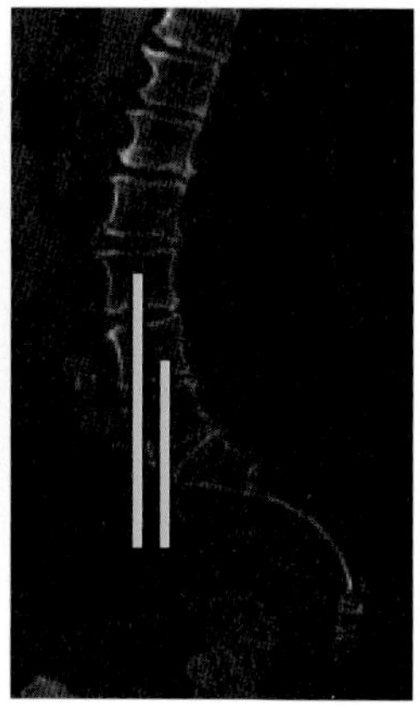

▶ 요추과전만(Hyperlordosis)

양의학에서는 이러한 일자목과 일자허리, 요추과전만을 아주 중요한 치료의 대상으로는 여기지 않고 있지만, 한의학에서는 매우 중요시하게 여겨서 추나요법으로 치료하고 있습니다. 이런 증상은 동양학적 이치로 보면 삼태극을 유지하는 균형이 깨진 것으로 보기 때문에 반드시 치료해야 할 증상으로 봅니다.

팔과 손의 구조에서 알 수 있듯 사람을 포함한 생물체의 구조는 좌우 대칭으로 음양이 짝을 이루는 숫자 2의 이치지만, 실제로 생명체가 시간의 흐름을 타고 더 생겨나거나 커지거나 할 때는 숫자 3의 이치로 설명할 수 있습니다.

예를 들어 엄마와 아빠가 결합하여 자식이 나오는 것도 3이고, 동물 역시 암수가 결합하여 자식이 나오는 것도 3입니다. 하늘과 땅이 결합하여 생명이 나오는 것을 천지인天地人 삼재三才라고 하는데 이것 역시 3입니다. 심지어는 우리가 흔히 생물을 생물답게 만들어주는 최소단위인 DNA도 3개의 염기가 하나의 아미노산을 형성하는 구조로 되어있다고 합니다.

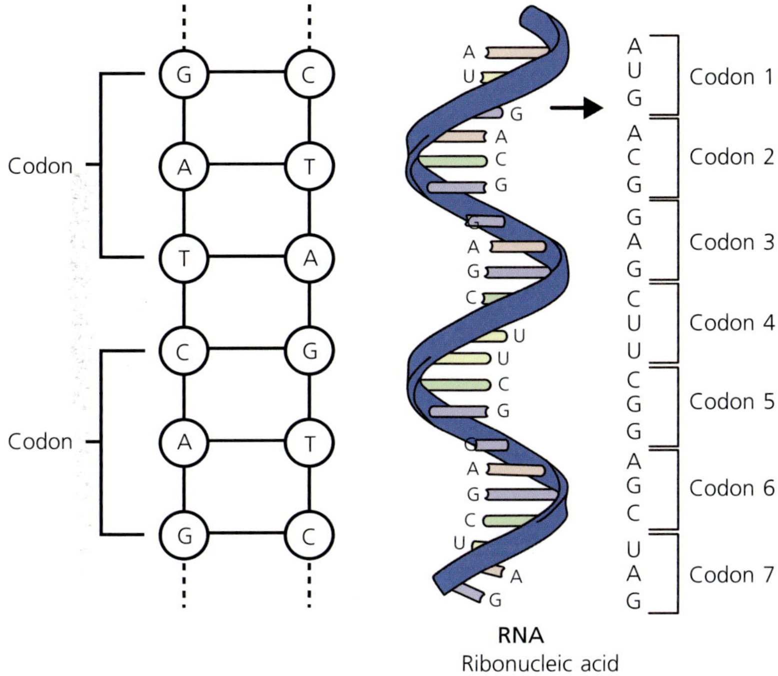

▶ RNA 코돈

노자의 『도덕경道德經』[49]이라는 책에 보면 "하나가 둘을 낳고, 둘이 셋을 낳고, 셋이 만물을 낳았다"는 아주 유명한 구절이 있습니다. 우리가 인체를 보면 좌우左右는 음양陰陽으로 짝이 되지만 상하上下로는 3개의 관절이 있음을 알 수 있습니다. 이 3이란 숫자는 상하의 운동에서 만들어지는 숫자입니다. 상하로 존재하는 가장 큰 물체는 하늘과 땅과 만물입니다. 하늘과 땅이 위 아래로 벌어지면서 그 안에 사람을 포함한 만물萬物이 생겨나게 되는 것이 바로 천지인天地人의 3이라는 숫자입니다. 이 때문에 아마도 3이 만물을 낳는다는 말을 한 것 같습니다. DNA가 3이라는 숫자를 기본으로 구성된 것도 우연이 아니라고 할 수 있습니다.

물론 DNA 말고도 동양철학에도 3가지로 나뉜 것이 그대로 있습니다. 동양철학을 조금이라도 관심을 가지고 계신 분들이라면 누구라도 한 번 쯤은 눈 여겨봤을 괘의 모양도 그림에서 보시듯이 모양이 좌우로 보면 음양대칭이고 위로는 3개가 있습니다.

---

49 도덕경道德經 : 노자의 저서로 도가道家 사상의 핵심을 담고 있는 책입니다. 노자는 자연에 순응하는 무위無爲의 삶을 살아갈 것을 역설하고 있습니다.

☳

좀 더 좁혀 만물을 이루고 있는 최소단위인 원자도 전자, 양성자, 중성자 이렇게 3가지로 구성되어 있다고 합니다. 또 한의학에서는 우리의 몸을 상초上焦 중초中焦 하초下焦 세 부분으로 나누어 이야기합니다. 그러므로 맥을 볼 때도 위아래로 상중하 부분을 진단하기 위해 3개의 손가락을 이용하여 인체의 상태를 파악하는 것입니다.

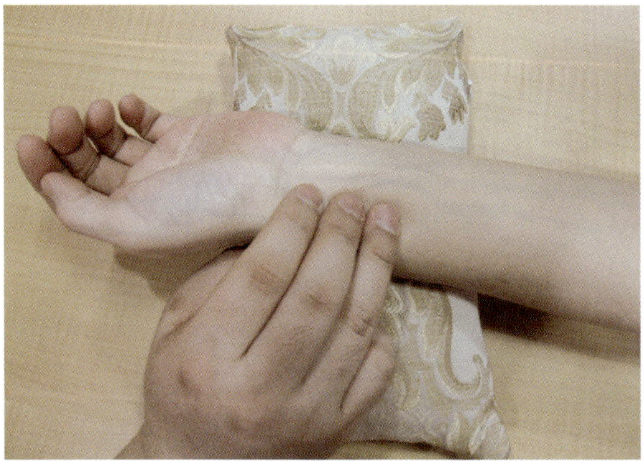

▶ 3개의 손가락으로 진맥하는 사진

세 손가락이 짚는 부위는 촌관척

앞장에서 우리는 진맥을 할 때 손가락 세 개를 손목에다 얹어놓는 것을 이야기하였습니다. 두 번째, 세 번째, 네 번째 이 3개의 손가락이죠.

그런데 한의학에서는 이 세 손가락이 짚는 위치에 각각 명칭을 붙여놓았습니다. 그게 바로 촌寸, 관關, 척尺입니다. 그 중에서도 특히 두 번째 손가락이 누르는 부위가 촌寸, 세 번째 손가락이 누르는 부위가 관關, 네 번째 손가락이 누르는 부위가 척尺이 됩니다.[50]

처음 듣는 용어라 생소하시겠지만 촌관척寸關尺이란 글자는 맥을 공부할 때는 정말 많

50 脈有三部九候, 各何所主之? 然, 三部者, 寸關尺也. 九候者, 浮中沈也.『難經』

이 나오는 말이며 아주 중요한 단어이니 가급적 꼭 기억해 둡시다.

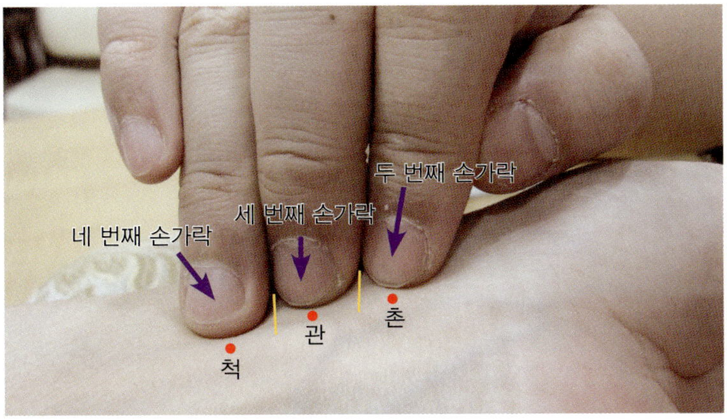

▶ 촌관척

촌관척 이름에 숨은 의미

3개 손가락으로 짚는 부위를 각각 촌, 관, 척이라고 합니다. 왜 그렇게 이름 붙일까요? 3가지 부위의 이름이 붙여진 이치를 알면 손목에서 맥을 보는 깊은 뜻을 또한 알 수 있습니다. 그렇다면 촌, 관, 척의 세 부분으로 이름이 붙여진 이치에 대해 알아보겠습니다.

먼저 촌寸에 대해 살펴보기로 합시다. 왕숙화의『맥경』에 보면 다음과 같은 글이 있습니다.

> 엄지손가락 뒤쪽의 어제魚際에서부터 손목의 고골高骨까지의 거리는 일촌一寸[51]이 되고, 그 가운데를 촌구寸口라고 한다.[52]

51 촌寸 : 혈穴의 위치를 정할 때 쓰는 길이의 단위. 혈穴의 위치를 정하는 기준으로서 치라는 단위가 쓰입니다. 치寸는 도량형 단위에서의 치와는 달리 매 환자들 자신의 몸에서 일정한 부위의 총길이를 등분하는 방법, 또는 환자 자신의 손가락 너비 등을 기준으로 하여 치수를 규정한 것입니다. 그러므로 침구학에서 쓰는 치는 고정된 길이가 아니라 사람들과 부위에 따라 각기 다른 길이를 대표하는 길이의 단위입니다. 보통 침구학에서 일촌一寸은 자신의 가운데 손가락으로 동그라미를 만들었을 때 그 가운데 손가락의 첫째 마디와 둘째 마디 사이의 길이를 일촌一寸으로 정합니다.

52 從魚際至高骨却行一寸, 其中 名日寸口.『脈經 分別三關境界脈候所主第三』

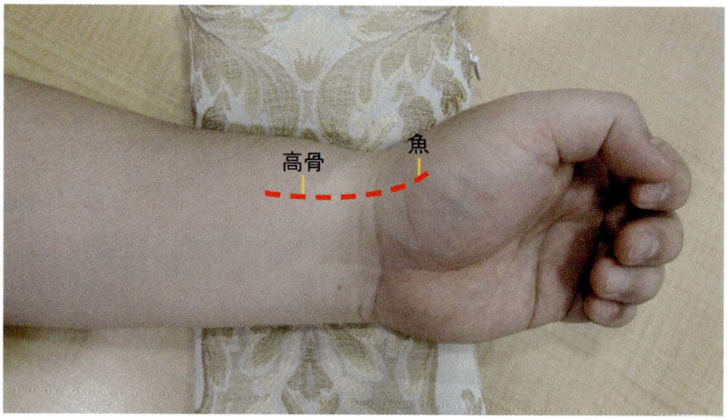

▶ 고골

앞의 2장에 촌구 부위를 지나가는 경락이 어디라고 했었죠? 바로 폐肺 경락입니다.

폐 경락에서 엄지손가락 뒤쪽 불룩한 부분은 어제魚際라고 하는 혈자리이고 손목에 있는 볼록한 뼈(고골)까지가 한방에서 말하는 1촌寸 정도 됩니다.

그래서 ≪의학입문≫에서는 손목關에서 엄지손가락 뒤쪽 어제魚際까지 거리가 1촌寸이므로 촌寸이라고 나옵니다.[53]

결국 촌寸이란 글자는 한방 골도법骨度法[54]에서 쓰는 거리 1촌의 개념과 모든 경락의 시작과 끝이 되는 폐 경락의 태연혈, 즉 촌구에서 그 명칭을 취했다고 봅니다. 또한 팔뚝의 제일 윗부분을 말하는 것으로 맥학에 있어서 촌寸이란 글자는 인체의 상부를 의미한다고 보시면 됩니다.

그 다음 척尺에 대해 알아봅시다. 『맥경』에서는 다음과 같이 말합니다.

손목寸에서 팔꿈치尺까지가 (1척이므로) 척택尺澤이라고 한다.[55]

---

53 從關至魚際 得同身之一寸 故名寸部.『醫學入門』

54 골도법骨度法 : 골도분촌법骨度分寸法의 준말. 달리 등분법(等分法)이라고도 합니다. 몸의 각 부위를 일정한 수로 등분한 다음 그 한 등분을 1촌으로 하고 그 수치에 의하여 혈의 위치를 정하는 방법. 곧 1촌의 길이는 사람의 체격과 부위에 따라 다르며 이 치수에 의하여 혈의 위치를 정하면 해부학적으로 정확성이 확보된다. 예를 들면 양쪽 젖꼭지 사이는 8촌, 횡격막 검상돌기에서 배꼽까지는 8촌, 배꼽에서 치골까지는 5촌 등입니다.

55 從寸至尺, 名曰尺澤, 故曰尺寸.『脈經 分別三關境界脈候所主第三』

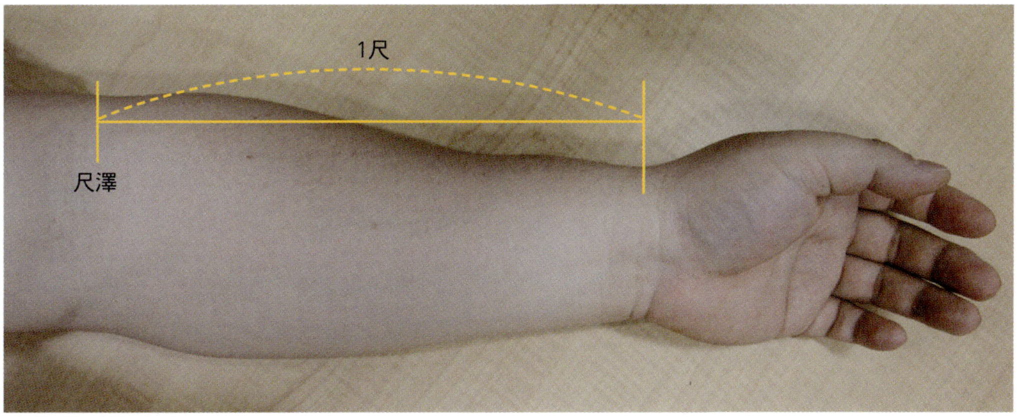

폐 경락이 흘러가는 부위에서 팔꿈치 부위에 있는 부분은 척택尺澤이라고 하는 혈 자리입니다. 사실 손목에서 팔꿈치까지의 거리가 한방에서 말하는 1척尺 정도 됩니다. 이 또한 『의학입문』에서는 다음과 같이 말합니다.

> 손목關부위부터 팔꿈치尺澤穴까지의 거리가 일척一尺이므로[56] 척부尺部라고 한다.[57]

그러므로 척尺이란 글자는 한방 골도법에서 쓰는 거리 1척(1촌의 10배)의 개념과 폐 경락의 팔꿈치 부위에 있는 척택혈尺澤穴에서 그 명칭을 취했다고 봅니다.

또한 책의 뒷부분에 설명해놓았지만 척부법尺膚法에 따르면 촌구寸口가 인체의 상부라면 척택혈尺澤穴은 인체의 하부에 해당하니 그것과도 연관이 있다고 보아야 합니다. 척택혈이 팔뚝의 가장 아랫부분이므로 척尺이란 글자에는 인체의 하부를 의미한다고 보시면 됩니다.

마지막으로 관關에 대해서는 살펴보면 『맥경』에 다음과 같은 말이 나옵니다.

> 촌寸에서는 뒤를, 척尺에서는 앞을 관關이라고 하고 양陽이 나가고 음陰이 들어오는 것은 관關으로써 경계를 삼는다.[58]

---

56 일척一尺 : 일촌一寸의 열배가 되면 일척이 됩니다. 10촌=1척

57 從關至尺澤 得同身之一尺 故名尺部.『醫學入門』

58 寸後尺前名曰關. 陽出陰入, 以關爲界.『脈經 · 分別三關境界脈候所主 第三』

우리 흔히 관문關門이라는 말을 씁니다. 그 말뜻은 이쪽과 저쪽을 경계로 해서 드나드는 중간 부분을 말합니다.

맥을 볼 때의 세 부분으로 생각해보면, 첫 번째는 두 번째 손가락 부위인데 그곳이 촌寸이고, 마지막은 네 번째 손가락 부위인데 그곳이 척尺이니 중간에 세 번째 손가락 부위는 다리역할을 하는 부위이자 중간의 경계되는 부분이 되어 그 곳을 중심으로 촌과 척이 나뉘게 됩니다. 그래서 그 곳을 관문關門에서 이름을 가져와서 관關이라고 명칭하는 것입니다.

손목에서 진맥을 하는 촌구맥을 이렇게 촌, 관, 척 세 가지 부위로 나누어 중요하게 다루게 된 것은 편작의 『난경』부터입니다.

『난경』에 대해서는 후대에 배우는 의사들이 촌관척으로 표준을 삼지 않은 이가 없었고 그 이치가 너무 합당하여 오늘날도 여전히 임상에 널리 응용되고 있습니다.

二難曰 脈有尺寸 何謂也?然 尺寸者 脈之大要會也.從關至尺是尺內 陰之所治也 從關至魚際是寸口內 陽之所治也.故分寸爲尺 分尺爲寸.故陰得尺中一寸 陽得寸內九分.尺寸始終 一寸九分 故曰尺寸也.

2번째 난難에 가로되

"맥에는 척촌尺寸이 있는데 무엇을 말하는 것입니까? 그러니 척촌尺寸이란 맥의 큰 중요한 모임이라, 관關부터 척尺까지는 척尺의 범위 안쪽이 되어 음陰이 다스리는 곳이고, 관關부터 어제魚際까지는 촌구寸口의 범위 안쪽이 되어 양陽이 다스리는 곳입니다. 그러므로 (팔뚝 전체에서) 촌寸을 분리하면 척尺이 되고, 척尺을 분리하면 촌寸이 됩니다. 그러므로 음陰은 척尺의 범위 속에서 1촌寸을 얻고 양陽은 촌寸의 범위 안에서 9푼을 얻어서 척촌尺寸의 처음과 끝은 1촌9푼이 되나니 그러므로 척촌尺寸이라고 말하는 것입니다."라고 말하였습니다.

정확한 설명이 필요한데 관關을 중심으로 촌寸과 척尺으로 나누는데, 촌寸 또는 촌구寸口란 관關부터 어제魚際까지의 부위입니다.

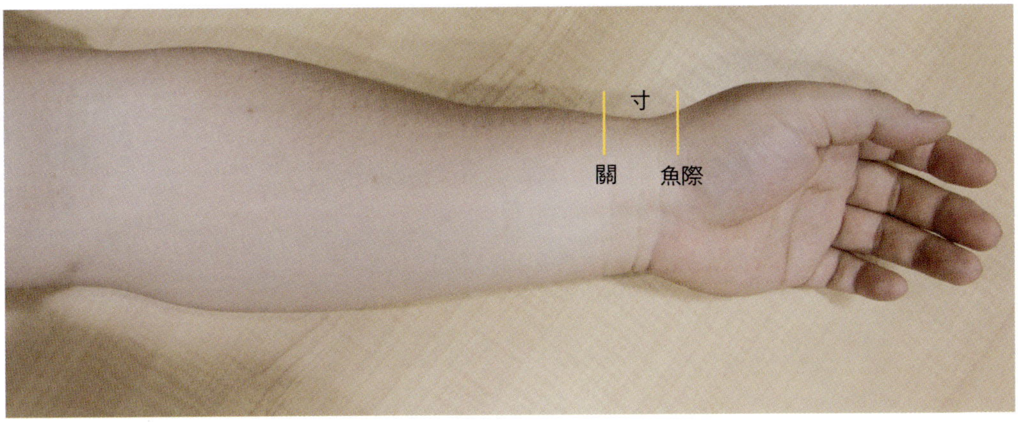

여기서 말하는 어제魚際는 어제혈魚際穴을 말하는 것이 아니라 엄지손가락 밑에 두툼한 살을 '魚'라고 하는데 그 어魚의 밑바닥 중 햇빛에 살이 탄 손등 부분과 손바닥 부분과의 경계선을 말하는 것입니다. 어제혈이라고 보면 앞에서도 고골에서 어제혈까지의 거리가 1촌이 될 수가 없습니다. 그보다 훨씬 큰 거리니까 말이죠. 따라서 여기서 말하는 어제魚際는 어제혈魚際穴이 아닙니다.

그리고 이 촌寸은 장맥長脈을 진단하는 부위까지 말하는 것입니다.

척尺이란 관關부터 척택혈尺澤穴까지입니다.

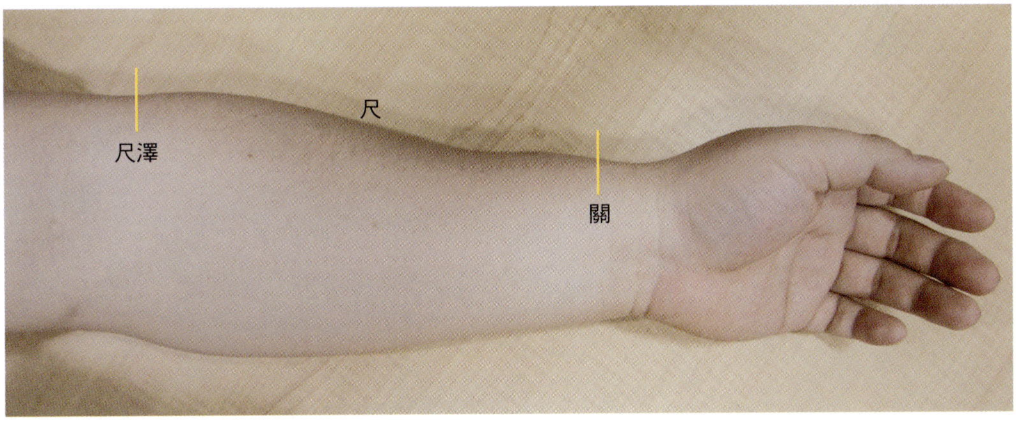

이렇게 되어서 원래 양기陽氣를 진단하는 곳은 어제魚際부터 관關까지입니다. 음기陰氣를 진단하는 곳은 관關부터 척택혈尺澤穴까지입니다.

이 말 뜻은 주로 음陰에 해당되는 부위인 몸통을 진단하는 것을 관關~척尺으로 보고, 양陽에 해당되는 목과 머리를 진단하는 것을 촌寸~관關으로 본 것이라 생각됩니다. 이렇게 되면 관關~척택尺澤까지는 몸통이 되는 것입니다. 이 부위는 맥을 볼 수도 있겠지만 피부나 근육이나 점, 흉터 등 여러 가지를 진단합니다. 이러한 방법을 척부법尺膚法이라고 합니다. 오장상통론五臟相通論에 따르면 폐肺와 방광膀胱이 서로 통하고 방광 경맥에는 배수혈背兪穴이 있어 오장육부의 기운이 넘나드는 것처럼 이 부위 역시 오장육부를 배당할 수가 있습니다. 자세한 것은 나중에 책으로 쓸 기회가 있으리라 생각됩니다.

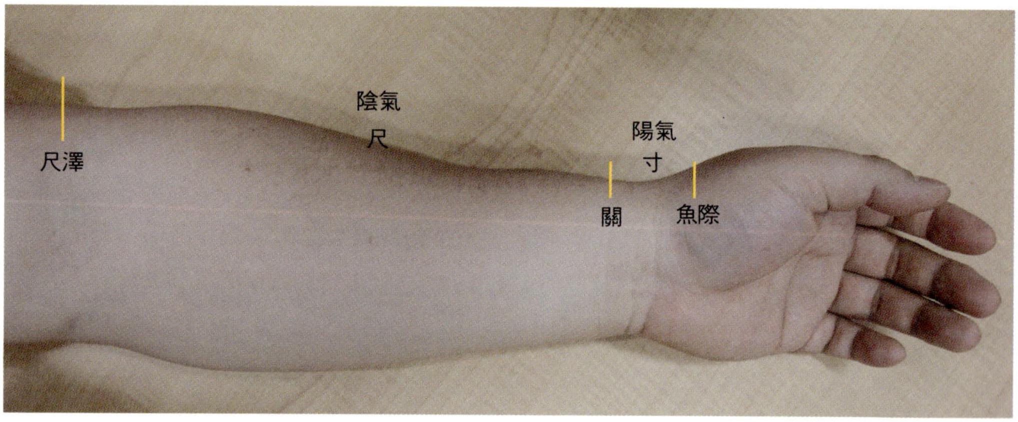

예를 들어, 실제로 뒤에 나오겠지만 손목의 줄腕橫文을 넘어서 어제魚際까지 뛰는 맥이 있는데 그것을 후대에서는 촉맥促脈이라고도 했습니다. 여기서 현맥弦脈이 같이 뛰면서 왼쪽에서 그런 맥이 뛰면 과부寡婦의 맥이라고 합니다. 하지만 실제 임상에서 보면 홀아비 역시 그런 맥이 뛰는 경우가 많다는 것을 알 수 있습니다.

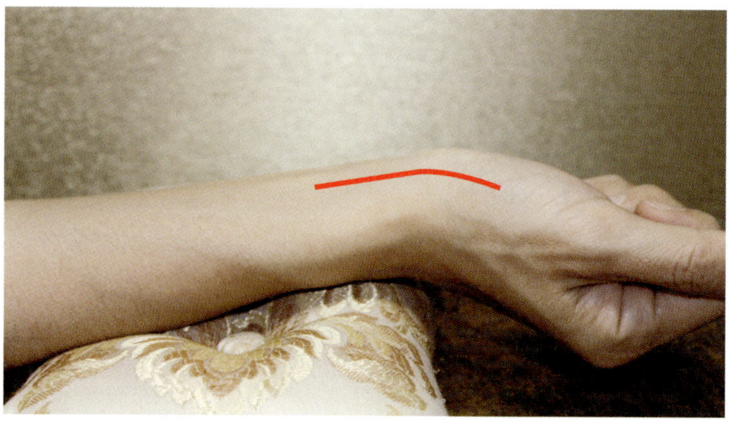

▶ 과부 홀아비 맥

반대로 척尺쪽으로 길게 뛰는 맥을 척장맥尺長脈이라고 합니다. 그 길게 뻗은 정도가 심하면 심할수록 병은 더 심하다고 봅니다.

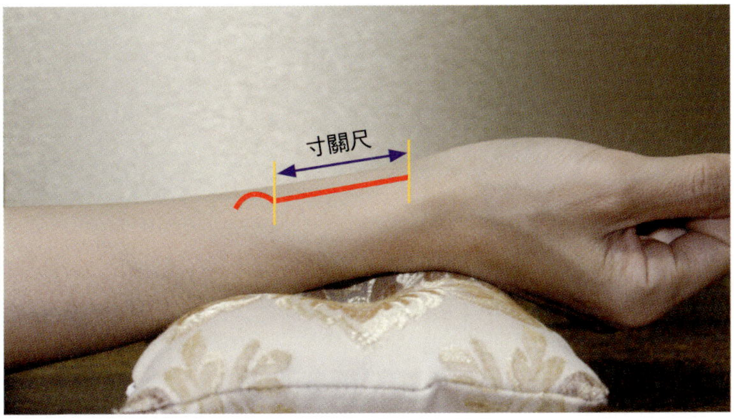

▶ 척尺의 장맥長脈

원래 양기陽氣를 진단하는 전체의 범위는 관關부터 어제魚際까지인데 주로 나타나는 맥들은 손목의 금腕橫文까지입니다. 음기陰氣를 진단하는 전체 범위 역시 관關부터 척택혈尺澤穴까지이지만 주로 나타나는 맥들은 관關에서부터 1촌의 범위 안까지입니다. 그래서 맥진을 주로 하는 전체 범위는 1촌9푼이 됩니다. 이 범위를 '본위本位'라고 합니다.

이 1촌9푼의 본위本位에 숨어있는 맥인 기구, 인영의 1푼을 합하면 2촌寸이 됩니다.

사람에 따라 촌관척의 길이는 다르다

앞에서 『의학입문』을 보면 거리가 1촌이 되느니 하는 얘기가 나옵니다. 그런데 옛날에는 자도 없는데 무슨 방법으로 손목을 쟀을지 궁금하기도 하네요. 그럼 실제로 검지, 중지, 약지 세 손가락으로 촌관척 세 부위를 잡았을 때 진맥이 가능한 길이는 얼마나 될까요? 손가락 세 개를 딱 붙여서 맥을 볼 수도 있고 아니면 듬성듬성 조금씩 벌려서 손목에다 올려 놓을 수도 있는데 그 때마다 거리는 달라질 것입니다.

촌관척 부위의 길이에 대해서 『난경』에서는 다음과 같이 기술했습니다.

"음陰은 척尺에서 1촌을 취하고, 양陽은 촌寸에서 9푼을 취하니, 촌에서 척까지 총 1촌 9푼이 된다.[59]"

이에 활백인은[60] 다음과 같이 말했습니다.

"척은 음陰이라, 음의 수는 10에서 끝나므로 1촌(10분)을 취하고 촌은 양陽이라, 양의 수는 9에서 끝나므로 9분을 취한다.[61]"

흔히 숫자를 얘기할 때 홀수는 양陽 또는 천天의 숫자라고 하며, 짝수는 음陰 또는 지地의 숫자라고 합니다. 즉 활백인 선생의 말에 의하면, 홀수는 1, 3, 5, 7, 9이니 9로 끝난다고 한 것이고, 짝수는 2, 4, 6, 8, 10이니 10으로 끝난다고 한 것입니다.

閏法十九。因爲章歲。合天地終數, 得閏法。『漢書律歷志第一下 · 統母』

윤법閏法은 19라 인因하여 장세章歲가 되나니, 하늘과 땅의 끝수를 합치면 윤법閏法을 얻게 되는 것이니라.

위의 『한서율력지』 문장을 간단히 말하면, 지금 현재 우리가 쓰는 19년 7치윤법置閏法에서의 19년이라는 숫자는 하늘의 끝수 9, 땅의 끝수 10을 합해서 나온 숫자란 것입니다. 이런 이치에 따라 맥을 잡는 통상적인 길이 역시 1촌9푼으로 범위를 정한 것입니다. 이것을 끼워 맞췄다고 볼 수도 있지만 이처럼 동양에서는 역학易學의 이치를 다 인체에 적용합니다. 한의학은 역학易學과 뗄 수가 없는 것입니다.

여하튼 쉽게 말해서 진맥 가능한 부분이 길이로는 총1촌 9푼이라는 것이고, 지금 쓰는 단위로는 대략 5~6cm 정도 됩니다.

그럼 이 길이는 모든 사람마다 다 똑같을까요? 답은 "아니요"입니다. 그 이유는 1촌의 길이가 얼마인지를 아시게 되면 금방 이해가 되는데, 1촌寸이란 자신의 가운데 손가락으로 동그라미를 만들었을 때 그 가운데 손가락의 첫째 마디와 둘째 마디 사이의 길이를 1촌으로 정합니다.

59 陰得尺中一寸 陽得寸內九分.尺寸始終 一寸九分.『難經』

60 활백인滑伯仁 : 원나라 때 저명한 의학가 활수. 자는 백인, 저서로 『독소문초』, 『난경본의』, 『진가추요』 등이 있다.

61 老陰之數 終於十 故陰得尺內之一寸. 老陽之數 極於九 故陽得寸內之九分.『難經本義』

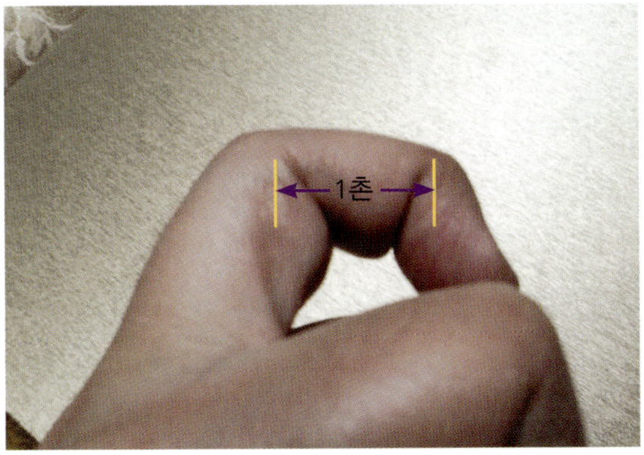

그렇게 되면 1촌이라는 길이는 사람마다 틀려지는 것이겠네요. 사람마다 손가락의 길이가 다르니까요. 손가락이 긴 사람은 아무래도 1촌이 길어질 것입니다. 결국 맥을 잡을 수 있는 범위, 즉 '촌관척 길이 1촌 9푼'이라는 것은 모든 사람마다 일정한 것이 아니라 자기 손가락에서의 1촌 길이만큼 달라지는 것입니다.

이에 주봉의는[62] "사람의 팔뚝이 길면 맥을 잡는 세 손가락을 성글게 배열하고, 팔뚝이 짧으면 빽빽이 배열한다."고 하였습니다.[63]

한마디로 사람의 팔뚝 길이에 따라 촌관척을 잡는 세 손가락도 넓게 잡았다가 빽빽이 잡았다 했다는 것입니다.

그러므로 현재 맥을 보는 사람들은 꼭 1촌 9푼이라는 숫자에 구애 받지 말고 사람에 맞춰서 손가락을 놓아야 하겠습니다.

인체는 소우주

한의학에서는 '인체는 소우주'라는 말을 흔히 합니다. 작은 우주라는 뜻으로 결국 내 몸은 우주의 축소판이라는 말입니다. 즉 내 몸을 통해서도 큰 우주의 모습을 알 수가 있다는 뜻입니다.

그러면 우리의 몸이 결국 우주에서 나왔으니 우리의 우주가 가진 성질을 가지지 않고 완전 딴 우주의 성질을 가지고 있을 리는 없겠네요. 아버지와 어머니에게서 태어난 자식이 부모님을 닮지 않은 아기가 나올 수 없는 것과 마찬가지이지요. 그것이 '소우주'라는

62 주봉의朱奉議 : 송대宋代 의사. 본명은 주굉朱肱. 저서로 『내외이경도內外二景圖』 등이 있습니다.

63 若人臂長 乃疎下指. 臂短卽 密下指. 『南陽活人書』

말로 멋지게 표현되는군요. 그러고 보면 자연의 모습이 인체에 투영되어 인체와 서로 교감하고 인체 안에서도 부분과 전체가 서로 교감한다고 볼 수 있겠습니다.

앞의 1장에 나왔던 『내경』이라는 책에도 보면 얼굴을 보면서도 오장육부의 변화를 살피고 인체 구조와 기능상의 변화까지 살핀다고 나와 있습니다.

한의원에 가보신 분들은 한의사 선생님 책상에 커다란 귀 모형을 보신 적 있으실 겁니다. 귀 모형은 귀의 각 부분마다 인체의 오장육부와 팔다리, 허리 목 등을 대입시켜놓은 것이지요. 그것도 마찬가지의 원리에 의해서 만들어진 것입니다.

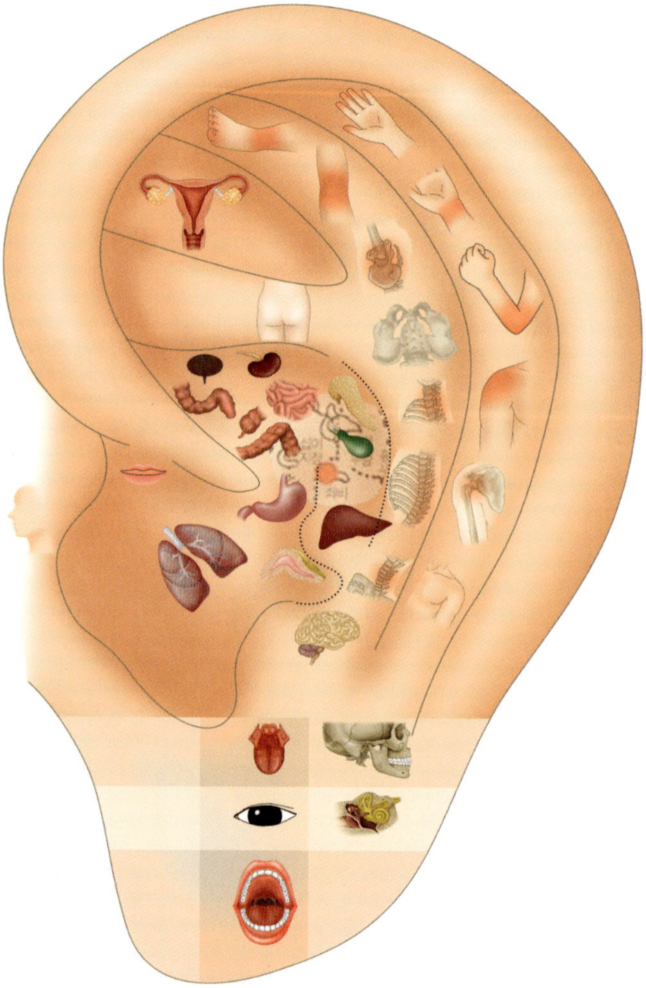

▶ 귀에 혈자리 배혈한 모형도

넓게 보면 소우주라고 표현되는 것처럼 인체는 자연과 교감하여 그대로 반영하고 인체의 기혈은 인체와 교감하여 그대로 반영하고, 피의 흐름인 맥은 그 기혈의 변화와 교감하여 그대로 반영합니다.

그러면 맥의 상중하上中下인 촌관척寸關尺이 우주와 어떻게 연결되고 인체에는 어떤 부분과 연관이 되는지를 『난경難經』의 구절을 통해 살펴봅시다.

맥은 삼부三部와 구후九候가 있는데 각기 무엇을 주로 합니까?
삼부三部는 촌관척寸關尺이고, 구후九候는 부중침浮中沈입니다.
상부上部는 하늘을 본받아서 가슴 이상 머리까지의 질병을 주관하고
중부中部는 사람을 본받아서 가슴 이하 배꼽까지의 질병을 주관하고
하부下部는 땅을 본받아서 배꼽 이하 발까지의 질병을 주관하니,
자세히 살펴서 침을 놓아야 합니다.[64]

촌寸	가슴 이상 ~ 머리
관關	배꼽 ~ 가슴 이하
척尺	배꼽 이하 ~ 발

이것은 아주 중요한 것이니 반드시 이해하셔야 하고 외우시면 더 좋습니다.

64 脈有三部九候 各何所主之? 然 三部者 寸關尺也. 九候者 浮中沈也. 上部法天 主胸已上至頭之有疾也 中部法人 主膈下至臍之有疾也 下部法地 主臍下至足之有疾也. 審而刺之者也.『難經 · 十八難』

14

맥의 좌우도 중요하다

혈血은 왼쪽에서 기氣는 오른쪽에서

진맥을 하다 보면 왼손과 오른손에서 번갈아서 진맥을 보는 경우가 있습니다. 왜 그럴까요? 진맥에 있어서 왼손과 오른손의 차이는 분명히 있습니다.

좌혈우기左血右氣

왼손에서는 피에 해당하는 혈血을 살펴보고 오른손에서는 에너지에 해당하는 기氣를 살펴본다고 합니다.

해를 바라보며 좌우左右측 잡기

예로부터 동양에서는 우리 인체를 음양陰陽의 관점에서 바라보고 있습니다. 인체를 두 가지의 상반된 개념으로 바라보는 것입니다.

그런데 그 음양陰陽의 논리를 하늘에 떠 있는 해와 관련되어 생각해 볼 수도 있습니다. 예를 들어 음양陰陽을 나눌 때 해를 향해 서 있는 부분은 햇빛이 비추니 양陽이고, 해를 등지고 있는 부분은 그림자가 생기니 음陰이라고 할 수 있습니다.

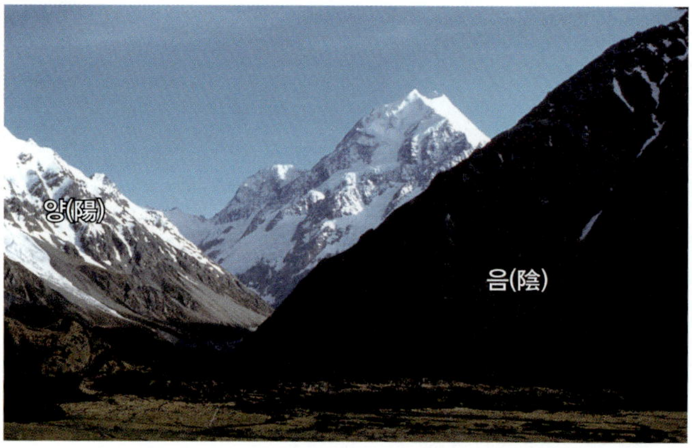

해가 정오正午에는 정확히 남방이 됩니다. 그렇다면 남면南面, 즉 해를 바라보는 쪽은 남쪽이 되고 해를 등진 쪽은 북쪽이 되겠지요. 아래 그림을 보고 생각해 보시면 쉽게 이해가 되실 겁니다.

남(南)

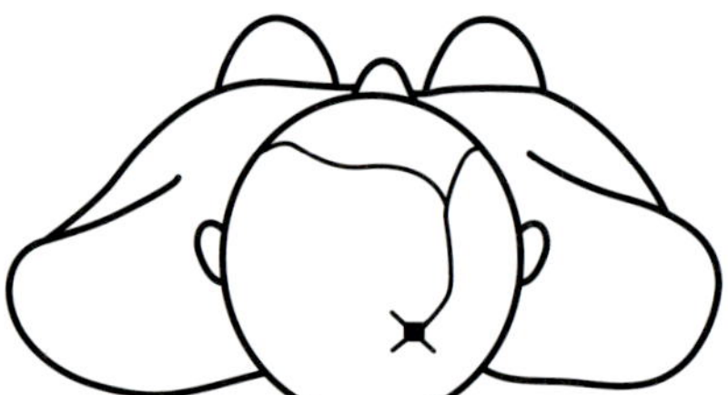

북(北)

성인남면
(聖人南面)

자, 그럼 남북이 정해졌으니 나머지 동서를 정해볼까요?

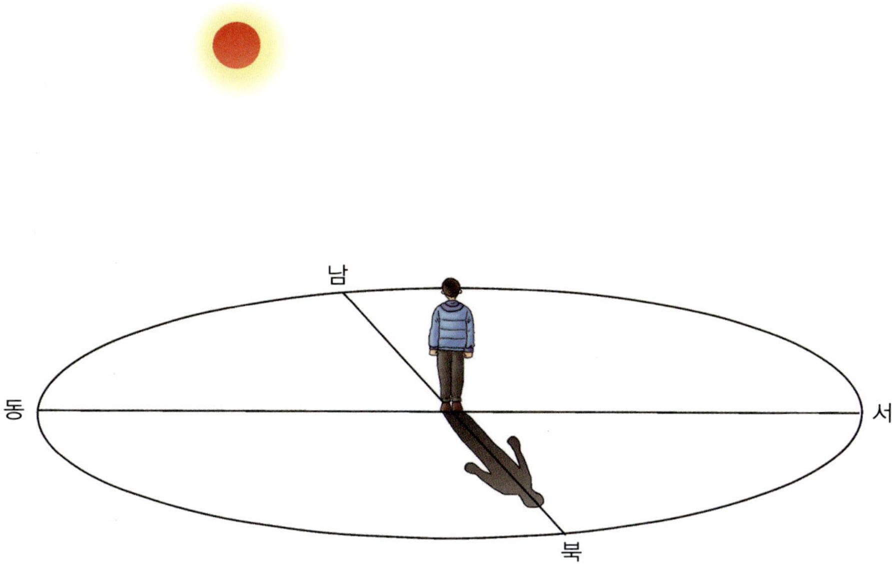

예로부터 동양에서는 자연에 순응하는 것이라 하여 북쪽을 등지고 남쪽의 햇빛을 바라보는 것을 기준으로 삼았습니다. 우리가 남향으로 집을 짓는 것도 물론 같은 이치입니다.

그래서 남쪽에 있는 해를 바라보고 서 있다면 당연히 나의 왼쪽은 동쪽이 되고 나의 오른쪽은 서쪽이 됩니다.

자리에서 일어나보세요. 그리고 남쪽을 바라보면서 나의 왼쪽을 한 번, 나의 오른쪽을 한 번 쳐다봅시다.

좀 더 개념을 넓혀서 계절로까지 생각해보면 왼쪽은 동쪽이니, 해가 뜨는 곳으로 만물이 소생하니 봄이 되고, 우측은 서쪽이니 해가 지는 곳으로 낙엽이 떨어지니 가을이 되겠습니다.

좌혈우기左血右氣를 설명하기 위해 먼저 좌우를 살펴보았습니다.

눈에 보이는 것과 눈에 보이지 않는 것

그러면 이제 좌혈우기에서 왜 왼쪽에 혈血이 배당되고 오른쪽에 기氣가 배당되는가를 봐야합니다.

먼저 위에서 본 것을 잠시 보면 왼쪽은 봄이니 만물이 소생하는 양陽에 해당하는 계절이고, 오른쪽은 가을이니 만물이 소멸하는 음陰에 해당하는 계절입니다.

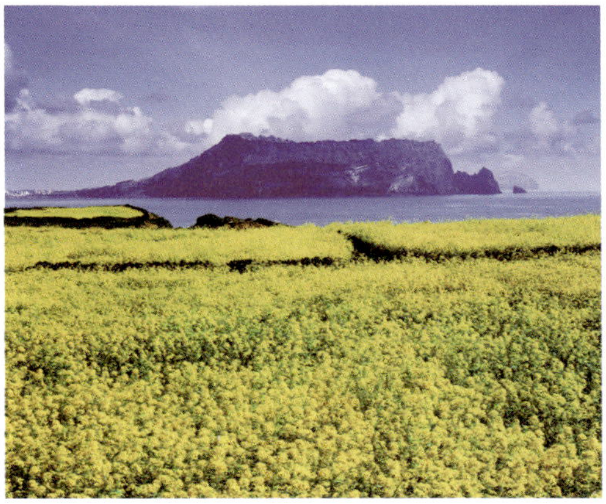

▶ 봄의 들판

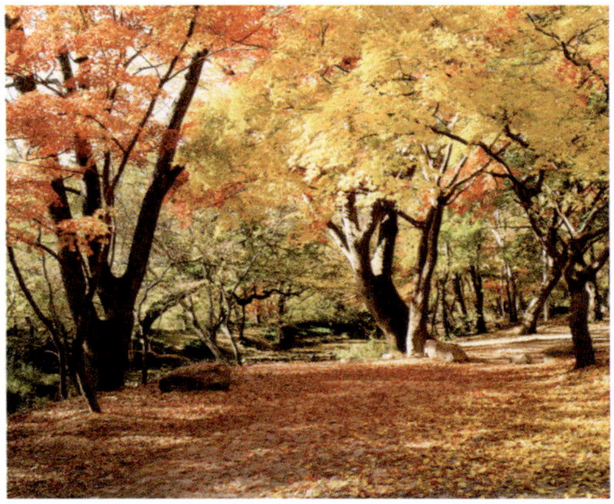

▶ 가을의 빨간 단풍과 낙엽

좀 더 풀어보겠습니다. 봄은 음양 중에서 양陽에 해당하는 계절입니다. 겉으로 보면 날씨도 따스하고 포근하며 모든 것이 활기차니 양陽에 해당합니다.

봄이 되면 외형적으로 새싹이 나고 줄기가 막 자라납니다. 하지만 그것을 좀 다른 측면에서 바라보아야 합니다. 즉, 그 싹의 내면에는 무슨 일이 일어나는지 말이지요.

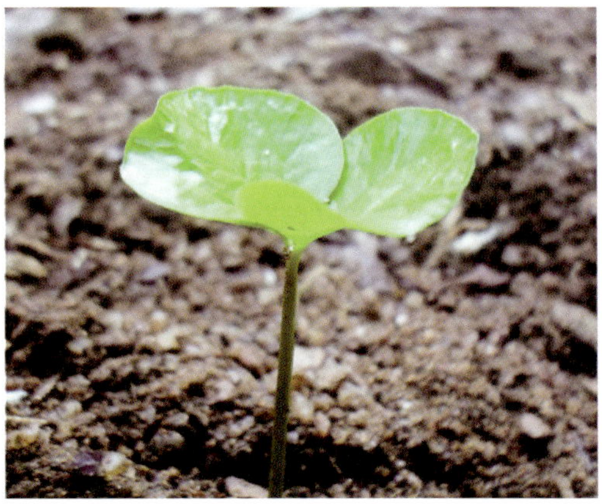

▶ 새싹

외형적으로 보면 새싹과 줄기를 키우는 것은 결국 물질입니다. 그런데 물질은 곧 음혈陰血[65]에 해당합니다. 그러니까 그 내면에서는 음혈이 무럭무럭 자라고 있는 것이지요. 예를 들어 사슴뿔은 봄의 새싹처럼 많이 자라납니다. 사슴뿔이 외형적으로 딱딱해 보이지만, 그 안에는 부드러운 혈이 풍부하게 꽉 차 있습니다.

결론적으로 봄은 겉으로 봤을 때는 양기陽氣가 뻗어나갈 때지만 그러기 위해서 음혈陰血이 외형을 키우는 것입니다.

그럼 자라나는 아이들에게 가장 많이 나오는 맥이 무엇인지 아십니까? 바로 색맥濇脈이라고 하는데, 흔히 피가 부족할 때 나타나는 까칠까칠한 맥입니다. 아이들은 분명 외형적으로 키가 크고 있습니다. 하지만 그 내면에서는 그 외형을 만들기 위해서 음혈이 많이 소모되고 있습니다. 바로 뼈가 피를 잡아먹으면서 성장하고 있는 것이지요. 즉, 뼈의 먹이가 바로 피란 말이죠. 뼈가 피를 먹으면서 자라면 나머지 부분 역시 피를 먹으면서 커가는 것입니다. 어린이들 맥에 삽맥이 많이 뛰는 것은 바로 이런 이유입니다.

봄	여름	가을	겨울
0~10대	20대~30대	40대~50대	60대
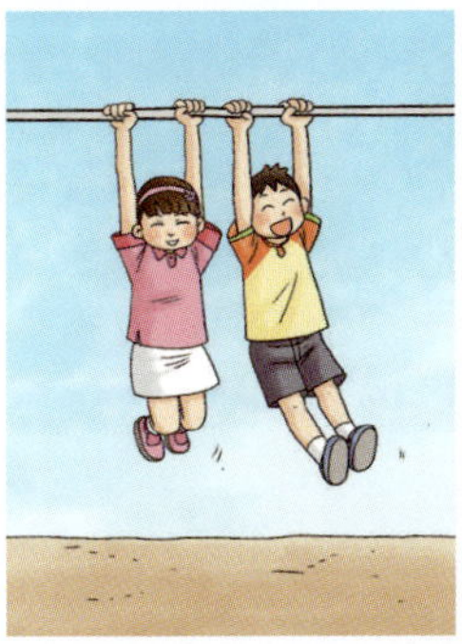	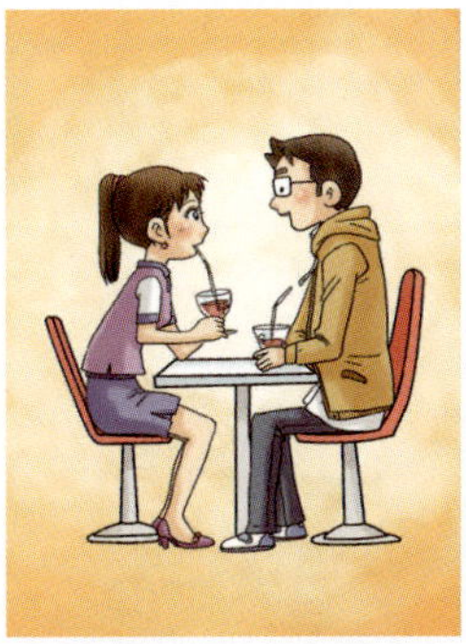	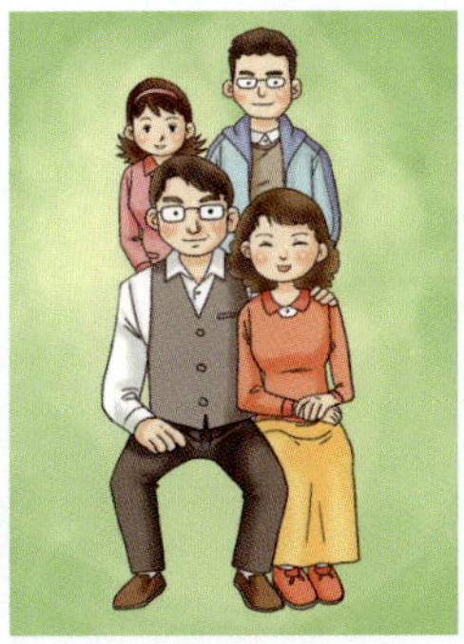	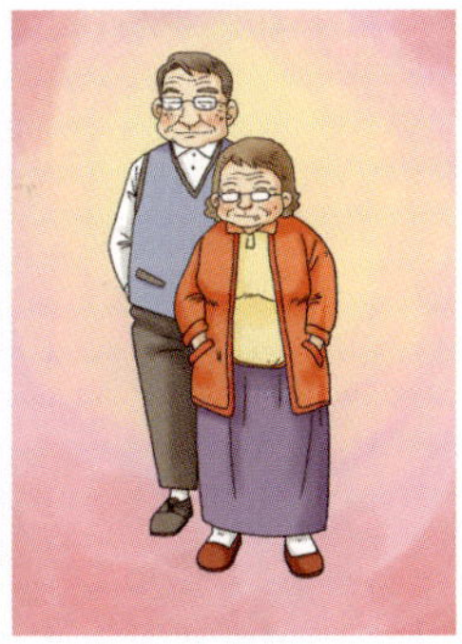

위로 상승하면서 흩어진다는 면에서 보면 분명 봄은 양陽이라고 할 수 있습니다. 그 때문에 봄에 해당하는 유아기에서 청소년기 사이에 키가 많이 크는 것입니다. 하지만 이렇게 위로 올라가기 위해서 음혈을 많이 소모합니다. 즉, 봄은 본체本體는 커지고 확장되는 양기陽氣이지만 쓰임새에 해당되는 용用은 음혈陰血이라고 할 수 있습니다.

---

65 음혈陰血 :
한의학에서 양기陽氣와 상대되는 개념으로, 음과 혈을 지칭합니다. 혈액뿐만 아니라 진액을 포함하여 우리 몸을 자양滋養시켜주는 기본이 되는 물질입니다.

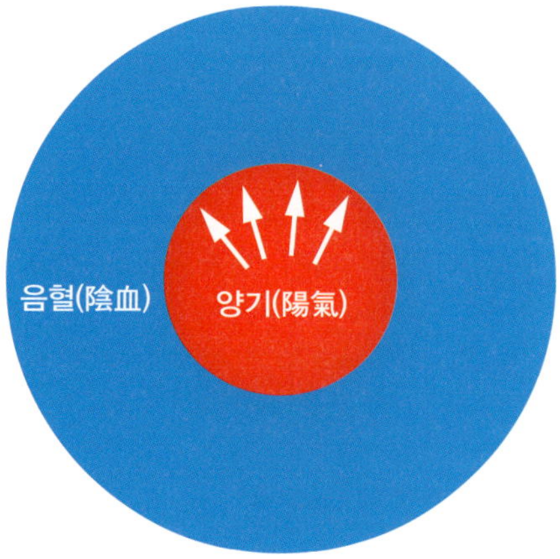

그래서 진맥할 때는 혈을 많이 사용하는 방위상 봄에 해당하는 좌측에서 혈을 보는 것입니다.

또한 높이 올라간 물체는 인력 때문에 저절로 아래로 떨어지는 법이니, 가을은 가장 높이 올라간 양기가 더 이상 올라갈 곳이 없어 저절로 떨어지기 시작하는 계절입니다. 열매도 떨어지고 낙엽도 떨어져서 가지 끝에 매달리는 것이 점점 사라지는 계절이지요. 이처럼 하강하는 것은 음陰의 기운 때문입니다.

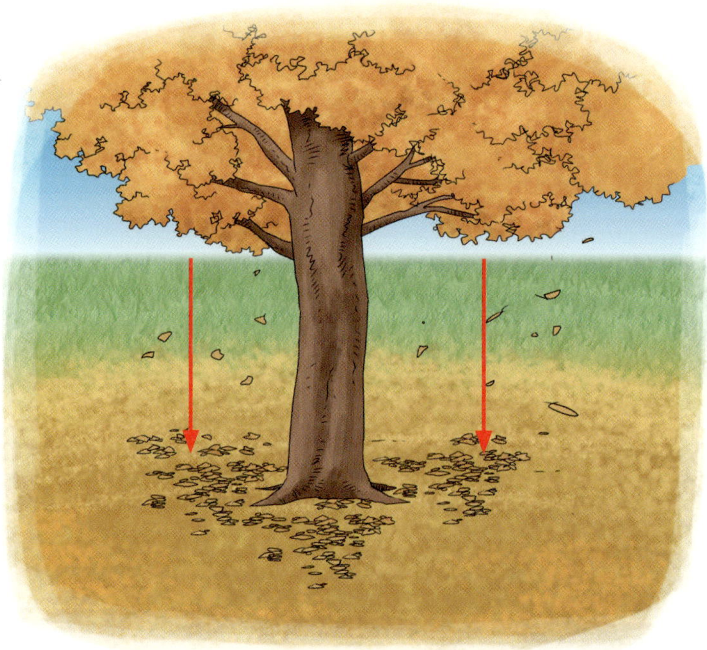

이때 가지 끝까지 몰린 진액津液은 뿌리로 돌아오기 시작하지요. 즉 음혈陰血이 밑으로 하강하기 시작합니다. 그 때문에 낙엽이 발생하지요. 그래서 나무의 윗부분과 겉부분은 굉장히 건조해지기 시작합니다. 윗부분과 겉에는 양기陽氣가 득세하게 되지요. 하지만 속에서는 진액이 모이지요. 사람도 가을, 겨울로 가면 피부가 건조해지는 이유가 이 때문입니다. 이때부터 열매와 가지와의 분리가 시작됩니다. 진액이 땅속으로 들어가면서 이파리는 마르게 되지만 열매는 가지와 분리되기 시작하면서 그 영향을 받지 않게 되는데, 봄여름 동안 모아둔 진액津液과 음혈陰血이 열매에 가득 차 있기 때문이지요. 이것이 바로 다음해 번식할 씨앗의 자양분이 됩니다. 열매속의 씨앗은 양기가 응축된 것이지요. 이 씨앗은 열매와 함께 가을이 무르익으면 땅으로 떨어져 그 다음해의 번식에 쓰이게 됩니다. 그래야 언젠가 다시 번식을 시작할 수 있으니까요.

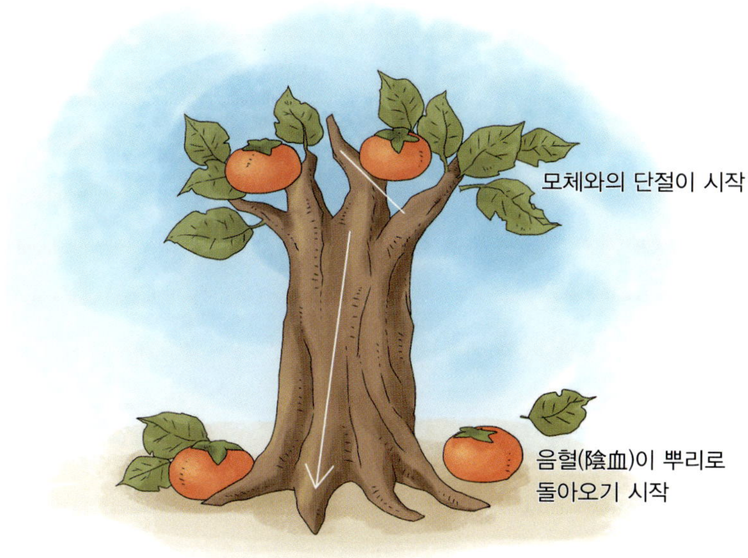
모체와의 단절이 시작
음혈(陰血)이 뿌리로
돌아오기 시작

이 그림을 보면 음혈陰血이 가을부터 뿌리로 돌아오기 시작하는 것을 알 수 있습니다. 실제로 한약재 중 뿌리를 약재로 쓰는 경우는 가을과 겨울에 채취하는 것이 더 효능이 뛰어난 이유가 여기에 있습니다.

동양에서는 역학의 이치를 나타내는 아주 중요한 그림인 하도가 있습니다. 한번 이것으로 설명해보겠습니다.

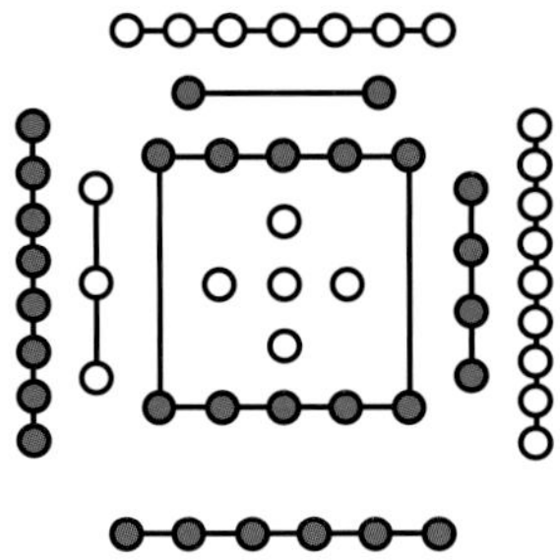

희색은 양陽이고 검은색은 음陰입니다.

북쪽인 아랫부분과 동쪽인 왼쪽은 내부는 양陽이고, 남쪽인 윗부분과 서쪽인 오른쪽은 내부는 음陰이고 외부는 양입니다.

즉, 북쪽과 동쪽은 내부에서는 양기陽氣를 키우면서 그 양기가 겉의 음혈陰血을 밀어내면서 겉으로는 음혈이 자라나는 그림입니다.

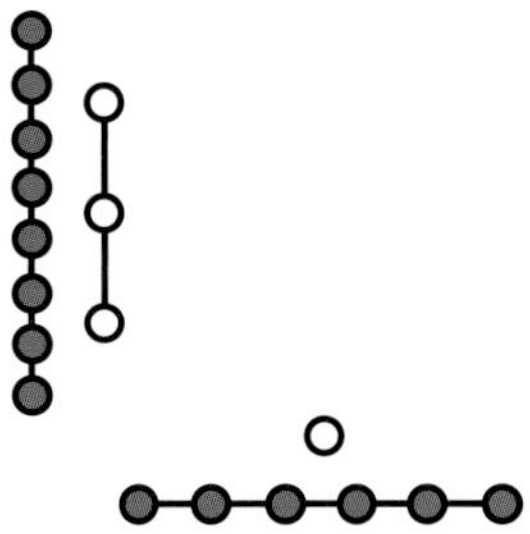

사람으로는 한창 혈기 넘치는 유아기와 청년기이죠. 가장 젊을 때이니 피부는 이때가 가장 탱탱하고 윤기 있습니다. 그리고 인체의 성장이 가장 많이 이루어지는 때입니다. 키가 크는 자양분은 음혈陰血이지만 그 음혈을 크도록 확장시키는 힘이 양기陽氣에게서 오는 것이지요. 그래서 그림이 이렇게 된 것입니다.

남쪽과 서쪽은 내부로 진액이 수렴되어 들어가고 겉에서는 양기陽氣가 득세합니다.

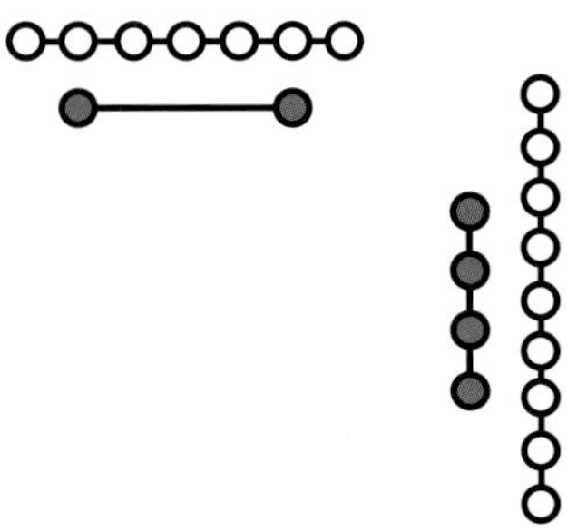

사람으로 보면 중년과 노년에 해당합니다. 이때는 피부가 거칠거칠해지는 것이 바로 겉으로는 양기陽氣의 열이 득세해서 진액을 말려버리기 때문이고, 그 진액은 속으로 뼈로 들어갑니다. 그래서 속에 음陰이 있는 것입니다.

이 하도河圖를 한번 이렇게 분리해보겠습니다.

원래 하나였던 것이 둘로 분리가 되는 과정입니다. 둘로 나누어진 것은 바로 천지天地를 의미합니다. 이 그림은 천지天地가 위 아래로 나뉘는 것을 형상화한 그림입니다. 그 다음 아래 그림을 보겠습니다.

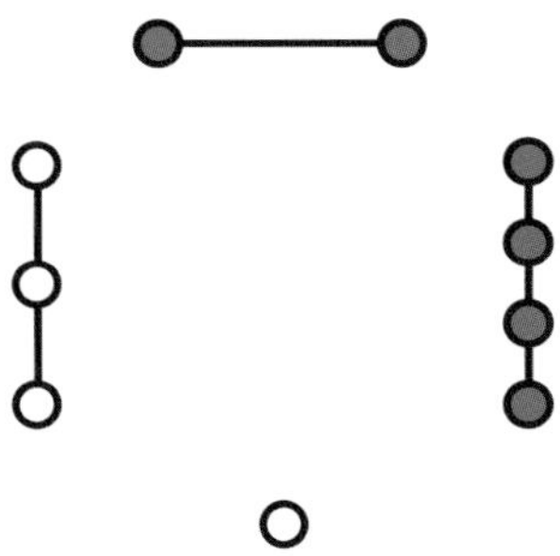

3 = 1 + 2이고 4 = 2 + 2입니다. 즉, 결국 천지天地의 수數인 1과 2가 섞여서 3과 4가 나오게 된 것입니다. 천지부모天地父母가 교합해서 자식인 3, 4가 나오는 것이죠. 그래서 3과 4를 만물萬物이 형성되는 과정의 수라고 합니다.

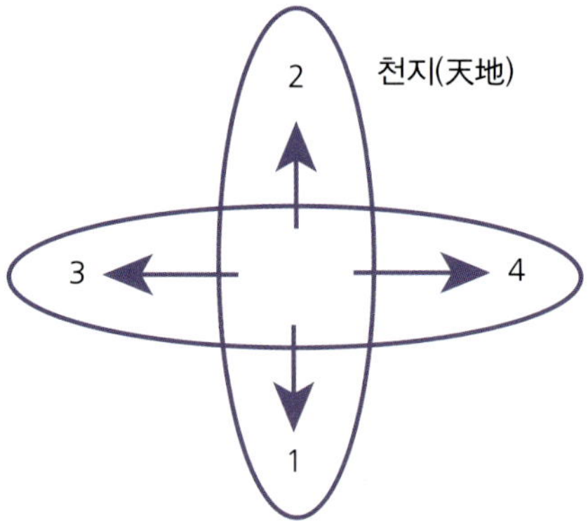

먼저 천지天地인 위아래로 나누어지고, 그 다음에 만물萬物인 좌우로 나뉘어져서 천지만물天地萬物이 만들어진다는 것입니다.

5 = 1 + 4 = 2 + 3입니다. 1, 2, 3, 4의 숫자가 서로 합해져서 이루어지는 숫자이니 만물의 조화된 숫자입니다. 5는 모든 것이 조화된 숫자이고 토土에 해당되는 숫자인데 토土는 기운이 쌓이는 것을 의미하므로 이 토土가 있어야 형상화가 이루어집니다. 이 토土와 합쳐져야 각각의 숫자가 외부로 형상화됩니다. 그래서 1 + 5 = 6이니 6은 1이 외부로 형상화된 숫자라고 보시면 됩니다. 1이 1로 남으면 우리 눈에 보이거나 느껴지지 않습니다. 5와 합쳐져서 6이 되어야 우리 눈에 보이고 느껴지게 됩니다. 동양의 음양오행에서는 1, 6을 수水라고 하는데 수水의 결정 모양이 육각형이고, 눈이 얼었을 때 현미경으로 보면 육각형이 됨은 바로 이러한 이치 때문입니다.

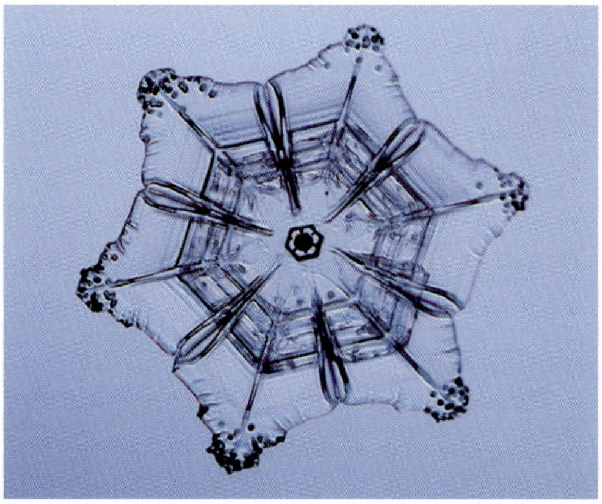

▶ 눈의 결정 모양

나머지도 이와 같습니다.

만물 중에서 가장 으뜸은 사람으로 봅니다. 그래서 3과 4를 사람이 형성되는 과정으로도 봅니다. 때문에 사람을 천지天地인 상하上下로 나누지 않고 만물萬物의 형성과정인 좌우左右로 살피는 것입니다. 이 좌우로 살피는 것이 바로 기혈氣血입니다.

맥으로 진단한다는 것은 우리의 피부로 직접 느껴져야 하기 때문에 하도를 보면 겉으로 보이는 것은 좌측에는 음의 숫자인 8이, 우측에는 양의 숫자인 9가 있으므로 좌우를 기혈氣血로 나눌 때 양陽인 기氣가 우측에, 음陰인 혈血이 좌측에 배열되는 것입니다.

좌혈우기左血右氣와 장부 배당

먼저 그림 하나 보여드리겠습니다. 앞 장에서 설명했던 『맥경』과 『맥결』의 구절을 통해서 배열해본 것입니다.

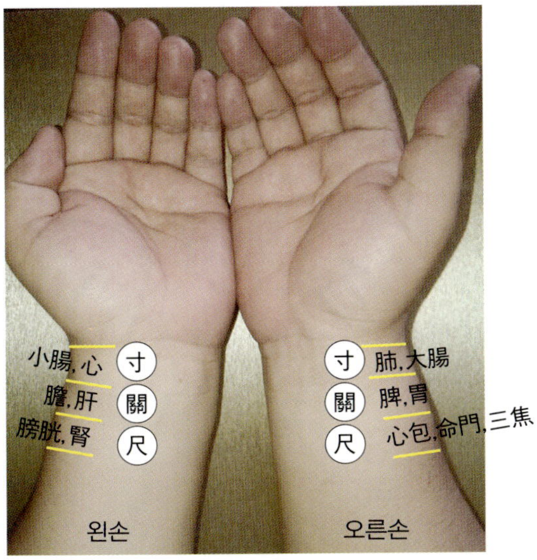

▶ 손목 촌관척에 오장육부 배열

그리고 다시 정리하기 위해 『난경』의 구절을 살펴보겠습니다.

십팔난十八難에 가로되, 맥에는 삼부三部가 있고 부部에는 4경經이 있으니, 손에는 태음太陰과 양명陽明, 발에는 태양太陽과 소음少陰이 있어 상부上部와 하부下部가 되는 것은 무엇 때문에 되는 것입니까?
그렇습니다. 수태음폐경手太陰肺經과 수양명대장경手陽明大腸經은 금金이고, 족소음신경足少陰腎經과 족태양방광경足太陽膀胱經은 수水입니다. 금金은 수水를 생生하고 수水는 흘러서 아래로 내려가서 위로 올라갈 수가 없으니 그러므로 하부下部에 있는 것입니다.
족궐음간경足厥陰肝經과 족소양담경足少陽膽經은 목木이니 수태양소장경手太陽小腸經과 수소음심경手少陰心經인 화火를 생生해주고 화火는 활활 타 위로 올라가서 아래로 내려갈 수가 없으니 그러므로 상부上部가 되는 것입니다.
수심주手心主와 수소양삼초경手少陽三焦經은 화火이니 족태음비경足太陰脾經과 족양명위경足陽明胃經인 토土를 생生해주고 토土는 중궁中宮을 주主하니 그러므로 중부中部에 있는 것입니다.
이것이 모두 오행五行의 자모子母가 다시 서로 생生하고 양養하는 것입니다.[66]

이것을 설명하기 전에 먼저 오장육부에 배열된 오행에 대해 먼저 도표를 보겠습니다.

五行	木	火	土	金	水	相火
表	膽	小腸	胃	大腸	膀胱	三焦
裏	肝	心	脾	肺	腎	心包

66 十八難曰, 脈有三部 部有四經 手有太陰陽明 足有太陽少陰 爲上下部 何爲也?
然 手太陰陽明 金也 足少陰太陽 水也 金生水 水流下行而不能上 故在下部也.
足厥陰少陽 木也 生手太陽少陰火 火炎上行而不能下 故爲上部.
手心主少陽火 生足太陰陽明土 土主中宮 故在中部也.
此皆五行子母更相生養者也.『難經』

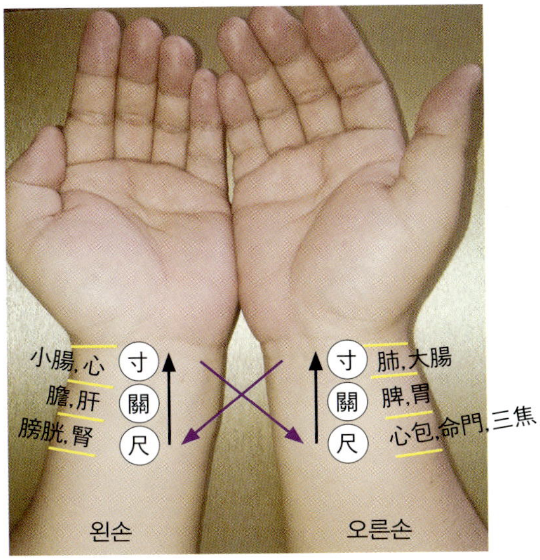

이 중에서 수水는 가만히 두면 가장 낮은 곳으로 내려가고, 화火는 가만히 두면 가장 높은 곳으로 타서 올라간다는 것을 먼저 말씀드리겠습니다. 『난경』에서 주목한 것도 바로 이 내용입니다. 때문에 화火에 해당되는 심心은 무조건 제일 높은 곳에 있어야 하고, 수水에 해당되는 신腎은 무조건 제일 낮은 곳에 있어야 한다는 것이지요.

심포心包와 삼초三焦는 한의학 이론에 따르면 명문命門과 같은 상화相火이고 뿌리가 같은데 원래 콩팥 두 짝 중에 왼쪽 것은 신腎, 오른쪽 것은 명문命門이라고 하는 이론이 『난경』에 나옵니다. 또한 이 이론에 따르면 이 심포心包, 삼초三焦 역시 명문命門이 콩팥의 일부이므로 제일 아래로 내려와야 합니다.

폐肺 역시 심장 바로 옆에 붙어서 제일 높은 곳에 있으니 상부上部에 위치합니다.

그러면 여기서 또 하나의 도표를 보겠습니다.

	왼쪽	오른쪽
上	心	肺
中	肝	脾
下	腎	命門

이것은 각 오장五臟이 위치한 곳입니다.

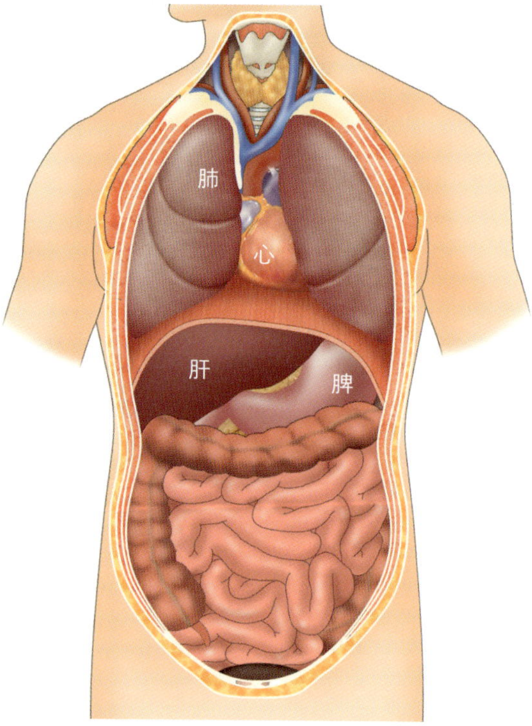

▶ 인체의 장기(앞)

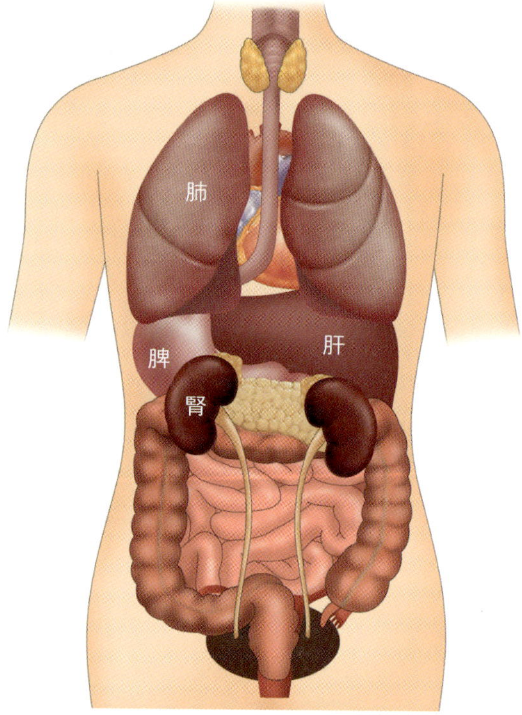

▶ 인체의 장기(뒤)

또 음양오행 이론을 잘 모르시는 분들을 위해서 오행의 상생相生 이론을 적어만 놓겠습니다.

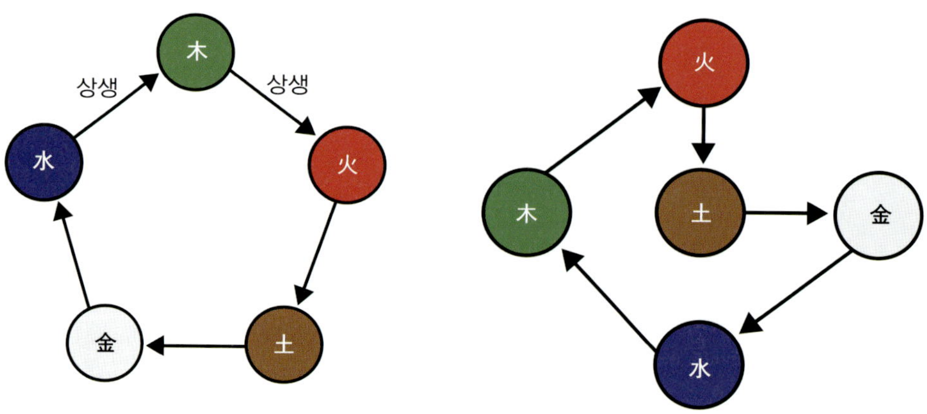

▶ 오행의 상생 순서

이러한 바탕위에 나머지는 위 방향으로 상생相生으로 전개합니다. 인체에서 제일 아래쪽에 위치한 오장은 콩팥인데 그 콩팥 중 왼쪽이 신腎, 오른쪽이 명문命門이라고 했으니 [수→목→화]의 순서로 상생이 이뤄집니다. 그래서 왼쪽 제일 아래 척尺은 신수腎水, 그 위인 왼쪽 관關은 간목肝木, 그 위인 왼쪽 촌寸은 심화心火가 됩니다.

오른쪽 제일 아래 척尺은 명문, 심포 상화, 그 위인 오른쪽 관關은 비토脾土, 그 위인 오른쪽 촌寸은 폐금肺金이 됩니다.

어떤가요, 위에서 말한 상생 이론과 그대로 들어맞지요! 담, 소장, 위, 대장, 방광, 삼초는 표리관계에 따라 그대로 배열되었습니다. 이 이론을 처음 소개한 것은 바로 『난경』입니다.

하지만 또 혹자는 삼부三部를 음양陰陽으로 나눈 것은 육경六經과 육기六氣의 이론인데 왜 오행五行을 적용시키느냐는 의문이 생길 수 있습니다. 그래서 또 다른 이론을 하나 소개할까 합니다. 앞에서 말한 좌혈우기左血右氣에 따른 이론입니다.

인체에서 오장五臟은 음陰이고 육부六腑는 양陽입니다. 이렇게 보는 이유는 오장은 정기精氣를 쌓기는 하지만 어떤 형태가 뚜렷한 음식 같은 물체들이 왔다 갔다 하지 않습니다. 하지만 육부는 음식이나 소변 같은 외형적으로 뚜렷한 물체가 왔다 갔다 합니다. 그러므로 오장을 음, 육부를 양으로 봅니다.

보통 기와 혈은 오장에서 주로 주관합니다. 먼저 혈을 주로 쓰는 오장과 기를 주로 쓰는 오장을 분류하겠습니다.

혈血을 주로 쓰는 오장: 심장, 간, 신장
기氣를 주로 쓰는 오장: 폐, 비장, 명문, 심포

심장은 혈을 돌려주고, 간은 혈을 장藏하며, 신腎은 혈의 구성요소 중 중요한 정精을 장藏합니다. 비脾는 영기營氣를 만들고, 폐는 기를 주관하며, 명문은 수기水氣를 돌려줍니다.

이렇게 보았을 때 각 오장五臟들을 상중하上中下에 위치한 그대로 배당하면 앞의 그림에서 나온 대로 『맥경』에서 소개한 대로 배열됩니다.

오행이론으로 손목에 장부를 배열한 것이 맞는 것인지 육기 이론으로 배열하는 것이 맞는 것인지는 독자 여러분들의 판단에 맡기겠습니다.

15

건강한 맥이 따로 있나요?

음양화평지인의 맥

혹시 아기 팔뚝을 만져보신 적이 있을 것입니다. 부드러우면서도 탄력이 있고 포근한 느낌이 듭니다. 맥에도 이런 느낌의 맥이 있습니다. 이것을 완맥緩脈이라고 합니다.

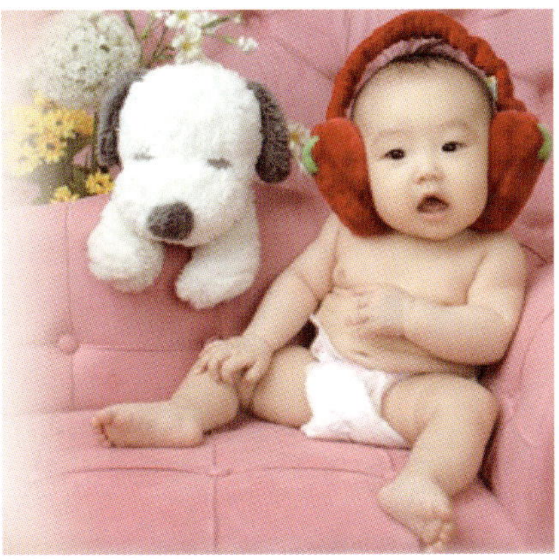

완맥은 너무 부드러워서 맥을 짚은 손가락에서 맥의 껍데기가 몽글몽글하게 느껴질 정도입니다. 만약 이러한 느낌의 맥이 부중침浮中沈 중 중中에서 뛰고, 맥박수 역시 1분에

60~90회에서 뛴다면 이것을 건강한 완맥緩脈이라고 할 수 있습니다. 물론 이러한 완맥은 60회 이하로 뛰어도 좋습니다. 대략 46~50회로 뛰게 되면 음양화평지인의 맥이라고도 합니다. 다음을 보겠습니다.

陰陽和平之人, 居處安靜, 無爲懼懼, 無爲欣欣, 婉然從物, 或與不爭, 與時變化, 尊則謙謙, 譚而不治, 是謂至治. ……

음양陰陽이 화평和平한 사람은 거처居處가 안정되고 너무 근심스러워함이 없게 되며 너무 기뻐함도 없느니라. 아름답게 물物을 좇되 혹 더불어 다투지 아니하고 때와 더불어 변화하나니, 높으면 겸손하고 크고 깊으나 (억지로) 다스리지 않나니 이것을 일컬어 지극한 다스림이라 하느니라.

陰陽和平之人, 其陰陽之氣和, 血脈調, ……

음양이 화평한 사람은 그 음양의 기氣가 화和하고 혈맥血脈이 조화로우니 …

陰陽和平之人, 其狀委委然隨隨然, 顒顒然, 愉愉然, 暶暶然, 豆豆然, 衆人皆曰君子, 此陰陽和平之人也. 『靈樞 · 通天 第七十二』

음양이 화평한 사람은 그 모습이 자연의 흐름에 내맡겨서 자연의 흐름에 따르는 듯하고, 온화한 듯하고 부드러운 듯하며, 아름다운 듯 하나, 홀로 도드라지지 않아서 많은 사람들이 모두 군자君子라고 말하나니 이 사람이 음양화평지인陰陽和平之人이니라.

음양화평지인은 이 글에 나오는 것처럼 아주 이상적인 인간이라고 보시면 됩니다. 이 글은 보면 성인은 마음만 성인이 아니라 몸 역시 인간이 가지고 있는 가장 이상적인 건강상태를 유지하고 있음을 알 수 있습니다. 『내경』에는 또 이런 부분이 있습니다.

黃帝問曰 平人何如?

歧伯對曰 人一呼脈再動, 一吸脈亦再動, 呼吸定息脈五動, 閏以太息, 命曰平人. 平人者, 不病也. 常以不病調病人, 醫不病, 故爲病人, 平息以調之爲法. 『素問 · 平人氣象論篇』

황제가 가로되 "평인平人은 어떤 사람 같습니까?"라 하니

기백이 대답하여 가로되 "사람이 한번 숨을 내쉴 때 맥박이 2번 뛰고 한번 숨을 들이 마실 때 2번 뛰어, (한번) 숨을 내쉬었다가 들이마시는 것을 식息으로 정의한다면 (그 시간 동안) 맥박이 다섯 번 뛰는데 윤閏하여 써 큰 식息으로써 한 것이라 명命하여 가로되 평인平人입니다. 평인平人이란 병이 들지 않는 것인데 항상 병이 들지 않음으로써 병든 사람을 조화롭게 해주나니 (진정한) 의사는 병이 들지 않아야 하므로 병든 사람을 위한다면 평인平人의 식息으로 조화롭게 하는 것을 법도로 삼아야 합니다.

이 글을 얼핏 보면 무슨 소리인지 이해가 안 갈 수도 있지만 간단히 풀어보면 쉬운 내용입니다.

숨을 한번 들이마실 때 2번 맥박이 뛰고, 내쉴 때 2번 뛰는데 정확히 따지면 2.4 또는 2.5 정도의 횟수로 뛴다고 보는 것입니다. 그러니 숨을 들이마시고 내쉬는 시간을 다 합하면 맥박이 5번 뛰는 것을 정상으로 보는 것입니다. '윤閏'이란 단어는 우리의 호흡이 들이마실 때 정확히 딱 2번이 아니라 2.4 또는 2.5 등등으로 약간씩 더 쉬는 호흡이 있음을 의미하는 단어입니다. 갑을경甲乙經의 주석에는 이게 잘못된 글자라고 하고, 외과정의外科精義에는 아예 '위爲'로 바꾸어 놓았는데, 이것은 논어論語의 '允執其中'과 다르지 않습니다. 원래 글자는 '允執厥中'인데 '厥'자를 '그 기其'로 해석하여 잘못 만든 것이죠. 원래 '厥'이란 '끝 궐'입니다. 인생의 끝이라고 느낄 정도의 괴로운 상태에서 깨달은 중中, 그것을 놓치지 말고 꽉 움켜잡으란 것이 윤집궐중允執厥中의 뜻입니다. 인생의 진정한 실패를 모르고 살아온 사람들은 인생의 참 맛을 모른다는 것이죠. 그런데, 대부분의 주석가들은 자기 편한 대로 해석을 하다 보니 이런 해석들이 나오게 되는 것입니다.

각설하고, 정확히 호흡당 맥박 뛰는 횟수가 2번으로 떨어지는 것이 아니라 약간 남는 것이 있어 호呼와 흡吸하는 시간을 다 합하면 5번 정도 맥박이 뛰게 되는 것을 평인平人의 호흡으로 봅니다.

중요한 것은 평인平人은 병이 들지 않는다고 합니다. 평인이 단순 정상인이라면 병이 들지 않을 수 있을까요? 아무리 건강할지언정 가벼운 병이라도 있는 것이 대부분의 정상인입니다. 평인이 단순 정상인이라면 스스로의 건강으로 다른 사람을 치료해줄 수 있을까

요? 여기서 말한 평인平人은 정상인으로 해석하기 보다는 음양화평지인陰陽和平之人으로 보는 것이 맞다고 봅니다.

하루에 13500번 호흡을 한다는 것 역시 음양화평지인의 기준으로 본 것이라고 생각하시면 됩니다. 그렇게 보지 않으면 어떤 결론에 도달하는지 한번 보겠습니다. 전자계산기 준비 되셨죠?

하루에 13500번 호흡을 한다면 하루는 24시간이니 한 시간에 562.5번 호흡을 하게 됩니다.

1시간은 60분이니 1분에 9.375번 호흡을 합니다.

그렇다면 1호흡에 맥박이 5번 뛰면 1분에 뛰는 맥박수는 9.375 × 5 = 46.875번이 됩니다.

만약 평인을 정상인으로 해석하면 인간의 정상 맥박수는 46~47번이 됩니다.

이걸 말이 된다고 생각하시는 일반인과 과학자는 없다고 봅니다. 따라서 평인은 음양화평지인이 맞다고 생각합니다. 음양화평지인은 거의 성인聖人의 경지에 이른 사람이라고 보시면 됩니다. 나중에 정상인으로 계산을 하려면 어떻게 해야 하는지 따로 말씀드리겠습니다.

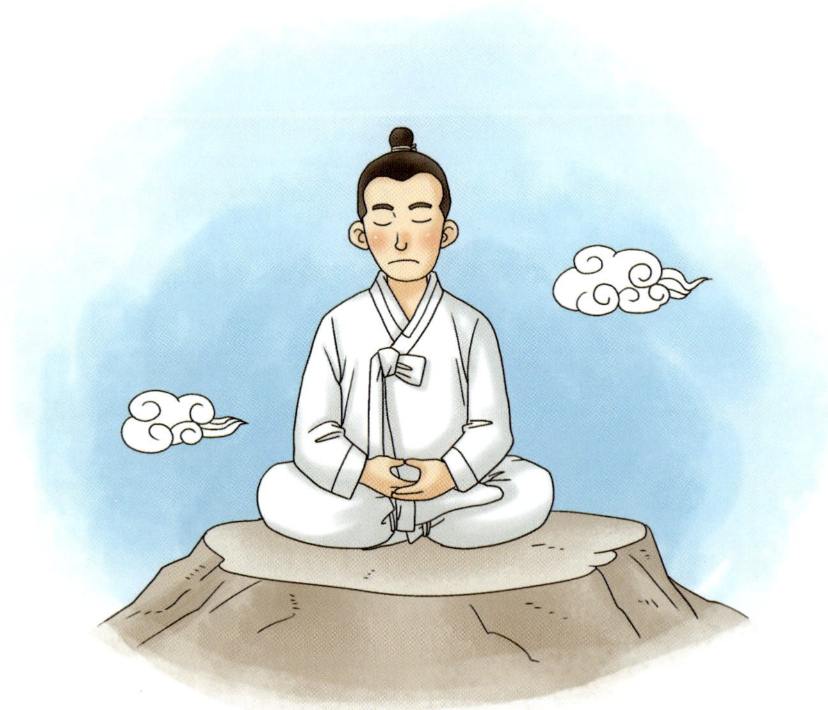

▶ 바위 위에서 단전호흡하는 그림

어쨌든 이 때문에 음양화평지인은 대략 46~50회 정도 사이에서 맥박이 뛴다고 보시면 됩니다. 그리고 가장 이상적인 맥상인 완맥緩脈을 띄게 됩니다.

완맥은 맥을 짚으면 적당한 탄력이 있으면서 너무 강하지도 약하지도 않습니다. 그리고 포근하고 부드럽습니다. 만약 이런 맥을 가진 사람이 한의원에 와서 아프다고 하면 꾀병이라고 봐야 하겠네요. 이런 맥이면 아무리 아프다고 해도 그 증상은 가볍다고 볼 수 있습니다. 하지만 이런 완맥은 거의 없다고 보는 것이 좋습니다. 완맥도 거의 없는데 이런 완맥을 가진 사람의 맥박수가 1분에 46~50회 정도 되는 사람은 정말 없다고 봐야겠죠. 이런 사람들은 호흡법을 열심히 했든 수행을 열심히 했든 무언가 다른 방법을 통해서 호흡이 극도로 안정이 되었기 때문에 이렇게 맥이 뛰게 되는 것입니다. 보통 사람 맥박이 1분에 46~50번 정도 뛰게 되면 대부분 저혈압 내지 온몸이 차갑게 되는 증상이 오는 등의 증상이 생기게 됩니다. 아니면 심장에 아주 좋지 못한 병이 오기도 하죠. 간혹 마라톤이나 많이 뛰는 운동을 하는 사람의 경우 이렇게 되기도 하는데 그 사람 또한 건강하지는 않습니다. 예를 들어, 황영조 역시 폐병을 앓은 전력이 있고, 박지성은 매년 무릎부상으로 고전합니다.

단순히 많이 뛰어서가 아니라 이렇게 느리게 뛰는 맥이 정상맥이 아니라 몸에서 병이 하나 둘 씩 생기게 되는 것입니다. 음양화평지인의 맥은 이 세상에는 거의 나오기 힘든 맥이라고 보시면 됩니다. 그러니 이 맥을 꿈꾸기 보다는 건강한 정상인의 맥을 꿈꾸는 것이 좋을듯 합니다.

정상인의 맥

그럼 어떠한 맥을 정상적인 맥이라고보아야 할까요? 사람들한테 몸에 문제 있는 곳이 있느냐고 물어보면, 문제가 전혀 없는 사람은 없을 것입니다. 한군데 정도는 몸에 문제가 있다는 것이죠. 그 말은 거의 모든 사람들은 병이 있다는 말입니다. 그렇다면 병이 없는 것이 정상이라고 보는 것이 아니라 병이 있더라도 아주 경미하게 증상이 있으면서 그 병의 뿌리가 아주 가벼운 경우라고 할 수 있습니다.

여기서 말하는 정상적인 맥은 맥박수로만 보면 넓게 잡아도 1분에 60~90회 사이에는 들어와야 합니다.

맥의 부중침浮中沈은 중中이면 좋지만 그렇지 않더라도 그 가라앉거나 떠있는 정도가 심하지 않으면 그래도 정상이라고 볼 수 있는 기준에 들어옵니다.

'십병구담十病九痰'이라는 말이 있을 정도로 인체에 담음痰飮이 전혀 없다는 것은 불가능합니다. 다만 증상으로 나타나지 않을 정도로 가벼우면 건강하다고 할 수 있습니다. 즉 담음痰飮을 의미하는 활맥滑脈이 없는 것이 건강한 맥이 아니라, 활맥이 조금 있더라도 그 알갱이가 약하고 작게 뛰면서 그 개수가 2개 이하로 뛰면 건강하다고 할 수 있습니다. 물론 그 2개도 촌관척寸關尺 중 어느 한 곳에 집중되기 보다는 분산되어야 합니다.

맥이 완맥緩脈보다 약하면 건강하다고 볼 수는 없습니다. 하지만 완맥보다 강한 것은 괜찮습니다. 긴맥緊脈인 경우에서 약간 긴緊한 정도는 그래도 건강하다고 볼 수 있습니다.

또한 장맥長脈에서 촌寸이나 척尺을 넘어서서 장맥長脈이 잘 뛰더라도 촌寸이나 척尺과 비교해서 더 세게 뛰지 않는다면 건강하다고 할 수 있습니다.

그리고 반관맥反關脈이라도 촌관척의 세 가지 부위 모두가 반관맥이면 건강하다고 할 수 있습니다.

이 외에는 건강한 맥이라고 볼 수는 없지만, 그래도 그런대로 볼 만한 맥인 경우가 있습니다. 안 좋은 증상과 맥이 그다지 심하게 나쁘지 않으면서 그 증상과 맥의 허실虛實이 일치되어도 병이 가벼우니 비교적 건강한 편이라고 할 수 있습니다. 물론 이 경우는 병은 있다고 봅니다.

예를 들어 대변이 무른 것은 허증虛證으로 보는데 맥이 약간 약하게 나온다면 증상과 맥이 일치되므로 증상과 맥이 심하게 나쁘지 않다면 그런대로 건강한 편에 속한다고 봅니다.

또한 헛배 부르고 더부룩한 증상은 복만腹滿이라고 하여서 실증實證에 속하는데 맥이 약간 긴緊하게 나오는 것은 맥과 증상이 일치하므로 증상과 맥이 심하지만 않다면 그런대로 건강한 편에 속한다고 봅니다.

뒷목이 약간 뻐근한 경우에도 역시 실증實證에 속하는데 맥이 약간 긴緊하게 나오는 것도 역시 맥과 증상이 일치하므로 증상과 맥이 심하지만 않다면 그런대로 건강한 편에 속한다고 봅니다.

이런 경우들을 제외한 경우라면 건강하다고 볼 수 없습니다.

16

자주 나타나는 맥 八要脈

맥의 형태에는 어떤 것들이 있을까?

맥을 짚으면 이런 질문을 하는 환자분들이 제법 있습니다.

"제 맥은 어때요? 어떤 맥이 뛰어요?"

아마도 이 책을 보시고 계시는 분들도 자신의 맥이 어떤지 가장 궁금할 것입니다.

그러면 정말 실제로 진맥을 하게 된다면 맥의 종류는 과연 몇 가지나 될까요?

구체적으로 말하면 모두 28가지의 맥으로 나눠볼 수 있습니다.[67] 이렇게 말씀드리면 "그렇게나 많아요? 그걸 어떻게 다 구별해요? 맥이 다 비슷한 거 같은데."라고 말씀하시는 분들도 계실 것입니다. 심지어는 갓 입학한 한의학도들도 그분들처럼 비슷하게 인식하고 있는 것이 현실입니다.

하지만 그 28맥을 하나하나 보다보면 그렇게 어렵게만 생각할게 아니라는 것을 알게 될 것입니다. 예를 들면 아무리 맥을 몰라도 맥이 빠른 것과 느린 것 정도는 구별할 것입니다. 그런데 그 빠르게 뛰는 맥과 느리게 뛰는 맥은 각각 삭맥數脈과 지맥遲脈이라는 명칭으로

---

67 28맥脈 :
부맥浮脈, 침맥沈脈, 지맥遲脈, 삭맥數脈, 활맥滑脈, 삽맥澁脈, 허맥虛脈, 실맥實脈, 장맥長脈, 단맥短脈, 홍맥洪脈, 미맥微脈, 긴맥緊脈, 완맥緩脈, 규맥芤脈, 현맥弦脈, 혁맥革脈, 뇌맥牢脈, 유맥濡脈, 약맥弱脈, 산맥散脈, 세맥細脈, 복맥伏脈, 동맥動脈, 촉맥促脈, 결맥結脈, 대맥代脈, 평맥平脈으로 나눕니다. 평맥 대신 대맥大脈을 포함해 28맥이 되기도 합니다.

28가지 맥 속에 들어가 있습니다. 여러분들은 벌써 2가지는 알게 되었죠.

이렇게 28가지라 하더라도 그 의미를 하나하나 본 다음 어떤 것들은 연습을 하지 않아도 익히고 좀 어려운 것은 연습을 조금만 하고나면 그것들을 구분하는 것이 그렇게 어렵지 않다는 것을 알게 될 것입니다.

정말 진맥은 누구나 할 수 있나요?

진맥은 누구나 가능한가?
아무리 연습해도 못하는 사람도 있나?
혹시 그 못하는 사람이 나 아닌가?

아마 여러분들이 처음 진맥이란 거대한 산에 들어서면 위와 같은 질문을 던질지도 모릅니다. 사람은 다 비슷한 것 같습니다. 남들이 잘 하는 거 보면 난 왠지 저렇게까지는 잘 못할 것 같고, 그런데 실제로 연습해서 나도 하다보면 후배들의 그 고민은 언제 그랬냐는 듯이 까먹고 있고 말이죠.

하지만 종이와 가죽을 손으로 구별해낼 수 있다면 누구나 진맥은 할 수 있습니다. 게다가 사람의 손은 생각보다 훨씬 많은 것을 가려낼 수 있습니다. 눈이 안 보이는 분들도 점자책을 읽어내기도 하지 않습니까!

그런데 한 가지 확실한 것은 그 분들 역시도 지속적인 노력과 연습을 통해 그리 된 것이고, 처음 태어날 때부터 그러했던 것은 아닙니다. 마찬가지로 진맥으로 여러 가지 형태의 맥을 구별해 내는 것도 많은 연습이 필요한 것은 같습니다. 간혹 맥이 잘 잡히지 않을 때 눈을 감고 감각을 집중하면 맥은 거의 대부분 잡을 수 있다고 생각합니다.

그리고 28맥 중에는 실제로 진맥으로 분별하기 어려운 맥도 있지만, 그런 맥은 한번 정신을 집중해서 맥의 전형적인 흐름을 짚어내면 그 후로는 그 뒤에 비슷한 경우에도 좀 더 쉽게 맥을 분별할 수 있게 됩니다. 세상 모든 일이 다 그렇겠지만 맥을 배우는 것 또한 처음부터 알게 되는 것이 아니라, 하나하나 경험을 쌓아가다 보면 더 정밀한 진맥을 볼 수 있을 것이라고 생각합니다. 어떤 한의사는 여러 사람의 맥을 꾸준히 잡기도 하고, 어떤 한의사는 손가락 자체의 감각을 키우기 위해 겨자씨를 바닥에 놓고 손끝으로 만져 그 개수를 맞추는 연습을 하기도 합니다.

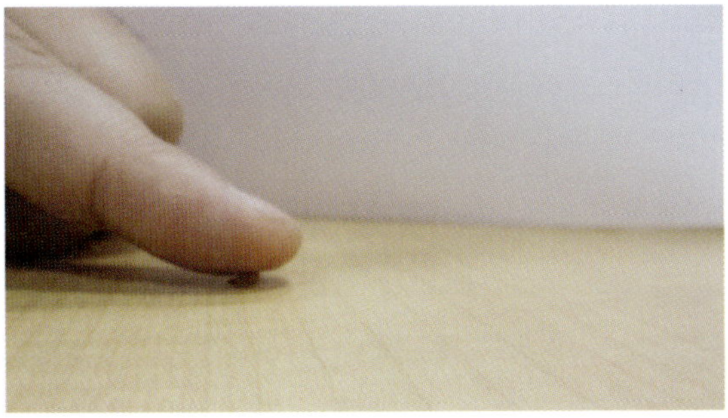

모두 차츰 차츰 더 정밀한 맥을 보기위한 노력의 한 걸음입니다.

여러분들이 진맥 보는 연습을 하려면 다음과 같은 노력이 필요합니다. 손가락 감각을 예민하게 하려면 손끝이 두꺼워지지 않도록 해줘야 하는데, 각질이 생기지 않도록 관리해 주고 암벽등반처럼 손이 상하는 취미는 삼가야합니다. 또 손끝에 굳은살이 박이는 기타 연주나 검도 연습 같은 취미생활도 삼가는 것이 좋습니다.

이 정도로 진맥은 손가락의 감각이 중요합니다. 손가락에 느껴지는 맥의 미세한 진동을 약간 차이라도 모두 분별해내야 하니까요. 진맥을 보는 것이 쉽지 않다보니 일부 한의사들은 객관성이 떨어진다고 하여 맥진기를 쓰기도 합니다. 그런데 이것은 먼저 사람이 맥을 구별할 수 있는 바탕이 되고 나서 그 파형과 일일이 대조하여 보고 난 후에서야 만들 수 있는 것일 텐데, 기계를 만든 자신도 직접 잡을 수 없는 맥을 기계로 진단해낸다는 것이 가능할지는 의문이 듭니다. 자신이 직접 맥을 잡을 수 있어야 맥진기를 개발해낼 수 있다고 봅니다. 맥진기로 맥을 구별한다는 것은 일부의 맥을 제외하고는 아직은 모든 맥을 구별해 내기에 미흡한 점이 있다고 생각합니다. 물론 앞으로 꾸준한 개발을 통하면 일정 수준까지의 객관화는 가능할 것 같다는 생각은 드네요.

하여튼 진맥은 손의 감각에 의존하는 것이므로 처음에는 내가 생각한 것이 맞는지 틀리는지가 애매할 때가 많습니다. 그래서 사실 진맥을 연습하는 데에 있어서는 스승이 반드시 필요합니다.

내가 찾은 맥이 맞는지, 혹시 틀리면 어떤 맥을 더 찾아야 하는지 등을 확인해 줄 수 있는 분이 필요합니다. 책으로 익히고 연습한 후에 실제로 지도를 받으면 "아, 이게 바로 그 맥이구나"하고 모범답안을 확인하는 것은 쉽지만, 실제로 내가 본 진맥과 나보다 고수인 사람이 본 진맥이 다를 수도 있기 때문입니다. 꾸준한 연습과 좋은 스승이 있으면 누구나 진맥을 쉽게 배울 수 있습니다.

다시 하던 이야기로 돌아와서, 28가지 맥이 많아 보여도 평소에 잘 보이지 않는 맥은 완맥緩脈 · 혁맥革脈 · 대맥大脈 · 허맥虛脈 · 실맥實脈 · 뇌맥牢脈 · 유맥濡脈 · 산맥散脈 · 미맥微脈 · 복맥伏脈 · 동맥動脈 · 대맥代脈으로 12가지나 됩니다. 이중 완맥緩脈은 잘 나타나지는 않지만 모든 맥의 표준이 되는 맥이니 반드시 잡을 줄 알아야 합니다. 이 완맥을 제대로 잡은 후에 나머지 16개의 맥에 치중하면 일반적인 맥들은 충분히 잡을 수 있을 것입니다.

이 16개의 맥 중에서도 팔요맥八要脈이라고 알려진 부浮, 침沈, 지遲, 삭數, 활滑, 삽澁, 현弦, 긴緊의 맥이 제일 많은 맥이니 반드시 제대로 잡아야 합니다. 물론 잘 보이지 않는 맥도 당연히 알고 있어야 합니다. 그래야 가끔 이런 맥이 뛰는 사람을 만나게 되면 잘못 진단하여 잘못된 치료를 하게 되는 실수를 막을 수 있게 됩니다.

이 책은 쉽고 기본적인 부분을 주로 논하는 책이므로 자주 보이는 맥을 위주로 쓰려고 합니다. 전문서적에서나 볼 수 있는 자세한 내용은 생략하고 간단한 내용만 싣겠습니다. 나중에 더 자세한 내용의 책을 내서 설명 드리겠습니다. 일단 그 중 가장 자주 볼 수 있고 조금의 연습만으로도 누구나 잡을 수 있으며 진단에 있어서 가장 중요하고 많이 쓰이는 맥을 먼저 살펴보겠습니다.

● 팔요맥八要脈

부浮・침沈・지遲・삭數・활滑・색澁・현弦・긴緊을 팔요맥八要脈이라고 하는데 임상에서 가장 많이 보이는 맥입니다. 이 팔요맥 정도는 잡을 수 있어야 진맥의 기초는 되어 있는 한의사라고 할 수 있겠네요.

자, 그러면 팔요맥부터 하나하나 들어가겠습니다.

부맥浮脈: 떠있는 맥

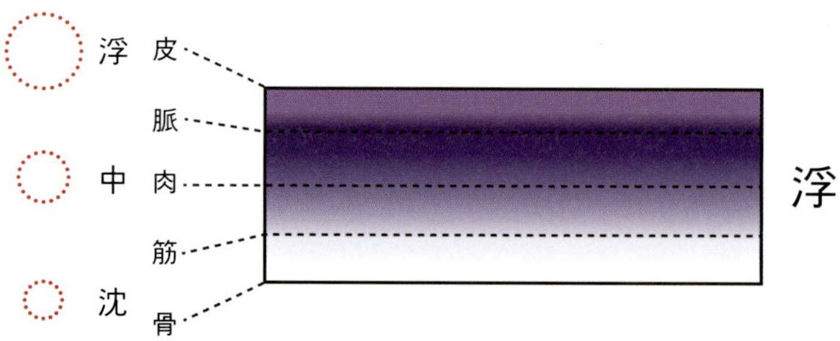

▶ 동그라미의 크기는 각각의 부위를 눌렀을 때 느껴지는 힘의 세기를 나타냄

浮脈, 擧之有餘, 按之不足.『脈經 · 脈形狀指下秘訣』

부맥浮脈은 (꾹 눌렀던) 손가락을 들어 올리면 힘이 넘치고 손가락으로 꾹 누를수록 힘이 부족해지느니라.

부맥은 해석하면 떠있는 맥이라는 뜻입니다.

앞에 맥 짚는 요령에서 말했지만 거擧는 손가락으로 맥을 세게 꾹 눌렀다가 누른 힘을 점점 풀어 위로 올라가면서 진단하는 방법이고, 안按은 피부에서부터 점점 힘을 아래로 주어 눌러 들어가면서 진단하는 방법입니다.

그것을 생각한다면 이 부맥浮脈은 맥의 깊이에 따라 맥박의 세기가 점점 약해진다는 것을 알 수 있습니다. 즉 피맥육근골皮脈肉筋骨 중에서 피皮와 맥脈에서 제일 강하게 뛰고 육肉에서부터 맥의 세기가 약해지고, 근筋이나 골骨로 눌러 들어가면 맥의 세기가 더 약해지게 됩니다. 정리하면, 부浮 > 중中 > 침沈 이렇게 되는 겁니다.

그러니까 부맥은 가장 겉 부분인 표피와 그 바로 안쪽에 해당되는 부분에 손을 댔을 때 가장 잘 느껴지는 맥이며 그 밑으로 손가락을 눌러 들어갈수록 그 맥의 세기가 약해집니다.

여기서 주의할 점은 부맥은 부중침 세 군데 다 뛰면서 밑으로 내려갈수록 약해지는 맥이라는 것이지, 눌러서 중中이나 침沈 부분에서 맥이 전혀 뛰지 않는 맥이 아니라는 겁니다. 중이나 침 밑으로 눌러갈 때 뛰지 않는 맥은 또 다른 맥이며 이런 맥들도 28가지 맥 종류에 물론 들어가 있습니다.

그럼 부맥은 어떨 때 나타나는 맥일까요? 부맥은 몸의 가장 밖에 해당되는 부분에 병이 있을 때 잘 나타나는 맥입니다. 그 이유는 몸의 가장 바깥 부분에서 맥이 제일 세게 뛴다는 것은 우리 몸의 기혈이 가장 바깥 부분에 몰려 있다는 뜻으로, 몸의 기혈의 상태가 맥에도 반영되어 맥도 겉으로 몰린 것이기 때문입니다.

이에 해당되는 것으로는 우선 밖에서부터 차가운 기운이 우리 몸 안에 들어와서 걸리는 감기인데요. 나라에 적군이 쳐들어오면 군대가 국경으로 출동하는 것과 같이 우리 몸의 수호 방위군[68]이 바깥으로 출동하게 됩니다. 한 나라에서 군대가 바깥을 지키고 있는 동안은 국력이 바깥으로 쏠리게 되고 내부의 힘을 소모하게 되는 것과 같이 인체에 있어서도 바깥으로 기혈이 몰리게 되니, 그러한 모습의 일환으로 맥도 바깥 부분이 더 세게 뛰게 되는 것입니다.

---

68 위기衛氣는 음식의 정미精微로운 부분에서 생기고 혈맥 밖으로 순환하면서 살을 따뜻하게 하고 피부를 튼튼하게 하며 주리를 자양하고 땀구멍을 여닫는 기능으로 외부 환경에 잘 적응하게 하면서 외사外邪의 침입을 방어하는 기능을 합니다.

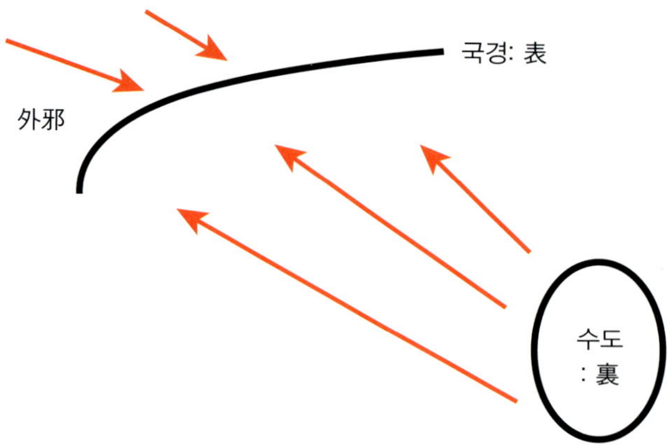

이러한 병을 밖에서 사기邪氣가 들어왔다고 하여 외감外感이라고 하고, 사기가 인체의 바깥 부분에 몰려있는 것을 표증表證이라고 합니다.

일반적으로 표증은 추위를 많이 타고 머리가 아프고 코가 막히거나 기침이나 재채기를 하거나 뒷목이나 어깨가 뻐근하거나 아픈 증상이 나타납니다.

이 상황에서 맥이 빠르게 뛰는 경우는 초기 감기에만 나타나고, 초기 감기가 지나서 만성화 되는 감기에서는 맥의 빠르기가 더뎌집니다.

침맥沈脈: 가라앉은 맥

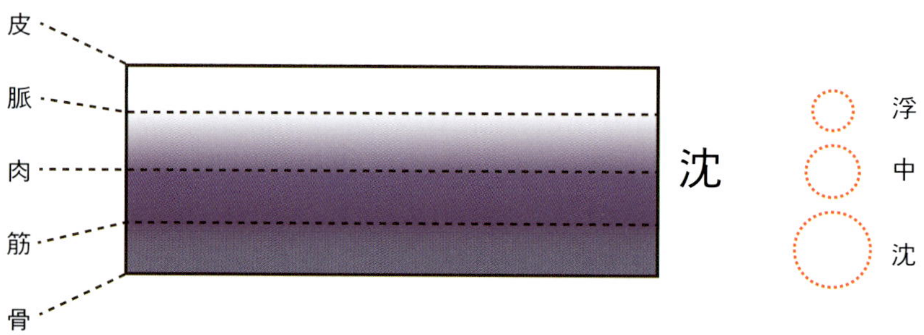

▶ 동그라미의 크기는 각각의 부위를 눌렀을 때 느껴지는 힘의 세기를 나타냄

沈脈, 擧之不足, 按之有餘. 『脈經 · 脈形狀指下秘訣』

침맥은 (눌렀던) 손가락을 들어 올리면 (힘이) 부족하고 누르면 누를수록 힘이 넘치느니라.

침맥沈脈은 좀 전에 나온 부맥浮脈의 반대입니다. 글자대로 해석해도 하나는 떠있는 맥이고, 하나는 가라앉아있는 맥입니다.

침맥은 표면에 해당하는 부위를 누를 때 가장 약하게 만져지고, 밑으로 손가락을 눌러갈수록 그 맥의 세기가 강해지는 맥입니다.(부 < 중 < 침) 정말 부맥하고는 정반대네요.

그러면 침맥은 어떨 때 나타나는 맥일까요?

침맥은 병의 사기邪氣가 깊은 곳에 위치할 때 주로 나타납니다. 이것을 이증裏證이라고 합니다. 병이 오래 되었거나 아니면 병은 깊게 있지 않은데 기氣가 속으로 잠복해 들어간 경우에도 침맥이 나타납니다.

이번에도 부맥의 예처럼 나라의 경우를 가지고 생각해 보겠습니다.

만약 나라의 내실이 튼실하지 못하거나 혼란스럽다면 내부를 안정시키는 데 집중을 해야 될 것입니다. 나라 밖에서 생긴 문제를 다스리는 데 힘이 미치지 못할 수도 있지요. 또한 외부 국경에서 나라 깊숙한 곳을 노리는 스파이를 계속 제대로 처리하지 못한다면 내부 깊숙한 곳으로 침입해서 문제를 일으키게 되겠지요. 병이 깊으면 우리 몸의 기혈이 깊은 곳에서 병사와 싸우거나[69] 밖으로 나올 힘 자체가 부족할 것이고,[70] 병이 오래되면 비록 처음에는 바깥에서만 머물던 병도 결국 언젠가는 몸 안으로 파고 들어오는 경우도 생길 것입니다.

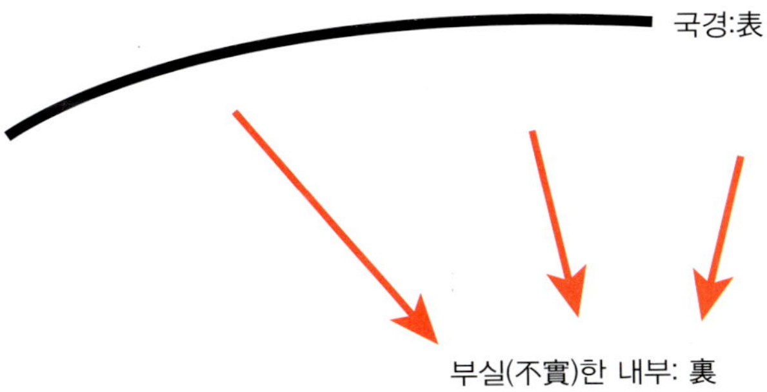

그 외에 감정에 따른 몸의 변화가 오래 되면 우리 몸의 기가 안으로 잠복해 들어가서 뭉치게 됩니다. 그것을 뭉친 화火라고 해서 울화鬱火라고 합니다. 또는 나쁜 기가 뭉쳤다고 하여 기실증氣實證이라고도 합니다. 이 경우는 맥이 침沈할 뿐만 아니라 제법 세게 뛰게 됩니다.

69 한의학에서는 리실증裏實證이라고 합니다.
70 한의학에서는 리허증裏虛證이라고 합니다.

반대로 맥이 침하면서 힘이 없는 경우는 허증虛證이고, 스트레스로 인한 화병火病이나 기병氣病은 아닙니다.

삭맥數脈: 빨리 뛰는 맥

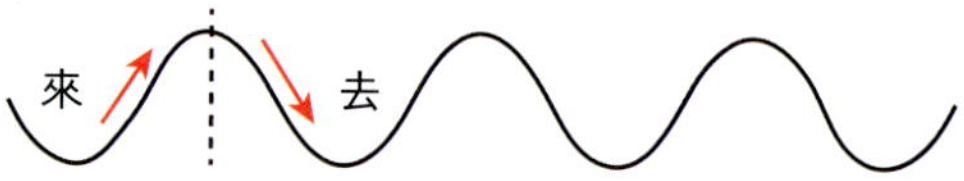

정상

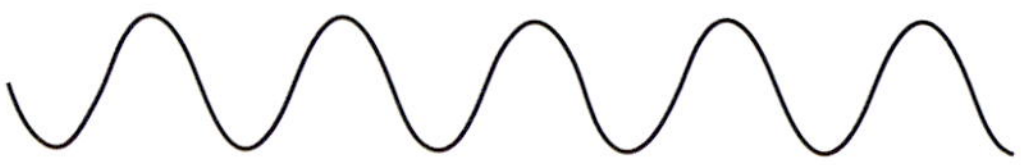
삭맥(數脈)

> **數脈, 去來促急.**『脈經 · 脈形狀指下秘訣』
>
> 삭맥은 맥의 박동이 촉박하고 급한 것이니라.

그럼 이제는 빠른 맥에 대해 이야기 하겠습니다.

먼저 빠른 맥에 대해 알려면 정상인의 맥박수를 알아야합니다. 한의학에서 말하는 정상인의 맥박수는 1분을 기준으로 할 때 대략 60~90회라고 할 수 있습니다. 좀 더 좁혀서 말하면 1분 동안 65~85회쯤 됩니다.

『내경』에서 말하는 평인平人의 하루 동안의 호흡수인 13,500회와 1호흡당 뛰는 맥박수 4~5회를 기준으로 계산해보면 대략 1분 동안 50회 이하가 되어야 정상 맥박수가 나오는데 이것은 평인平人에 대한 잘못된 이해 때문입니다.『내경』에서 말하는 평인이란 정상인이 아니라 음양화평지인陰陽和平之人이라 생각됩니다. 음양화평지인은 호흡이 극도로 안정된 가장 이상적인 신체를 가지고 있는 도인道人 같은 사람을 말합니다. 따라서 정상인은 이러한 사람을 기준으로 하는 것이 아닙니다. 여기에 대한 자세한 계산은 나중에 전문적인 책에서 설명 드리기로 하고 여기서는 이만 생략하겠습니다.

대략 90회 이상 맥박이 뛰게 되면 빨리 뛰는 삭맥數脈이라고 할 수 있겠습니다.

그러면 언제 맥이 빨라질까요? 몸에 열이 있는 경우에 맥이 빨라집니다. 예를 들어 감기에 걸린다든지 아니면 뭔가에 놀랐다든지 등의 이유로 인해 열이 발생하는 경우에도 삭맥이 나타납니다.

물론 다른 경우도 있습니다. 우리 몸이 허한 경우도 열이 나게 되면서 맥이 빨라지긴 합니다. 우리 몸 안의 진액津液이나 음혈陰血이 하는 기능에는 우리 몸의 열을 통제하는 기능이 있습니다. 원래 우리 몸 안의 물과 불은 서로 억제하고 통제하는 작용을 합니다. 그런데 이런 진액이나 음혈이 부족해지면 실제 열이 많지는 않지만 몸 안의 열을 통제할 능력이 떨어지게 되므로 마치 열이 많은 것처럼 열도 오르고 혹 가슴도 뛰면서 맥이 빨리 뛰게 됩니다. 그런 경우에는 몸이 허虛하면서 열熱이 난다고 하여 허열虛熱이라고 합니다. 어쨌든 이러할 때 삭맥이 나타날 수 있습니다.

삭맥이 나타는 경우는 다음과 같습니다.

감기

발열이 있는 초기 감기에 부삭맥浮數脈이 나타나는데 귓불을 만지면 뜨겁습니다.

중풍中風

중풍의 초기에 부삭맥浮數脈이 나타납니다. 어지럽고 손가락이나 팔의 감각이 둔해지거나 말이 어둔해지는 증상 등이 생기면서 맥이 부삭浮數하게 뛰면 중풍전조증中風前兆證이 되는데 이때부터 맥이 빠르게 뛰기 시작합니다.

실열實熱

몸에 열이 있는 경우에 맥이 빨라지게 되는데, 예를 들어 몸 안에 열이 많거나 뭔가에 놀랐거나 흥분하였다든지 등으로 인하여 열이 발생하는 경우에 삭맥이 나타납니다.

허열虛熱

우리 몸이 허虛한 경우도 열이 나게 되면서 맥이 빨라집니다. 몸 안의 진액이나 음혈이 부족해지면 열이 통제되지 않아 마치 열이 있는 것처럼 맥이 빨리 뛸 수 있습니다. 그런 경우에는 몸이 허虛하면서 열熱이 난다고 하여 허열虛熱이라고 합니다.

허열이 있을 때는 맥이 가늘면서 혹 색濇하거나 약하면서 삭맥數脈이 뛰는데, 자는 동안에 땀을 많이 흘리는 도한盜汗과 손발바닥이 화끈거리거나 귀가 울리는 이명耳鳴 등의 증상을 동반합니다.

옹저癰疽

몸 어딘가에 염증이나 농膿이 매우 심하게 있는 증상에도 부삭맥浮數脈이 나옵니다.

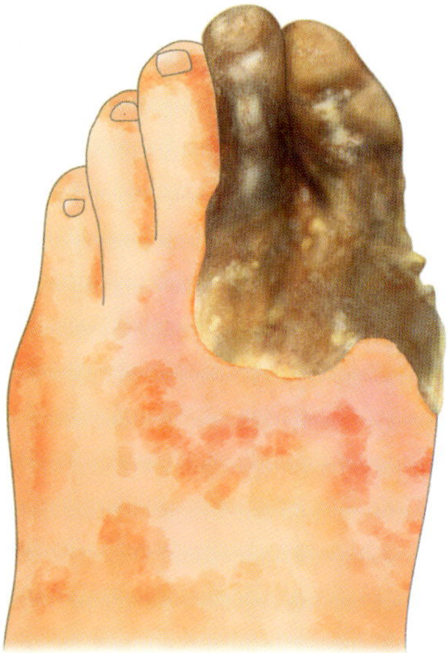

▶ 피부가 심하게 곪아서 화농이 심하게 생긴 그림

질병이 아닌 생활에서 나타나는 삭맥

질병이 아니라도 술을 마시거나 화가 많이 나거나 운동을 해도 맥이 빨라지니, 이러한 사람들은 가만히 안정시키면 맥이 다시 원래대로 느려져서 정상으로 돌아오게 됩니다. 이런 사람들을 열이 있다고 잘못 생각해서 치료하면 부작용이 생기게 됩니다.

● 아기와 어린이들의 맥

『맥경』에는 다음과 같은 구절이 있습니다.

小兒脈呼吸八至至平

어린이들의 맥은 한번 숨 쉬고 한번 들이 마시는 동안 맥박이 8번 뛰는 것이 정상이 되느니라.

이것에 대해 원元 나라 때의 명의였던 증세영曾世榮은 6번이 정상이고 8번이 정상이라고 한 것은 잘못된 것이라고 말하였습니다.[71]

71 宣和에 御醫戴克臣云 五歲兒常脈은 一息六至하니 作八至者는 非也라 始因鏤版之際에 誤去六字上一點一劃하야 下與八字上類하야 致此訛傳이라 默菴張氏『脈訣』亦云 小兒常脈은 一息에 只多大人이 二至爲平이라하니 卽六至也라『活幼口議』

정말 애매합니다.

『맥경』에 잘못된 내용이 있다고 가정하더라도 그냥 무턱대고 잘못되었다고 할 수도 없고, 무조건 증세영의 말을 무비판적으로 다 받아들일 수도 없는 문제군요.

어떤 것이 맞다고 보아야 할지 의문이 아닐 수가 없습니다.

원래 아기와 어린이들의 맥이 빠른 이유는

양기陽氣가 많고 혈血이 부족하기 때문입니다.

혈血이 부족한 이유는 몸이 성장하기 위해 뼈가 피를 잡아먹으면서 크기 때문입니다.

그래서 어린이들에게 녹용鹿茸을 많이 쓰는 것이기도 하죠.

문제는 혈血이 하는 역할 중에 열을 제어하는 효능이 있는데 혈血이 부족하게 되면 열이 제어되지 않기 때문에 어른들에 비해 열이 더 많아지게 됩니다.

그 열 때문에 어린이들의 맥이 빨라지는 것입니다. 혈血이 충실해진 청소년기로 가면 갈수록 맥박수가 떨어지게 되어서 1분에 60~90이 정상으로 바뀌게 됩니다.

그러므로, 정상 어른들의 맥박수가 나오면 오히려 어린이들한테는 지맥遲脈이 되는 것이고, 어른들의 삭맥數脈이라도 어린이들한테는 오히려 삭맥數脈이 되지는 않는 것입니다.

자세한 계산 방법을 상수철학적으로 계산하면 매우 복잡하므로 나중에 책을 쓸 기회가 되면 자세히 말씀드리겠습니다. 저는 어린이들의 1분 동안 정상 맥박수는 90~125로 봅니다.

대략 1분에 90~125을 정상으로 보고 그것을 넘으면 삭맥數脈, 그 아래는 지맥遲脈으로 보는 것이 맞다고 봅니다.

범위를 조금 더 좁혀보면 90~120이 될 것입니다.

지맥遲脈이면 한寒 또는 적積, 삭맥數脈이면 실열實熱 또는 허열虛熱로 보겠지요.

이 부분은 논란이 많을 수 있다고 생각되고 제가 무조건 맞다고 말씀드릴 수는 없다고 생각합니다. 하지만 현재 제가 생각하여 임상에 적용하고 있는 것은 일단 이 숫자라고만 말씀드리고 이렇게 숫자가 나온『주역』의 상수철학적 계산법은 나중에 글로 말씀드릴 기회가 있으면 말씀드리겠습니다.

지맥遲脈: 느릿느릿한 맥

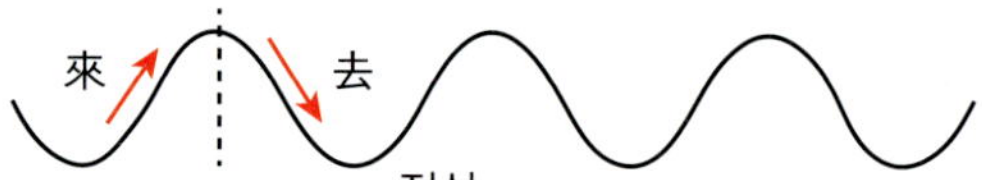

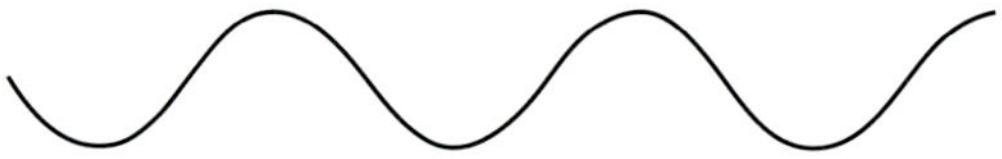

지맥(遲脈)

遲脈, 呼吸三至, 去來極遲. 『脈經 · 脈形狀指下秘訣』

지맥은 1호흡에 3번 박동하는 것이라, 맥 뛰는 것이 극도로 느리니라.

지맥遲脈은 글자 그대로 느린 맥입니다. 대략 1분당 60~90회를 정상으로 볼 때 대략 1분당 60회보다 느리게 뛰면 느린 지맥遲脈이라 할 수 있습니다.

그러면 지맥은 왜 생길까요?

우리가 나이 드신 어르신들은 대개 동작이 느립니다. 왜 그럴까요? 나이가 들수록 점점 양기가 떨어지기 때문입니다. 한의학에서는 양기가 떨어지면 몸이 차가워진다고 합니다. 몸이 차가워지니 동작이 점점 느려지게 되는 것이지요. 한마디로 몸이 차가워져서 맥이 느려졌다고 보면 되겠습니다.

이것은 요즘 말하는 과학으로도 설명이 됩니다. 차가운 것은 더운 것보다는 상대적으로 에너지가 적은 것이고 에너지가 적으면 분자운동이 느려진다고 합니다. 학교 다니실 때 배우신 기억이 아마도 다들 있으실 겁니다.

또한 일상에서도 추운 날 밖에 나가게 되면 따뜻한 봄날처럼 신나게 놀지 못하고 움츠리고 느려지게 되는데 이것 또한 마찬가지라고 보면 되겠습니다.

그런데 차가워진 것 말고도 동작이 느려지는 이유는 또 있습니다. 맥은 피가 흘러가는 통로가 되는데 그 통로에 뭔가가 자꾸 끼어있어 흐름이 방해가 된다면 몸이 차갑지 않아도 자연히 흐름이 느려질 겁니다. 이것은 마치 고속도로에 교통사고가 나면 차의 흐름이 느려지듯 몸 안에 흐름을 방해하는 덩어리積聚가 있을 경우가 되는데 이런 경우에도 맥은 느려집니다.

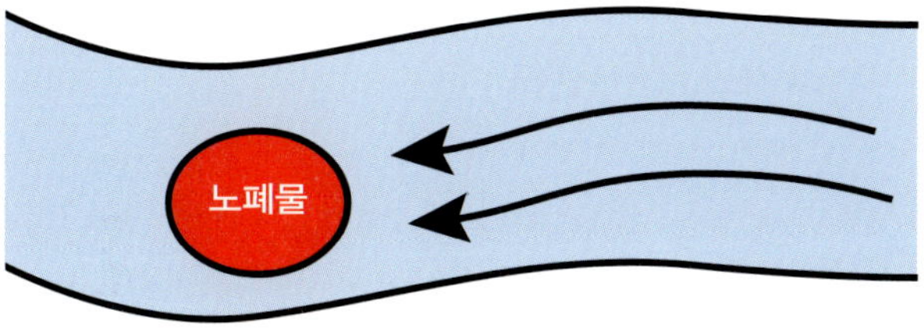

활맥滑脈: 동글동글한 맥

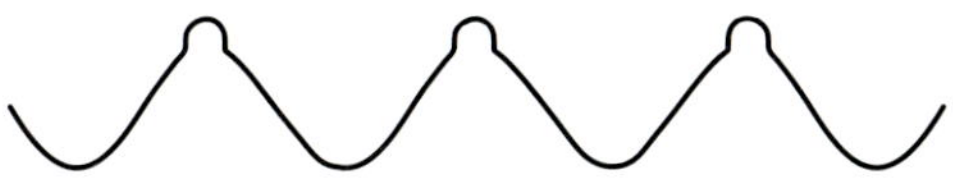

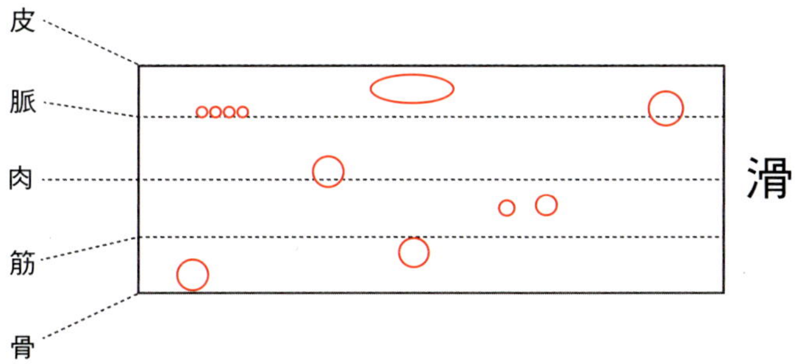

滑脈, 往來前却流利, 展轉替替然, 與數相似. 『脈經 · 脈形狀指下秘訣』

활맥은 맥이 뛰면서 나아가는 앞에 잘 흘러가는 것을 방해하는 무언가가 있는 것이라, 보통 맥과 굴러가는 알갱이가 번갈아가면서 뛰는 맥인데 삭맥數脈과 서로 비슷하느니라.

활맥은 맥에 둥글둥글한 몽오리가 만져지는 것입니다. 이 맥은 어찌 보면 약간 볼록볼록거리는 맥이라고 보면 됩니다. 좀 어렵게 느껴질 수 있지만 실제로는 활맥이 이런 형태의 맥이라는 것을 알고 맥을 짚어보면 금방 알 수 있는 맥입니다.

그러면 활맥은 언제 나타나게 될까요?

이 활맥이라는 것은 결국 우리 몸 안 어딘가에 어떤 모습으로건 필요없는 것이 볼록볼록 덩어리로 뭉쳐있는 상태라는 것을 의미합니다. 이 덩어리는 식적食積 · 담음痰飮 · 어혈瘀血 등으로 나타나게 되는데, 이런 것들이 있으면 활맥이 뜁니다.

그러면 앞에서 배웠던 촌관척寸關尺을 한번 보겠습니다. 촌관척寸關尺 중에 촌寸은 몸의 위, 관關은 몸의 중간, 척尺은 몸의 아래입니다.

만약 촌寸에서 제일 활맥이 강하게 또는 많이 뛴다면 우리 몸 윗부분 어딘가에 담음[72]이나 적취積聚[73]이 많이 있다는 뜻이 됩니다. 우리 몸에서 위에 있는 것 중에 중요한 것이 폐인데 이런 경우 폐에 담이 많아서 기침을 많이 하거나 가래가 많이 나오거나 하는 경우가 많이 있는 것이지요. 아니면 폐결핵 후유증으로 폐에 석회가 끼었거나 폐섬유증 등으로 폐에 이물질이 많이 낀 경우도 있습니다.

저는 이런 진맥을 통한 진찰이 매우 유효하다는 것을 임상에서 많이 확인했습니다. 그런데 상체의 몸통 장부에는 폐만 있는 것도 아니고 아시다시피 심장도 상체에 있습니다. 한의학에서는 그래서 친절하게 구분을 정확하게 해놓고 있습니다.

폐와 심장은 다 같이 우리 몸의 위쪽에 위치하는데 결론적으로 좌우左右로 구분합니다. 이건 왜 일까요? 앞에서 나왔던 좌혈우기左血右氣를 기억나시나요? 왼쪽은 혈血을, 오른쪽은 기氣를 주관한다는 말. 심장에는 우리 몸속을 흐르는 피가 들어있고, 폐에는 코로 통해 들어온 하늘의 기氣가 들어있습니다. 그렇게 본다면 좌혈우기 이론으로 보면 심장은 혈이니 왼쪽에 있고, 폐는 기이니 오른쪽에 있는 것입니다. 그렇기 때문에 맥도 왼쪽 손목의 촌寸에서 심장心臟의 상태를 보고 오른쪽 손목의 촌寸에서 폐肺의 상태를 봅니다. 그러니 앞서 나왔던 폐肺의 활맥은 오른쪽 손목에서 나온 것임을 알 수 있습니다. 반대로 심장은 왼쪽에 해당하니 그 부위의 활맥이 있으면 심장에 담음이 끼어서 별거 아닌 것에도 잘 놀라고 가슴이 두근거리는 경우가 쉽게 생기게 됩니다.

이번엔 다른 부위를 보겠습니다. 조금만 먹어도 트림하고 불편한 사람은 오른쪽 관關부위에 활맥이 잘 나타납니다. 관關은 몸의 중간에 해당하는데 우리 몸의 중간에 비위脾胃가 자리하고 있습니다. 그 비위에 담음이 있어서 트림하고 소화도 잘 안되고 그러는 것이지요. 특히 오른쪽 관關부위에서 활맥이 있을 때는 배에서 꼬르륵 소리가 나거나, 속이 메스껍거나 헛구역질을 자주 하거나 구토를 하거나 어지럽거나 가슴이 자주 두근거리는 증상을 갖고 있는 경우가 많습니다.

---

72 담음痰陰 :
진액(땀, 눈물, 콧물, 침, 림프액, 관절액 등 몸 안의 체액을 통틀어 이르는 말)이 열로 인해 쫄아 붙으면 가래痰가 됩니다. 담痰과 음飮을 구 별해보면 음飮이란 마신 물이 잘 퍼지지 못해서 생긴 것이고, 담痰은 화火가 진액을 훈증하여 생긴 것입니다. 담痰의 형태는 걸쭉하며 탁하고 음飮의 형태는 비교적 묽으면서 맑습니다

73 적취積聚 :
나쁜 노폐물들이 뭉쳐서 단단해진 이물질인데 우리가 만져도 만져지는 경우가 많고, 심한 경우는 종양, 혹 등의 형태로 나타나기도 합니다.

여기서도 오른쪽이라는 것이 나오는데 비위脾胃를 오른쪽, 간肝을 왼쪽으로 봐서 그렇게 되는 것입니다. 비위나 간은 둘 다 우리 몸의 중간에 있으니 관關에 해당하지만, 간肝은 혈血과 연관이 많으므로 보통 왼쪽에서 진단합니다. 왼쪽 관맥關脈에 활맥이 뛰면 간에 지방이 끼었거나, 아니면 더 나쁜 증상이 간에 있거나, 쓸개에 담석膽石이나 용종이 있거나 하는 증상이 있을 수가 있습니다.

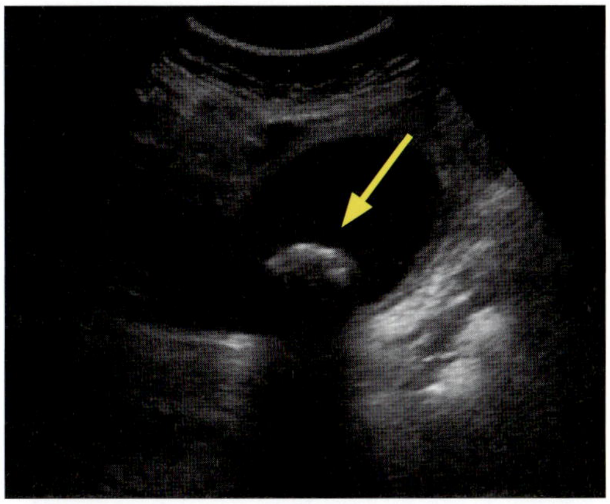

▶ 쓸개에 담석이나 용종이 있는 초음파 사진

하는 김에 조금 더 생각해보겠습니다.

만약 척尺에 해당하는 부위에 활맥이 있다면 이것은 무엇일까요? 이것도 우리 몸으로 생각해볼 수 있습니다. 우리 몸의 아래쪽에 대장이나 방광, 여자의 경우엔 자궁 등이 있다는 것은 아실 겁니다. 이는 소위 '나쁜피'[74]가 몸 아래쪽에 머물러 있는 것으로, 대장 · 소장에 있는 혹이나 염증 아니면 신장 · 방광에 혹이나 염증이 있는 경우가 많습니다. 특히 여성의 경우에는 주로 자궁이나 난소 쪽에 근종이나 물혹, 자궁내막의 염증 같은 것들이 있을 수 있는데 이것도 임상에서는 꽤 유효하다고 생각됩니다.

74 한의학에서는 축혈蓄血이라고 합니다. 축혈蓄血은 어혈瘀血(활동성을 잃은 혈액이 뭉쳐서 형성된 병리적 산물)이 쌓인 것으로, 보통 아랫배나 특히 여성들 자궁생식기 질환의 원인이 됩니다

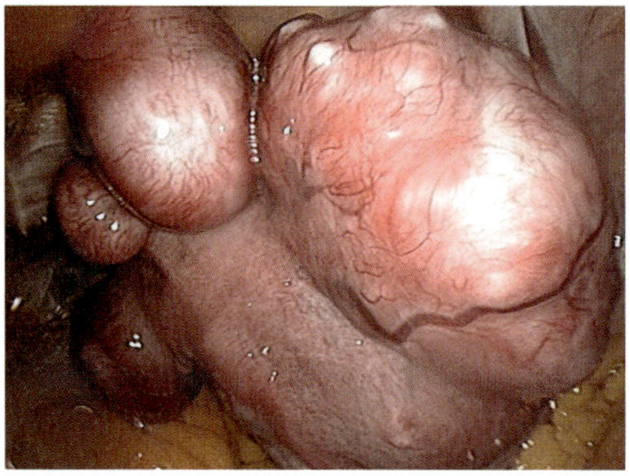

▶ 자궁근종

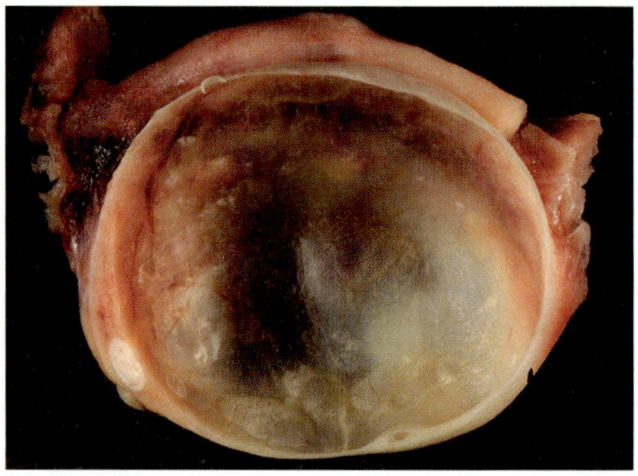

▶ 난포낭종

한편 가임기의 여성인 경우에는 주의할 것이 하나 있는데 '필요 없는 덩어리'는 아니지만 원래 내 몸에 속하지 않았던 것이 있을 수 있지요. 어떤 것인지 감이 오나요? 맞습니다. 임신을 했을 수도 있겠네요.

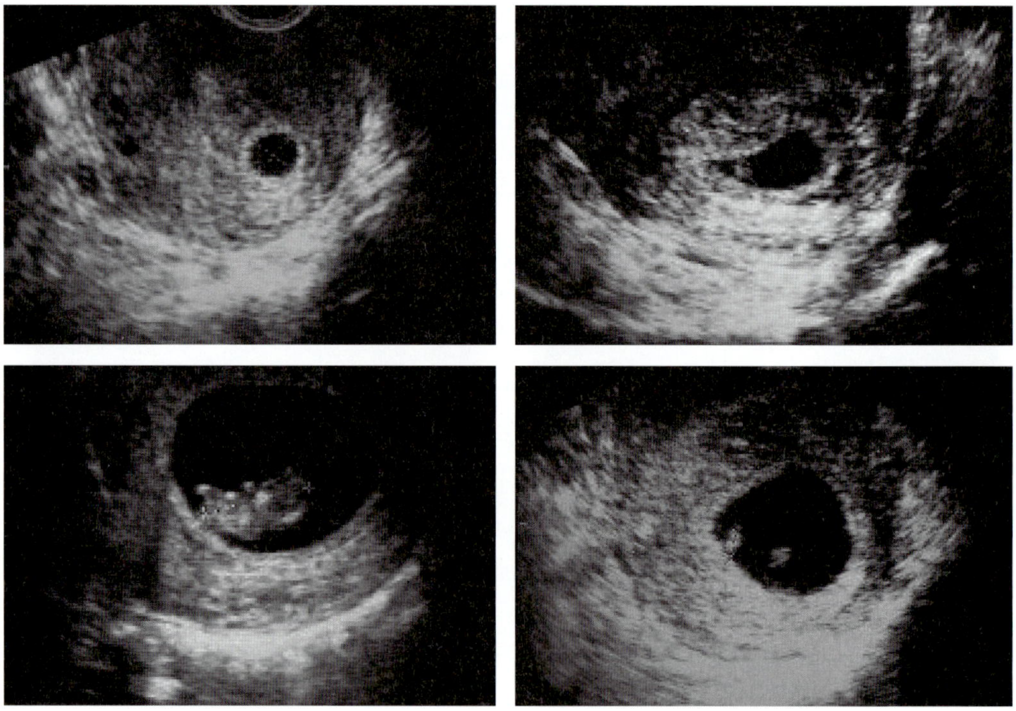

▶ 임신 시 초음파 사진

이것은 주의해서 살펴봐야합니다.

나쁜피와 임신의 차이점은 나쁜피가 아랫배에 있는 경우는 아랫배를 누르면 아프고 임신의 경우에는 아프지 않습니다.

이것은 좀 다른 이야기인데, 가끔씩 팬더곰처럼 눈 아래에 다크 서클인 분들 보신 적 있으시죠?

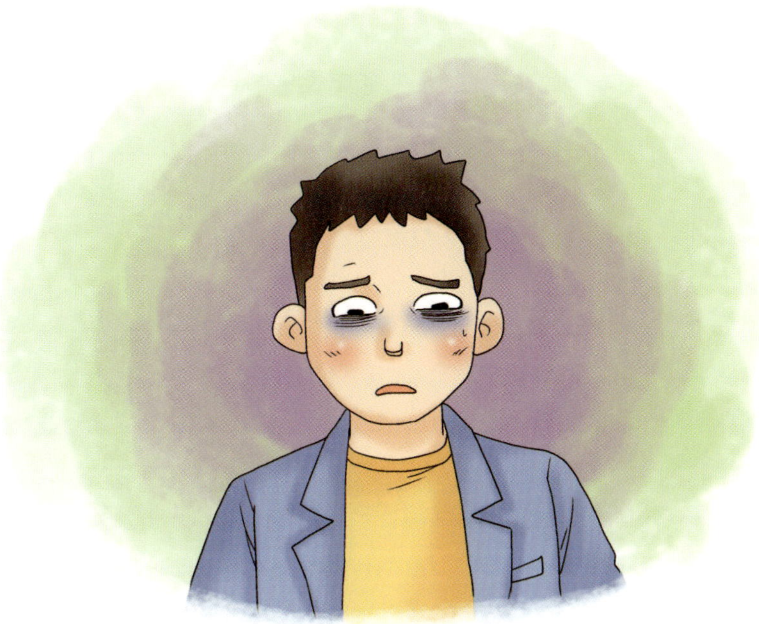

▶ 다크써클 그림

특히 여성분들에게 더 많은데 이것 역시 한의학에서는 담음痰飮으로 인한 것이라고 봅니다. 이럴 때 맥으로는 활맥이 아주 잘 뛥니다. 매맞는 아내처럼 어두운 눈매의 어린아이도 담음을 제거하면 밝은 인상으로 바뀌는 경우를 많이 볼 수 있습니다.

하루는 젊은 여성분이 들어오셨는데 아주 뚜렷하지는 않지만 큰 고동색 점이 눈주변으로 크게 자리잡은 것이 보였습니다. 젊은 분이 이것으로 꽤 스트레스를 많이 받을 것이라고 생각이 들었습니다.

자리를 잡고 맥을 잡아보니 오른쪽 관맥에 활맥이 너무 심하게 있었습니다.

"활맥이 너무 심하네요. 이건 담음이 몸 안에 너무 많이 있으신 겁니다. 담음이 몸 안에 많이 있으면 어지럽고 속이 미식거리며 눈 주위가 꺼매지거나 다크 써클이 자주 생기고 가슴이 자주 두근거리는 증상이 생기게 됩니다."

아닌게 아니라 이런 증상을 다 가지고 계셨습니다. 원래 오신 것도 어지럽고 가슴이 두

근거리고 속이 미식거려서 오신 것이었습니다.

일단 몸 안에 담음이 많으니 담음을 제거한다는 생각으로 처방을 드렸는데 한 15일 정도 되셔서 한의원에 다시 내원했을 때 필자는 너무 놀라게 되었습니다. 눈 근처에 있던 고동색 점이 반 이상 없어져 버린 것이었습니다. 저도 놀랐지만 환자가 더 놀라는 눈치였습니다.

"이 점이 너무 커서 없앨 방법이 없었는데 약 한재에 이렇게 많이 사라질 줄은 몰랐어요. 정말 너무 감사합니다."

이 환자는 그 이후 약 2재 정도 더 드신 후 얼굴에 있는 점이 완전히 없어지게 되셨습니다.

활맥은 원래의 파형에서 도드라지게 올라온 부분이 생깁니다. 이 볼록한 부분이 개수가 늘어나거나 맥이 빨리 뛰면 마치 아주 조그만 돌멩이 굴러가듯이 맥이 뜁니다. 그래서 미끌미끌거린다고 하여 활맥滑脈이라고 합니다.

이러한 부분이 아주 딱딱할 수도 있고 조금 부드러울 수도 있고, 크기가 작을 수도 있고 클 수도 있으며, 개수가 하나일 수도 있고 여러 개일 수도 있는데, 개수가 많거나 활맥 자체가 단단하면 병이 심한 것이고, 개수가 적거나 활맥이 부드러우면 병이 덜 심하다고 볼 수 있습니다.

이처럼 활맥은 임상에서도 흔히 발견되는 매우 중요한 맥입니다.

색맥濇脈: 까칠까칠한 맥

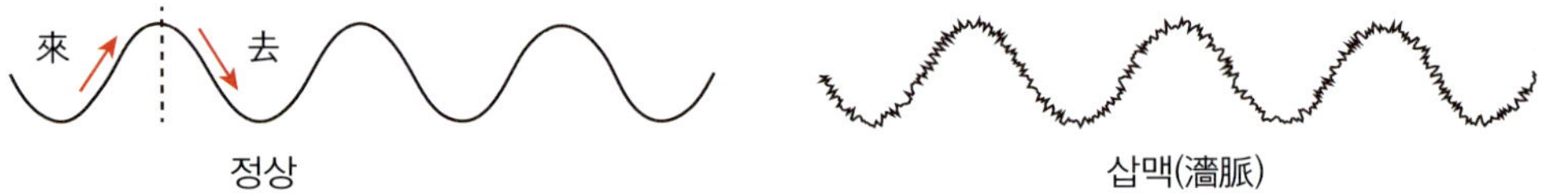

> **濇脈, 細而遲, 往來難且散, 或一止復來.** 『脈經 · 脈形狀指下秘訣』
>
> 색맥은 가늘면서 더디게 뛰어 맥의 박동이 힘들면서도 또 흩어지는데, 혹 한번 멈췄다 다시 뛰기도 하느니라.

활맥滑脈이 둥글둥글한 것이 느껴지는 맥이라면, 색맥澁脈은 오히려 맥 전체가 까칠까칠합니다. 맥이 왜 까칠해지는 것일까요?

우리 몸의 피부에 진액이 마르고 수분이 부족해지면 거칠거칠해지는 것을 알 수 있습니다.

원래 모든 조직이 수분이 충분히 있어야 미끌미끌해지는데 수분이 부족해지면 바로 거칠어지게 됩니다.

미역을 보시면 알 수 있습니다. 미역에 수분이 충분히 있을 때는 만지면 미끌미끌합니다. 하지만 미역을 건조시켜서 그 표면을 만져보면 아주 거칠거칠합니다. 이처럼 건조해지면 거칠어지게 됩니다. 진액과 피가 부족하게 되어 건조해지고 마르게 되면 색맥이 나타나 맥도 역시 까칠까칠해집니다. 색맥은 맥을 잡는 손가락에 모래가 스치고 지나가는 느낌이 들기도 하고, 구두솔을 손가락 끝으로 만지는 느낌이 들기도 합니다. 카페트를 손끝으로 훑는 느낌도 들고, 손끝에 닿을 때 맥이 미세하게 떨리면서 진동(vibration)이 울리는 느낌도 듭니다.

그러면 우리 몸이 왜 건조해진 것인지 그 이유를 살펴보겠습니다. 우선은 우리 몸에 필요한 진액津液이 몸이 허해져서 마르는 경우가 있겠네요. 이 경우는 주로 연세가 많이 드신 어르신 분들에게 흔한데 연세가 드셔서 이제 많이 써먹으신 것이겠지요. 아니면 몸에 필요한 진액津液[75]을 어디다 많이 쓰니까 몸이 말라 그럴 수도 있겠네요. 그런 경우는 어떤 경우일까요? 어린아이의 경우가 주로 그런 경우입니다. 어린아이는 한참 자라나야 합니다. 그러니 얼마나 많은 물질들이 필요하겠습니까? 그러니 한참 자라려고 할 때는 아이 몸의 진액이 계속 키를 키우고 뼈를 만들고 살을 만드느라 항상 부족하게 됩니다. 그러다 보니 진액이 부족해져서 색맥이 뛰는 경우가 아주 흔합니다.

그러면 노인분도 아니고 한참 자라는 어린아이도 아닌 남녀에게는 무슨 일이 생겨서 그렇게 진액이 마르고 건조해진 것일까요? 여자의 경우를 먼저 보겠습니다. 여자의 몸은 진액과 수분이나 피를 많이 소비할 수밖에 없는 남자와는 다른 큰 특징이 있는데 그것이 무엇일까요? 바로 월경입니다. 한 달에 한 번씩 마법에 걸려 피가 많이 소비가 되지요. 그래서 한의학에서는 남자보다는 여자가 더 색맥이 잘 뛴다고 합니다.

그러면 남자는 어떨까요? 여자의 월경처럼 심하게 진액을 소비하지는 않지만, 나름대로 진액을 많이 소비하는 부분은 있습니다. 그것은 바로 성생활입니다. 성행위를 하면 남자는 여자에게 자신의 정액을 부어넣게 되는데, 이 정액은 진액과 피의 원천이 되기에 꽤 소비가 됩니다. 사람마다 차이가 있는데 과도한 성생활을 즐기는 남자는 몸의 진액이 많이 소비되어 까칠까칠한 색맥이 뛰기도 합니다.

---

75 진액津液 :
체내의 정상적인 수액을 총칭한 것으로 위액, 타액, 관절낭액, 눈물, 콧물, 땀, 소변 등이 포괄됩니다. 진과 액의 차이는 비교적 맑고 묽은 것은 진津이라 하고, 비교적 탁하고 짙은 것을 액液이라 합니다. 진과 액은 이처럼 구분이 되기는 하지만 두 가지 모두 수곡에서 생기며 임상 표현도 확연히 분간이 되지 않은 까닭에 통상 진과 액을 합쳐 진액이라고 부릅니다.

여기서 한 가지 생각해 보겠습니다. 주로 남자의 성생활이 지나쳐서 생기는 색맥은 촌관척寸關尺중에서 주로 어디일까요? 아무래도 성관계는 아래쪽에 달린 성기로 하는 것이니 하부下部를 의미하는 척尺에서 나타납니다. 우리 몸의 위 · 중간 · 아래를 놓고 촌관척의 상중하上中下에 대비해보면 그렇게 어렵지 않습니다.

그 다음으로 위에서처럼 성관계로 진액이 소비되지 않아도 몸 안의 진액이 마르는 경우가 있습니다.

진액을 빼는 것이 아니라 몸 안에 열이 많아서 그 열이 진액을 말려버리는 경우입니다. 필요 이상의 열熱이 있으면 그 열이 몸 안의 진액과 혈血을 말려버리기 때문에 진액과 혈이 점점 부족해지게 됩니다.

이것은 흔히들 이야기하는 염증으로도 볼 수 있는데, 이 경우도 까칠까칠한 색맥이 뜁니다.

반대로 진액이 말라서 열이 통제가 되지 않아 실제 열은 많지 않아도 많은 것처럼 열이 있는 증상이 증폭되는 경우가 있는데, 이는 진액이 더욱 말라버리는 악순환을 야기하게 되기도 합니다. 이 두 가지 다 색맥이 나타날 수 있습니다.

또 한 가지 맥이 빠르게 뛰다가 한 번씩 멈추는 부정맥이 뛰면서 색맥이 심하게 뛰면, 이는 열로 인해서 염증이 매우 심해지거나 농양膿瘍이 있는 경우입니다. 이 경우는 정밀한 검사를 요하니 주의하시기 바랍니다.

현맥弦脈: 활줄 같은 맥

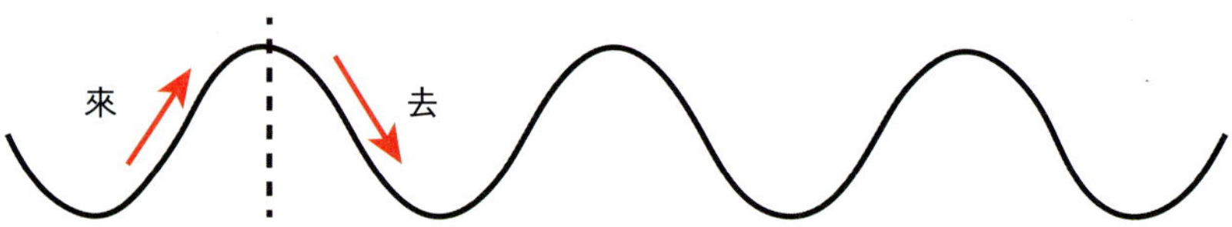

▶ 보통 맥상의 박동 변화

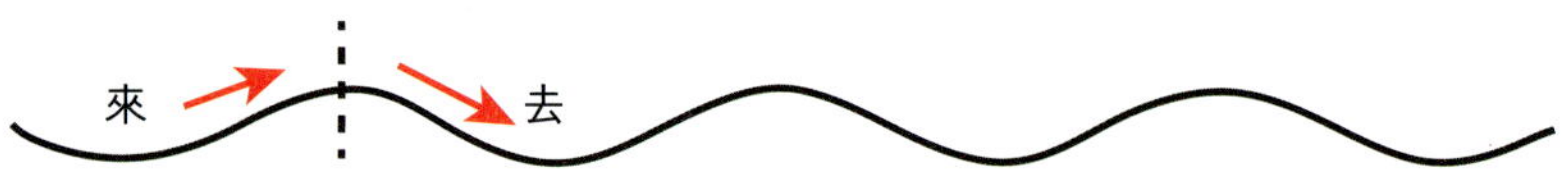

▶ 현맥의 박동 변화

弦脈, 擧之無有, 按之如弓弦狀. 『脈經 · 脈形狀指下秘訣』

현맥은 맥을 손가락을 들어 올릴 때는 잘 안 잡히지만 꾹 누르면 마치 활시위 모양과 같으니라.

현맥은 글자 그대로 활시위를 만지는 것 같은 맥입니다. 마치 튕기면 가야금 소리가 날 것 같이 팽팽한 상태의 맥이 뛥니다. 말 그대로 팽팽한 줄이 조금씩 위아래로 오르내릴 따름입니다.

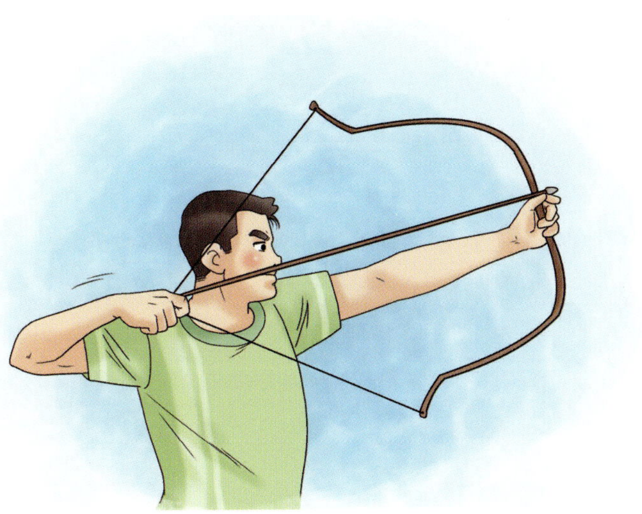

▶ 활시위가 팽팽하게 당겨진 그림

심박동에 따른 변화 역시 그다지 많지 않고, 눌렀을 때 옆으로 밀리는 것도 극히 적습니다.

脈浮而緊者 名曰弦也 弦者 狀如弓弦 按之不移也. 『仲景全書 · 辨脈法』

맥이 부浮하면서 긴장된 것을 이름하여 현弦이라고 하는데 현맥弦脈이란 모습이 마치 활시위 같아서 눌러도 (활시위 같은 맥박의 움직임이) 이동하지 않으나...

그림으로 표현하기 조금 어렵지만 대략 그려보면 다음과 같은데

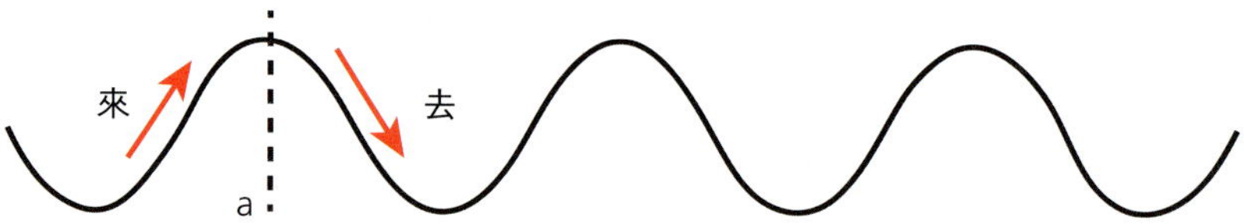

▶ 보통 맥상의 박동 변화

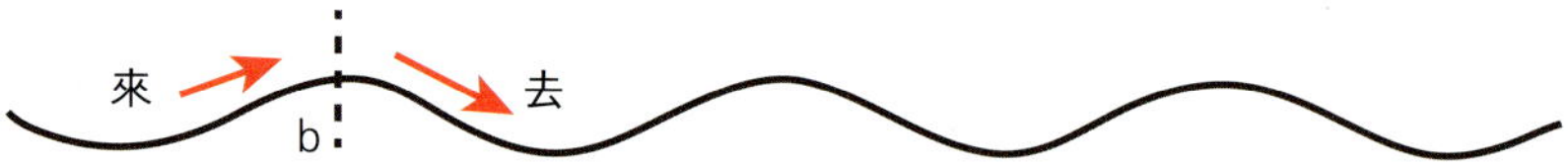

▶ 현맥의 박동 변화

위 그림은 맥을 짚는 위치를 나타낸 것이 아니라, 같은 곳을 짚었을 때 시간에 따른 파형의 변화를 나타낸 것입니다. 그러니까 위쪽 꼭짓점은 맥이 올라와서 손끝을 때리면서 닿는 때이고, 아래 골짜기는 맥이 내려갔을 때를 같은 곳에서 잡은 것입니다.

즉, 그림의 a에 비하면 b의 길이가 많이 짧음을 알 수 있습니다. 이 말은 현맥에서는 맥박이 위 아래로 오르락 내리락 하는 움직임이 그리 많지 않다는 것을 의미합니다. 맥박 자체가 팽팽하게 땡겨져 있기 때문에 나타나는 현상입니다. 손가락을 얹어놓고 맥의 박동을 느낄 때의 파동이니 한자리에서 오르내릴 텐데 일반적으로 맥박이 손가락을 때리면서 뛰면 손가락에 느낌이 오고 맥박이 손가락을 때린 후 밑으로 내려가면 손가락에 느낌이 오지 않게 되지요.

그런데 현맥은 맥박이 손가락을 때린 후 밑으로 내려간 상태에서도 손가락에 쭉 뻗어있는 활줄의 느낌이 그대로 남아 있습니다. 이런 전형적인 현맥을 짚어보면 누구나 이 느낌을 알 수 있습니다. 이것이 현맥의 가장 큰 특징이며 중요한 감별점이 되는 것입니다.

자, 그럼 형태를 알았으니 왜 그런 맥이 뛰게 되는지를 알아야겠습니다. 일단 현맥은 팽팽한 줄이라는 것을 염두해 둡시다. 이는 곧 몸에서 어떤 변화가 일어나, 맥의 상태가 팽팽한 줄처럼 되었다는 의미지요. 그 원인을 조금만 더 생각해보면 뭔가 나올 것도 같네요.

고무호스에 물이 나오는 것으로 비유해서 생각해보겠습니다.

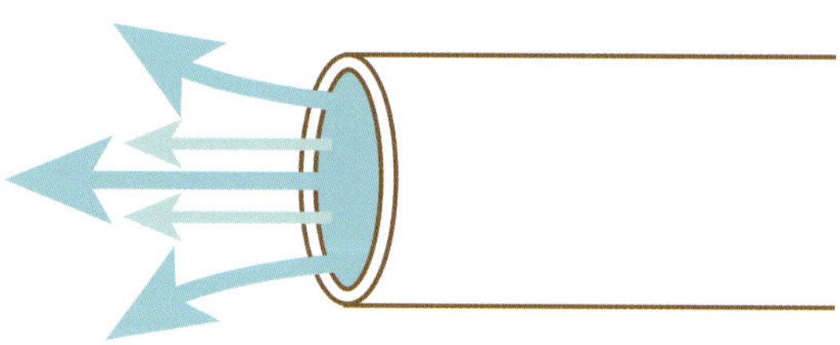

먼저 몸 밖에서 병이 올 수 있는 경우부터 생각해보면 외부의 심한 자극이 갑자기 가해진 경우를 생각해볼 수 있겠네요. 마치 물이 나오는 고무호스의 겉을 외부에서 압박하여 꽉 조여주면 압력이 강해져서 앞으로 쭉 분출되어 나오게 되는데, 이는 고무호스를 외부에서 압박하여 고무호스를 팽팽한 줄의 상태로 만들었다는 말입니다.

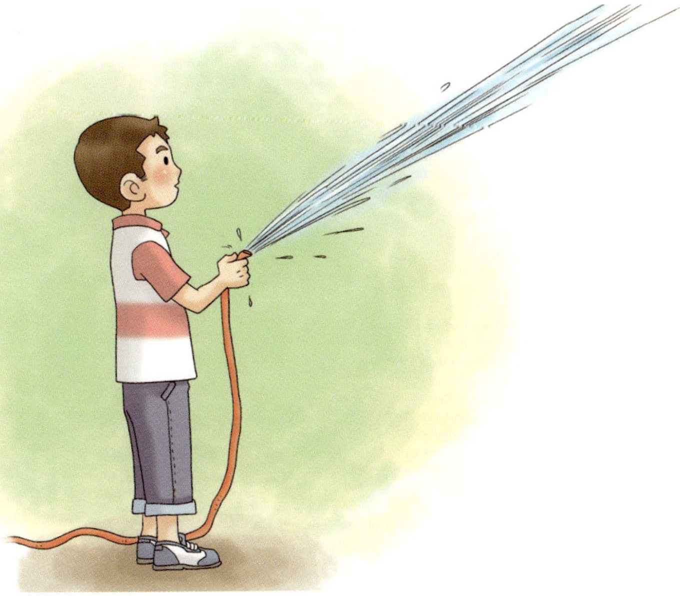

▶ 고무호스를 눌러서 물을 쏘는 아이

우리 몸으로 생각을 옮겨보면 우리 몸의 바깥 부분에서 뭔가 압박하는 것이 있어야할 텐데, 가장 쉬운 예가 바로 감기를 잘 걸리게 하는 차가운 기운이 되겠습니다. 차가워지면 몸 전체가 다 오그라들지요. 즉 압박이 되는 것입니다. 이를 한의학에서는 풍한사風寒邪[76]가 몸에 침범했다고 표현합니다. 이 경우 뒷목과 어깨가 뻐근하고 통증이 생기거나 두통, 추위를 많이 타는 증상, 코가 막히거나 기침이나 제채기를 자주 하거나 편도선이 따갑고 붓는 등의 증상이 생기게 됩니다. 초기 감기에서는 열도 나겠군요.

아무튼 이것은 몸 밖에서 원인이 된 것인데, 그 반대로 몸 안의 원인도 찾을 수 있습니다. 우리가 만약 정말로 몸이 힘든데 밤샘 시험공부를 해야 하는 경우는 어떨까요? 물론 힘든

---

76 풍한사風寒邪 :
바람의 나쁜 기운(風邪)과 차가운 나쁜 기운(寒邪)이 겹친 것을 말합니다. 일반적으로 풍한의 사기邪氣가 들어오면 흔히 감기에 걸리기 쉽습니다. 증상은 일반적으로 오한이 나고 머리 아프고 뒷목이 당기고 몸이 쑤시는 근육통이 생깁니다. 기혈이 겉으로 몰리기 때문에 감기 초기에는 부맥浮脈이 나옵니다.

경우에는 쉬는 것이 당연히 자연스럽지만 어쩔 수 없는 상황이 생겨, 없는 기운으로 억지로 뭘 해야 한다면 반드시 긴장을 해야만 합니다. 이것을 한의학에서는 허로虛勞라고 하여 몸이 많이 허해지는 것을 말합니다. 허로의 경우에 대부분은 약하고 가는 맥이 나오게 되지만 이처럼 간혹 긴장된 맥이 나오는 경우도 있습니다.

만약 어떤 사람이 원래 현맥이 없었는데 갑자기 생겼다면, 최근에 몸을 갑자기 혹사시킨 적이 없느냐고 물어본다면 아마 그렇다고 말할 것입니다. 이 두 가지 경우를 보다보면 외부에서 원인이 되어서 긴장이 되었든, 내부에서 원인이 되어서 긴장이 되었든 우리 몸에 일정량의 스트레스가 생기는 것을 알 수가 있습니다.

사실 스트레스(stress)라는 말 자체가 우리말로 '압박'이라는 뜻입니다.

회사에서 업무 제대로 안 한다고 우리를 압박하는 상사의 호통과 공부 안 한다고 야단치는 선생님의 꾸지람 등 우리를 압박하여 힘들게 만드는 것들은 매우 많습니다. 참을 때까지는 일단 참지만 그것도 한계가 있습니다.

보통 사람들의 경우에서도 스트레스가 심한 사람은 날이 선 것처럼 예민한 반응을 보이기도 하고 쌓이고 쌓여 압축된 스트레스가 폭발하기도 하지요. 꽉 눌려 있다가 터져 나올 상황이 되면 한 번에 터져 나오는 것이지요. 마치 아까 호스에 압박을 가하면 호스에서 물이 쭉 뻗어나가듯이 말이지요. 사실 같은 현상입니다.

그런데 이런 쭉 뻗어나가는 현상을 자연현상으로는 겨우내 얼어있던 두꺼운 땅거죽을 뚫고 나오는 봄의 부드러운 새싹이나 나무에 흔히 비유합니다. 얼마나 뻗어나는 기운이 세면 그 단단한 땅을 부드러운 새싹이 뚫고 나오겠습니까!

나무가 뻗어나는 현상을 음양오행陰陽五行[77]에서는 목木이라 하고 우리 몸의 오장육부五臟六腑에서는 간肝에 해당한다고 합니다. 아마 음양오행이란 말은 많이 들어보셨을 겁니다. 그래서 한의학에서는 현맥을 간맥肝脈이라고도 합니다. 그래서 스트레스를 많이 받으면 간이 손상을 받는다고도 합니다.

木이라는 글자를 가만히 보십시오. 땅의 뿌리에서 뭔가가 위로 올라오는 현상을 표현하듯이 글자가 그렇게 생겼네요.

---

77 음양오행陰陽五行 :
음양과 오행을 합해서 이르는 말입니다. 오행은 사물 현상의 발생, 발전의 근원을 목木, 화火, 토土, 금金, 수水 등 5가지 물리적 요소로 본 것입니다. 목의 성질은 스프링(spring)처럼 솟아 올라가는 것입니다.

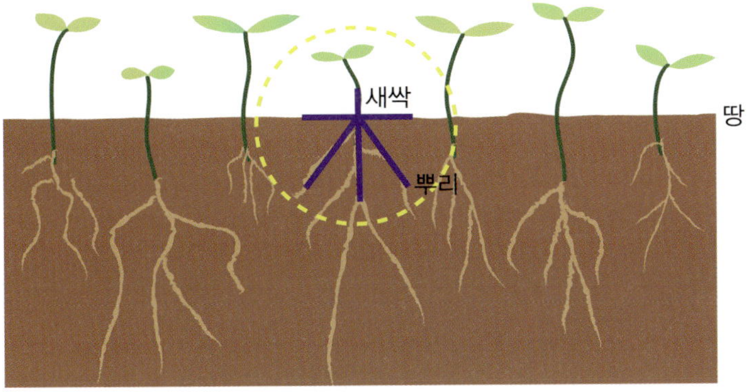

고대의 현인들이 글자를 만들 때도 그냥 만든 것이 아니라는 것을 여기에서도 알 수 있겠군요. 아무튼 이러한 경우 기타줄처럼 팽팽한 맥을 관찰할 수 있게 됩니다. 이렇게 팽팽한 줄을 만지는 느낌이지요.

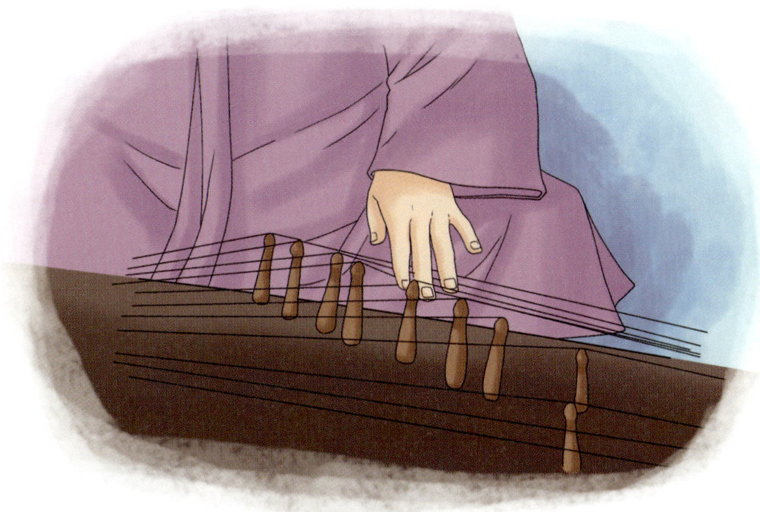

긴맥緊脈: 동아줄 같은 맥

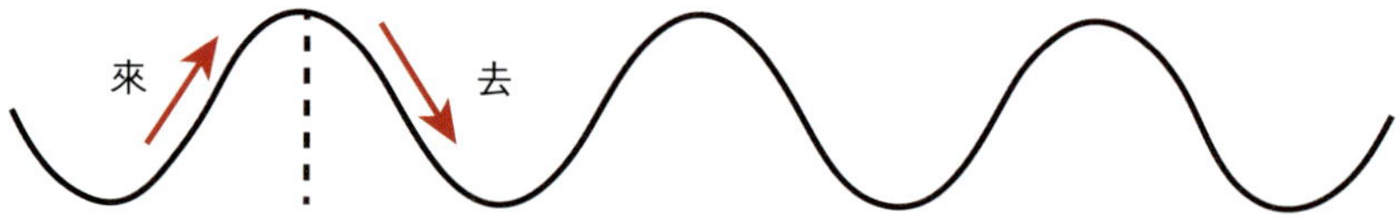

▶ 긴맥의 박동 변화

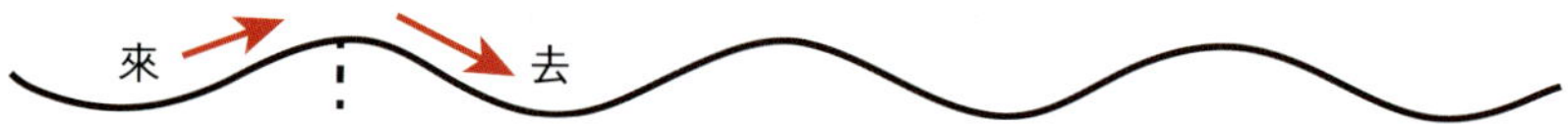

▶ 현맥의 박동 변화

脈浮而緊者 名曰弦也 弦者 狀如弓弦 按之不移也 脈[78] 緊者 如轉索 無常也. 『仲景全書 · 辨脈法』

맥이 부浮하면서 긴장된 것을 이름하여 현弦이라고 하는데 현맥弦脈이란 모습이 마치 활시위 같아서 눌러도 (맥박의 움직임이) 이동하지 않으나 맥이 긴한 경우는 새끼줄을 배배 꼰 것이 항상됨이 없는 것과 같느니라.

이 글은 긴맥緊脈과 현맥弦脈의 차이를 아주 잘 설명해주는 글귀입니다. 분명 현맥과 긴맥을 대비시키는 글귀이니 서로 반대되는 내용이 있으리라는 것쯤은, 한문을 하시는 분들이라면 어느 정도 예측이 가능하리라 생각됩니다. 현맥이 앞서서 설명한 것처럼 맥이 팽팽한 줄을 당기듯 맥박이 뛰는 것의 상하 진폭이 비교적 적게 느껴져서 마치 가는 막대기나 기타줄을 누르는 느낌이 든다고 말했는데, 긴맥은 그렇다면 이와 반대되는 설명이라고 할 수 있습니다. '전삭轉索'이란 새끼줄을 배배 꼰다는 말입니다.

다음 그림을 보겠습니다.

78 『계림고본』에는 '脈'字가 없다.

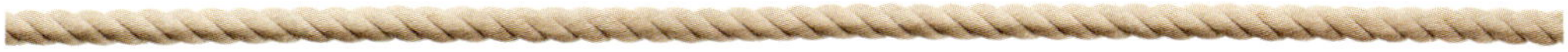

이 그림처럼 새끼줄을 꼬다보면 새끼줄이 울퉁불퉁하게 꼬입니다. 또한 계속 꼬다보면 똑바르게 되는 것이 아니라 다음과 같이 됩니다.

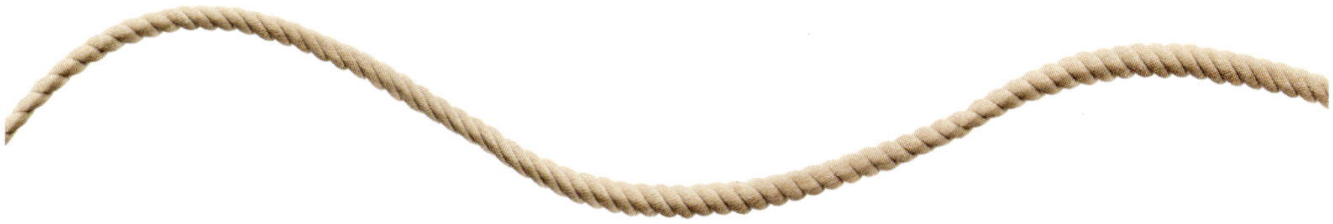

또한 아주 팽팽하고 단단하게 꼬입니다. 즉, 긴맥은 현맥처럼 일직선으로 팽팽한 느낌이 아니라 위 아래로 진동하여 움직이는 느낌이 됩니다. 계속 평지 같은 항상常된 느낌이 아니라 롤러코스터처럼 오르락내리락 하는 느낌이 있는 맥이지요. 하지만 둘 다 팽팽하고 긴장된 맥이라는 느낌은 같습니다.

긴맥은 튼실하고 빵빵한 느낌을 주는 맥입니다. 앞의 현맥이 날이 선 느낌을 준다면, 긴맥은 빵빵한 타이어의 느낌을 준다고 이해할 수 있습니다.

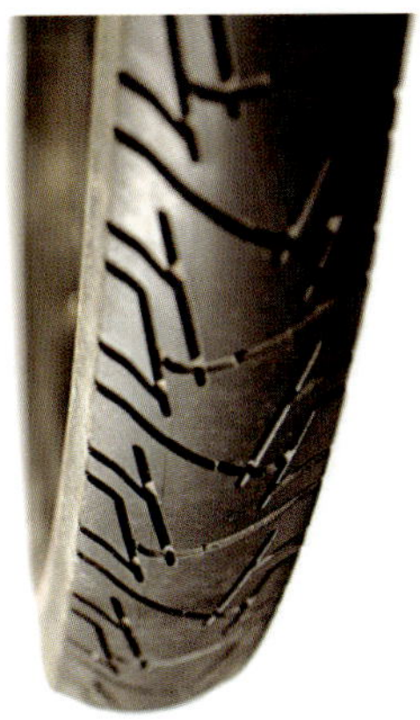

긴맥은 한마디로 튼실하고 빵빵한 느낌인데 어떤 경우에 이런 맥이 뛸까요?

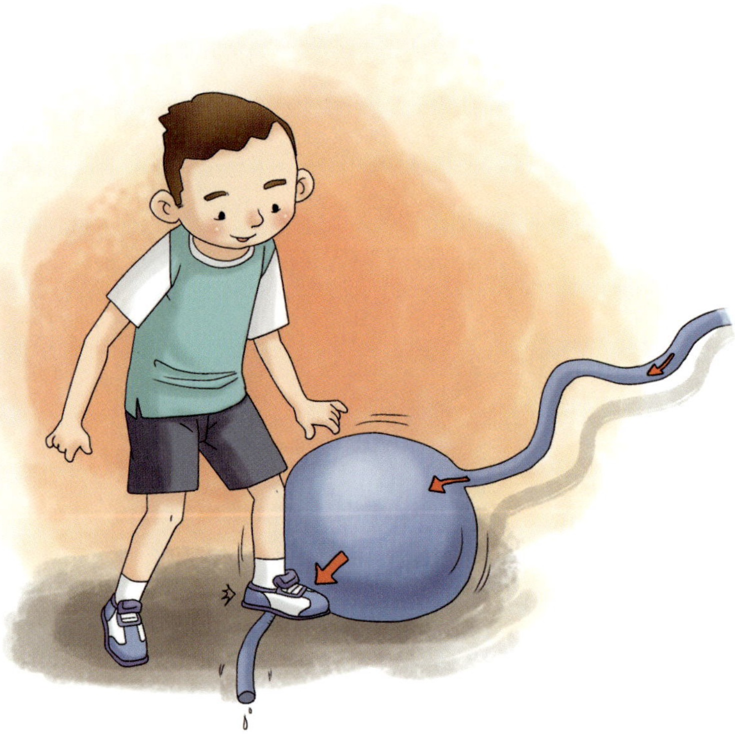

우리가 고무호스에 물을 틀어놓고 고무호스 중간에 무엇을 막아 놓으면 그 수압이 높아져서 고무호스가 빵빵해지겠지요. 마찬가지로 만약 우리 몸 안에 내적 외적인 원인으로 막히게 되면 긴맥이 잘 나타납니다.

아주 쉬운 예로 흔히들 먹은 게 막히면 체했다고 하지요. 먹은 걸로 인해서 비위가 막힌 경우입니다. 이럴 때 긴맥이 뛥니다.

만약 자갈이 고무호스를 막는 것처럼 막히게 만든 원인이 내부에 있다면 압력 때문에 고무호스의 벽이 빵빵하고 단단해질 것입니다. 식적食積이나 숙변宿便, 담음痰飮 등의 노폐물 등이 많이 뭉치면 그렇게 될 수 있습니다.

우리가 알고 있는 콜레스테롤도 이 긴맥 환자에게 많이 보입니다. 부중침浮中沈 중 중中이나 침沈에서 긴맥이 뛰게 됩니다. 경우에 따라 활맥滑脈을 겸하기도 합니다.

또 하나 몸이 으슬으슬해지는 감기몸살 있지요? 찬 기운이 몸의 바깥 부분에 머물러 있어서 오한이 생기는 것인데 우리 몸이 찬 기운을 물리치지 못해서 자연스런 순행이 막히게 된 경우입니다. 이런 경우에도 주로 긴맥이 잘 나타나게 됩니다. 주로 부浮에서 긴맥이 나타나는데, 이럴 땐 몸살이나 뒷목과 어깨가 뻐근하게 되고 코가 막히거나 편도선이 붓거나 아프고 기침이나 제체기를 하는 등 몸살감기 증상들이 나타나게 됩니다.

아, 여기서 잠시 뭔가가 좀 이상하지 않습니까? 여기서 한 가지 짚고 넘어가야 할 것이 있습니다.

똑같이 찬 기운이 몸에 들어 왔는데 아까는 현맥이 뛴다고 하였는데, 지금은 긴맥이 된다고 하고. 구별할 필요가 있겠네요.

일단 현맥은 찬 기운으로 인해 몸의 바깥에서 내부로 조여드는 힘에 초점을 맞춘 것이라면, 긴맥은 찬 기운으로 인해 외부가 막혀서 몸의 내부에서 외부로 뻗어나가는 힘으로 인해 압력이 발생하여 몸이 빵빵해지는 것에 초점을 맞춘 것입니다. 차가운 기운이 외부를 막아서면 몸 안의 기운이 센 사람은 그 내부의 힘으로 그 찬 기운을 몰아내려고 밀어내다보니 서로 팽팽해지므로 맥이 더 빵빵해지고 단단해지게 되겠네요. 그래서 긴맥은 몸이 약한 사람에게는 잘 뛰지 않습니다.

한편 다른 경우도 있습니다. 주로 몸에 어딘가에 통증이 있을 때 긴맥이 흔히 나타나는데, 우리 몸에 통증이 있을 때 주무르면 좋아지는 경우가 있지요. 물론 만지면 더 아파지는 경우도 있지만 어떤 경우엔 만졌을 땐 비록 아플지라도 그 이후엔 오히려 좋아지는 경우도 있습니다.

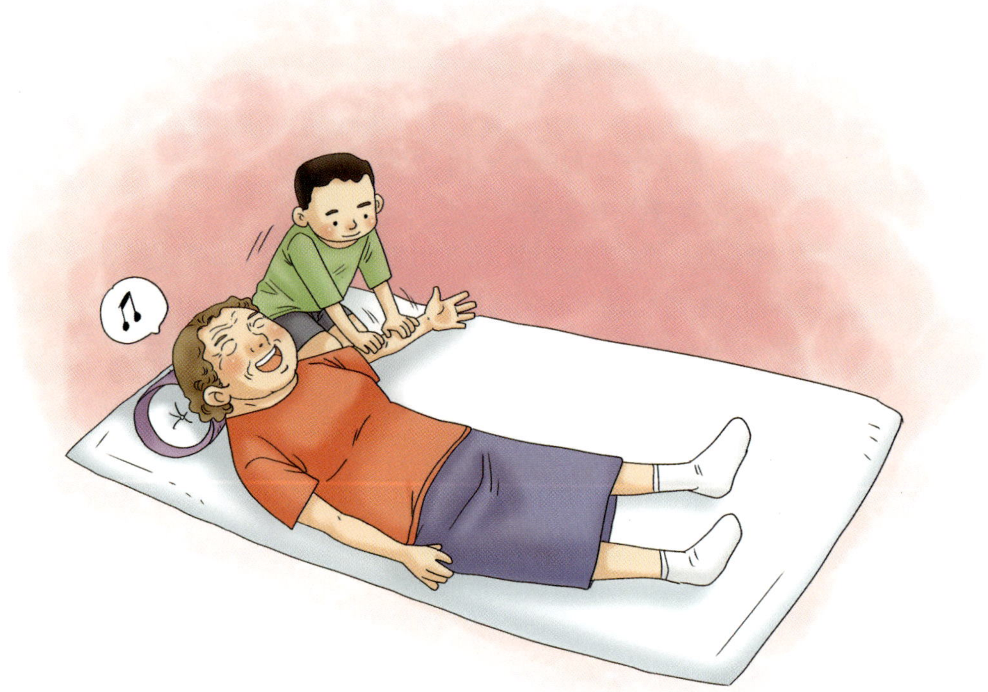

▶ 주무르니 시원해 하는 그림

이런 경우 아픈 부분에 기운이 통하지 못할 때 주물러서 기혈의 순환이 좋아지면 호전이 되는 것으로 볼 수 있습니다. 이것을 한의학에서는 '불통즉통不通則痛'이라고 합니다. 한의학에서는 아주 유명한 말인데 그 말은 '통하지 않아서 아프다'는 뜻입니다.

몸 어딘가 잘 통하지 않게 되면 아프게 되고 통하지 않는 것은 막힌다는 뜻이니 역시 긴맥의 조건이 됩니다. 막히다 보니 그 부위의 조직이 부풀게 되고 그렇게 되면 인체에서 더 이상 나빠지지 않게 하기 위해 뇌에서 신경neuron을 통해 통증을 느끼게 합니다.

우리는 통증을 나쁜 것이라고만 생각합니다. 하지만 통증은 어떤 의미에서는 인체를 보호하기 위해 존재합니다.

만약 뼈가 금이 갔는데도 통증을 못 느낀다면 우리는 통증을 못 느끼니 막 움직이게 될 것이고, 그렇게 무리하다가 언젠가는 뼈가 두동강나게 될 것입니다.

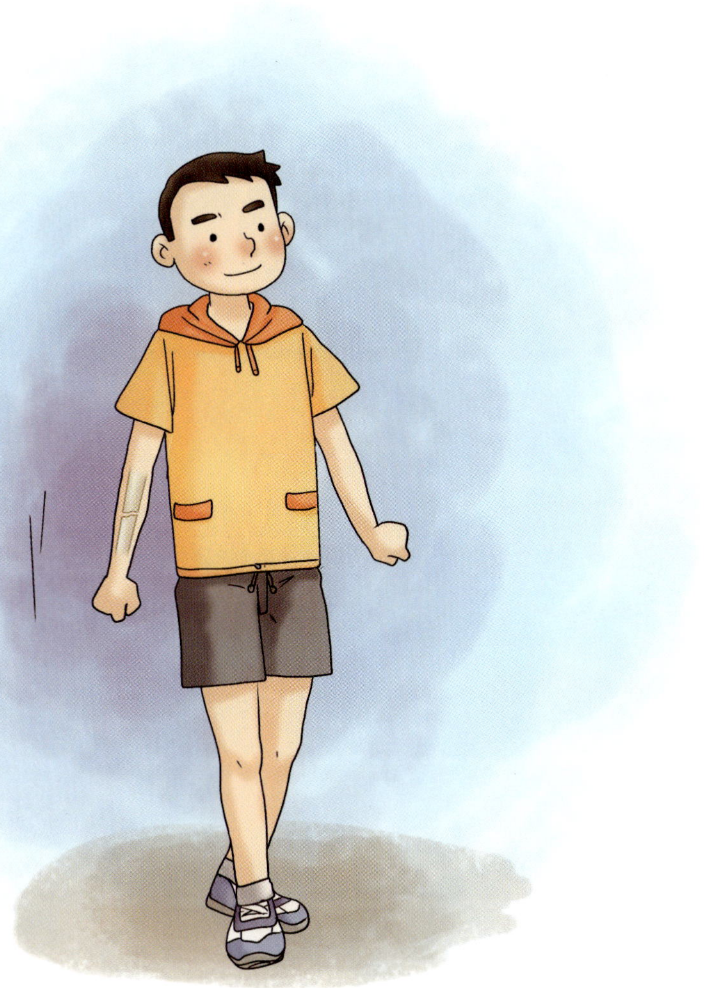

▶ 뼈가 부러졌는데도 전혀 아파하지 않으면서 다니는 그림

그렇게 되면 차라리 뼈에 금이 가서 통증을 느껴 미리 쉬고 치료하느니만 못하게 되는 것입니다. 예를 들어 디스크(disc)가 부었을 때 통증을 못 느끼게 되면 결국 디스크가 눌려서 납작해지게 되고, 점점 하반신이 마비되고 대소변이 불통되면서 난리가 나게 됩니다.

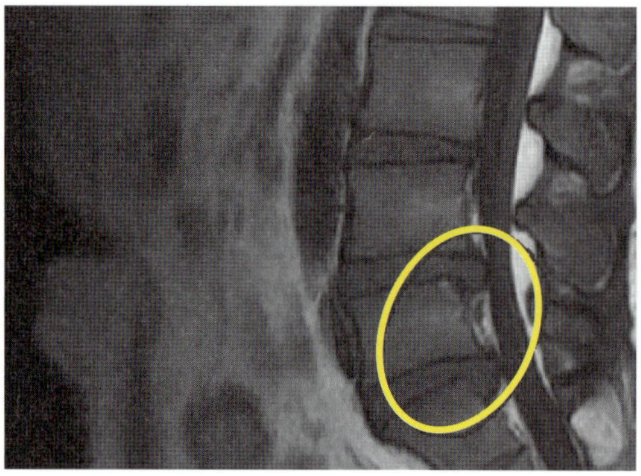

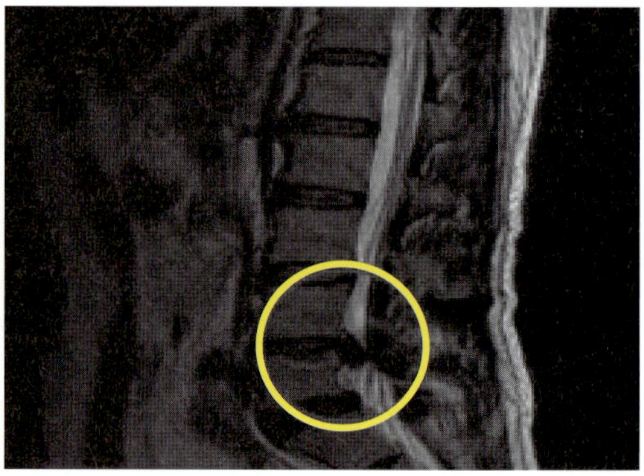

▶ Disc가 터진 MRI 사진

결국 통증이란 몸이 더 나빠지지 않게 인체에서 미리 경고하는 예방장치라고 할 수 있습니다. 따라서 통증을 무조건 진통제로 없애기보다 그렇게 만드는 원인을 잘 찾아서 치료하는 것이 더욱 중요한 것입니다.

통증이 있을 때 이 긴맥이 나오고 이 긴맥이 통증을 의미한다는 것이 확실해지면 경우에 따라서 이 통증은 간단한 통증이 아닐 확률도 있습니다. 뼈가 부러져 전방전위증이 되거나 압박골절이 심하거나 디스크거나 등등 좀 심한 통증인 경우도 있으니 유의해서 치료해야 합니다.

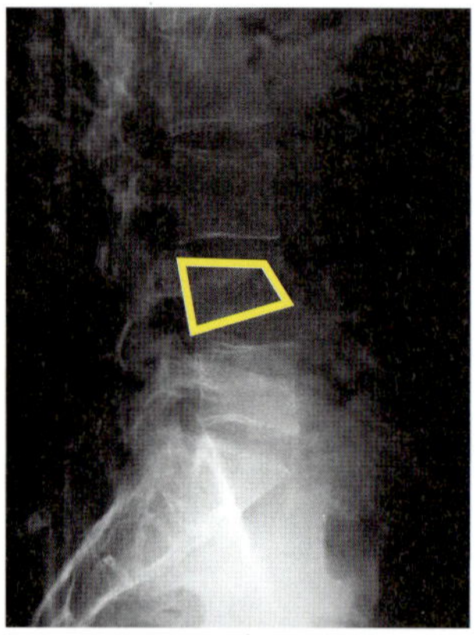

▶ 압박골절

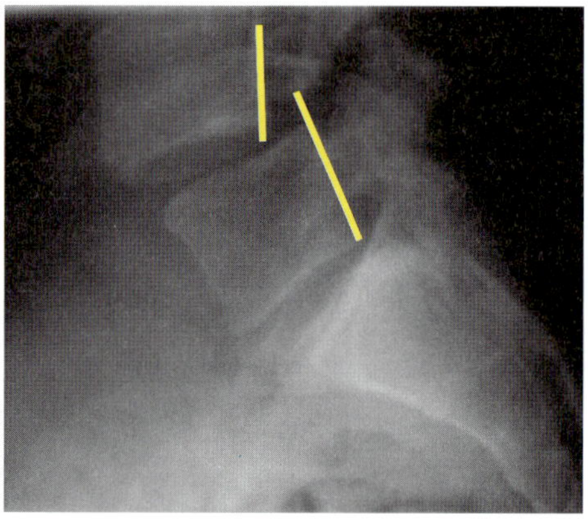

▶ 전방전위증

지금까지 임상에서 흔히 나오는 중요한 8가지 맥을 대략 살펴보았습니다. 최대한 쉽게 설명하려고 애써봤는데 미진한 부분이 꽤 있으리라 생각합니다. 부족한 부분은 좀 더 노력하고 맥을 배우시는 분들과 같이 고민하고 공부하고 연구하였으면 합니다. 그 다음은 팔요맥 외에도 임상에서 자주 보이는 맥입니다.

17

팔요맥 외 자주 보이는 맥

장맥長脈, 단맥短脈, 홍맥洪脈, 규맥芤脈, 약맥弱脈, 세맥細脈, 촉맥促脈, 결맥結脈은 물론 팔요맥처럼 자주 보이는 맥들은 아닙니다. 그래도 간혹 임상에서 자주 보이기도 하니 알아두어야 합니다. 하지만 이 부분을 자세히 논하게 되면 너무 많은 내용을 설명해야 되므로 나중에 전문적인 책을 통해서 자세히 쓸 것을 약속드리고 여기서는 한자 원문과 직역과 간단한 설명만 실어드리겠습니다.

홍맥洪脈: 폭이 넓은 맥

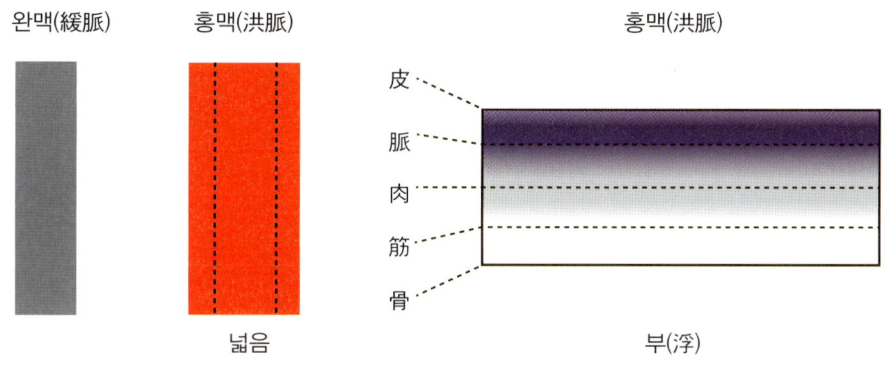

洪脈 極大在指下. 『脈經 · 脈形狀指下秘訣』
홍맥洪脈은 극도로 큰 맥이 손가락 아래에 있는 것이니라.

맥의 폭이 넓게 뛰는 맥입니다. 맥 자체는 긴맥緊脈보다는 덜 단단하고 완맥緩脈보다는 세게 뛥니다. 맥이 이렇게 뛰는 이유는 바로 몸 안에 열이 매우 많기 때문입니다. 열이 많은 정도에 따라 맥은 점점 더 두꺼워지겠지요.

약맥弱脈: 맥의 세기가 약한 맥

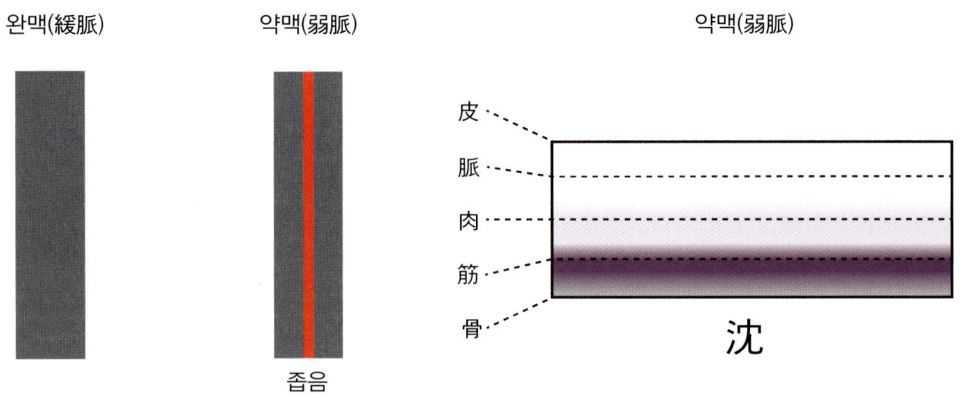

弱脈 極軟而沈細, 按之欲絕指下. 『脈經 · 脈形狀指下秘訣』
약맥弱脈은 극도로 연軟하고 침세沈細하여 누르면 손가락 아래에서 끊어지려고 하는 것이니라.

침沈하면서 맥이 약하게 뛰는 맥입니다. 맥의 폭은 완맥緩脈보다 작습니다. 기혈氣血이 부족한 맥으로 봅니다.

세맥細脈: 가느다란 맥

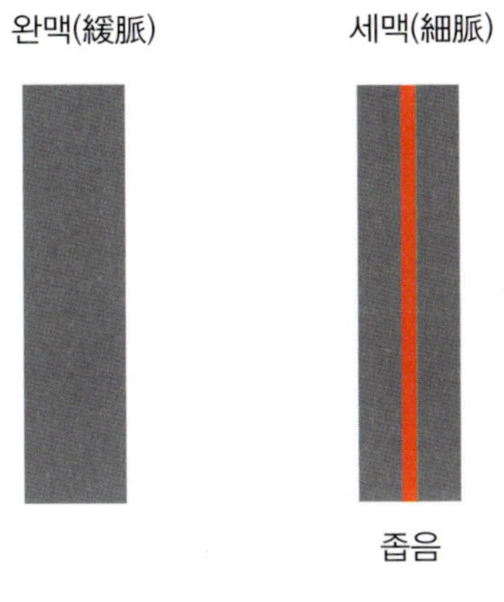

細脈 小大於微, 常有 但細耳. 『脈經 · 脈形狀指下秘訣』
세맥細脈은 맥이 작은 것인데 미맥微脈보다는 크고, 항상 맥이 잘 뛰나 단지 가늘 따름이니라.

맥의 세기는 완맥緩脈과 비슷하지만 맥의 폭은 약맥弱脈보다 더 가늘게 뛥니다. 세맥細脈은 주로 진액津液이나 혈血이 부족한 증상을 의미하는데, 때에 따라 기가 허한 증상을 의미하기도 합니다.

장맥長脈: 긴 맥

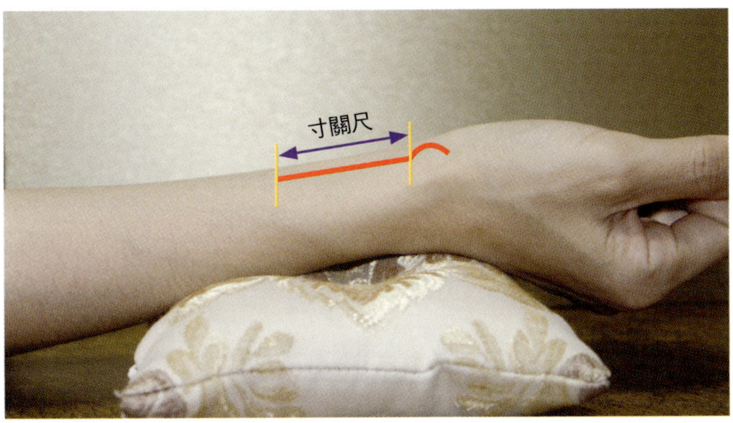

▶ 촌寸의 장맥長脈

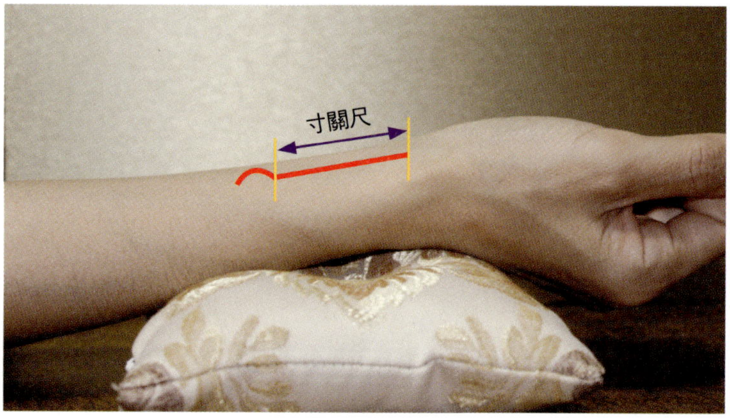

▶ 척尺의 장맥長脈

> **長一 長者 陽也. 指下尋之, 三關如持竿之狀, 擧之有餘, 曰長; 過於本位, 亦曰長. 主渾身壯熱, 夜臥不安.** 『脈訣 · 九道脈』
>
> 장맥長脈은 양陽이다. 손가락을 눌러서 찾으면 삼관三關이 대나무를 잡는 형상과 같고 들어 올리면 유여有餘한 것을 장맥長脈이라고 한다. 맥의 본 위치를 지나치는 것을 또한 장맥長脈이라고 한다. 온몸에 열이 심하고 밤에 자도 편안하지 않는 증상을 주主한다.

장맥長脈은 촌관척寸關尺 삼부三部를 넘어서서 촌寸이나 척尺으로 맥이 세게 뛰는 맥입니다. 장맥長脈은 전통적으로 화火와 열熱이 많은 대표적인 맥입니다. 따라서 열을 끄는 약을 써야 증상이 좋아진다고 할 수 있습니다. 음식 역시 인삼이나 홍삼[79], 커피, 매운 음식, 닭고기 등을 먹지 않는 것이 좋습니다.

---

79 홍삼(紅蔘) 역시 열이 인삼(人蔘)보다 적기는 하지만 그래도 열이 어느 정도는 있다고 할 수 있습니다.

단맥短脈: 특정 부위에만 맥이 없는 것

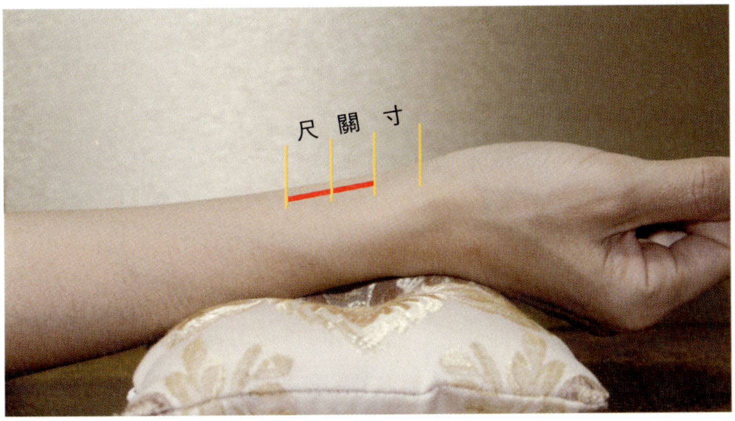

▶ 촌寸의 단맥短脈

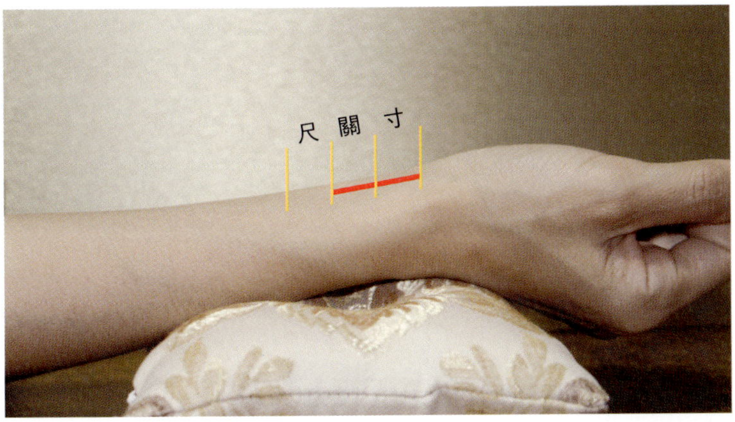

▶ 척尺의 단맥短脈

短二 短者 陰也. 指下尋之, 不及本位, 曰短. 主四肢惡寒, 腹中生氣, 宿食不消. 『脈訣 · 九道脈』

단맥短脈은 음陰이다. 손가락으로 눌러서 찾으면 본위本位에 미치지 못하는 것을 단맥短脈이라고 한다. 사지四肢에 오한惡寒이 나고 뱃속에 나쁜 기氣가 생기며 머무른 음식이 소화되지 않는다.

단맥短脈은 촌寸 또는 척맥尺脈이 전혀 뛰지를 않는 맥입니다. 단맥短脈이 약한 맥들과 같이 있으면 단기短氣라 하여 기氣가 심하게 부족하여 기氣가 서로 접속이 안 되는 증상을 의미합니다. 예를 들어, 오른쪽 촌맥에 단맥이 뛰어 맥이 전혀 뛰지 않을 때 나머지 오른쪽 관맥關脈과 척맥尺脈이 약하게라도 뛰면 이 경우는 비기허脾氣虛로 보아서 인삼人蔘, 황기黃芪 등의 약을 세게 써야 합니다.

단맥이 강한 맥들과 같이 있으면 심한 적취積聚나 종양으로 인해서 기혈 순환이 막혀서 그 부위에 맥이 뛰지 않는 경우이니 아주 심한 경우입니다.

예를 들어, 왼쪽 촌맥에 단맥이 뛰고 왼쪽 관맥과 척맥에 강하고 센 맥이 뛰게 되면 이는 심장 부위에 안 좋은 노폐물이 강하게 뭉친 경우이니 자칫 잘못하면 생명이 위험할 수 있을 정도로 상당히 위험한 심장질환이 될 수 있습니다.

촉맥促脈: 빠르게 뛰다가 중간에 한 번씩 멈추는 맥

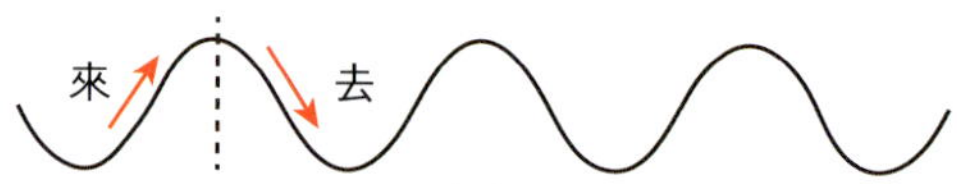

정상

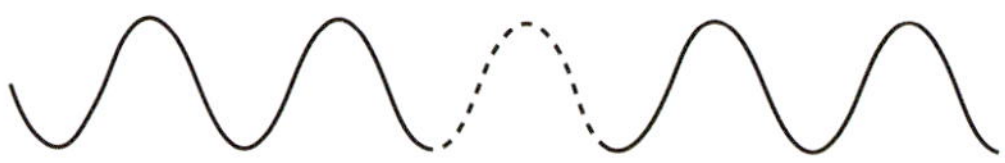

촉맥(促脈)

促脈 來去數, 時一止復來. 『脈經 · 脈形狀指下秘訣』

촉맥促脈은 맥이 뛰는 것이 빠르되 때때로 한 번씩 멈췄다 다시 뛰느니라.

촉맥促脈의 체상體狀은 2가지로 나뉩니다.

첫째, 맥이 90회 이상으로 빠르게 뛰면서 한 번씩 멈추는 부정맥인 경우를 『중경전서仲景全書』에서는 촉맥이라고 말합니다.

둘째, 후대 의가들 일부에서는 맥이 삭數하면서 어제魚際까지 거슬러서 길게 뻗는 상어맥上魚脈을 촉맥이라고도 합니다.

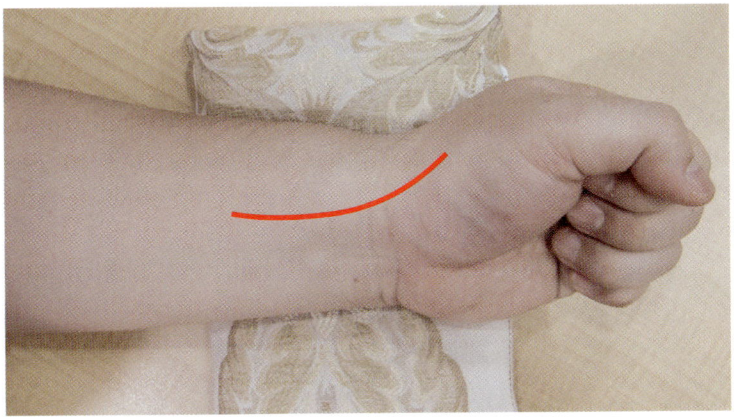

▶ 어제魚際까지 길게 맥이 뻗는 사진

위의 두 체상 모두 열이 지나치게 많은 것을 의미합니다. 그리고 부정맥을 의미하는 촉맥이 아니라 어제魚際까지 뻗쳐서 올라가는 상어맥上魚脈인 경우, 왼쪽에서 상어맥이 뛰면서 현맥과 겸하여 뛰게 되면 간肝의 울열鬱熱로 보는데 과부나 홀아비에게서 많이 보입니다.

결맥結脈: 느리게 뛰다가 중간에 한 번씩 멈추는 맥

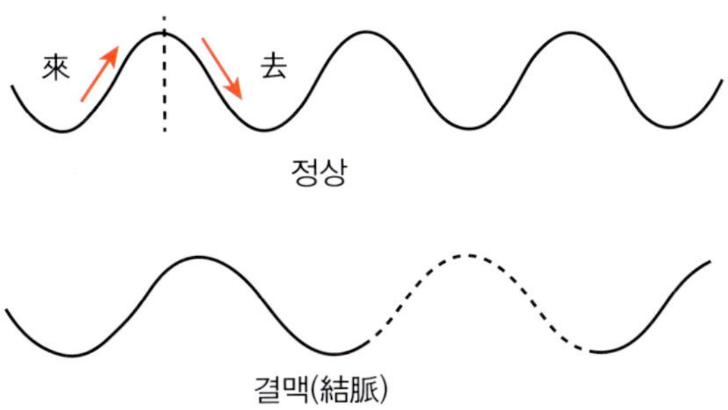

結脈 往來緩, 時一止復來. 『脈經 · 脈形狀指下秘訣』

결맥結脈은 맥이 뛰는 것이 느리되, 때때로 한 번씩 멈췄다가 다시 뛰는 것이니라.

결맥結脈 역시 지맥遲脈처럼 2가지 개념이 있습니다.

첫째로, 몸속에 차가운 한기寒氣가 있어서 얼어서 기혈 순환이 막히기 때문에 맥이 중간에 한 번씩 멈추는 경우입니다.

둘째로, 몸 속 어딘가 심한 적취積聚나 종양 때문에 기혈氣血이 막힌 것입니다.

규맥芤脈: 두 갈래로 뛰는 맥

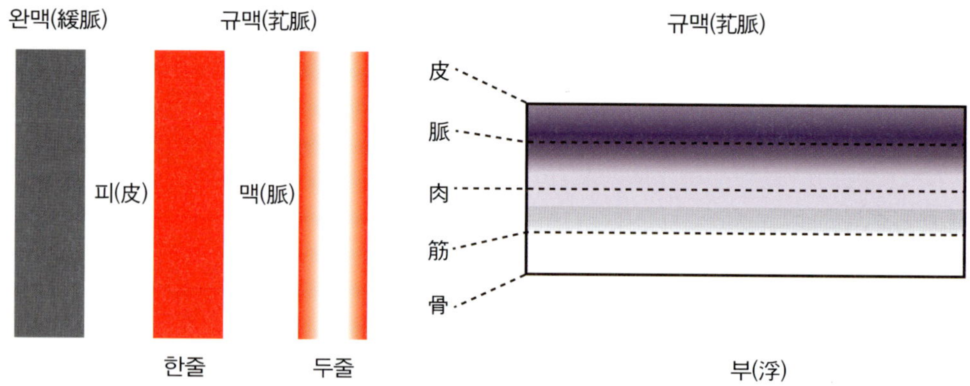

芤脈 浮大而軟, 按之中央空, 兩邊實. 『脈經 · 脈形狀指下秘訣』

규맥芤脈은 맥이 부浮하고 (완맥보다) 맥이 크면서 부드러운데 맥을 꾹 누르면 가운데가 비어 있고 양 가장자리만 실實하게 뛰느니라.

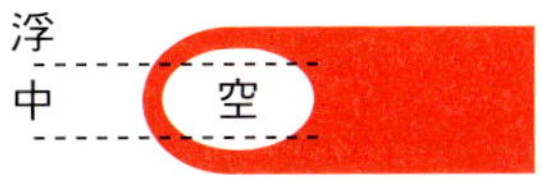

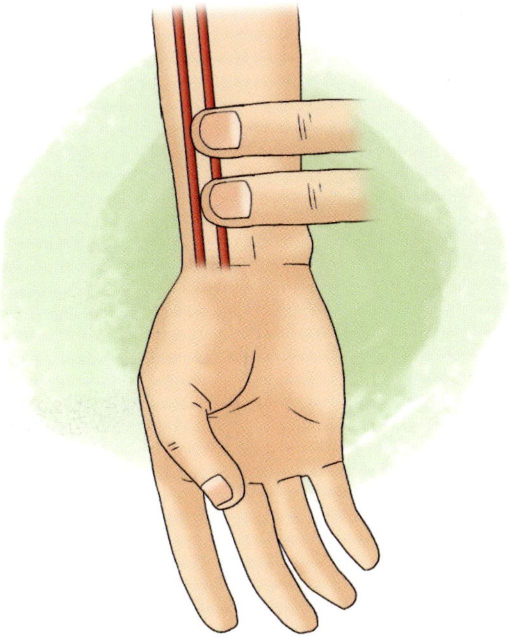

맥을 잡을 때 한 갈래가 아니라 두 갈래로 느껴지는 맥이 바로 규맥입니다. 살짝 눌렀을 때는 한 가닥이지만 깊이 눌러 들어갈수록 맥이 두 갈래로 바뀝니다. 아주 깊게 누르면 또 한 가닥이 됩니다. 규맥이 이렇게 파 이파리처럼 맥의 속이 텅텅 비어 버리는 이유는 피가 많이 소실되었기 때문입니다. 피가 많이 소실되는 경우는 2가지가 있습니다.

첫째는, 사고로 인하거나 내장질환으로 인해 대량 출혈이 일어나는 경우입니다.

둘째는, 너무 심하게 무리를 하여 심한 허탈虛脫 상태에 빠진 경우입니다.

18

잘 안 보이는 맥

임상에서 잘 안 보이는 맥들이라 앞에서 나온 맥들보다는 비중을 크게 두지 않아도 좋으나, 가끔 나타날 때 놓치면 낭패를 볼 수도 있으니 놓치지 않도록 조심해야 합니다.

완맥緩脈: 가장 좋은 맥에 가까운 부드러운 맥

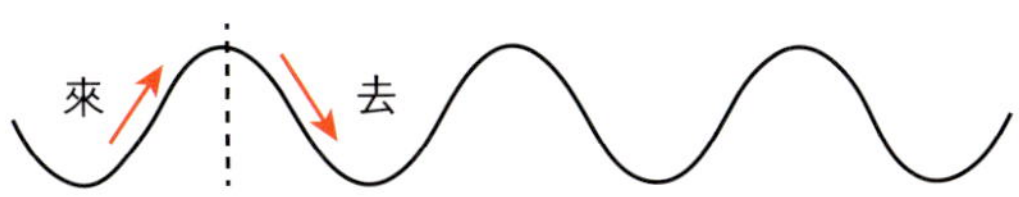

정상

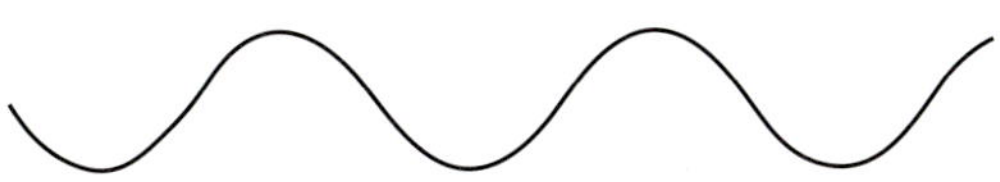
완맥(緩脈)

緩脈 去來亦遲, 小駛於遲. 『脈經 · 脈形狀指下秘訣』

완맥緩脈은 맥이 뛰는 것이 역시 더디나 지맥遲脈보다는 약간 빠르다.

不沈不浮, 從容和緩, 乃脾家本脈也. 『診家樞要[80] · 脈陰陽類成』

침沈하지도 않고 부浮하지도 않으면서 맥이 조용하고 화和하여 부드러우면 곧 비脾의 본래 맥이니라.

'완緩'은 '부드럽다'는 말도 되지만 '느릿느릿하다'는 의미도 있습니다. '부드럽다'는 의미의 완맥은 모든 맥의 표준이 되는 맥이지만, '느릿느릿하다'는 의미의 완맥은 지맥遲脈과 비슷한 의미를 담고 있습니다. 다시 정리하면 몸에 아무런 병이 없는 정상적인 상태를 의미하는 완맥이 있고, 느릿느릿한 지맥과 같은 의미를 담고 있는 완맥緩脈도 있다는 것을 알아야 합니다.

완맥은 두께로 보았을 때는 대략 아이는 2mm, 어른은 3mm 정도가 됩니다. 하지만 이것을 절대적인 크기로 보고 진단하면 안 됩니다. 맥의 두께를 측정하는 기준은 결국 사람의 몸 크기와 맥 두께를 비례해서 계산해야 하는 것입니다. 예를 들어 완맥은 대략 3mm 정도라고 했지만 정말 빼빼 마른 사람의 완맥은 이보다는 얇을 것이고, 마찬가지로 덩치가 산만한 사람의 완맥은 3mm보다 두껍다고 보아야 합니다. 이처럼 대략적인 완맥의 크기는 앞에서와 같지만 자세한 부분으로 들어가서는 결국 의사의 주관적 판단에 의존할 수밖에 없습니다. 그리고 감기에 걸리면 보통 때의 완맥보다는 약간 더 두께가 굵어집니다.

완맥을 판단하려면 두께로 판단하기보다는 맥상으로 판단하는 것이 더 좋습니다. 왜냐면 완맥만큼 부드러운 맥은 거의 없기 때문입니다. 완맥은 맥 자체가 매우 부드러워서 마치 아기 피부를 만지는 느낌이 듭니다. 의사의 손에 느껴지는 맥의 외피外皮의 단단함이 거의 느껴지지 않을 정도로 부드럽습니다.

이 외피가 딱딱하게 느껴지면 강한 맥이라고 분류하고 약하게 느껴지면 약한 맥이라고 분류합니다. 즉 완맥 기준으로 완맥보다 강하게 느껴지면 강한 맥, 약하게 느껴지면 약한 맥으로 분류합니다. 완맥보다 두꺼우면 넓은 맥, 얇으면 가는 맥으로 분류합니다. 이처럼 완맥을 정확히 알아야 다른 맥들을 구분하는데 큰 지침이 되리라는 것은 쉽게 추측할 수 있습니다.

맥을 누르는 깊이인 부중침浮中沈 중 '중中'과, 피육맥근골皮肉脈筋骨 중 '육肉'에서 가장 맥이 세게 뛴다는 것을 전제로 하고, 다른 여타의 맥들이 전혀 섞이지 않고 순수한 부드러운 맥이 나오면서 맥박의 빠르기가 1분에 50번 후반에서 60회 초반으로 나오게 되면 이때가 바로 가장 이상적인 건강상태를 의미하는 완맥이라고 볼 수 있습니다. 이러한 이

80 저자(著者)는 원(元)나라 활수(滑壽)

상적인 완맥의 상태에서 맥박이 50번 이하로 떨어지면 바로 음양화평지인陰陽和平之人이라고 할 수 있습니다. 하지만 이러한 사람은 세상에 거의 찾기 힘듭니다.

하지만 위와 같은 상태가 아니면 완맥이 나오더라도 병이 있다고 할 수 있습니다. 완맥이 만약 부浮나 침沈에서 잡히면 병이 있는 것이고, 다른 맥들이 섞여 있으면 그러한 맥들의 병리病理를 따라간다고 보면 됩니다.

완맥이 부浮에서 잡히면 표허表虛증으로 상한중풍傷寒中風에 해당하며 추위를 많이 타고 두통이 있고 뒷목이 뻐근하며 땀이 잘 납니다.

완맥이 침沈에서 잡히면 몸의 아래쪽에 습濕이 몰린 것으로 소변이 잘 안 나가거나 하체가 부을 수 있습니다.

한편 완맥을 느릿느릿한 지맥遲脈의 의미로 볼 때는, 원래 지맥의 의미와 마찬가지로 몸 안에 한기寒氣가 많은 경우로 볼 수 있습니다.

산맥散脈: 부浮에서만 잡히는 흩어지는 맥

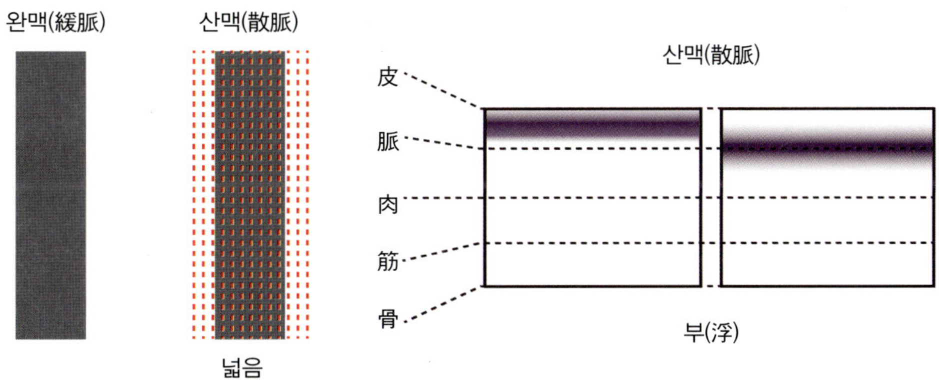

散脈 大而散, 散者氣實血虛, 有表無裏. 『脈經 · 脈形狀指下秘訣』

산맥散脈은 크면서 흩어지니, 흩어진다는 것은 기氣는 실實하되 혈血은 허虛하고 표증表證은 있으나 리증裏證은 없는 것이니라.

산맥散脈은 부중침浮中沈 중 부浮에서만 잡히되 맥박 자체가 폭이 넓으면서 약하게 뛰는 맥입니다.

이 맥은 심한 암이나 종양 같은 불치병에 나타나는 맥입니다. 이 맥이 나타나면 치료 자체가 거의 힘들다고 보시면 됩니다. 기氣보다는 혈血이 더 심하게 허虛한 상태라고 할 수 있습니다. 그리고 리증裏證이 아니라 표증表證에 해당되는 질환이 주를 이루고 있다고 보시면 됩니다. 즉, 약을 쓸 때 표증약表證藥과 보혈약補血藥을 겸해서 써줘야 좋아집니다.

복맥伏脈: 뼈에 닿을 정도로 눌러야 뛰는 가늘고 힘 있는 맥

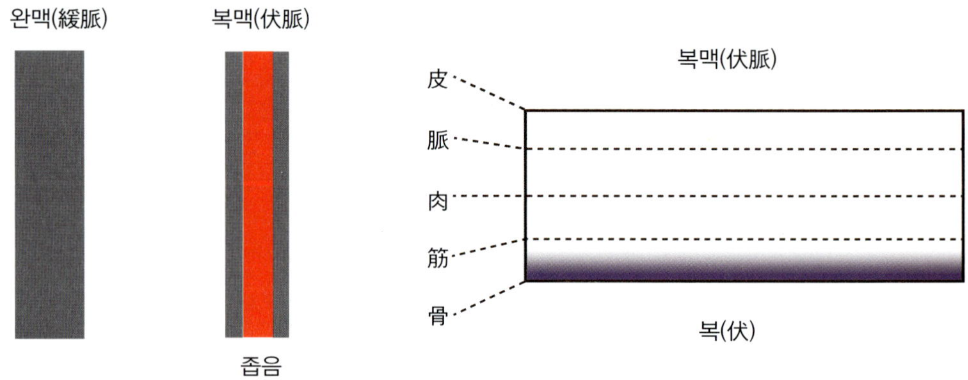

伏脈 極重指按之, 著骨乃得.『脈經 · 脈形狀指下秘訣』

복맥伏脈은 손가락을 극도로 세게 눌러서 뼈에까지 닿아야 (맥이) 얻어지느니라.

복맥伏脈은 부중침浮中沈에서는 전혀 맥이 뛰지를 않고 뼈까지 닿을 정도로 눌러야 맥이 가늘면서도 제법 힘이 있게 느껴지는 맥입니다.

이 맥은 종양이나 적취積聚가 몸 속 깊은 곳에 심하게 자리 잡은 것을 의미하는데 그 병이 너무 심하여 치료가 쉽지 않습니다.

뇌맥牢脈: 침沈에서만 뛰는 넓고 세며 팽팽하게 뛰는 맥

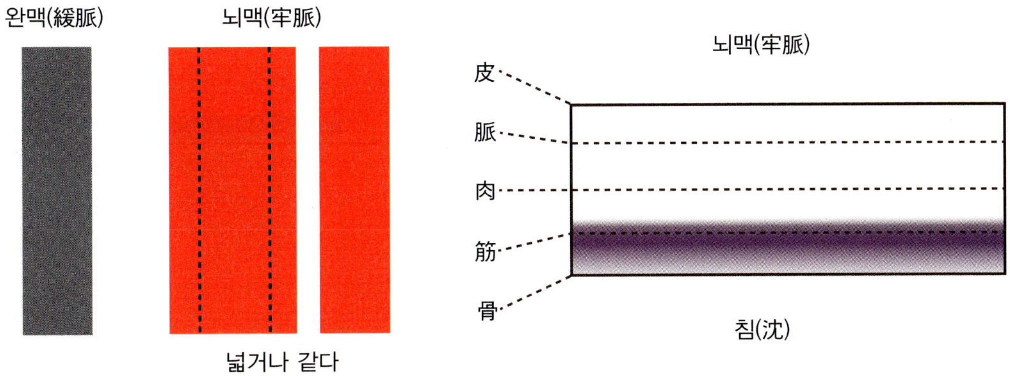

牢, 堅牢也. 沈而有力, 動而不移, 爲裏實表虛. 關中氣促, 爲勞傷痿極. 大抵其脈近乎無胃氣者, 故諸家皆爲危殆之脈… 『診家樞要 · 脈陰陽類成』

뇌맥牢脈은 단단하게 우리 속에 감추어져 있는 듯한 모습이니 침沈하되 힘이 세게 뛰며 동動하되 (팽팽하여서) 이동하지 않느니라.

리裏가 실實하고 표表가 허虛한 것인데 관關에 (뇌맥牢脈이) 있으면 기氣가 촉促한 것이고 몸을 무리해서 손상되거나 위증痿症이 극도로 이른 경우가 되나니 대저 그 맥은 위기胃氣가 없는 상태에 가까우니라. 그러므로 모든 의가醫家들이 모두 위태로운 맥으로 삼았는데…

沈脈法地, 近於筋骨 深深在下, 沈極爲伏. 有力爲牢, 實大弦長 『四言擧要[81]』

침맥沈脈은 땅을 법法하였으니, 근골筋骨의 위치에 가깝고 깊고 또 깊이 아래에 자리 잡고 있으면서 침沈한 맥이 극도에 이른 것은 복맥伏脈이 되고, 힘이 있게 뛰는 것은 뇌맥牢脈이 되니 (뇌맥은) 실實하고 대大하며 현弦하고 장長하게 뛰느니라.

침沈에서만 뛰는 특이한 맥으로 팽팽하면서 세게 뛰는데 폭은 약간 넓게 뜁니다. 이 경우는 아주 빠르게 진행되는 병이거나 위험한 병일 확률이 높으므로, 큰 병원으로 가서 정밀진단을 해보는 것이 좋습니다.

---

81 宋 · 崔紫虛

유맥濡脈: 부浮에서만 뛰는 가늘고 약한 맥

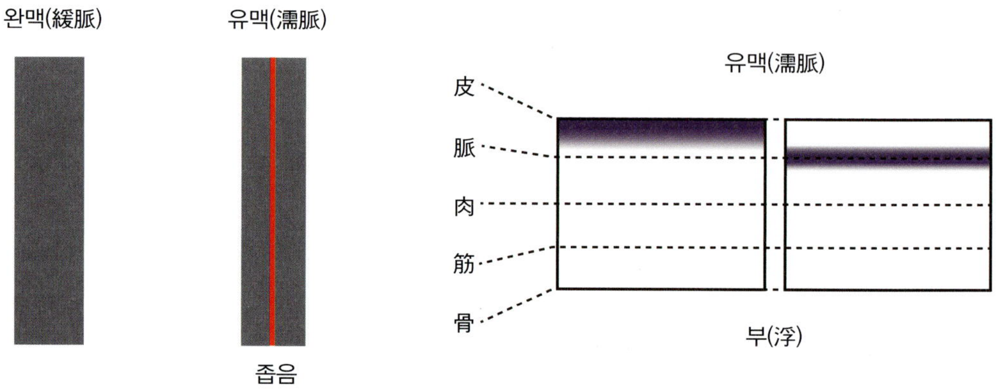

軟[80] 脈 極軟而浮細.『脈經 · 脈形狀指下秘訣』

연맥軟脈은 극도로 연軟하고 부浮하면서 세細한 맥이니라.

유맥濡脈은 부중침浮中沈 중 부浮에서만 뛰는 특이한 맥으로 가늘고 약하게 뛰는 것이 특징입니다. 원기元氣가 매우 허虛한 맥입니다.

미맥微脈: 침沈하면서 거미줄 같이 가늘고 약한 맥

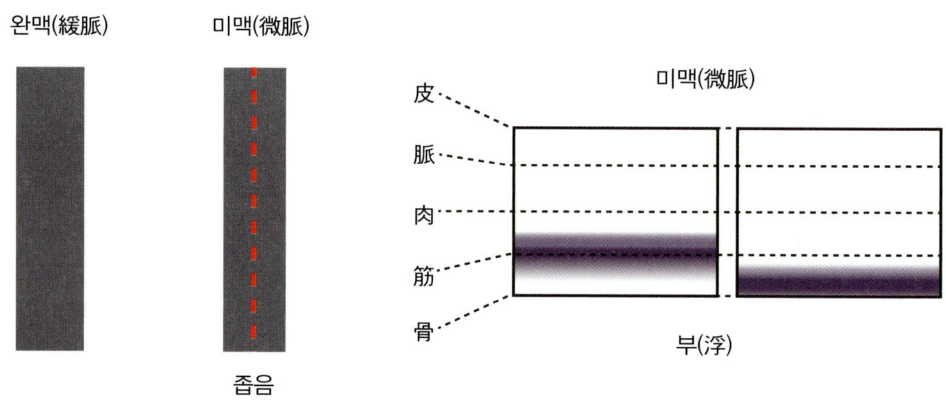

微脈 極細而軟, 或欲絕, 或有或無. 『脈經 · 脈形狀指下秘訣』
미맥微脈은 극도로 가늘고 연軟하여 있는 것 같기도 없는 것 같기도 하니라.

침맥沈脈으로 맥이 거미줄처럼 가늘고 약하게 뛰어서 맥이 뛰는지 마는지 혼동이 될 정도의 맥입니다. 몸 안의 정기精氣가 거의 끊질 정도로 기허氣虛나 혈허血虛가 극심한 맥입니다. 예를 들면 좋지 않은 암이나 불치병과 같은 병에 자주 보이는 맥입니다.

허맥虛脈: 느리면서 폭이 넓고 약하게 뛰며 두 갈래의 맥

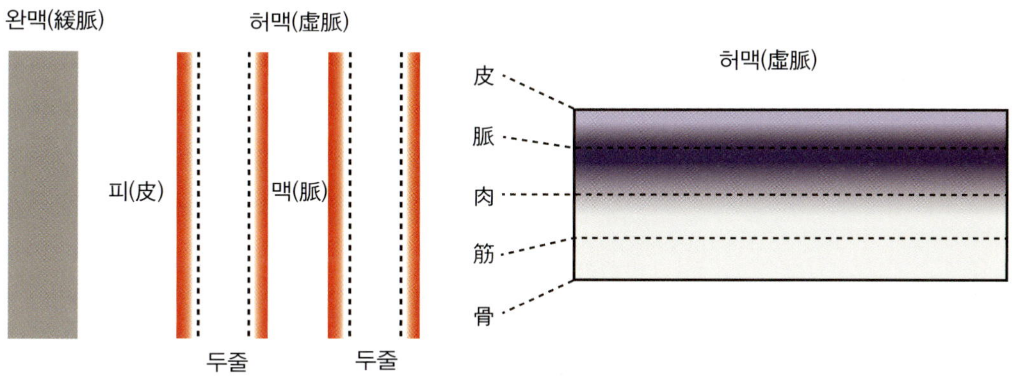

虛脈 遲大而軟, 按之不足, 隱指豁豁然空. 『脈經 · 脈形狀指下秘訣』
허맥虛脈은 느리고 대大하면서 연軟하여 누르면 누를수록 힘이 부족하되 아주 살짝만 눌러도 두 가닥으로 가운데 속이 뻥 뚫린 것처럼 비어 있느니라.

허맥虛脈은 맥이 느리게 뛰면서 맥은 부드럽고 약하되 살짝 누르나 세게 누르나 다 맥이 두 갈래로 뛰면서 그 두 갈래 사이의 간격이 약간 넓은 맥입니다. 허맥은 지극히 혈血이 허탈虛脫해져서 위험할 지경까지 갈 수도 있는 맥이니, 급히 혈血을 보補하고 푹 쉬면서 조리를 해주어야 합니다.

실맥實脈: 부중침浮中沈에서 똑같이 세게 뛰는 맥

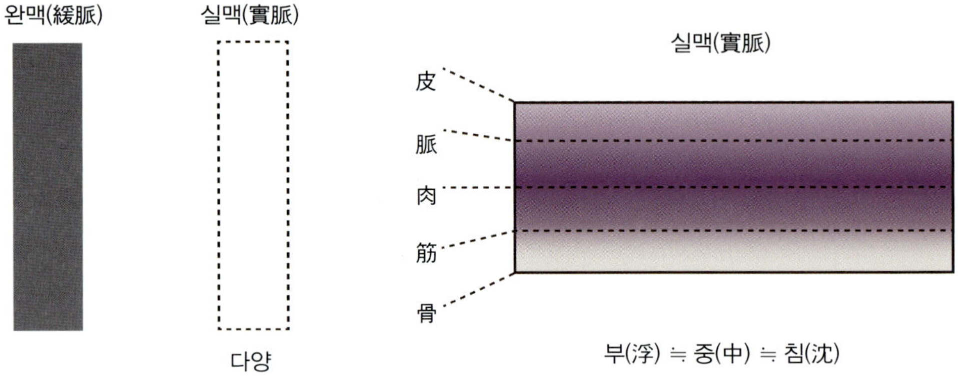

實脈 大而長, 微强, 按之隱指愊愊[80] **然.** 『脈經 · 脈形狀指下秘訣』

실맥實脈은 대大하면서 장長하고 약간 강强하여 세게 누르나 손가락으로 아주 살짝만 누르나 상관없이 꽉 뭉쳐서 단단한 모양이니라.

실맥은 부중침浮中沈에서 뛰는 맥의 세기가 똑같이 강하고 세게 뛰는 맥입니다.

이 맥은 몸에 열이 가득차거나 덩어리가 심하게 뭉쳐있을 때 나타날 수 있는 맥으로서, 그 열과 덩어리積聚가 긴맥緊脈보다 더 강하게 뭉친 경우입니다. 대부분 이 맥이 뛸 때는 혈압 역시 190이상으로 매우 높은 경우가 많습니다.

동맥動脈: 빠르면서 삼부三部 중 한 곳이 세게 톡톡 튀는 맥

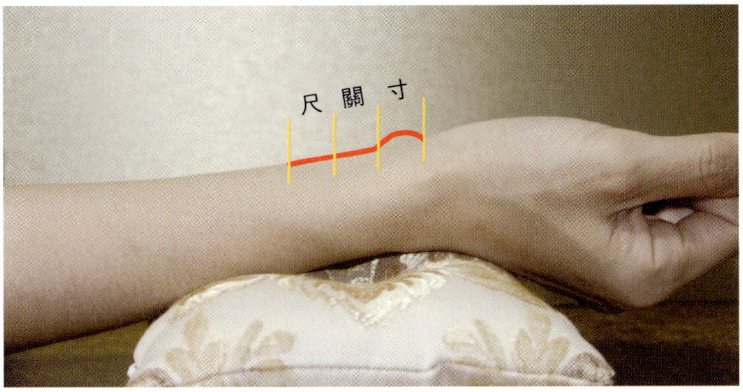

▶ 촌寸의 동맥動脈

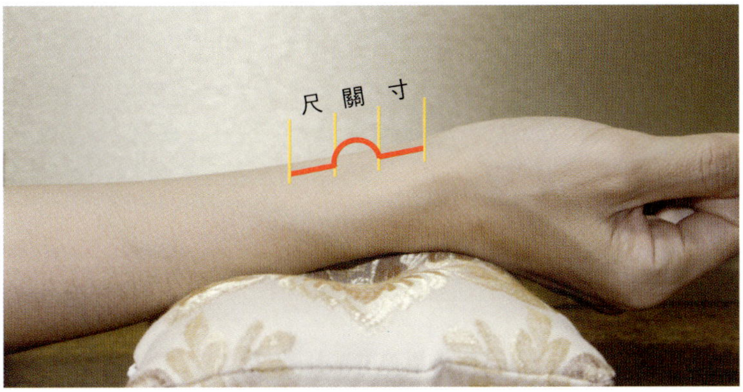

▶ 관關의 동맥動脈

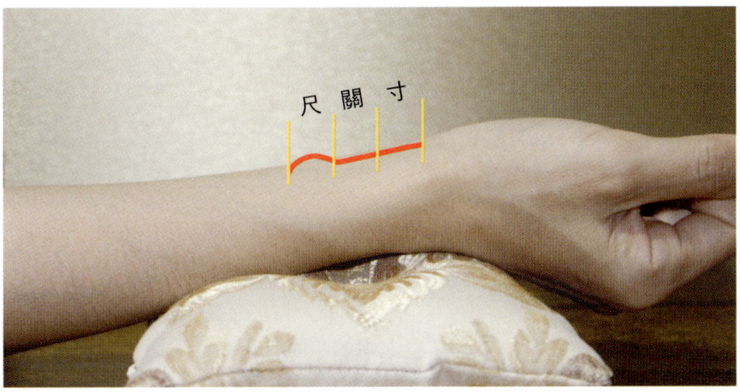

▶ 척尺의 동맥動脈

陰陽相搏 名曰動, 陽動則汗出, 陰動則發熱 形冷惡寒, 若數脈見於關上 上下無頭尾 如豆大厥厥動搖者 名曰動.『仲景全書』

음양陰陽이 서로 박搏한 것을 동動이라 하니, 양陽이 동하면 땀이 나고, 음陰이 동하면 발열發熱하거나 형形이 냉冷하여 오한惡寒한다. 삭맥數脈이 관關의 위에 나타나 위아래로 머리와 꼬리가 없는 것이 콩의 크기만 하여 자잘하게 동요하는 것을 동맥動脈이라 하느니라.

빠르게 뛰면서 촌관척寸關尺 중 어느 한 부위의 맥이 다른 부위보다 유달리 세게 뛰면서 톡톡 튀어 오르는 듯 한 느낌을 주는 맥입니다.

동맥의 병리病理를 판단하는 방법은 외감外感이냐 내상內傷이냐에 따라 다릅니다.

예를 들어 본문에서 말한 음동陰動이 외감일 때라면 추위를 많이 타거나 열이 오르는 감기 증상이 되겠지만, 내상일 때는 하초下焦의 화火가 됩니다.

양동陽動이 외감일 때는 발열이 매우 심한 감기가 될 것이요, 내상일 때는 심장에 열이 떠서 가슴이 자주 두근거리고 숨이 차고 답답한 증상이 될 것입니다.

만약 관關부위에서 동맥動脈이 뛰게 되면 입맛이 쓰고 목구멍이 건조하며 눈앞이 어지럽고 열이 올랐다 추웠다를 반복하는 소양병少陽病 증상을 동반하게 되고, 내상일 때는 스트레스로 인한 간과 쓸개의 열이 될 것입니다.

대맥代脈: 뛰는 숫자를 정해놓고 한 번씩 멈추었다가 다시 뛰는 맥

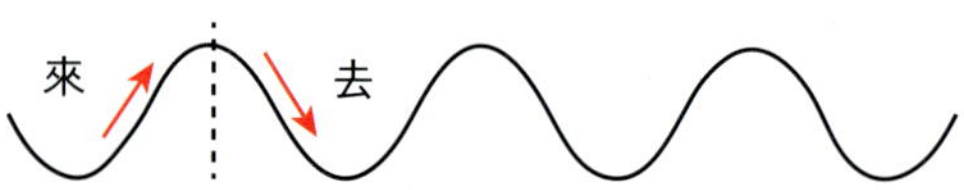

정상

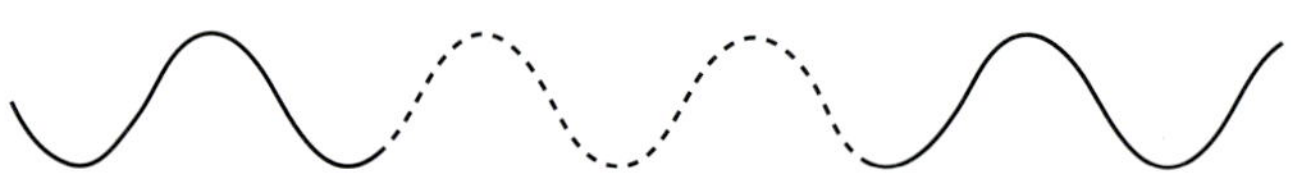
대맥(代脈)

所謂五十營者, 五藏皆受氣, 持其脈口, 數其至也. 五十動而不一代者 五藏皆受氣, 四十動一代者 一藏無氣, 三十動一代者 二藏無氣, 二十動一代者 三藏無氣, 十動一代者 四藏無氣, 不滿十動一代者, 五藏無氣, 予之短期, 要在終始. 所謂五十動而不一代者, 以爲常也. 以知五藏之期, 予之短期者, 乍數乍疏也. 『靈樞 · 根結篇』

소위 50영營이라는 것은 오장五臟이 모두 기氣를 받는 것을 말함인데 맥을 잡을 때 그 맥박을 세어봐서 50번 뛸 때에 한 번도 맥박이 건너뛰지 않는 것은 오장이 모두 기氣를 받는 것이요, 40번 뛸 때마다 한 번씩 맥박이 건너서 뛰는 것은 하나의 장臟이 기氣가 없음이요, 30번 뛸 때마다 맥박이 한 번씩 건너서 뛰는 것은 2개의 장臟이 기氣가 없음이요, 20번 뛸 때마다 맥박이 한 번씩 건너서 뛰는 것은 3개의 장臟이 기氣가 없음이요, 10번 뛸 때마다 맥박이 한 번씩 건너서 뛰는 것은 4개의 장臟이 기氣가 없음이요, 10번도 뛰지 않는 숫자에서 맥박이 한 번씩 건너서 뛰는 것은 오장이 기氣가 없음이라 얼마 안 있으면 죽는 것을 예측할 수가 있나니 요要는 종시終始에 있느니라.

소위 맥박이 50번 뛸 때 맥박이 한 번도 멈추는 것이 없는 것을 정상으로 삼아서 오장의 시기時期를 예측하나니 얼마 안 있으면 죽는 것을 예측할 수 있는 경우는 맥박이 빨랐다가 느렸다가 하느니라.

代脈 來數中止, 不能自還, 因而復動. 脈結者生, 代者死. 『脈經 · 脈形狀指下秘訣』

대맥代脈은 맥이 삭數하게 뛰다가 중간에 멈춰서 스스로 되돌아 올 수 없고, 인하여 다시 박동하는 것이니, 맥이 결結한 사람은 살고 대代한 사람은 죽느니라.

대맥代脈에 대한 이론은 2가지가 있습니다.

첫 번째, 『내경內經』에서의 대맥은 10단위의 숫자로 뛰다가 한 번씩 멈추는 맥입니다.

예를 들면 14번 뛰었다가 한 번 멈추고, 18번 뛰었다가 한 번 멈추고, 16번 뛰었다가 한 번 멈추는 식으로, 10여 번 뛰다가 한 번 멈춘다는 말입니다.

또 다른 예를 들면, 34번 뛰었다가 한번 멈추고, 37번 뛰었다가 한번 멈추고, 32번 뛰었다가 한번 멈추는 식으로 30번대로 한번씩 멈추는 경우도 있습니다.

『내경』의 대맥은 비脾의 병을 기본으로 깔고 있습니다. 그렇게 본 상태에서 대맥의 양상에 따라서 내장의 문제 있는 정도를 구체적으로 말합니다. 그래서 후대의 의가들은 이 대맥을 비脾의 진장맥眞臟脈이라고 합니다.

두 번째, 『중경전서仲景全書』의 대맥은 10단위의 숫자로 뛰다가 한 번씩 멈추는 『내경』의 방식이 아니라 한번 맥박이 멈추기 시작할 때 두세 번 이상을 연달아 멈추는 맥입니다. 두 번 이상 멈췄다가 다시 뛰는 대맥代脈은 실제로 난치나 불치일 확률이 높습니다. 심하면 얼마 안 있다가 죽는 경우도 있으니 주의를 요합니다.

대맥大脈: 두 갈래이면서 폭이 넓은 맥

大則爲芤. 『仲景全書』

맥이 대大한 것은 규芤가 되느니라.

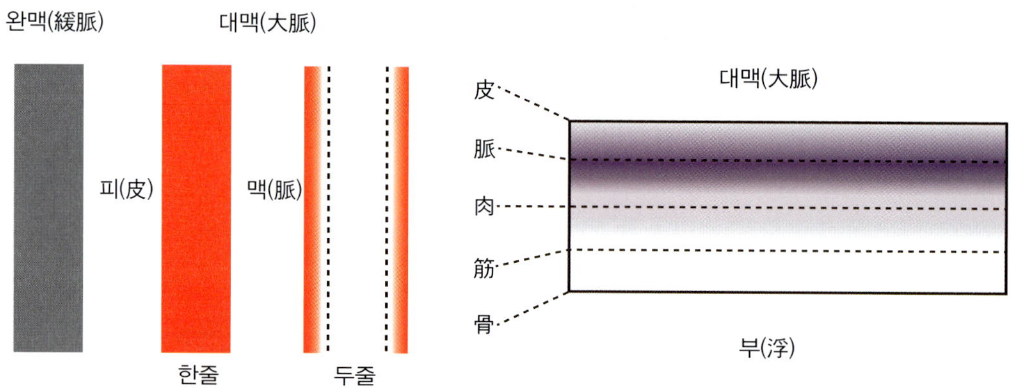

맥이 두 갈래로 뛰면서 그 두 가닥의 사이의 폭이 넓은 맥입니다. 대맥大脈은 대맥代脈과 구별을 잘해야 합니다. 대맥大脈은 규맥보다 그 혈血이 더 많이 허虛하다고 할 수 있습니다. 맥의 폭이 두꺼운 만큼 속도 많이 비었다는 뜻이니까요.

혁맥革脈: 가죽만 남은 맥

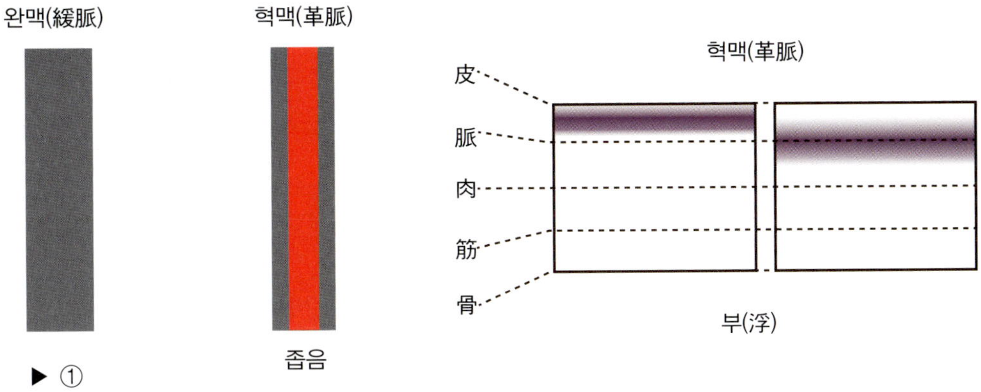

▶ ①

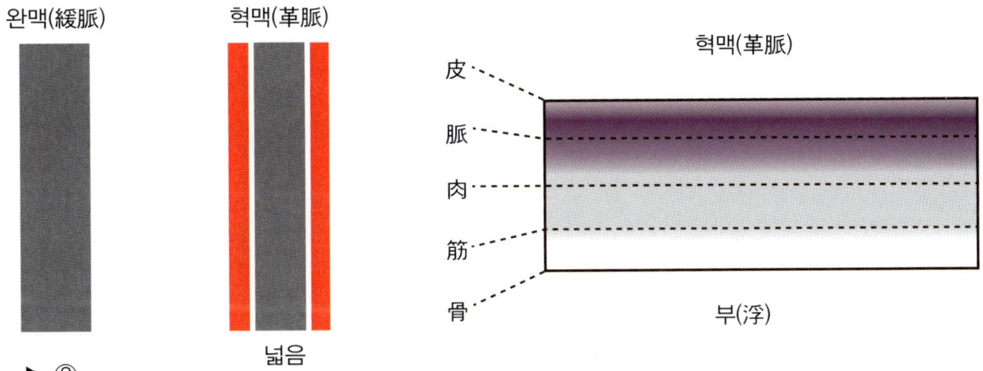

▶ ②

脈弦而大 弦則爲減 大則爲芤 減則爲寒 芤則爲虛 寒虛相搏 此名爲革 婦人則半産漏下 男子則亡血失精. 『仲景全書』

맥脈이 현弦하면서 대大한데 현弦하면 감減이고 대大하면 규芤이니 감減하면 한寒하게 되고 규芤하면 허虛하게 되어 한寒과 허虛가 서로 잡고 있는 이것을 이름한 것이 혁革이 된다. 부인이면 유산流産하거나 하혈下血하게 되고 남자면 망혈亡血과 실정失精이니라.

革脈 陽中之陰, 體象 革 大弦急, 浮取卽得, 按之乃空, 渾如鼓革.
『診家正眼』[82]

혁맥革脈은 양중陽中의 음陰인데 (맥의) 체상體狀으로 혁맥革脈은 크면서 현弦하고 급急한데, 부浮에서 취하면 곧 얻어지지만 누를수록 이에 맥이 비게 되니 맥박이 마치 가죽을 두드리는 것과 같으니라.

혁맥革脈은 2개로 나뉩니다. 『중경전서』의 혁맥은 맥이 팽팽하게 뛰는 맥이 두 갈래로 뛰는 맥이니 후세에 쌍현맥雙弦脈이라고 부르는 맥이 바로 이것입니다. 『중경전서』 이후의 혁맥은 부중침浮中沈 중 가죽으로 만든 북처럼 겉인 부浮에서만 팽팽하게 뛰면서 중中과 침沈으로 누르면 맥이 전혀 뛰지 않는 맥입니다.

혁맥은 밖에서부터 들어온 표증表證과 심한 혈허증血虛證을 겸하고 있는 맥입니다. 따라서 그냥 허증虛證을 보補하는 것만으로는 치료가 되지 않습니다. 반드시 표증을 발산發散시키는 치료가 병행되어야 합니다. 그리고 이 혁맥의 맥상脈狀은 『중경전서』에서 보는 견해와 후세에서 보는 견해가 다릅니다. 하지만 병리는 다르지 않고 같습니다.

이제 이렇게 진맥에 대해 기초적이라도 설명을 했으니 좀 더 간단하게 맥을 잡아낼 수 있는 방법을 말씀드리겠습니다. 그리하려면 맥의 계통을 올바로 잡아서 하나하나 들어가야 할 것 같습니다. 모든 공부는 기초와 체계를 먼저 잡는 것이 가장 중요합니다. 맥 역시 이러한 기초적인 체계를 바로 잡고 들어가면 잡는 데에 있어 그리 어렵지 않을 수도 있겠습니다.

82 명나라 이중재李中梓

19

소아맥과 부인맥

소아맥

"아기야, 한번 손 내밀어 봐봐! 선생님이 사탕 줄께!" 하면서 간신히 꼬셨더니 손을 내밀었다가 금방 확 빼버립니다. 여러 번 시도를 한 이후에야 간신히 맥을 잡게 됩니다. 그것도 잠시만 잡았다가 다시 손을 뺍니다.

이것이 애기 환자가 왔을 때 벌이는 실갱이입니다. 참 맥 잡기 힘듭니다. 그렇다면 잠깐 잡혀주는 짧은 순간 동안 모든 진단을 해야 한다는 것입니다. 결국 정밀한 진단은 쉽지 않다는 말이죠. 물론 애기를 재우고 오면 정밀한 진단이 가능하겠지만 그게 또 딱 맞춰서 하기가 쉽지 않습니다.

사실 애기들 질환은 어른들처럼 복잡하지가 않습니다. 그 이유는 애기들은 자기의 욕구에 순수하기 때문입니다. 그리고 스스로의 감정과 감각에 충실합니다. 어른들처럼 억지로 참거나 억지로 뭘 하는 것이 없습니다. 맛있다고 더 억지로 배가 불러도 계속 뱃속에 넣는 일도 없고 먹을 수가 없는 상태인데도 억지로 먹는 경우가 그다지 많지 않습니다. 그래서 애기들은 몸이 순수합니다. 따라서 병도 간단합니다.

그래서 애기들은 간단한 몇 가지 맥만 잡아도 증상만 알면 약을 쓰고 침을 놓는 것이 가능합니다. 어른처럼 복잡한 맥이 뛰지를 않기 때문입니다.

凡小兒形體既具, 經脈已全, 所以初脫胞胎, 便有脈息可辨, 故通評虛實論曰, 乳子病熱, 脈脉小者, 手足溫則生, 寒則死, 乳子病風熱, 喘鳴肩息者, 脈實大也, 緩則生, 急則死, 此軒岐之診小兒, 未嘗不重在脈, 亦未嘗不兼證爲言也. ……

무릇 소아는 형체形體가 이미 구비되었고 경맥經脈도 이미 온전하여 처음 포태胞胎에서 벗어나 태어나게 되면 곧 맥박과 호흡이 있게 되어 가히 변별辨別할 수 있기 때문에『통평허실론通評虛實論』에 가로되 '젖먹이 애기가 열병熱病을 앓을 때에 맥脈이 현격하게 작고 가느다란 경우는 손발이 따뜻하면 살고 차가우면 죽는다. 젖먹이 애기가 풍열風熱로 천식喘息을 앓아 어깨를 들썩이면서 숨을 쉬면 맥이 세고 두꺼운데, 맥이 완緩하면 살고 급急하면 죽는다.'고 하였으니, 이는 헌원軒轅과 기백岐伯이 소아를 진찰하는 것에서 비중을 맥脈에 두지 않았음이 일찍이 없었고 역시 증證을 겸兼하지 않음이 없었음을 말하는 것이다. ……

故凡診小兒, 既其言語不通[83], 尤當以脈爲主, 而參以形色聲音, 則萬無一失矣, 然小兒之脈, 非比大人之多端, 但察其强弱緩急四者之脈, 是即小兒之肯綮.

그러므로 대부분의 소아의 진찰에는 이미 말이 통하지 않으니 더욱 마땅히 맥을 위주로 하고 형색形色과 성음聲音을 참고하면 만에 하나의 실수도 없을 것이다. 그러나 소아의 맥은 어른의 복잡다단한 것과는 비교되지가 않으니 단지 강약强弱 · 완급緩急 4가지 맥만 잘 살피면 이는 소아小兒 진단의 뼈와 힘줄이 된다.

83 말을 아직 알아들을 나이가 아니기 때문입니다.

蓋强弱可以見虛實, 緩急可以見邪正, 四者旣明則無論諸證, 但隨其病以合其脈, 而參此四者之因, 則左右逢源, 所遇皆道矣, 再加以聲色之辨, 更自的確無疑, 又何遁情之有, 此最活最妙之心法也. 『景岳全書 · 卷四十』

대개 맥이 세게 뛰느냐 약하게 뛰느냐로 허실虛實을 볼 수 있고, 맥박의 느리고 빠름으로 사기邪氣와 정기正氣를 볼 수 있으니(强弱 · 緩急) 4가지 맥이 명확하면 모든 증證을 논할 필요 없이 단지 그 병病을 따라서 그 맥을 결합시키되 이 4가지 맥의 원인原因을 참고하고 오른쪽, 왼쪽의 맥[84]에서 그 (病의) 원인을 찾으면 만나는 것이 모두 도道이다. 여기에 다시 성음聲音과 형색形色의 분변分辨을 더하면 다시 스스로 정확하여 의심이 없을 것이니 또 어찌 숨겨진 병정病情이 있을 수 있으리오! 이것은 가장 활용도가 높고 가장 묘妙한 심법心法이다.

이처럼 맥이 빠르게 뛰느냐 느리게 뛰느냐, 맥이 세냐 약하냐만 잘 살펴도 나머지는 증상과 얼굴색 등을 보면 충분히 판단할 수 있습니다. 사실 이 정도의 맥을 잡는 것은 애기들한테 사탕을 주거나 다른 곳을 보게 해서 잠깐 잡아도 할 수 있습니다.

기구氣口, 인영人迎 맥의 세기의 비교도 해야 합니다. 곁들여서 맥의 부침浮沈까지도 알 수 있다면 애기들의 질병을 치료하는 데는 충분하다고 할 수 있습니다.

예를 들어 말씀드리겠습니다. 애기 환자가 밥을 잘 안 먹어서 왔습니다. 그런데 맥이 세게 뜁니다. 대변도 자꾸 설사를 합니다. 그리고 저녁에 자꾸 깨서 웁니다. 애기들은 저녁에 깨서 우는 이유는 배가 고프거나 아니면 아파서 우는 경우가 대부분입니다. 맥이 세게 뛴다면 배가 고프다기보다는 아파서 운다고 보아야 합니다. 그렇다면 이것은 실증實證이고 실증에서 밥을 잘 안 먹는 경우는 대부분 식적食積으로 인해서 온다고 보면 됩니다. 식적食積을 제거해주는 평위산平胃散 등의 약을 처방해주거나, 혹 변비便秘가 있으면 대황大黃 등을 넣는 처방을 쓰면 됩니다. 변비의 정도에 따라 대황의 양은 늘였다 줄였다 하면 됩니다.

만약 아기가 이유식이나 젖을 거부하는 경우 맥이 약하게 뛴다고 가정해 보겠습니다.

만약 맥이 약하게 뛸 때 오른쪽 맥이 약하다면 기氣가 허虛해서 밥맛이 없는 것이니 인삼人蔘, 황기黃芪 등의 약을 쓰면 밥맛이 좋아집니다.

왼쪽 맥이 약하다면 혈血이 허虛해서 밥맛이 없는 것이니 사물四物 또는 육미六味에 녹용鹿茸을 가加하면 애기가 밥을 잘 먹게 됩니다.

기구 < 인영이면서 맥이 세게 뛰고 열이 나면 이것은 감기입니다.

84 좌혈우기(左血右氣)를 말합니다.

기구 > 인영이면서 맥이 세게 뛰고 열이 나면서 변비가 있다면 감기 중 양명병陽明病일 수도 있지만 이 경우는 열이 거의 40도 가까이 오르거나 넘게 됩니다. 만약 변비가 없다면 식적食積으로 열이 나거나 내상內傷으로 허열虛熱이 뜨는 것이니 감기는 아닙니다.

이렇게 맥을 통해서 아이들을 진단할 수 있습니다.

그리고 아이들은 앞에서도 말했지만 대략 1분에 90~125을 정상으로 보고 그것을 넘으면 삭맥數脈, 그 아래는 지맥遲脈으로 보는 것이 맞다고 봅니다.

맥박이 125를 넘으면 삭맥數脈이라고 보아야 합니다. 그때부터는 감기 여부나 몸 안에 심한 염증 내지 식적食積을 의심해보아야 합니다. 기구 > 인영이면 식적食積 또는 변비로 인한 병이라고 보아야 합니다. 애들은 스트레스로 인한 화병火病이 거의 오지 않기 때문입니다. 기구 < 인영이면 감기라고 보셔도 됩니다.

맥박이 90 밑으로 떨어지면 지맥遲脈이니 한사寒邪로 볼 수 있습니다. 소아에게는 거의 없기는 하지만 혹 부정맥이 뛰면 다시 주물러봐서 맥이 느리게 뛰는지 재확인해야 합니다. 주무르니 빠르게 다시 회복되면 이건 몸 안에 심한 적취積聚가 있는 것이니 정밀 검사가 필요하다고 할 수 있겠습니다.

이런 방법들에 부침맥을 통해서 외감이냐 내상이냐를 더 정확히 판단할 수 있습니다. 소아들은 어른들에 비해 병이 더 간단합니다. 세속의 유형有形, 무형無形의 더러운 때가 덜 묻었기 때문이지요. 그래서 전체적인 것만 잘 판단해도 진단하는데 많은 도움이 될 수 있습니다.

부인맥

앞에서 이미 여자의 맥이 남자들과 어떻게 다른지는 이미 이야기했습니다. 그렇다면 부인과 여자의 차이점만 이야기하면 될 것 같습니다. 부인과 여자의 차이점은 다른 것이 아니라 바로 임신의 여부만 다르다고 보면 됩니다. 또 임신했을 때 애기의 성별만 알 수 있다면 나머지는 부인이나 여자의 맥은 같다고 보시면 됩니다. 그럼 임신맥에 대해 먼저『내경』에 나오는 구절부터 살펴보겠습니다.

女子手少陰脈動甚者, 妊子.『靈樞 · 論疾診尺』

여자의 수소음맥手少陰脈의 조동躁動이 심한 경우는 애기를 임신한 경우입니다.

所謂陰陽者, 去者爲陰, 至者爲陽; 靜者爲陰, 動者爲陽; 遲者爲陰, 數者爲陽. … 陰搏陽別, 謂之有子. 『素問 · 陰陽別論篇』

소위 (맥의) 음양이란 것은 이미 지나간 것은 음陰이요 지금 오려는 것은 양陽입니다. 맥이 고요한 것은 음이요, 맥의 움직임이 많은 것은 양입니다. 맥이 느린 것은 음이요, 빠른 것은 양이니 … 음맥陰脈은 묶이어 양맥陽脈이 도드라진 경우를 애기를 가졌다고 일컫습니다.

이 2개의 구절이 『내경』에 나오는 맥과 연관된 임신 여부를 살펴보는 구절입니다.

먼저 첫 번째 구절을 살펴보면 수소음맥手少陰脈의 조동躁動이 심한 경우를 말하였는데 『내경』에서 말하는 수소음맥이란 신문혈神門穴이라고 보아야 합니다. 신문혈에서의 박동이 강하게 뛰면서 맥박 전체가 빠른 것을 말합니다. 하지만 이것은 손목에서만 잡는 촌구맥법이 아니라 삼부구후맥법에서 말하는 것이라 손목에서만 잡는 촌구맥법으로 옮긴다면 왼쪽 촌맥寸脈에 해당될 것입니다. 즉, 여자의 맥이 빨리 뛰면서 왼쪽 촌맥이 다른 부위보다 유달리 세게 뛰면 임신을 의심해볼 수 있다는 것입니다.

그렇다면 자궁은 아랫부분에 있는데 왜 위에 있는 심장의 맥에서 임신을 진단할까요? 이것은 생명은 심장에서 판단한다는 중요한 부분을 언급하고 있다고 생각이 됩니다. 즉, 애기가 몸 안에 생겼다는 것은 산모의 몸 안에 두 개의 심장이 생겼다는 것과도 같습니다. 하나의 심장이 더해졌기 때문에 수소음맥이 빠르고 강하게 뛰게 되는 것이 아닌가 생각해봅니다.

그 다음 구절을 보면 음맥陰脈은 묶이고 양맥陽脈이 도드라지면 임신이라고 이야기했습니다. 음맥陰脈이 제대로 나오지 않고 양맥陽脈 위주로 나오는 것을 말합니다. 아마도 아기는 순양지체純陽之體이기 때문에 이렇게 나오지 않을까 하는 생각을 해봅니다. 방금 앞에서 말한 수소음맥手少陰脈의 조동躁動 역시 빠르고 강한 맥이 도드라지게 뛰는 것이라 빠른 맥은 양맥陽脈이니 역시 이에 해당된다고 할 것입니다. 일단 오래 된 문헌들은 임신의 진단에 대한 포인트(point)를 심장에 두고 있습니다.

그런데 문제는 환자가 심장에 질환이 있을 때입니다. 아니면 여러 가지 이유로 심장보다는 콩팥이나 방광 쪽의 척맥尺脈으로 임신맥의 반응이 더 나타나는 경우가 있습니다. 이 경우 심장 맥만 가지고 임신 여부를 판단한다면 오진誤診할 우려가 있습니다. 그러므로, 왼쪽 촌맥寸脈인 심장 쪽은 원래 부맥浮脈이 뛰는 것이 정상인데 중中이나 침맥沈脈으로 뛰는 사람은 지금 이러한 『내경』의 수소음맥의 조동躁動을 통한 임신 진단은 불가한 것이라 생각됩니다. 그래서 그 다음에 나오는 『맥경』과 『맥결』을 참고해봅니다.

又腎名胞門子戶. 尺中腎脈也, 尺中之脈按之不絕, 法姙娠也. 三部脈沈浮正等, 按之無絕者, 有娠也. 姙娠初時, 寸微[85]小, 呼吸五至, 三月而尺數也. 脈滑疾, 重以手按之散者, 胎已三月也. 脈重手按之不散, 但疾不滑者, 五月也. 『脈經 · 平妊娠分別男女將產脈證第三十三』

또 콩팥은 포문胞門, 자호子戶라고 하는데 척중尺中은 콩팥의 맥이다. 척중尺中의 맥이 눌러서 끊어지지 않는 것은 임신맥姙娠脈의 표준인데 촌관척寸關尺 삼부三部의 맥이 침沈하고 부浮한 정도가 바르고 큰 차이가 없되 눌러서 끊어지지 않아야 임신이 있는 것이다.

임신이 처음 되었을 때에는 촌맥寸脈이 약간 가늘어지고 맥박수는 보통이지만(한번 호흡에 맥박이 5번 뛰는 것을 정상인의 맥박수이다), 3달째부터는 척맥尺脈이 빠르게 되니, 맥이 활滑하고 빠르면서 세게 눌렀을 때 맥이 흩어지는 경우는 이미 임신 3개월째이고, 세게 눌렀을 때 맥이 흩어지지 않고 단지 빠르되 활滑하지 않는 것은 5개월째이다.

보통 맥을 살짝 눌렀을 때는 맥이 잡히다가 세게 누르면 안 뛰는 맥은 유맥濡脈, 혁맥革脈, 산맥散脈의 류類입니다. 단맥短脈은 아예 뛰지 않는 맥입니다. 이런 맥이 척맥尺脈에서 뛰면 임신은 불가능입니다. 하초下焦의 원기元氣가 끊어졌기 때문이지요. 그런 의미에서 일단 임신이라고 이야기 하려면 적어도 세게 누를 때도 맥이 뛰어야 임신을 할 수 있는 일차 조건이 이루어진 것이라고 볼 수 있습니다. 즉, 척맥尺脈이 부중침浮中沈 중의 침沈 부분에서도 맥이 약하게 뛸지언정 뛰기는 뛰어야 임신이 될 수 있다는 겁니다.

'三部脈沈浮正等'이란 것은 삼부맥三部脈의 원래 부중침浮中沈의 정도가 너무 비정상적이지는 않아야 임신이 가능한 것이라고 말합니다. 예를 들어, 촌맥寸脈은 부맥浮脈인데 최소한 이와 비슷하려면 중맥中脈 정도는 되어야지 침맥沈脈이 되어서는 임신이 불가능하다는 말입니다. 척맥尺脈은 침맥沈脈이 정상인데 부맥浮脈이 되어서도 곤란하겠죠. 물론 세게 눌렀을 때 전혀 안 뛰는 맥이 없어야 함은 물론입니다.

이렇게 주로 촌맥寸脈보다는 척맥尺脈 위주로 임신 반응이 나타나는 사람들은 오히려 임신이 되면 임신된 처음에는 촌맥寸脈이 더 가늘어진다고 합니다. 대신 척맥尺脈은 반대가 되겠지요.

그러다가 임신 3개월부터 맥이 빨라진다고 합니다. 이때부터 애기의 형태가 갖추어지면서 애기의 몸이 성장하는 속도가 빨라지기 시작하고 그 때문에 엄마의 조직이 받는 압박

85 '微'를 미맥(微脈)으로 해석하면 말이 되지를 않습니다. 임상에서 맥을 잡아보면 알겠지만 임신부의 촌맥(寸脈)이 미맥(微脈)인 경우는 거의 없다고 보아도 무방합니다. 따라서 이 '微'는 '약간'으로 해석하는 것이 맞습니다. 이것은 『상한론』의 소음병(少陰病) 조문 '脈微細 但欲寐' 역시 마찬가지로 해석해야 합니다.

이 심해지고 모체와 애기의 몸과의 반발이 일어납니다. 그 때문에 어머니의 맥박이 빠르게 됩니다.

그러다가 임신 안정기인 6개월 정도가 되면 애기도 자리가 어느 정도 잡혔기 때문에 맥박의 빠르기가 정상으로 돌아옵니다.

척맥尺脈이 빠르고 강하게 뛰면서 활맥滑脈이 뛰면 임신이라고 합니다. 임신 5개월에는 활맥이 없어진다고 하니 그 전까지만 이렇게 보고 다음에는 다르게 판단하여야 할 것입니다. 물론 임신 5개월이 넘으면 환자가 굳이 우리 한의사에게 물어보지도 않을 겁니다. 스스로 임신했음을 알겠죠. 산모 스스로 알 수 있는 그 전에 판단하는 부분이 중요하니까 척맥에서 활맥이 뛰면서 맥이 빠른 것으로 판단하시면 됩니다. 이 글에 따르면 임신 3개월부터 맥이 빨라지니 일단 빠른 맥이 나오면 최소한 임신 3개월은 되었다고 봅니다.

그런데 임신 3개월이라면 거의 임신 초기인데 왜 이때부터 활맥滑脈이 뛸까요? 그리고 왜 5개월이 넘으면 활맥이 없어질까요?

보통 활맥滑脈은 인체의 이물질異物質이라고 봅니다. 때문에 애기가 처음 생길 때는 산모産母의 몸에서 이물질로 반응이 나오게 됩니다. 그래서 활맥이 뛰게 됩니다. 이게 5개월까지 그렇다는 것은 이 5개월까지가 가장 위험할 수 있음을 의미합니다. 즉, 이물질로 간주하기 때문에 언제든 분리가 될 수 있는 것이죠. 하지만 6개월이 넘어가면 그때부터는 이물질이 아니라 산모 몸의 일부가 된다고 보기 때문에 활맥이 없어진다고 보는 겁니다. 이게 『맥경』에서 보는 시각이라고 보여집니다. 문제는 축혈증蓄血證인데 척尺에 활맥滑脈이 있는 경우 축혈증일 수도 있습니다. 즉, 하초下焦에 죽은피가 많이 쌓여있다는 것이죠. 이것과 임신을 어떻게 구별하느냐입니다. 일반적으로 축혈증임을 확인하는 복진腹診이 있습니다.

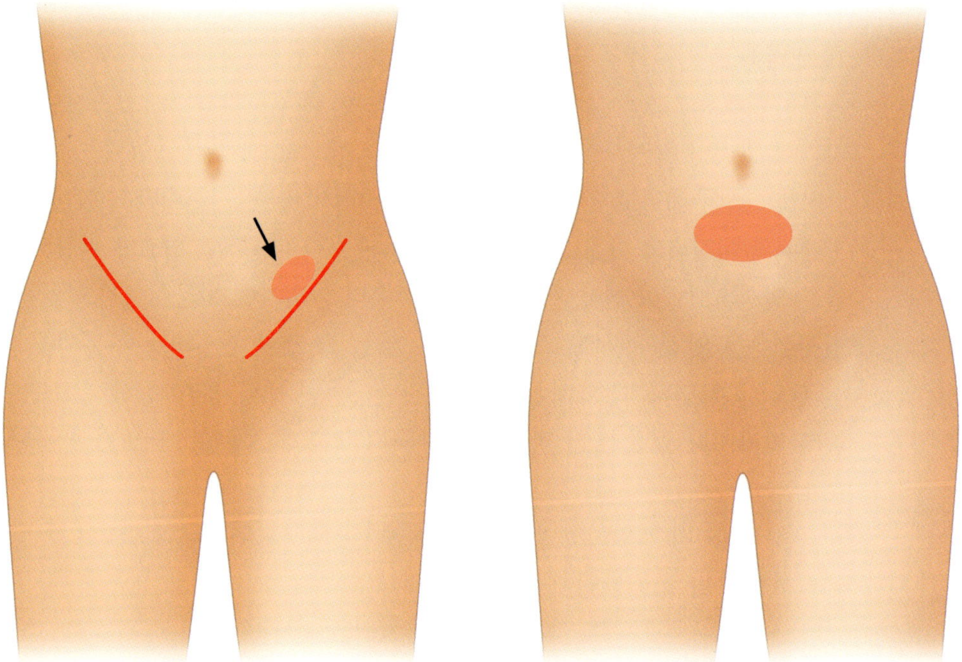

활맥이 뛰면서 맥이 빠르고 세게 눌러도 맥이 뛰면서 그림의 부위를 눌러도 안 아프면 임신이라고 보셔도 되겠지요. 하지만 그 부위의 배를 눌러서 아프다면 임신과 구별하기가 쉽지 않습니다. 만약 그림과 같은 부위를 눌러서 아프다면 그때는 일단 죽은 피가 있다고 봅니다. 사실 죽은 피가 있는 경우는 임신이 잘 안 됩니다. 그 죽은 피를 제거해주면 불임 환자가 임신이 되는 경우도 많을 정도로 죽은 피는 임신에 큰 장애물입니다. 그럼에도 불구하고 간혹 임신이 되는 경우가 있습니다. 이 경우가 제일 구별하기가 어렵습니다. 이 부분은 많은 연구가 있어야 할 듯 합니다.

婦人姙娠四月, 欲知男女法: 左疾爲男, 右疾爲女, 俱疾爲生二子.

『脈經 · 平妊娠分別男女將産脈證第三十三』

부인이 임신 4개월째부터 남자애인지 여자애인지 알 수 있는 법은 왼쪽 맥이 더 빠르면 남자애이고, 우측맥이 더 빠르고 여자애이며, 둘 다 빠르고 강하게 뛰면 쌍둥이다.

인체의 구조상 오른쪽과 왼쪽의 맥박수가 다를 수는 없습니다. 때문에 이 이야기는 빠르게 뛰면서 세게 뛰는 경우를 말할 수도 있고, 또 다음 아래 그림과 같은 경우를 말할 수도 있습니다.

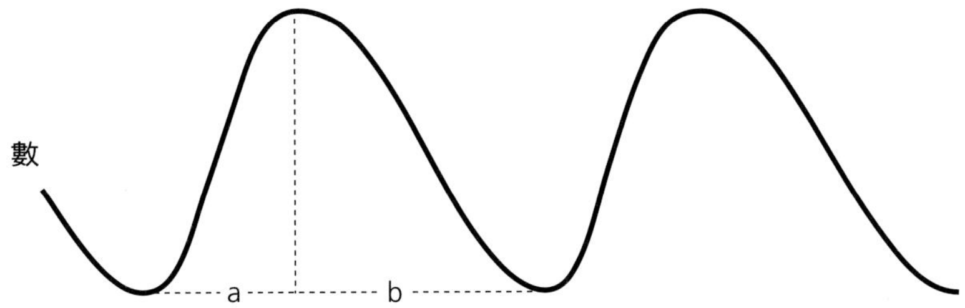

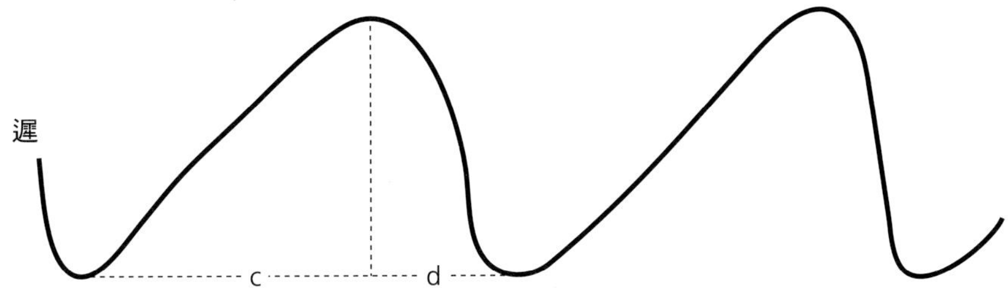

맥박이 밑으로 내려간 상태에서 제일 높은 꼭지점으로 올라갈 때까지 걸린 시간이 제일 높은 꼭지점에서 제일 밑으로 내려갈 때 걸리는 시간보다 더 빠르면 삭數 또는 질疾이라고 합니다. 물론 28맥 중의 삭맥數脈은 아닙니다. 좀 더 자세히 말하면, a의 길이가 b의 길이보다 짧으니 a까지 걸린 시간이 b까지 걸린 시간보다 더 빠르다고 할 수 있습니다. 반대의 경우는 지遲라고 합니다. 그래서 c가 d보다 길이가 깁니다. 즉, 걸린 시간이 더 길다고 볼 수 있습니다. 위 그림에서 첫 번째 그림이 그래서 삭數 또는 질疾이 되는 것이고 두 번째 그림이 지遲가 되는 것입니다.

즉, 왼쪽이 오른쪽보다 더 위의 그림과 같으면 남자 아기, 오른쪽이 왼쪽보다 더 아래 그림과 같으면 여자 아기, 똑같으면 쌍둥이로 보는 것입니다. 빠르고 강한 것을 '질疾'이라고 표현한 것인지, 아니면 이 그림과 같은 것을 '질疾'이라고 표현한 것인지는 깊게 생각해볼 문제라고 보여집니다. 만약 빠르고 강한 것을 '疾'이라고 표현한 것이면 오른쪽과 왼쪽 맥 중 더 센 쪽을 '疾'이라고 본 것입니다.

20

맥으로 생사를 예측할 수 있나요?

위기胃氣와 신기神氣

한 의학책에 보통 위험한 맥에 대해서 표현하기를 '위기胃氣가 끊어졌다.', '신기神氣가 없다.', '위기胃氣가 없다.' 는 표현들을 많이 합니다. 그러나 여기서 말하는 위기胃氣가 무엇인지 신기神氣가 무엇인지 어느 책 하나 마음에 쏙 와 닿게 설명하는 곳이 없습니다. 과연 무엇이길래 이것들이 없으면 사람의 병이 위험한 지경에 이르게 되는 것일까요?

먼저 신神에 대해 알아보기로 합시다.

心藏神 『素問 · 宣明五氣篇』『素問 · 調經論篇』『靈樞 · 九鍼論』

심心에서 신神이 간직되어 있다는 것은 한의학을 공부하는 어느 누구도 모르는 사람은 없습니다. 이 심장은 임금에 해당되는 관직입니다.

心者, 君主之官也, 神明出焉. 『素問 · 靈蘭秘典論篇』

심장이 임금이고 심장에서 신이 간직되어 있다면 신기神氣란 심장이라는 임금이 인체의 전반적으로 미치는 영향력이라고 보면 됩니다. 즉, 임금의 통제력이죠.

나라에서 임금이 엉망이라 통제력이 상실이 되었다면 그 나라도 따라서 엉망이 되게 됩니다. 따라서 신기神氣가 없다는 것은 다른 장기의 원인이 아닌 오직 심장의 원인에 의해서 맥이 이상하게 뛰는 경우를 말합니다.

맥이 이상하게 뛰는 경우는 대표적인 경우로 부정맥을 들 수가 있습니다. 뒤에 이야기하겠지만 부정맥의 종류는 촉맥促脈, 결맥結脈, 대맥代脈이 있고, 10괴맥怪脈이 있습니다. 이들 맥들은 다들 별로 좋지 않은 맥들인데 문제는 이런 맥들이 생기는 원인이 심장 자체에 있는 경우를 신기神氣가 없다고 말합니다. 보통 촉맥促脈인 경우가 이런 경우가 많습니다. 촉맥은 맥이 빠르게 뛰면서 한 번씩 맥박이 멈추는 부정맥을 말하는데『상한론』에서는 이렇게 말하죠.

太陽病 桂枝證 醫反下之 利遂不止 脈促者 表未解也 喘而汗出者 葛根黃連黃芩湯主之.『傷寒論 · 辨太陽病脈證幷治 中』

갈근황금황련탕은 바로 심장의 원인에 의해서 생기는 촉맥促脈을 치료하는 처방이 됩니다.

그렇다면 부정맥의 원인이 심장의 원인이 아닌 경우도 있겠죠? 그 경우는 대부분 비위脾胃의 원인에 의해서 생깁니다. 우리가 위기胃氣라고 하면 위장인데 위장은 육부六腑 중 하나의 부腑입니다. 육부는 10간干과 12지支 중 12지의 영향을 더 많이 받습니다. 때문에 아래와 같은 그림을 그리겠습니다.

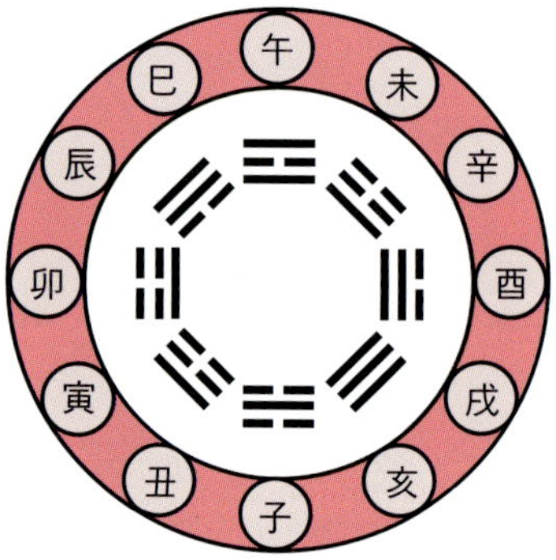

이 그림을 유심히 보면 각 오행의 사이에 토土가 들어가 있는 것을 알 수 있습니다.

寅卯辰 巳午未 申酉戌 亥子丑

寅卯는 木, 巳午는 火, 申酉는 金, 亥子는 水이니 각 오행의 사이에 辰戌丑未라는 土가 있습니다. 즉, 각 오행의 마디節에 토土가 있다는 것입니다.

따라서 토土는 마디가 되기도 하고 모든 움직임을 조절해주기도 합니다. 뒤에 나오겠지만 대맥代脈이란 맥이 있습니다. 대략적인 숫자를 정해놓고 멈추는 맥입니다. 예를 들어, 20~30번 맥박이 뛰는 동안에 맥이 한 번씩 멈추거나, 10~20번 맥박이 뛰는 동안에 맥박이 한 번씩 멈추는 등의 약간의 규칙성이 있는 부정맥입니다. 이처럼 마디가 뚜렷한 부정맥은 토土의 기능에 이상이 있는 부정맥입니다. 이 대맥代脈은 비장脾臟의 진장맥眞臟脈이라고도 알려져 있는데 그래도 치료를 잘 하면 치료가 됩니다. 이 경우를 위기胃氣가 없다고 표현을 하는 것입니다.

傷寒 脈結代 心動悸 炙甘草湯主之.『傷寒論 · 辨太陽病脈證幷治 下』

한傷寒에 맥이 결結하고 대代하며 심장이 마구 뛰는 사람은 자감초탕炙甘草湯으로 치료한다.

결맥結脈은 맥이 느리면서 한 번씩 멈추는 것이고 대맥代脈은 앞에서 말한 것과 같은 맥이니 그것을 mix하면 결대맥이 무엇인지는 잘 아실 겁니다. 그렇다면 이 결대맥에서의 키포인트(key point)는 다른 약재가 아니라 바로 자감초炙甘草가 되는 것입니다. 바로 자감초의 토기土氣가 결대맥을 치료하는 것입니다. 이 경우 자감초는 보통 1첩당 최소 1돈 이상 쓰게 됩니다. 결맥의 원인은 한기寒氣라고 봅니다. 때문에 자감초탕을 구성하는 내용물 중 인삼이 들어갑니다. 그래서 자감초를 쓰는 것입니다. 나중에 처방을 쓸 때 만약 촉맥促脈과 대맥代脈이 섞여 있다면 자감초를 쓰시는 것이 아니라 생감초生甘草를 쓴다는 것도 유념하셔야 합니다. 이러한 내용은 책에는 없지만 하나를 알면 둘 이상을 탐구해야 얻어지는 것이라고 봅니다. 한의학을 외워서 공부해서는 이런 내용을 알 수가 없습니다. 한의학은 암기가 아니라 이치를 탐구해야 이런 부분에서 응용이 가능해지지 않나 생각합니다.

원래는 신기神氣가 없다, 위기胃氣가 없다는 것은 이런 뜻에서 시작하였다고 생각합니다. 하지만 후대로 가면 갈수록 음증陰證인데 양맥陽脈, 양증陽證인데 음맥陰脈이 나오는 경우를 '신기神氣가 없다.', '위기胃氣가 없다.'라는 용어로 쓰기 시작하여 혼동이 되게 되었던 것입니다.

죽기 전에 잘 나타나는 10가지 괴맥十怪脈

요즘이야 급박한 문제가 생기면 응급실로 주로 달려가지만, 사실 양의학이 들어오기 전에는 응급 환자를 돌보는 것이나 생사를 구분하여 예후를 말해주는 것 또한 한의사에는 아주 중요한 일이었습니다. 그래서 맥을 보고 생사를 예견하려는 많은 노력이 기울여졌는데, 그 노력의 결과 다음과 같은 맥들을 알게 되었습니다.

생명이 위태로운 중환자들에게 자주 나타나는 맥이 있는데요. 이들을 10괴맥怪脈[86] 이라고 합니다. 그것을 나열하면 다음과 같습니다.

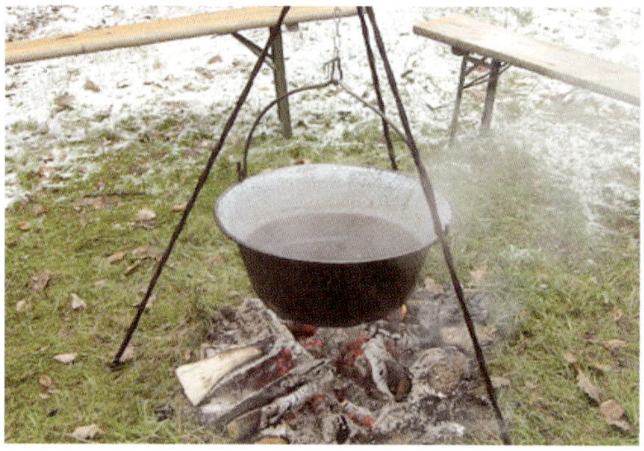

▶ 가마솥에 물이 끓는 듯한 부비맥釜沸脈

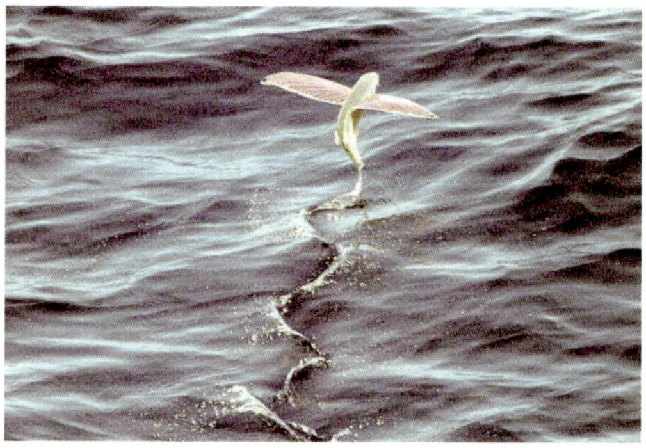

▶ 물고기가 비상하는 듯한 어상맥魚翔脈

---

86 10괴맥: 열 가지 괴이한 맥을 말합니다.

『득효방得效方』

釜沸：脈在皮肉 有出無入 如湯涌沸 息數俱無 乃三陽數極 無陰之候 朝見夕死 夕見朝死.

魚翔：脈在皮膚 頭定而尾搖 浮浮泛泛 三陰數極 又日亡陽 當以死斷 魚翔脉 似有似無.

彈石：脈在筋肉間 辟辟湊指 急促而堅 乃腎經眞藏脉見 遇戊己日則不治 彈石 硬來尋即散.

解索：脈如解亂繩之狀 散散無序 腎與命門之氣皆亡 戊己日篤 辰巳日不治.

屋漏：脈在筋肉間 如殘雷之下 良久一滴 濺起無力 如水滴濺池貌 胃氣榮衛俱絕 七八日死.

鰕遊：脈在皮膚 如鰕遊水面 杳然不見 須臾又來 隱隱然不動 依前又去 醒者七日死 困者三日死.

雀啄：脈在筋肉間 連連湊指 忽然頓無 如雀啄食之狀 蓋來三而去一也 脾元穀氣已絕於內 醒者十二日死 困者六七日亡.

偃刀：脈如手循刀刃 無進無退 其數無准 由心元血枯 衛氣獨居 無所歸宿 見之四日難療.

轉豆：脈形如豆 周旋展轉 並無息數 藏府空虛 正氣飄散 象日行尸 其死可立待也.

麻促：脈如麻子之紛亂 細微至甚 蓋衛枯榮血獨澁 輕者三日死 重者一日殂矣.

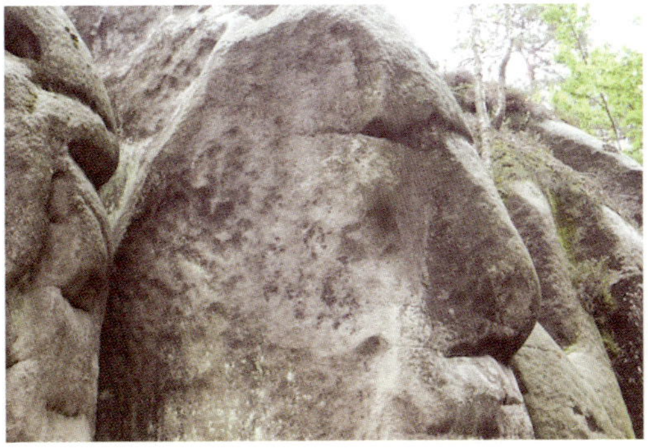

▶ 튕긴 돌이 피부를 때리는 듯한 탄석맥彈石脈

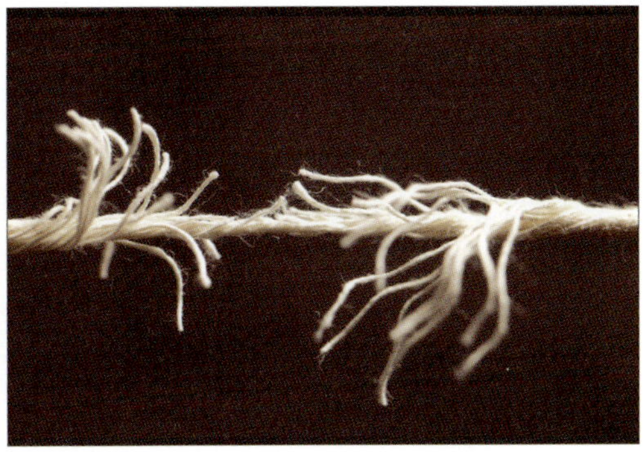

▶ 동아줄이 풀어진 듯한 해삭맥解索脈

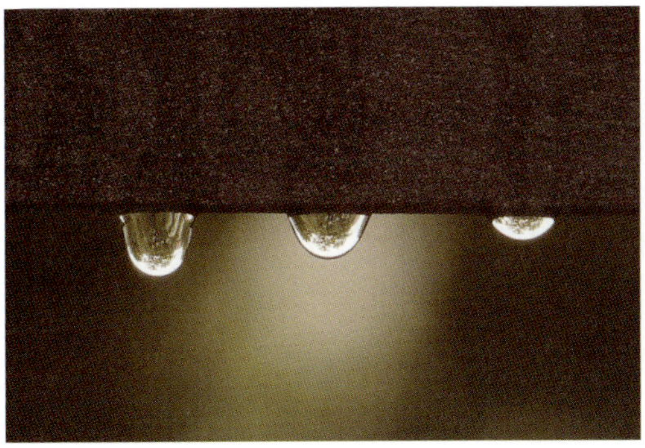

▶ 처마에서 물방울이 떨어지는 듯한 옥루맥屋漏脈

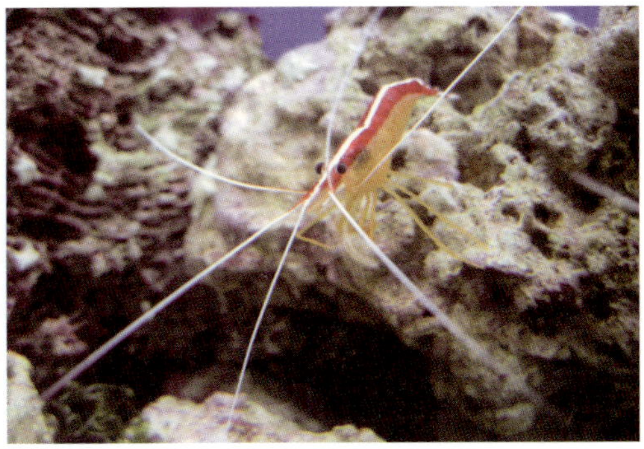

▶ 새우가 물에서 노는 듯한 하유맥鰕遊脈

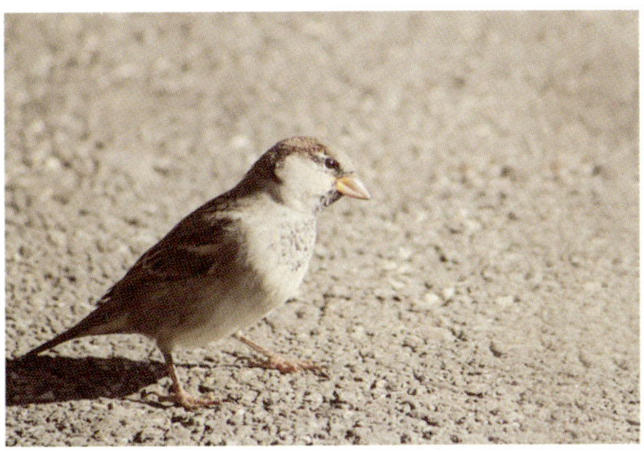

▶ 참새가 쪼는 듯한 작탁맥雀啄脈

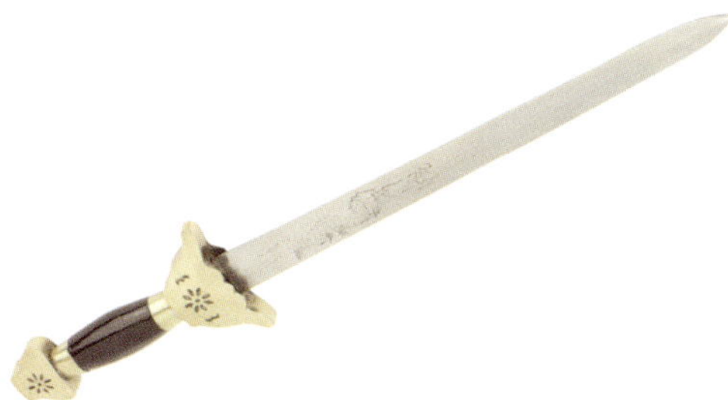

▶ 날카로운 칼날 같은 언도맥偃刀脈

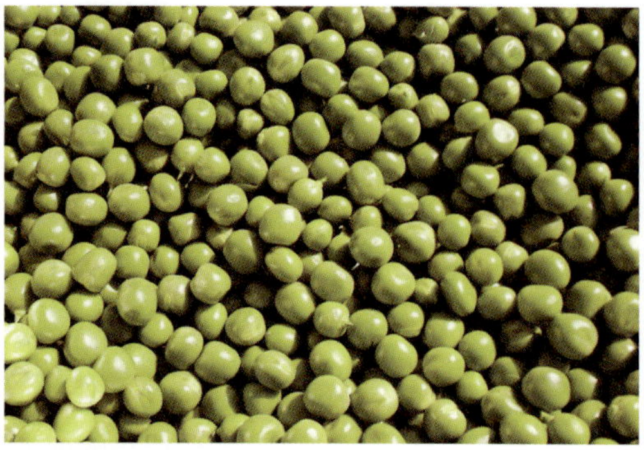

▶ 콩알이 굴러가는 듯한 전두맥轉豆脈

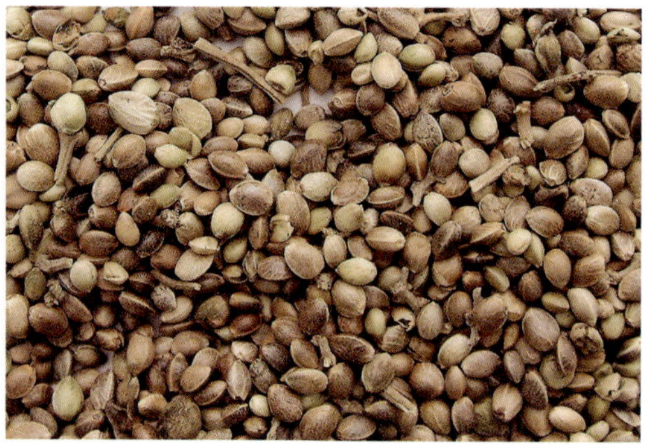

▶ 삼씨가 이리저리 흩어져 있는 것 같은 마촉맥麻促脈

이것들을 상세하게 설명하자면 너무 지면을 많이 차지하니까 다음에 기회가 되면 지면으로 또 만나기고 하고, 대체적으로 봐서 부정맥의 돌연변이적인 형태를 가진 맥들이라도 보시면 됩니다.

그런데 이 10괴맥은 아니지만 28맥에서도 위중하거나 병이 깊은 맥을 찾아볼 수 있습니다.

산맥散脈은 기혈이 소모되어 장부의 기가 끊어진 것으로 피부에 살짝 손을 갖다 대었을 때와 살짝 누른 정도에서나 나타나고, 맥의 경계가 애매모호하면서 정상적인 맥보다 폭은 크면서 힘이 거의 없는 맥입니다. 암이나 종양에서 자주 보이는 맥입니다.

미맥微脈은 원기가 아주 부족할 때 나타나는 맥입니다. 부浮와 중中에서는 맥이 나타나지 않고 침沈에서만 나타나는데, 그것도 아주 약하게 나타납니다. 이것 역시 암에서 자주 보입니다.

뇌맥牢脈은 깊은 부위에서만 강하게 느껴지는 맥입니다. 주로 위급한 급성 질환에 나타나는데 빨리 진료를 받아야 합니다.

혁맥革脈은 부浮에서만 강하게 느껴지고 중中과 침沈에서는 느껴지지 않거나, 강하게 뛰는 맥이 두 가닥으로 뛰는 맥입니다. 주로 갑작스럽게 과도한 출혈을 하였거나 유산流産 · 붕루崩漏[87] · 탈영脫營[88] · 실정失精[89]에 나타나는 맥입니다.

87 붕루(崩漏) : 월경할 시기가 아닌데 하혈(下血 - 아래로 피가 나오는 것)하는 것으로, 조금씩 피가 나오는 것은 루(漏)이고, 산이 무너지는 듯이 많이 나오는 것을 붕(崩)이라고 합니다.

88 탈영(脫營) : 『내경』에서는 전에 귀족으로 살다가 후에 천민이 되어 생긴 병을 탈영(脫營)이라고 나옵니다. 쉽게 말해 높은 지위에 있다가 그 직위에서 해임되었을 때 생기는 증상의 한의학 병명입니다.

89 실정(失精) : 『내경』에서는 전에 부자로 살다가 후에 가난해져서 생긴 병을 실정(失精)이라고 나옵니다. 탈영과 실정은 지위와 부를 잃고서 생기는 정신신경과 증상의 한의학 병명입니다.

복맥伏脈은 뼈 가까이에서 제법 힘 있게 느껴지는 맥입니다. 뇌맥보다는 약한 편이지만 약한 맥은 아닙니다. 한의학에서는 오래된 적취에 나타나는 맥인데, 양의학으로 보면 암이나 종양 같은 것입니다.

규맥芤脈은 맥을 짚을 때 맥 짚는 손가락을 부에서 살짝 누르면 맥이 하나로 느껴지는데, 손가락을 조금 더 세게 누르면 맥의 가운데가 없어지면서 맥이 두 가닥으로 느껴지는 것입니다. 마치 구멍이 있는 것처럼 말이죠. 피나 정精이 아주 부족할 때 나타납니다.

이러한 맥들이 나타나면 아무래도 급히 한의사와 상의하는 것이 좋을 듯합니다.

21

맥의 계통

맥의 계통

정상맥 緩脈	맥의 깊이	浮	浮에서만 뛰는 맥	濡	氣虛, 血虛
				散	血虛 + 風
				革	血虛 + 風
			浮 > 中 > 沈	浮	表證
				芤	失血
				大	血虛脫
				洪	火熱
				革	血虛 +風 [仲景全書]
				虛	血虛脫
		沈	沈에서만 뛰는 맥	伏	久積
				牢	積聚, 癥瘕
			浮 < 中 < 沈	沈	裏證
				弱	氣虛, 血虛
				微	氣虛, 血虛

<table>
<tr><td rowspan="24">정상맥
緩脈</td><td rowspan="8">맥의
빠르기</td><td rowspan="4">數</td><td>부정맥</td><td>促</td><td>熱</td></tr>
<tr><td rowspan="3">부정맥이
아닌 맥</td><td>數</td><td>實熱, 虛熱</td></tr>
<tr><td>洪</td><td></td></tr>
<tr><td>動</td><td>內傷熱, 外感熱</td></tr>
<tr><td rowspan="4">遲</td><td>부정맥</td><td>結</td><td>寒, 積聚</td></tr>
<tr><td rowspan="3">부정맥이
아닌 맥</td><td>遲</td><td>寒, 積聚</td></tr>
<tr><td>緩</td><td>正常, 表虛, 濕</td></tr>
<tr><td>虛</td><td>血虛脫</td></tr>
<tr><td rowspan="16">맥의
강약</td><td rowspan="7">強</td><td rowspan="3">반드시 빠른 맥</td><td>促</td><td></td></tr>
<tr><td>洪</td><td></td></tr>
<tr><td>動</td><td></td></tr>
<tr><td rowspan="4">꼭 빠른 것은
아닌 맥</td><td>弦</td><td>風, 肝火, 膽火</td></tr>
<tr><td>緊</td><td>風寒, 食積, 瘀血, 積聚, 六鬱</td></tr>
<tr><td>實</td><td>食積, 宿便, 積聚</td></tr>
<tr><td>牢</td><td></td></tr>
<tr><td rowspan="9">弱</td><td rowspan="4">두께 大</td><td>虛</td><td></td></tr>
<tr><td>芤</td><td></td></tr>
<tr><td>大</td><td></td></tr>
<tr><td>散</td><td></td></tr>
<tr><td rowspan="5">두께 小</td><td>弱</td><td></td></tr>
<tr><td>細</td><td>氣虛, 血虛</td></tr>
<tr><td>濡</td><td></td></tr>
<tr><td>微</td><td></td></tr>
<tr><td>短</td><td>氣虛, 심한 積聚</td></tr>
<tr><td rowspan="4">정상맥
緩脈</td><td rowspan="4">맥의
길이</td><td rowspan="3">長</td><td>寸尺으로 긴 맥</td><td>長</td><td>火熱</td></tr>
<tr><td>寸으로 긴 上魚脈</td><td>促</td><td></td></tr>
<tr><td>尺으로 긴 맥</td><td>牢</td><td></td></tr>
<tr><td>短</td><td>寸尺으로 짧은 맥</td><td>短</td><td>氣虛, 심한 積聚</td></tr>
</table>

정상맥 緩脈	맥의 두께	大	한 갈래의 맥	洪	
				散	
			두 갈래의 맥	芤	
				大	
				虛	血虛脫
				革	
		小	약한 맥	弱	
				細	
				濡	
				微	
				短	
			약하지 않은 맥	伏	
	맥의 촉감	滑	매끄러운 맥	滑	痰飮, 食積, 瘀血
				動	關上動이면 寒熱往來, 肝膽熱
		濇	껄끄러운 맥	濇	血虛, 膿瘍
	부정맥	28맥	빠른 맥	促	
			느린 맥	結	
			定數而止	代	脾의 眞臟脈
		怪脈	促脈	彈石	
				解索	
				魚翔	
				雀啄	
				釜沸	
			結脈	玉漏	
				蝦遊	

<table>
<tr><td rowspan="26">정상맥
緩脈</td><td rowspan="22">맥의
虛實</td><td rowspan="11">虛</td><td rowspan="7">한 갈래의 맥</td><td>弱</td><td></td></tr>
<tr><td>細</td><td></td></tr>
<tr><td>濡</td><td></td></tr>
<tr><td>微</td><td></td></tr>
<tr><td>短</td><td>맥 전체가
약할 때 短氣</td></tr>
<tr><td>澀</td><td></td></tr>
<tr><td>散</td><td></td></tr>
<tr><td rowspan="4">두 갈래의 맥</td><td>芤</td><td></td></tr>
<tr><td>虛</td><td></td></tr>
<tr><td>大</td><td></td></tr>
<tr><td>革</td><td>[仲景全書]</td></tr>
<tr><td rowspan="11">實</td><td rowspan="3">빠른 맥</td><td>洪</td><td></td></tr>
<tr><td>促</td><td></td></tr>
<tr><td>動</td><td></td></tr>
<tr><td rowspan="8">遲數이
정해지지
않은 맥</td><td>弦</td><td></td></tr>
<tr><td>緊</td><td></td></tr>
<tr><td>實</td><td></td></tr>
<tr><td>長</td><td></td></tr>
<tr><td>伏</td><td></td></tr>
<tr><td>牢</td><td></td></tr>
<tr><td>滑</td><td></td></tr>
<tr><td>短</td><td>나머지 2맥이 강할 때</td></tr>
<tr><td rowspan="4">두
갈래의
맥</td><td></td><td></td><td>芤</td><td></td></tr>
<tr><td></td><td></td><td>革</td><td>[仲景全書]</td></tr>
<tr><td></td><td></td><td>虛</td><td></td></tr>
<tr><td></td><td></td><td>大</td><td></td></tr>
</table>

이 도표를 보면 아시겠지만 맥의 체계는 다음과 같은 10가지로 나뉩니다.

첫 번째는 맥의 깊이에 따른 분류입니다.
두 번째는 맥의 빠르기에 따른 분류입니다.
세 번째는 가장 이상적인 맥인 완맥입니다.
네 번째는 맥의 강약에 따른 분류입니다.
다섯 번째는 맥의 길이에 따른 분류입니다.
여섯 번째는 맥의 촉감에 따른 분류입니다.
일곱 번째는 부정맥에 따른 분류입니다.
여덟 번째는 두 갈래로 뛰는 맥입니다.
아홉 번째는 맥의 두께에 따른 분류입니다.
열 번째는 병인病因의 허실에 따른 분류입니다.

맥의 깊이에 따른 분류

부맥浮脈과 비슷한 맥들의 감별점

부맥과 비슷한 맥은 부맥浮脈 · 유맥濡脈 · 산맥散脈 · 혁맥革脈 · 홍맥洪脈 · 규맥芤脈 · 대맥大脈 · 허맥虛脈 다 합쳐서 8개가 됩니다. 부맥浮脈만 제대로 잡게 되면 8개의 맥들은 거의 저절로 잡게 됩니다. 부맥浮脈인 줄 알았으면 나머지 7개와 구별만 잘 하면 부맥 종류는 정확히 잡을 수 있겠습니다.

일단 부맥이 뛴다고 하면 부중침浮中沈 중에서 부浮에서만 뛰느냐 아니냐만 구별하면 쉬워질 것 같습니다.

부浮에서만 뛴다고 하면 유濡, 산散, 혁革 중 하나일 테고, 그렇지 않다고 하면 홍맥洪脈과 규맥芤脈, 대맥大脈, 허맥虛脈 넷 중 하나가 됩니다.

부浮에서만 뛰고 중中 · 침沈에서는 안 뛸 때는 맥이 가늘면 유맥濡脈, 그렇지 않으면 산散과 혁革이 됩니다.

부浮에서만 뛸 때 맥이 가늘지 않을 때 맥이 약간 힘이 있으면서 정상 맥의 두께 정도 되면 혁맥革脈[90], 그렇지 않고 맥이 약하면서 두꺼우면 산맥散脈이 됩니다.

부浮에서만 뛰는 것이 아닌 경우 한 가닥이면서 맥이 두꺼우면 홍맥洪脈이고,

맥이 두 가닥으로 뛰면 규맥芤脈과 대맥大脈, 허맥虛脈이 되는데

맥의 두께가 정상 폭이거나 약간 큰 정도면 규맥芤脈이고 많이 크면 대맥大脈, 허맥虛脈이 됩니다.

대맥은 살짝 누를 때는 한 가닥이나 더 누르면 두 가닥이 되지만,

---

90 『중경전서』 이후의 의가들이 논한 혁맥을 말합니다. 『중경전서』의 혁맥은 두 가닥의 약간 폭이 넓은 맥입니다.

허맥은 살짝 누를 때나 세게 누를 때나 똑같이 두 가닥이라는 점이 다릅니다.그럼 여러분들은 벌써 28맥 중 대략 1/4인 8맥을 배운 것입니다. 간단하죠!

침맥沈脈과 비슷한 맥들의 감별법

일단 침맥沈脈이 나오게 되면 그 맥이 침沈 이외에 부浮 · 중中에서도 잡히는지 아닌지를 먼저 살펴봐야 합니다.

침沈에서만 뛰는데 그 맥이 강하면 뇌맥牢脈이라고 추측할 수 있습니다. 물론 이 부분은 좀 더 정확한 감별이 필요하기는 하지만 대략 이 정도만 아셔도 급한 상황 대처에는 도움이 될 것입니다.

부중침 중에서 침沈까지도 맥이 전혀 뛰지 않지만 뼈까지 닿을 정도로 세게 눌렀을 때 겨우 맥이 뛰면서 그 맥이 제법 힘이 있으면 복맥伏脈이라고 합니다.

맥이 침沈하면서 약하게 뛰면 미맥微脈과 약맥弱脈 둘 중 하나입니다. 그 중에서 거미줄처럼 끊어질 듯 말 듯 하게 가늘게 뛰는 맥이 미맥微脈이고, 그보다 더 세게 뛰면 약맥弱脈이라고 보면 됩니다.

그러면 지금까지 침맥과 그와 유사한 뇌맥, 복맥, 약맥, 미맥을 했으니 5개의 맥을 또 알게 되었습니다. 앞서 했던 8개의 맥과 합하면 벌써 28개의 맥 중 13개의 맥을 알게 되었습니다.

● 맥의 빠르기에 따른 분류

빠르게 뛰는 맥의 감별점

일단 기본적으로 맥이 1분 동안 90회 이상으로 빠르게 뛰면 삭맥이라고 할 수 있습니다. 이 중에서 일반 맥과 다른 3가지 맥이 있는데 그 감별점은 다음과 같습니다.

맥 자체가 정상맥 두께의 1.5~2배가 될 정도로 두꺼운 맥은 홍맥입니다.

빠르게 뛰다가 한 번씩 멈추었다가 다시 뛰는 맥은 촉맥입니다.

빠르게 뛰면서 촌관척 어느 한 부위가 다른 부위에 비해 지나치게 세게 뛰면 동맥입니다. 맥이 빠르게 뛰면 이 4개의 맥이 있습니다. 이 중 홍맥은 앞에서도 나왔으니 앞서 했던 13개에 3개를 더해서 16개의 맥을 알게 된 셈입니다.

느리게 뛰는 맥들의 감별점

완맥緩脈은 뒤에서 또 나오니 일단 생략하겠습니다.

지맥遲脈은 1분 동안 60회 이하로 맥박수가 적게 나오면 지맥이 됩니다.

결맥結脈은 그러한 지맥遲脈의 상태에서 맥이 뛰다가 중간에 한 번씩 멈추는 맥입니다. 확실한 차이가 나지요.

허맥虛脈은 살짝 눌러도 맥이 두 가닥으로 뛰면서 맥 자체가 부드럽고 약하면서 느리게 뜁니다.

이 중 허맥은 앞에서도 했으니 2개를 보태면 18개의 맥이 끝났습니다.

● 가장 이상적인 맥인 완맥緩脈

맥이 너무 부드러워서 마치 애기 피부 같은 맥이 완맥입니다. 정상적인 맥의 표준이 되는 맥인데 이 완맥을 기준으로 맥이 두껍고 얇은 것, 세고 약한 것 등을 나누게 됩니다. 앞에서 이 완맥에 대해 자세히 말했으니 자세한 설명은 생략하겠습니다. 이것을 보태면 19개의 맥이 끝납니다.

● 맥의 강약에 따른 분류

강한 맥들의 감별점

강한 맥에 속하는 현맥弦脈, 긴맥緊脈, 실맥實脈, 뇌맥牢脈, 촉맥促脈, 홍맥洪脈, 동맥動脈을 감별하는 법은 의외로 간단합니다. 일단 맥이 세게 뛴다면 이 맥들 중 하나가 될 것입니다.

이 맥들 중 맥이 단단하거나 팽팽하게 느껴지는 맥들은 현맥弦脈, 긴맥緊脈, 실맥實脈, 뇌맥牢脈 밖에 없습니다. 나머지는 맥이 세게 뛰기는 하지만 단단하거나 팽팽하지는 않습니다.

팽팽하거나 단단하게 느껴지는 맥들 중에서 실맥實脈은 부중침浮中沈 깊이에서 맥의 세기가 똑같을 정도로 힘이 센 맥이니 아주 특별한 맥이라 구별 자체가 어렵지를 않습니다.

뇌맥牢脈은 부중침浮中沈 깊이에서 부浮와 중中은 전혀 맥박 자체가 느껴지지를 않았다가, 침沈 부분에서만 맥이 세게 뛰니 이것 역시 구별이 어렵지 않습니다. 적어도 현맥弦脈과 긴맥緊脈은 이렇게 뛰지 않으니까요.

현맥弦脈과 긴맥緊脈이 제일 구별이 어려운데, 16장에서 말한 것처럼 상하 진폭이 크면 긴맥緊脈, 작으면 현맥弦脈이라 보시면 됩니다.

그 다음으로 팽팽하거나 단단하게 느껴지지 않는 맥들은 촉맥促脈 · 홍맥洪脈 · 동맥動脈인데, 여기서 말하는 촉맥促脈은 빠르게 뛰면서 한 번씩 멈추는 맥을 말하는 것이 아니라 엄지손가락 손바닥魚際까지 쭉 올라와서 뛰면서 빠르게 뛰는 맥을 말합니다. 이러한 촉맥促脈은 현맥弦脈 · 긴맥緊脈과 겸하여 뛸 수는 있지만 이 맥 자체는 단단하거나 팽팽한 것은 아닙니다. 엄지손가락 손바닥까지 올라와서 뛰면 촉맥이니 이것은 구별이 쉽습니다.

홍맥洪脈은 완맥緩脈 두께의 1.5~2배이니 이것도 구별이 쉽습니다. 매우 두껍게 잡히는 맥이니까요.

동맥動脈은 촌관척寸關尺 어느 한 부분만 세게 뛰는 맥이고 또 빠르게 뛰는 맥입니다. 현맥弦脈처럼 팽팽하지도 않고 긴맥緊脈처럼 단단하지 않습니다.

나머지들은 앞에서 했고 현맥, 긴맥, 실맥은 안 했으니 이 3개를 앞에서 한 19개의 맥에 더하면 22개의 맥이 끝난 겁니다. 이제 6개만 하면 끝이 납니다.

약한 맥들의 감별점

약한 맥들은 크게 3가지로 나뉩니다.

부맥浮脈일 수밖에 없는 경우, 침맥沈脈일 수밖에 없는 경우, 부맥浮脈과 침맥沈脈 모두와 상관없는 경우입니다.

부맥浮脈일 수밖에 없는 맥은 유맥濡脈과 산맥散脈, 규맥芤脈입니다. 이중 유맥濡脈과 산맥散脈은 부중침浮中沈 중 부浮에서만 잡히는 맥인데, 유맥濡脈은 가늘고 산맥散脈은 두꺼우니 감별이 쉽습니다. 규맥芤脈은 두 가닥으로 뛰니 더 감별이 쉽지요.

침맥沈脈일 수밖에 없는 맥은 약맥弱脈과 미맥微脈, 단맥短脈입니다. 약맥弱脈은 맥 자체가 약하면서 침맥이고, 미맥微脈은 거미줄처럼 거의 끊어질랑 말랑 하니 확실한 구별이 되며, 단맥短脈은 촌寸이나 척尺에서 아예 맥 자체가 뛰지를 않으니 가장 확실히 구별이 됩니다.

부침浮沈과 상관이 없는 맥은 세맥細脈인데, 그 말은 부맥浮脈일 수도 침맥沈脈일 수도 있다는 말입니다. 맥 자체가 완맥緩脈 두께의 1/2 이하면 다 세맥細脈으로 볼 수 있습니다.

또 다르게 구별하는 법이 있는데 바로 두께에 따른 구별입니다.

맥이 약하더라도 그 맥의 두께가 두껍게 잡히는 맥이 있고 가늘게 잡히는 맥이 있습니다.

두껍게 잡히는 맥은 산맥散脈과 허맥虛脈입니다.

가늘게 잡히는 맥은 유맥濡脈, 약맥弱脈, 미맥微脈, 세맥細脈, 단맥短脈입니다.

나머지 맥들은 앞에서 했고 세맥과 단맥 2개를 합하면 24가 되어 이제 4개만 하면 28개의 맥이 끝이 납니다.

● 맥의 길이에 따른 분류

길다란 맥

촌관척寸關尺 삼부三部의 범위를 넘어서서 촌관척 삼부보다 더 강하게 뛰는 맥을 장맥

長脈이라 합니다. 이 장맥은 촌을 넘어서 뛸 수도 있고, 척을 넘어서 뛸 수도 있습니다.

장맥은 장맥이되 엄지손가락의 어제魚際 부위까지 뻗쳐서 올라가는 맥을 또 촉맥促脈이라고도 합니다. 이것은 촌寸으로 뛰는 긴 맥이지요,

척尺으로 뛰는 길다란 맥은 뇌맥牢脈이 있습니다. 척尺 부위보다 더 아래에서도 길게 맥이 뛰고 부중침 중 부浮와 중中에서는 맥이 잡히지 않습니다.

이 중 장맥長脈은 앞에서 안 했으니 1개를 더하여 25개의 맥이 끝났습니다.

짧은 맥

촌寸이나 척맥尺脈 둘 중 하나의 맥이 전혀 뛰지 않는 맥을 단맥短脈이라 합니다.

● 맥의 촉감에 따른 분류

특정 부위에 매끄럽고 조그마한 좁쌀 같은 덩어리가 불쑥불쑥 올라오는 맥을 활맥滑脈이라 하고, 특정 부위에 붓의 끝이 손끝을 스치듯 모래알이 스치듯 지나가는 것 같이 까끌까끌한 맥을 색맥濇脈이라 합니다. 이 두 개의 맥을 합하면 27가 됩니다. 이제 1개의 맥만 남았습니다.

● 부정맥에 따른 분류

부정맥不整脈이라는 것은 불규칙적으로 뛰는 맥을 말하는데, 촉맥促脈 · 결맥結脈 · 대맥代脈 · 괴맥怪脈이 있습니다.

촉맥促脈은 빨리 뛰면서 맥이 뛰다가 한 번씩 멈추었다가 다시 뛰는 맥입니다.

결맥結脈은 느리게 뛰면서 맥이 뛰다가 한 번씩 멈추었다가 다시 뛰는 맥입니다.

대맥代脈은 뛰다가 한 번씩 멈추는 것이 일정한 숫자와 주기가 있거나, 멈출 때 한번만 멈추는 것이 아니라 2번 이상 멈추는 맥입니다.

다만 괴맥怪脈은 매우 복잡하고 전문적인 내용이니 여기서는 생략하겠습니다.

이렇게 계통을 잡아서 맥을 잡게 되면 쉽고 편하게 맥을 잡을 수 있게 됩니다.

다른 맥들은 다 했었고 대맥代脈을 끝냈으니 모두 합해서 28개의 맥이 여기서 끝이 납니다. 이렇게 계통을 잡아서 하다 보니 어느새 28개의 맥을 다 하게 되었습니다. 나머지 분류도 자세히 알아보겠습니다.

● 두 갈래로 뛰는 맥

두 갈래로 뛰는 맥은 2개로 나뉩니다.

살짝 눌러도 2가닥인 경우와 부중침浮中沈에서 중中 · 침沈으로 눌러 들어가야만 2가닥이 되는 경우로 나뉩니다.

규맥芤脈과 대맥大脈은 부중침浮中沈에서 중中 · 침沈으로 눌러 들어가야만 2가닥이 되는 맥입니다.

혁맥革脈과 허맥虛脈은 살짝 눌러도 2가닥으로 뛰는 맥입니다.

규맥芤脈은 완맥緩脈보다 약간 크면서 처음에는 살짝 눌렀을 때는 한 가닥이다가 조금 더 누르면 두 가닥이 되는 맥인데, 한 가닥씩만 보면 약하고 부드럽습니다.

대맥大脈은 규맥芤脈보다 그 폭이 더 넓은 맥입니다.

혁맥革脈은 각각의 맥이 부드럽지 않고 팽팽한 맥입니다.

허맥虛脈은 대맥大脈과 크기는 비슷하나 맥이 느리게 뛰고 살짝 누를 때부터 두 가닥으로 뛴다는 점이 다릅니다.

● 맥의 두께에 따른 분류

맥의 두께는 정상 맥인 완맥을 기준으로 분류합니다. 완맥은 대략 어른은 3mm, 애기나 어린이는 2mm 정도의 두께가 됩니다. 하지만 이것을 절대적인 크기로 보고 진단하면 안 됩니다. 맥의 두께를 측정하는 기준은 결국은 그 사람 몸의 크기와 맥의 두께를 비례해서 계산해야 하는 것입니다. 예를 들어 완맥은 대략 3mm 정도라고 했지만 정말 빼빼 마른 사람의 완맥은 이보다는 얇을 겁니다. 마찬가지로 덩치가 산만한 사람의 완맥은 3mm 보다 두껍다고 보아야 합니다. 이렇게 계산한 가운데 완맥보다 두꺼우면 넓은 맥, 얇으면 가는 맥으로 분류합니다.

넓은 맥

완맥보다 두꺼운 맥으로 완맥 두께의 1.5~2배 정도 됩니다. 2배 이상 되면 관격關格[91]으로 죽는 병이 됩니다.

한 가닥인 맥

홍맥洪脈은 맥 자체는 힘이 있지만 긴맥緊脈보다는 덜 딱딱합니다. 물론 홍맥洪脈이 긴맥緊脈과 겸하게 되면 맥은 딱딱해질 수 있지만 순수한 홍맥은 맥박의 힘은 있지만 긴맥처럼 딱딱하지는 않습니다.

91 소변 또는 대소변大小便이 불통不通하면서 위로 구토嘔吐하는 증상.

산맥散脈은 맥 자체에 힘이 없기 때문에 똑같이 두꺼워도 홍맥과는 확실히 차별이 됩니다. 한 가닥이면서 두꺼운 맥은 이 2개 외에는 없습니다.

두 가닥인 맥

두 가닥이면서 넓은 맥은 대맥大脈 · 허맥虛脈 · 혁맥革脈이 됩니다. 규맥芤脈도 정상맥보다는 약간 넓습니다. 이중 대맥 · 허맥 · 규맥은 맥의 가닥가닥은 그리 힘이 세지는 않습니다.

대맥은 살짝 누를 때는 한 가닥이지만 좀 더 세게 누르면 맥이 두 가닥이 됩니다.

허맥은 살짝 누를 때부터 두 가닥이 되면서 맥박이 느리게 뛰닙니다.

『중경전서』에 나오는 혁맥은 두 가닥인데 그 두 가닥의 맥 각각이 팽팽하면서 힘이 있습니다. 하지만 후대의 개념과는 다르다고 할 수 있습니다.

가느다란 맥

완맥의 폭보다 얇은 맥입니다. 복맥伏脈과 세맥細脈을 제외하면 나머지 맥들은 맥의 힘이 약하다는 것을 기본 전제로 깔고 있습니다. 약맥弱脈 · 미맥微脈 · 유맥濡脈은 강하게 뛸 수가 없는 맥입니다. 유맥은 부중침浮中沈 중 부浮에서만 잡히니 확실히 감별이 되는 것이고, 약맥과 미맥은 둘 다 침맥沈脈이라는 것은 같으나 두께 차이에서 미맥이 현저히 가늘게 뛰니 역시 구별이 가능합니다.

세맥細脈은 어떤 맥과 결합이 되느냐에 따라 달라질 수 있습니다.

복맥伏脈은 맥에 힘이 제법 있으니 완맥緩脈보다는 강하게 뛴다고 할 수 있습니다. 또한 복맥은 뼈까지 닿을 정도로 눌러야만 잡히지 그 전에는 맥박이 전혀 느껴지지 않는 특이한 맥이라 확실히 구별이 됩니다.

● 병인의 허실에 따른 분류

몸이 허虛한 것을 의미하느냐 실實한 것을 의미하느냐를 알려주는 맥입니다.

허한 맥은 기허氣虛와 혈허血虛로 나눌 수 있습니다. 실한 맥은 열이 많냐 아니면 한기寒氣나 적취積聚가 많은가를 볼 수 있습니다.

실實한 맥

항상 빠른 맥

홍맥洪脈과 촉맥促脈과 동맥動脈은 빠른 맥입니다.

촉맥은 빠르게 뛰다가 한 번씩 멈추었다가 다시 뛰니 확실히 구별이 됩니다.

홍맥은 매우 두껍게 뛰니 촌관척寸關尺 어느 한 부위만 세게 불룩불룩 올라오는 동맥과는 확연하게 다릅니다. 이 3개 맥은 열이 많은 것을 의미하는 대표적인 맥입니다.

빠르고 느린 것이 정해지지 않은 맥

빠를 수도 있고 느릴 수도 있는 맥인데 그 실實한 실체가 맥마다 차이가 있습니다. 맥의 감별은 앞에서도 했으니 여기서는 실한 병인病因을 도표로 보여드리겠습니다.

현맥弦脈	간담화肝膽火 또는 풍風
긴맥緊脈	식적食積, 적취積聚, 풍한風寒, 육울六鬱
실맥實脈	식적, 적취, 화火
장맥長脈	화火
복맥伏脈	적취
뇌맥牢脈	열이 뭉친 적취
활맥滑脈	담음痰飮, 식적, 어혈瘀血

허虛한 맥

맥의 감별법은 앞에서 말하였으니 허한 부분의 병인病因을 도표로 보여드리겠습니다.

약맥弱脈	기허氣虛 또는 혈허血虛
세맥細脈	기허 또는 혈허
미맥微脈	기허 또는 혈허
삽맥澁脈	혈허
단맥短脈	기허
혁맥革脈	血虛 + 風
허맥虛脈	혈허
유맥濡脈	기허 또는 혈허
산맥散脈	혈허+표증表證
규맥芤脈	혈허
대맥大脈	혈허

22

증상과 팔강八綱

일반적으로 한의학에서는 어떤 환자가 병이 생겨 여러 증상들을 보여줄 때 그 다양한 증상들을 크게 8가지로 분류해서 보는 것을 팔강八綱이라고 합니다.

우선 크게 음증陰證과 양증陽證의 두 가지로 나눈 후에 음증陰證을 리증裏證 · 허증虛證 · 한증寒證으로 분류하고, 양증陽證을 표증表證 · 실증實證 · 열증熱證으로 분류합니다. 총 8가지입니다.

질 병	
음증陰證	양증陽證
리증裏證	표증表證
허증虛證	실증實證
한증寒證	열증熱證

일단 팔강 중에서 음증陰證과 양증陽證으로 먼저 구분할 수 있습니다. 즉 어떤 현상이 차가운 것이 있으면 뜨거운 것이 있고, 어두운 것이 있으면 밝은 것이 있고, 속이 비어서 약한 것이 있으면 뭔가 가득 차 있어 튼튼한 것이 있고, 속으로 들어가 있는 것이 있으면 겉에 머물고 있는 것도 있는 등, 모든 현상이 짝으로 나누어지는데 그 짝을 음양陰陽으로 구분하면 되는 것이지요.

한 번 해볼까요? 차가운 것, 어두운 것, 속이 빈 것, 속으로 들어가 있는 것 등은 모두 음陰에 속하고 뜨거운 것, 밝은 것, 속이 찬 것, 겉에 머물고 있는 것 등은 다 양陽에 속하겠네요. 구분은 그리 어렵지 않지요? 거기다가 증證만 붙이면 각각 음증陰證과 양증陽證이 됩니다.

그렇게 해놓고 차가운 것을 한자로 적으면 한寒, 속이 빈 것을 한자로 적으면 허虛, 속으로 들어가 있는 것을 한자로 적으면 리裏가 되니, 거기에 증證만 붙이면 각각이 한증寒證 · 허증虛證 · 리증裏證이 됩니다. 또한 뜨거운 것을 한자로 적으면 열熱, 속이 찬 것을 한자로 적으면 실實, 겉에 머무는 것을 한자로 적으면 표表가 되니 거기에 증證만 붙이면 각각이 열증熱證 · 실증實證 · 표증表證이 됩니다.

정리해보겠습니다.

음증陰證이란 리증裏證 · 허증虛證 · 한증寒證을 총괄하며, 임상에서는 습관적으로 허한증虛寒證을 가리키는 경우가 많습니다.

양증陽證이란 표증表證 · 실증實證 · 열증熱證을 총괄하며, 임상에서는 습관적으로 실열증實熱證을 가리키는 경우가 많습니다.

구체적으로 더 살펴보겠습니다.

리증裏證이란 질병을 일으키는 나쁜 기운이 장부나 골수 등의 인체 내부에 존재하여 나타나는 여러 병적인 현상들의 총칭입니다. 물론 그 현상들은 질병마다 너무나 다양하여 인체내부에서 열이 난다거나 뼛속까지 시리다거나 혹은 설사 · 변비 · 복통 등의 여러 현상들이 모두 포함됩니다.

반면 표증表證은 질병을 일으키는 나쁜 기운이 그럼 인체의 겉 부분 주위에 존재하여 나타나는 여러 병적인 현상들의 총칭입니다. 예를 들어서 맥이 부浮하고, 춥고 열이 나며, 온몸이 아픈 증상 등이 나타나면 표증이라고 진단을 하듯이 말이지요. 감기 초기나 중풍 초기 등이 이에 속합니다.

허증虛證은 인체의 기와 혈 등이 부족하여 생리기능이 떨어지면서 나타나는 여러 가지 현상들의 총칭입니다. 한의학에서는 크게 기氣가 부족한 기허氣虛, 피가 부족한 혈허血虛, 양기가 부족한 양허陽虛, 음기가 부족한 음허陰虛 등 네 가지가 있습니다.

기허氣虛는 기가 부족하여 나타나는 증상이니 오전에 피로를 많이 느끼고 대변이 묽거나 입맛이 없고 말을 많이 하면 피로를 느끼는 증상들을 말합니다.

혈허血虛는 피가 부족하여 나타나는 증상이니 오후에 피로를 많이 느끼고, 얼굴이 핏기가 없이 창백하거나 손톱이 잘 깨어지거나 잠을 잘 때 팔다리가 잘 저리는 증상들을 말합니다.

양허陽虛는 양기(陽氣 – 인체의 순환과 생리적인 작용이 잘 되게 해주는 기운)가 부족한 것이니, 찬 것을 먹으면 배가 아프거나 설사를 하고, 몸이 뼈 속까지 시린 느낌이 있으며, 여름에도 손발이 차거나 나이에 비해 흰머리가 유난히 빨리 나는 증상들을 말합니다.

음허陰虛는 인체의 음액(陰液 – 인체를 구성하고 영양을 공급하는 액체)이 부족한 것이니, 손발이 뜨거워서 화끈거리거나 잠을 잘 때 땀을 흘리는 등의 증상을 말합니다.

각각의 증證에 훨씬 더 많은 증상들이 많지만 일단은 생략하고 이 정도만 말씀드리겠습니다.

이러한 기허 · 혈허 · 양허 · 음허는 사람에 따라서 하나의 증만 나타날 수도 있지만, 두세 가지가 같이 겹쳐서 기허와 혈허가 같이 나타난다든지 혈허와 음허가 같이 나타나는 경우도 많습니다.

반면에 실증實證은 외부에서 병이 침입하여 인체기능이 더 항진되거나 혹은 병리성 산물의 발생과 정체로 인하여 인체기능의 장애가 생기거나 하는 등 여러 가지 현상들의 총칭을 말합니다. 즉 무엇인가 더 있어서 문제가 되는 것인데 더 있으면 좋을 것 같지만 사실은 안 좋은 것이 더 있는 것이라, 몸에서는 이것 때문에 고통을 받게 되니 없애주어야 합니다.

한증寒證은 외부에서 병을 일으키는 차가운 기운이 침입하여 인체가 추위를 싫어하거나 인체가 차가워지면서 나타나는 여러 가지 현상들의 총칭입니다. 주로 추위를 싫어하고 따뜻한 것을 좋아합니다.

반면 열증熱證은 한증과는 반대로 어떤 원인으로 인체가 더위를 싫어하거나 인체의 음액이 부족해져서 열이 나서 나타나는 여러 가지 현상들의 총칭입니다. 주로 더위를 싫어하고 시원한 것을 좋아합니다.

이상으로 팔강八綱에 대하여 알아보았습니다. 어떠세요, 이것들을 좀 더 상세하게 알고 여기다가 맥까지 적용시키면 절반쯤은 한의사라 해도 손색은 없을 것입니다.

한의학에서는 이런 식으로 병을 분류하여 진단합니다.

앞에서 잠시 언급하여 드린 바와 같이 병의 증상이 양증陽證인데 양陽에 해당하는 맥이 나타나거나, 병의 증상이 음증陰證인데 음陰에 해당하는 맥이 나타나면 쉽게 낫는 것으로 보고, 그 반대의 경우엔 잘 낫지 않는다고 보는 것도 이런 식으로 적용시키는 것입니다.

이것을 잘 기억하여 일상생활에 응용하게 되어, 비록 한의사가 아니더라도 주변 사람들 건강 정도는 체크할 수 있을 정도가 되면 좋지 않을까 합니다.

23

맥에 따른 이치易治와 난치難治

쉽게 낫는 병易治

"나는 너를 사랑해!" 이렇게 말하면 이 말은 참 이해하기 쉽습니다. 하지만 이렇게 말해보겠습니다. "나는 너를 사랑하지 않지는 않아!" 사랑한다는 건지 만다는 건지 한번 꼬아놓으니 좀 이해하기 어렵습니다.

이렇게 꼬이지 않고 쉽게 이치에 맞게 쉽게 이해될 수 있으면 이易를 붙이고, 한번 또는 여러 번 꼬여서 이치에 맞는지 금방 이해되지 않으면 난難을 붙입니다.

환자가 증상이 양증陽證으로 왔습니다. 예를 들어, 환부患部가 빨갛게 되고 통증이 있으며 부어오릅니다. 이것은 딱 봐도 양증입니다. 그런데 맥 역시 강하게 뛰고 빠르게 뜁니다. 이러면 맥脈과 증證이 일치가 되지요. 이렇게 되면 병 자체가 이해하기 쉽습니다. 꼬인 것이 없지요. 그러면 쉽게 낫는 이치易治라고 합니다. 이런 경우는 병의 파악도 쉽지만 낫기도 빨리 낫습니다.

잘 낫지 않는 병難治

맥脈과 증證이 일치하면 병을 파악하기도 쉽지만 한번 씩 꼬이면 이해하기가 어려워집니다.

예를 들어, 환부가 빨갛게 되고 통증이 있으며 부어오르는 것은 위와 똑같은 양증입니다. 그런데 이상하게도 맥을 보니 너무 약하게 뛰습니다. 즉, 증證은 양陽인데 맥脈은 음陰이 되지요. 이렇게 한번 꼬이면 골치가 아파집니다.

이때 과연 증證이 옳은 것일까요? 아니면 맥脈이 옳은 것일까요? 여기에 대해서 장경악張景岳은 사증종맥舍證從脈[92], 사맥종증舍脈從證[93]이라고 하여 맥脈과 증證 둘 중 하나를 따라야 한다고 합니다. 주로 그 주장을 보면 허虛를 위주로 따르라고 나옵니다. 즉, 맥이 허虛에 해당하고 증證이 실實에 해당하면 허맥虛脈을 위주로 보란 말이죠. 맥脈은 실實에 해당하는데 증證이 허虛에 해당되는 것 역시 허虛를 위주로 보라고 나옵니다. 하지만, 그렇게 말하면서도 허虛에도 가짜 허虛가 많지는 않지만 있기는 있다면서 예를 들기도 합니다. 하지만 이 이론을 자세히 들여다보시면 알겠지만 아주 헷갈리게 만들어놨습니다. 오히려 『景岳全書』의 이 부분을 읽으면 더 혼동될 것입니다.[94]

저는 무조건 맥을 따르는 것이 좋다고 생각하고 있고 그렇게 하라고 이야기 드리고 싶습니다.

맥을 따르지 않는 경우는 예를 들어, 이런 경우가 있습니다.

맥이 약한 줄 알았더니 팔을 주무르고 나니까 갑자기 맥이 세집니다. 이런 경우는 팔의 순환에 무언가 가로막는 것이 있어서 엉뚱한 약맥弱脈이 나온 것이지 실제 약맥은 아닙니다.

---

92 증(證)을 버리고 맥(脈)을 따르라는 뜻

93 맥(脈)을 버리고 증(證)을 따르라는 뜻

94 凡治病之法, 有當舍證從脈者, 有當舍脈從證者, 何也? 蓋證有眞假, 脈亦有眞假, 凡見脈證有不相合者, 則必有一眞一假隱乎其中矣。故有以陽證見陰脈者, 有以陰證見陽脈者, 有以虛證見實脈者, 有以實證見虛脈者, 此陰彼陽, 此虛彼實, 將何從乎? 病而遇此, 最難下手, 最易差錯, 不有眞見, 必致殺人。矧今人只知見在, 不識隱微, 凡遇證之實而脈之虛者, 必直攻其證, 而忘其脈之眞虛也; 或遇脈之弦大而證之虛者, 亦必直攻其脈, 而忘其證之無實也。此其故, 正以似虛似實, 疑本難明, 當舍當從, 孰知其要。醫有迷途, 莫此爲甚, 余嘗熟察之矣, 大都證實脈虛者, 必其證爲假實也; 脈實證虛者, 必其脈爲假實也。何以見之? 如外雖煩熱, 而脈見微弱者, 必火虛也; 腹雖脹滿, 而脈見微弱者, 必胃虛也, 虛火虛脹, 其堪攻乎? 此宜從脈之虛, 不從證之實也。其有本無煩熱, 而脈見洪數者, 非火邪也; 本無脹滯, 而脈見弦强者, 非內實也, 無熱無脹, 其堪瀉乎? 此宜從證之虛, 不從脈之實也。凡此之類, 但言假實, 不言假虛, 果何意也? 蓋實有假實, 虛無假虛。假實者, 病多變幻, 此其所以有假也; 假虛者, 虧損既露, 此其所以無假也。大凡脈證不合者, 中必有奸, 必先察其虛以求根本, 庶乎無誤, 此誠不易之要法也。

一. 眞實假虛之候, 非曰必無, 如寒邪內傷, 或食停氣滯, 而心腹急痛, 以致脈道沈伏, 或促或結一證, 此以邪閉經絡而然, 脈雖若虛, 而必有痛脹等證可據者, 是誠假虛之脈, 本非虛也。又若四肢厥逆, 或惡風怯寒, 而脈見滑數一證, 此由熱極生寒, 外雖若虛, 而內有煩熱便結等證可據者, 是誠假虛之病, 本非虛也。大抵假虛之證, 只此二條, 若有是實脈, 而無是實證, 卽假實脈也; 有是實證, 而無是實脈, 卽假實證也, 知假知眞, 卽知所從舍矣。近見有治傷寒者, 每以陰脈作伏脈, 不知伏脈之體, 雖細雖微, 亦必隱隱有力, 亦必明明有證, 豈容任意胡猜, 以草菅人命哉! 仁者必不然也。

一. 又有從脈從證之法, 乃以病有輕重爲言也。如病本輕淺, 別無危候者, 但因見在以治其標, 自無不可, 此從證也。若病關臟氣, 稍見疑難, 則必須詳辨虛實, 憑脈下藥, 方爲切當。所以輕者從證, 十惟一二, 重者從脈, 十當入九, 此脈之關係非淺也。雖曰脈有眞假, 而實由人見之不眞耳, 脈亦何從假哉! [景岳全書 · 5권 · 從舍辨]

아니면 반관맥反關脈은 정상적인 부위에는 맥이 거의 뛰지를 않습니다. 얼핏 보면 맥이 안 뛴다고 볼 수 있지만 실제로는 양명경陽明經쪽으로 세게 뛰게 됩니다. 이런 경우도 예외로 보지요.

수술을 해서 맥이 안 뛰거나 손바닥을 뒤집어야지만 올바른 맥이 나오는 경우도 있습니다. 하지만 이런 경우를 제외한다면 다 맥을 보고 참고하는 것이 맞다고 봅니다. 그래서 맥이 모든 진단의 기본이 되는 것입니다.

증상은 실증實證인데 맥은 허虛한 맥이면 허열虛熱로 인해서 나타난 증상으로 봅니다.

반대로 증상은 손발이 심하게 싸늘하게 차가운 등의 허증虛症인데 맥은 실實하게 나오면 열이 속으로 뭉쳐서 겉으로 퍼지지 않아서 생기는 증상으로 봅니다. 이 경우는 현맥弦脈이 나오면 사역산四逆散, 홍맥洪脈이 나오면 백호탕白虎湯 등의 처방을 쓰면 됩니다.

이렇게 한 번씩 두 번씩 꼬인 경우는 병에 대한 파악도 쉽지 않을뿐더러 낫는 것도 시간이 오래 걸린다고 보시면 됩니다. 이런 부분을 환자에게 미리 이야기해주어야 금방 안 낫는다고 불평을 하지 않을 것입니다.

24

진맥과 처방이 아닌 진맥과 본초本草

본초가 제일 중요하다

지금까지의 한국의 한의학은 본초 하나하나의 특성을 파악하기보다는 처방을 쓰는데 급급했던 감이 있습니다. 그러다보니 여러 가지 증상을 겸하면 본초끼리 가감을 하는 것이 아니라 처방과 처방의 합방식이 되어 버립니다. 예를 들어, 기氣가 허虛해서 기운이 딸리고 밥맛도 없고 축축 쳐지는 사람이 소변도 자주 보고 피부도 건조하며 허리가 은근하게 뻐근한 음허陰虛 증상을 겸하고 있다면 보중익기탕補中益氣湯에 육미지황탕六味地黃湯을 합방合方하는 식이 되는 것이지요.

이렇게 되면 불필요한 본초도 제법 들어가게 됩니다. 이런 부분 때문이라도 반드시 필요한 약재가 무엇인가에 대한 파악이 매우 중요하다고 생각이 됩니다.

어떻게 보면 본초 위주의 처방의 효시는 바로 장중경 선생님입니다. 『내경』에 한약이 나오는 내용은 매우 적습니다. 『난경』 역시 마찬가지입니다. 둘 다 한약을 다루는 책이라기보다 침과 한의학의 이론서라고 보는 것이 맞습니다. 때문에 처방을 다루는 책의 효시는 『중경전서』가 맞습니다.

『중경전서』는 처방책이라기 보다 본초책이라고 저는 보고 싶습니다. 본초를 쓰는 이론의 효시라고 할 수 있죠. 이 책을 보다 보면 어떤 증상과 어떤 맥에 어떤 탕을 쓴다고 나옵니다. 그런데 여기서 중요한 것이 처방 이름이 본초 위주로 되어 있다는 것입니다.

마황탕, 계지탕, 소시호탕, 대시호탕, 시호가용골모려탕, 계지거작약탕, 백두옹탕, 오수유탕 등등 본초本草 이름 위주로 나온 처방이 주종을 이루고 있습니다. 물론 소청룡탕, 대청룡탕, 대승기탕, 소승기탕, 백호탕 등 처방 자체의 효능과 뜻을 위주로 만든 처방들도 있지만 주로 본초의 효능을 제대로 파악하라고 본초 이름으로 탕 이름을 만든 것이 많습니다.

예를 들어, 마황탕에서는 마황이 그 처방에서 가장 중요한 처방이니 마황탕의 효능을 보면 마황의 효능을 알 수 있게 됩니다. 한번 보겠습니다.

> **太陽病 頭痛發熱 身疼腰痛 骨節疼痛 惡風 無汗而喘者 麻黃湯主之.**
> 『傷寒論 · 辨太陽病脈證並治』
> 태양병太陽病에 머리가 아프고 열이 나며 몸이 쑤시고 허리가 아프며 온몸의 뼈마디가 다 아프고 찬바람이 싫으며 땀이 나지 않으면서 숨이 찬 사람은 마황탕麻黃湯으로 주로 치료한다.

증상을 가지고 쉽게 생각하면 머리 아프고 열나며 몸살로 뼈마디 쑤시고 으슬으슬 추우며 땀은 안 나고 기침 때문에 숨까지 찬 증상에 마황탕麻黃湯을 쓴다고 나옵니다. 마황탕은 차가운 기운이 피부 겉에 머물러 있는 증상이 심할 때 쓰는 유명한 처방인데 여기서 중요한 것은 계지桂枝보다 마황麻黃을 더 많이 넣는 포인트를 어디다 잡아야 하느냐인 것입니다. 바로 무한無汗 즉, 땀이 거의 없는 것입니다. 또 뼈마디가 쑤실 정도로 몸살이 난다는 것입니다. 두통 발열發熱에 단순 몸살은 계지탕桂枝湯에도 올 수 있습니다. 하지만 뼈마디까지 쑤실 정도의 몸살과 땀이 거의 없는 증상은 마황麻黃을 계지桂枝보다 더 많이 넣어야만 하는 당위성이 됩니다. 그 때문에 마황이 계지보다 더 많은 처방의 대표격으로 마황탕麻黃湯이라고 이름을 지은 것입니다. 그래서 중경 선생님이 한약의 효시라고 보아도 무방하다는 겁니다. 의성醫聖이시지요.

한약은 화학적 반응인가? 물리적 반응인가?

요새 한의학의 분위기는 이러한 본초本草보다는 주로 처방處方 위주로 쓰는 분위기입니다. 어떤 본초와 어떤 본초를 같이 달이면 화학적 반응이 일어나는 것이지 물리적 반응이 일어나는 것이 아니다고 생각들을 하는 사람도 많습니다. 즉, 어떤 약재와 다른 약재를 섞어서 쓰면 원래의 효능과 다른 효능이 나타난다고 생각하는 것이 화학적 반응이고, 그냥 개개의 약재의 효능이 그대로 나타난다고 보는 것이 물리적 반응이라고 생각하는 것입니다.

필자는 『중경전서』와 『동의보감』을 통해 개개의 약재들의 효능을 분류해서 따로따로 써 보기도 하고 같이 줘보기도 했습니다. 그러면서 느낀 것은 2개를 섞으면 전혀 다른 것이 나오는 경우는 항상 같이 붙어 다니면서 쓰이는 약재의 경우는 혹 생각해 볼 수는 있습니다. 하지만, 그 외에는 다 물리적 반응으로 이해하시는 것이 좋다고 봅니다. 즉, 각각의 약재를 섞었다고 해서 그 효능이 변하지 않고 그대로 반영이 된다는 것입니다. 예를 들어, 시호柴胡는 흉협고만胸脇苦滿에 씁니다. 즉 갈비뼈 밑이 누르거나 그냥 가만히 있을 때 뭔가 꽉 찬 것 같아서 괴롭다는 것이지요. 누르면 아프기도 합니다. 황금黃芩은 입맛이 쓰거나 인체의 옆에 여러 가지 질환, 예를 들어, 옆구리 통증, 다리가 옆으로 땡기는 증상, 이명耳鳴, 중이염 등에 씁니다. 문제는 이 2개를 같이 쓰면 뭔가 새로운 반응이 나타나서 새로운 증상을 치료하는 것이 아니라 지금 언급된 증상들을 합한 증상들이 환자에게 나타날 때 그것들을 치료하게 됩니다. 소시호탕, 대시호탕에서는 시호, 황금이 붙어 다니지만 황금작약탕 같은 경우는 시호柴胡가 들어있지를 않습니다. 그러므로, 시호, 황금 두 가지 약재는 항상 붙어 다니는 약재가 아닙니다.

화학적 반응이 일어난다면 아마 두 개를 같이 넣고 끓일 때 이상한 반응이 분명 나타날 것입니다. 하지만 그렇지 않고 그냥 끓일 때 일반적으로 나타나는 반응만 나타난다면 이것은 화학적 반응이라고 볼 수 없습니다.

개개의 한약재의 효능에 대해 정확한 파악이 안 되었기 때문에 몇몇 가지 약재들이 같이 쓰이는 것이 자주 보이면 화학적 반응이 나타날 것이라고 그냥 생각해버리는 경우가 많아서 그냥 처방 위주로 뭉뚱그려 판단하는 경우가 많습니다. 하지만 그렇게 판단하는 것보다 개개의 약재 효능에 대한 판단을 제대로 해서 그 처방을 확실히 이해해야 합니다. 처방이 아니라 본초로 판단해야 올바른 처방을 할 수가 있습니다. 『중경전서』도 그렇게 하라고 본초 위주로 처방 이름을 만든 것이라 생각됩니다. '계지탕桂枝湯'이라는 이름을 조경산調經散, 보중익기탕補中益氣湯 같이 그럴 듯 하게 이름을 지었을 수도 있었을텐데 굳이 계지탕이라고 이름을 지은 것은 '계지桂枝'라는 본초의 효능을 우리에게 알려주시기 위함이라 생각됩니다.

진맥과 본초本草

28맥과 본초와의 관계를 다 이야기하면 아마 엄청난 페이지가 될 것으로 생각되어서 반드시 중요하다고 생각되는 것만 언급하겠습니다.

● 부맥浮脈

일반적으로 부맥浮脈인 경우는 외감外感입니다. 때문에 『상한론』의 개념으로 보았을 때 쓰이는 약재는 뻔합니다. 마황麻黃, 계지桂枝, 작약芍藥을 같이 쓰거나, 계지, 작약을 쓰거나, 방풍防風을 쓰거나 강활羌活을 쓰는 것으로 나눌 수 있습니다.

맥이 긴맥緊脈이거나 현맥弦脈처럼 실實하게 뛰면서 부맥浮脈인 경우는 상한傷寒으로 보아 마황 계지 작약으로 조합을 써서 치료합니다. 물론 추위를 많이 타거나 기침이나 재채기, 비염 등이 있거나 해야 사용이 가능합니다.

만약 이러한 환자가 보통 사람보다 땀이 많이 나면 계지 2, 마황 1의 비율로 가시고, 땀은 별로 안 나거나 보통이되 가려움증이 있으면 계지 1 마황 1로 가시며, 땀은 별로 안 나거나 보통이되 가려움증이 없으면 마황 2 계지 1로 가시면 됩니다.

맥이 부맥이면서 부드러운 완맥緩脈보다 약하게 뛰면서 보통 사람보다 땀이 많이 나면 계지桂枝와 작약芍藥으로 조합을 씁니다.

또 한가지 유의해야 할 처방이 있는데 바로 작약감초탕芍藥甘草湯입니다. 대부분의 사람들이 근육경련이나 배의 복직근 긴장에나 사용하는 처방으로 알고 있는 작약감초탕에 대해 말씀드리고자 합니다. 이것을 설명하기 전에 먼저 한가지 알아야 할 처방이 있습니다. 바로 황금탕黃芩湯입니다.

太陽與少陽合病 自下利者 與黃芩湯 若嘔者 黃芩加半夏生薑湯主之.

[傷寒論 · 辨太陽病脈證並治]

태양太陽과 소양少陽이 합合한 병에 스스로 설사를 하는 사람은 황금탕黃芩湯을 잠깐 주는데, 만약 구역질을 하는 사람은 황금가반하생강탕黃芩加半夏生薑湯을 주로 쓴다.

태양과 소양의 합병에 황금탕을 준다고 나옵니다. 그러면 황금탕 처방 내력을 보겠습니다.

【黃芩湯方】

黃芩三兩味苦寒 **甘草**二兩炙味甘平 **芍藥**二兩味酸平 **大棗**十二枚擘味甘溫

이 처방이 대체 뭐길래 태양과 소양의 합병이라는 것일까요? 얼핏보면 도무지 태양과 소양의 합병이라는 것이 이해가 가지를 않습니다. 소양병에 쓰는 소시호탕에 황금이 들어가니 황금은 소양병이라고 보고, 그렇다면 나머지는 작약, 감초, 대추입니다. 이것이 태양병이라는 것인데 이 처방을 보면 얼핏 떠오르는 처방이 있습니다. 바로 작약감초탕芍藥甘草湯입니다. 그렇다면 작약감초탕이 바로 태양병약이라는 것입니다. 물론 작약감초탕은 태양병 조문에 있습니다. 단순 근육경련완화제로만 보던 처방이 태양병의 처방이 됩니다. 과연 일본 한의사들이 주장하는 대로 작약감초탕이 근육경련완화제라고 할 수 있을가요? 저는 아니라고 봅니다. 왜 작약감초탕이 태양병약인지를 자세히 분석해보아야 한다고 생각합니다. 자세하게 이야기하면 끝이 없어서 간단히 말씀드리면 계지탕에서 작약은 신맛의 수렴收斂하는 힘으로 땀구멍을 조여줘서 땀을 덜 새어나가게 만든다고 저는 봅니다. 그렇다면 작약감초탕 역시 계지탕처럼 땀이 많이 나는 증상을 없앤다고 볼 수 있습니다. 태양병 조문 본문에 나온 장딴지가 땡기는 전근轉筋 증상에 작약감초탕을 쓰는 이유가 근육경련완화제이기 때문이 아니라 땀을 많이 빼서 진액이 너무 많이 빠져나가니 땀구멍을 막아서 새어나가지 못하게 하기 위해서 쓰는 것이라 보는 것입니다. 축구를 열심히 뛰다보면 오래 뛰던 사람이 갑자기 장딴지에 쥐가 나는 것을 자주 볼 수 있습니다. 바로 이 쥐가 나는 사람이 땀으로 진액이 너무 많이 빠져나가서 그렇게 되는 것입니다. 그때 땀구멍을 막아서 땀이 더 이상 새어나가지 않게 만드는 처방이 저는 작약감초탕으로 봅니다. 실제로 땀이 많이 나는 환자에게 쓸데 없이 맞지 않는 체질임에도 황기黃芪, 부소맥浮小麥 등의 처방을 쓰는 것보다 계지탕이나 작약감초탕이 훨씬 땀을 멎게 하는데 큰 효능을 발휘하는 것을 임상에서 써 보시면 알 수 있으리라 생각됩니다.

위와 같은 경우가 아닌데 부맥浮脈이 뛰면서 증상이 족태양방광경足太陽膀胱經으로 전혀 나타나지 않는 경우는 방풍防風을 사용하고, 족태양방광경으로 증상이 나타나면, 예를 들어 뒷목이나 어깨가 뻐근하거나 허리가 아프거나 머리가 아프거나 하는 증상이 있으면 강활羌活을 사용합니다. 간단하게 표로 정리해 보겠습니다.

<table>
<tr><th>부맥을 전제로 함</th><th colspan="2">증상</th><th>약의 비율</th></tr>
<tr><td rowspan="3">현맥弦脈 또는 긴맥緊脈 등의 실實한 맥</td><td colspan="2">땀이 보통 사람보다 많이 날 때</td><td>마황麻黃 1 계지桂枝 2</td></tr>
<tr><td rowspan="2">땀이 적거나 보통인 경우</td><td>가려움증이 있을 때</td><td>마황麻黃 1 계지桂枝 1</td></tr>
<tr><td>가려움증이 없을 때</td><td>마황麻黃 2 계지桂枝 1</td></tr>
<tr><td>완맥緩脈보다 약한 맥</td><td colspan="2">땀이 보통 사람보다 많이 날 때</td><td>계지桂枝 작약芍藥</td></tr>
<tr><td rowspan="2">위의 맥과 증상의 경우에 해당이 되지 않을 때</td><td colspan="2">족태양방광경足太陽膀胱經으로 뒷목이 뻐근하거나 머리가 아프거나 허리가 아픈 등의 증상이 있을 때</td><td>강활羌活</td></tr>
<tr><td colspan="2">족태양방광경足太陽膀胱經으로 증상이 전혀 없을 때</td><td>방풍防風</td></tr>
</table>

이것만 정확하게 기억하고 쓰시면 외감外感 질환에는 충분히 사용이 가능할 겁니다. 왜 이렇게 되느냐를 설명하면 『상한론』을 자세히 설명해야 하므로 자세한 설명은 생략하겠습니다.

활맥滑脈

활맥滑脈은 몸 안에 가래나 종양, 혹, 결석, 용종 등의 이물질이 있음을 의미하는 맥입니다. 활맥은 어느 부위에 나타나느냐에 따라 임상적 의미가 다릅니다.

부중침浮中沈에서 부浮에서 나타나면 증상이 가벼운 것이니 그리 걱정하지 않으셔도 됩니다. 하지만 침沈에서 나타나면 오래 된 것이니 치료하는데 시간이 오래 걸립니다. 이것을 먼저 알고 치료에 들어가셔야 합니다.

오른쪽 촌에서 나타나면 폐나 상체쪽에서 가래가 많거나 무언가의 이물질이 있는 경우입니다. 예를 들어, 오른쪽 뇌에 종양이 있을 수도 있고, 폐에 결핵으로 인한 석회가 끼어 있을 수도 있습니다. 비염 등의 가래가 많이 껴 있을 수도 있습니다. 아니면 뒷목에 혹이나 있을 수도 있습니다. 어쨌든 상체 쪽의 가래를 포함한 이물질이라고 보시면 됩니다.

오른쪽 관關에서 나타나면 식적食積 또는 담음痰飮입니다.

이것을 구별할 수 있는 방법은 일단 활맥이 오른쪽 관에서 뛰면 명치 부위를 눌러보십시오. 아프면 식적食積이 있음을 알 수 있습니다. 물론 소화가 잘 안 되는 증상이 있어야 함은 말할 것도 없습니다. 이 경우는 산사山楂, 신곡神穀, 맥아麥芽를 많이 씁니다.

담음痰飮은 전형적인 증상들이 있습니다. 어지럽거나 속이 미식거리거나 구토하거나 멀미를 자주 하거나 가슴이 자주 두근거리거나 날씨 흐리면 온몸이 쑤시거나 아침에 일어날 때 통증이 심한데 움직이면 괜찮아진다든지 배에서 꼬르륵 소리가 많이 난다든지 눈밑에 다크 써클(dark circle)이 많다든지 하는 증상들이 있으면 몸 안에 담음이 있다고 보시면 됩니다. 이 경우는 반하半夏, 남성南星 등의 약을 씁니다.

식적食積과 담음痰飮은 두 개가 겹칠 수도 있습니다. 중요한 것은 이 두 개가 겹치면 여자들은 자궁근종이나 난소낭종들이 자주 생기니 유의하시기 바랍니다.

왼쪽 촌맥寸脈에 활맥이 뛰면 가슴이 좀 심하게 두근거리는 증상이 있습니다. 이 경우는 복령茯苓이나 복신茯神을 씁니다.

왼쪽 관맥關脈에 활맥이 뛰면 활맥의 양상에 따라 간肝이나 쓸개에 이물질이 있는 겁니다. 지방도 이물질이고 결석도 이물질이요 용종도 이물질이요 혈관종도 이물질이요 종양도 이물질입니다. 이 중에 하나가 있는 것이니 잘 보셔서 초음파를 찍든 해야 할 것입니다.

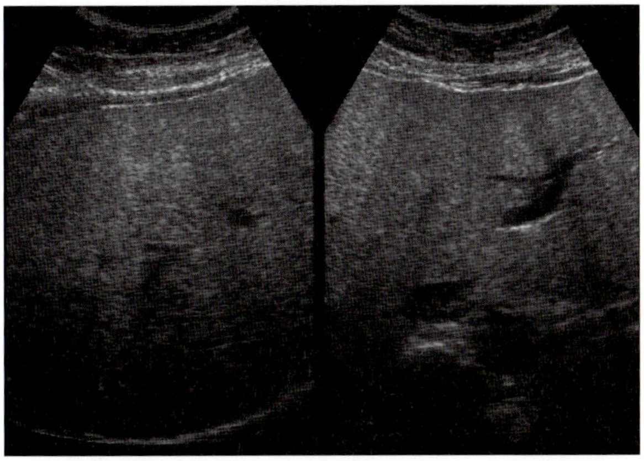

▶ 지방간 초음파 사진

이 경우는 주로 비위脾胃에서 온 노폐물인 경우가 많으니 비위를 치료해주면 좋아지는 경우가 많습니다.

척맥尺脈에 활맥이 있으면 축혈증蓄血證이 있는 것입니다. 아랫배에 죽은 피가 있는 것인데 보통 여자분들은 죽은 피가 아랫배에 있으면 생리통이 심하거나 생리가 불순하거나 생리때 덩어리 지거나 검게 나오는 경우가 많습니다. 남자는 전립선비대 내지 전립선염인 경우도 많습니다. 소변이 잘 안 나가거나 너무 자주 보는 경우가 바로 그 경우에 해당된다고 할 수 있습니다. 남녀 공히 대변이 검거나 소변색이 짙은 경우가 많습니다. 왼쪽 아랫배 부분인데 뼈 바로 윗부분을 누를 때 극심하게 아프면 도인, 배꼽 바로 아래를 누를 때 심하게 아프면 수질水蛭, 맹충蝱蟲을 쓰시면 됩니다.

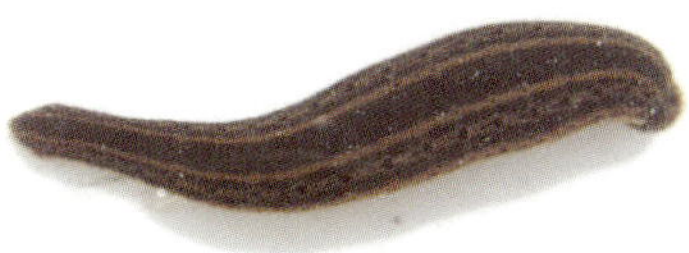

▶ 거머리

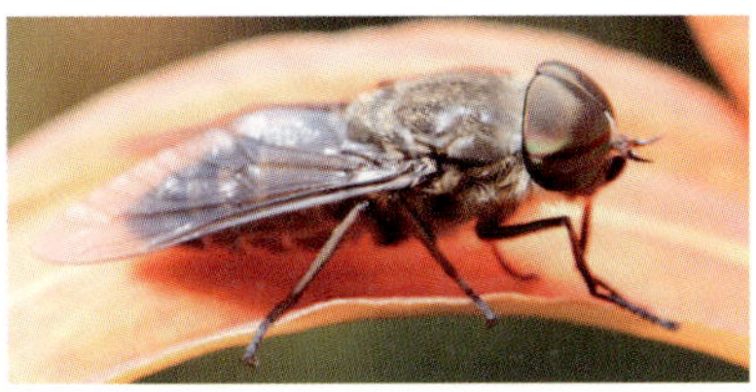

▶ 맹충

보통 이렇게 척맥尺脈에 활맥이 있는 경우 콩팥에 물혹이 있거나 혈관종이 있어나 결석이 있거나 하는 이물질이 보이는 경우가 많습니다. 여자의 경우는 자궁이나 난소에 혹이나 종양 등의 이물질이 보이는 경우가 많습니다.

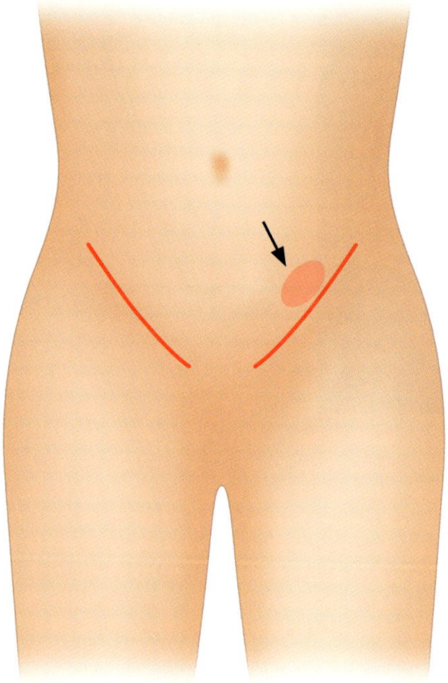

▶ 도인

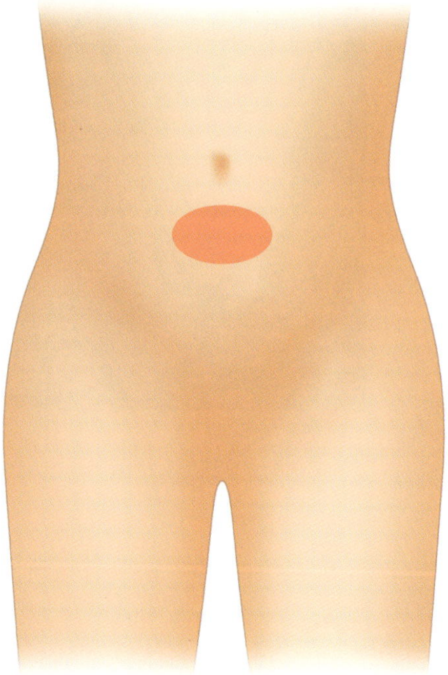

▶ 수질 맹충

활맥은 종양, 혹, 결석 등의 이물질과 직결되는 경우가 많으니 반드시 양방진단도 겸하는 경우가 좀 더 올바른 진단을 위해 필요하다 할 것입니다.

좀 더 자세한 부분이 많지만 이만 생략하고 지금까지 활맥에 대해 말한 부분을 도표로 정리하겠습니다.

왼쪽				오른쪽		
증상		본초本草		증상		본초本草
가슴이 두근거려서 잠이 잘 안 오는 경우		복령, 복신	寸	폐肺나 머리, 가슴 쪽에 가래나 이물질이 있는 경우		길경, 행인, 남성
食積	명치를 누르면 아픔	산사, 신곡, 맥아	關	食積	명치를 누르면 아픔	산사, 신곡, 맥아
痰飮	현훈眩暈 구토嘔吐 심계心悸 복명腹鳴	반하, 남성		痰飮	현훈眩暈 구토嘔吐 심계心悸 복명腹鳴	반하, 남성
콩팥 또는 방광, 자궁, 난소 등에 혹이나 결석 등의 이물질		도인 ,수질, 맹충	尺	콩팥 또는 방광, 자궁, 난소 등에 혹이나 결석 등의 이물질		도인 ,수질, 맹충

『활맥滑脈이 뛰는 부위에 따른 증상과 본초本草』

● 색맥濇脈

색맥濇脈은 몸 안에 염증 등의 농양膿瘍이 있거나 아니면 혈허血虛를 의미하는 맥입니다. 어느 부위에서 뛰느냐에 따라 임상적 의미가 달라집니다.

중요한 것은 삭맥數脈과 같이 뛰면서 한 번씩 멈추거나 불규칙하게 뛸 때는 색맥이 뛰는 부위에 염증 등의 농양이 있는 경우입니다. 딱 뛰는 부위를 검사해야 합니다.

하지만 빠르게 뛰더라도 맥이 한 번씩 멈추거나 불규칙하게 뛰지 않는다면 그냥 진액津液 부족이나 음혈허陰血虛를 의미합니다. 진액 부족이나 음혈허를 의미하는 경우는 다음과 같습니다.

오른쪽 촌寸과 관關에서 색맥濇脈이 뛰면 비위脾胃와 폐肺에서 진액津液이나 음혈陰血이 부족한 경우입니다. 이 경우는 입술이 건조하고 입술이 잘 트거나 코가 마릅니다. 맥문동麥門冬, 천문동天門冬을 쓰면 됩니다.

왼쪽 촌寸에서 색맥이 뛰면 심장에서 진액이나 음혈이 부족한 경우입니다. 잠이 잘 안 오거나 가슴이 두근거리는 경우가 많습니다. 용안육龍眼肉을 씁니다.

왼쪽 관關에서 색맥이 뛰면 간肝에서 진액이나 음혈이 부족한 경우입니다. 이 경우는 머리카락이 잘 빠지게 되고 이유 없이 살이 빠지며 근력이 떨어지게 됩니다. 심한 경우는 여자는 하혈下血을 하는 경우도 있습니다. 당귀當歸를 씁니다.

척尺에서 색맥이 뛰면 콩팥에 음혈이 부족한 경우로 보시면 됩니다. 소변을 자주 보거나 소변에 힘이 없고 허리가 뻐근하며 피부가 가렵거나 건조하게 됩니다. 숙지황熟地黃을 씁니다.

도표로 정리하면 다음과 같습니다.

왼쪽			오른쪽	
증상	본초本草		증상	본초本草
불면, 心悸	龍眼肉	寸	입술이 건조하고 잘 트며 콧속이 건조	麥門冬, 天門冬
탈모脫毛, 살이 빠지고 근무력筋無力, 혹 하혈下血	當歸	關	입술이 건조하고 잘 트며 콧속이 건조	麥門冬, 天門冬
소변을 자주 보고 무력無力, 허리 뻐근, 가려움증, 피부건조	熟地黃 山茱萸	尺	소변을 자주 보고 무력無力, 허리 뻐근, 가려움증, 피부건조	熟地黃, 山茱萸

『색맥濇脈이 뛰는 부위에 따른 증상과 본초』

긴맥緊脈

긴맥緊脈은 인체에 여러 가지 사기邪氣나 노폐물이 뭉쳐서 단단해진 맥입니다. 소위 오적五積에 해당되는 맥이지요. 오적이라면 기氣, 혈血, 담痰, 식食, 한寒입니다. 일단 기본적으로 기구 < 인영하면서 부맥浮脈이 뛸 때 긴맥緊脈도 같이 뛴다면 이것은 외감外感이니 한적寒積입니다. 마황麻黃을 반드시 써야 해결이 됩니다.

오른쪽 관맥關脈에서 긴맥緊脈이 강하게 나타나면 식적食積입니다. 후박厚朴, 지실枳實 등의 식적을 제거하는 약을 써줘야 효과가 좋습니다.

담적痰積인 경우는 활맥滑脈과 긴맥이 동시에 뛥니다.

혈적血積 역시 척尺에 활맥滑脈이 있어야만 생길 수 있습니다.

기적氣積은 맥이 침긴沈緊하면서 기구 > 인영하면 내상內傷이니 이 경우에 해당이 된다 할 수 있습니다. 향부자香附子, 오약烏藥 등의 약을 쓸 수 있습니다. 심한 경우는 파기破氣시키는 지각枳殼 등의 약을 씁니다. 그리고 기구 > 인영하면서 맥이 꼭 긴맥이 아니라도 강하게 뛰면서 침沈하면 역시 기병氣病이니 향부자, 오약을 쓸 수 있습니다.

적취積聚의 종류	긴맥이 뛰는 곳과 증상		본초本草
	진맥診脈	증상	
한적寒積	기구 < 인영	無汗, 惡寒	麻黃 2 : 桂枝 1
	기구 < 인영	無汗, 惡寒 가려움증	麻黃 1 : 桂枝 1
	기구 < 인영	惡寒, 自汗	麻黃 1 : 桂枝 2
식적食積	오른쪽 관맥關脈	헛배 부르고 더부룩하고 조금만 먹어도 꽉 찬 느낌	厚朴, 枳實
기적氣積	기구 > 인영 沈緊 또는 沈하면서 강한 맥	스트레스를 받으면 증상이 더 심해지거나 통증	香附子, 烏藥, 枳殼
	중中 또는 침맥沈脈이면서 왼쪽 촌맥寸脈	흉통胸痛 또는 뻐근하거나 조여드는 느낌	黃連

현맥弦脈

현맥은 간肝이나 쓸개가 실實하거나 아니면 풍風을 의미하는 맥입니다. 풍風이란 외감外感이고, 간과 쓸개가 실한 경우는 장부병臟腑病이 됩니다. 현맥이 풍風을 의미하는 경우는 일단 부맥浮脈이 뛰면서 기구 < 인영이 됩니다. 이 경우는 마황麻黃, 계지桂枝, 작약芍藥을 잘 배합해서 쓰거나 방풍防風을 쓰면 됩니다. 하지만 부맥浮脈이 아닌 경우는

이 현맥이 어디에서 강하게 뛰느냐가 중요합니다. 왼쪽 촌寸에서 현맥이 강하게 뛰면 협심증, 심근경색 등의 병이 나타날 확률이 매우 높습니다. 이것은 긴맥의 경우도 마찬가지입니다. 황련黃連을 쓰면 좋아집니다. 둘의 차이를 말한다면 현맥은 순전히 스트레스로 인해 생긴 병이라면 긴맥은 적취積聚로 인해 생긴 병입니다. 왼쪽 관關에서 현맥이 뛴다면 간과 쓸개가 실實한 경우입니다. 간肝이 실한 경우는 바로 이 부분을 누르면 매우 아픕니다.

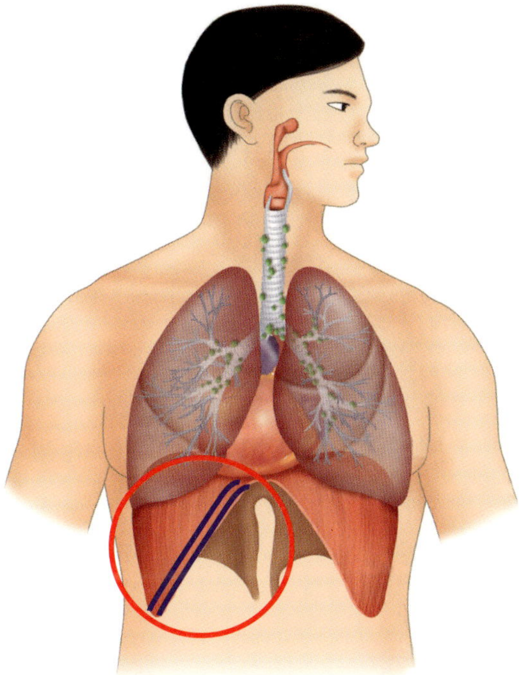

바로 오른쪽 갈비뼈 밑 횡격막과 간 부위입니다.
이 부위를 누를 때 아픈 경우에는 시호柴胡를 써주면 좋아집니다.
쓸개가 실實한 경우는 소양병少陽病의 증상이 나타납니다.

少陽之爲病 口苦 咽乾 目眩也.『傷寒論 · 辨少陽病脈證幷治』

소양경少陽經에 병이 들게 되면 입맛이 써지고 목구멍이 건조해지며 눈앞이 아찔해집니다.

즉, 입맛이 쓰고 목구멍이 건조하며 눈앞이 아찔하게 자주 어지러워집니다. 이 증상에 곁들여서 열이 올랐다 내렸다 하거나 옆구리가 아프거나 귀에서 소리가 자주 나는 것도 쓸개가 실實한 증상에 해당됩니다. 이 경우는 황금黃芩을 쓰면 좋아집니다. 후세 의가醫家들이 담열膽熱을 치는 약을 시호柴胡라고 이야기하는 경우를 자주 볼 수 있는데 실제로 직접 써 보시면 소양병 증상이 황금黃芩만으로도 없어지는 것을 임상에서 경험하실 수 있을 겁니다. 그렇다면 담열膽熱을 치는 약은 시호가 아니라 황금으로 보아야 하는게 아닌가 생각이 듭니다.

太陽與少陽合病 自下利者 與黃芩湯 若嘔者 黃芩加半夏生薑湯主之.

『傷寒論 · 辨太陽病脈證幷治』

태양太陽과 소양少陽이 합合한 병에 설사를 하는 사람은 황금탕黃芩湯을 잠깐 주는데, 만약 구역질을 하는 사람은 황금가반하생강탕黃芩加半夏生薑湯을 주로 쓴다.

황금탕黃芩湯 안에는 황금黃芩, 작약芍藥, 대추, 감초甘草 밖에 안 들어갑니다. 분명 소양少陽과 태양太陽의 합병合病이라고 말했지만 시호柴胡가 들어가 있지 않습니다. 따라서 소양병少陽病을 치료하는 약은 시호가 아니고 황금임을 알 수 있습니다. 우리가 알고 있는 소시호탕, 대시호탕은 간肝이 실實한 사람이 감기에 걸릴 때 소양병 쪽으로 자주 오고 간이 실實한 경우는 시호를 쓰기 때문에 이런 처방이 나온 것으로 볼 수도 있습니다. 나중에『상한론』에 관한 이론은 다른 책에서 자세히 말씀드리겠습니다.

흉협고만이 없이 그냥 소양병 증상만 나타나면 황금만으로도 소양병 증상은 없어지는 것을 임상에서 경험할 수 있습니다.

오른쪽 관關에 현맥弦脈이 나타나면서 중中이나 침沈에서 세게 뛴다면 속이 쓰리거나 신물이 넘어오는 탄산呑酸, 토산吐酸의 증상이 있게 됩니다. 보통 식적食積과 담음痰飮이 있을 때 이러한 증상들이 많이 생기므로 산사山楂, 신곡神穀, 맥아麥芽 등의 식적을 제거하는 약을 쓰거나 반하半夏, 복령茯苓 등의 담음을 제거하는 약을 증상에 맞게 쓰면 효과를 볼 수 있습니다.

여기서 한 가지 재미있는 것을 생각해보겠습니다.

왜 중풍中風이라는 단어를 붙였을까요? 반신불수가 되는 그 병이 풍風하고 무슨 상관이길래 그런 단어가 붙었을까요?

저는 중풍과 연관이 있는 환자들에게는 무조건 뒷목에 찬바람을 자주 쐬지 말라고 합니다. 꼭 목도리나 뒤집어쓰는 모자를 쓰라고 이야기하죠. 한번 그림을 보겠습니다.

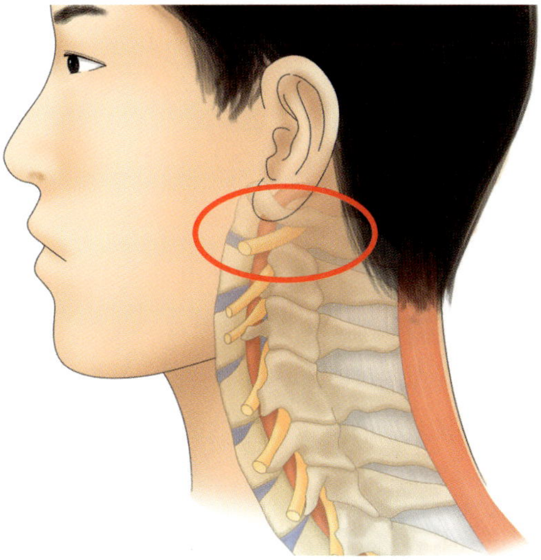

▶ 경추 1번으로 신경이나 혈관이 지나가는 그림

잘 보시면 모든 경추에 혈관이 지나갑니다.

그 중 경추 1번으로 신경과 혈관이 지나가서 바로 머리로 들어갑니다.

그런데 뒷목으로 찬 바람을 자주 쬔다고 가정합시다. 그렇게 되면 뒷목의 근육은 차가운 기운에 의해 수축될테고 그렇게 되면 모든 경추, 특히 경추 1번 주위의 혈관이나 신경을 압박하리라는 것은 생각해볼 수 있습니다. 그렇다면 다음 그림을 보시죠.

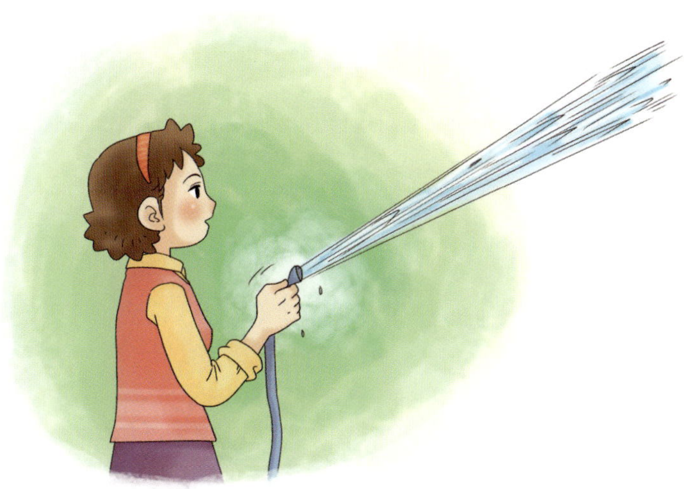

차가운 기운 때문에 목 주변의 근육이 수축되고 그 수축된 압력이 혈관을 압박하면 경추 1번 주변의 혈관에 압력이 가해져 머리로 치솟는 혈액의 힘이 세집니다. 그렇게 되면 머리로 전해지는 압력은 더 강해지죠. 그 상황이 오래 지속이 되면 두통이 오고 점점 심해지면 뇌가 터져서 출혈이 생기게 되는 것입니다. 이것이 뇌출혈이 오는 기전이라고 생각됩니다.

물론 내부에 노폐물이 많을 때 그 노폐물을 위로 뻗게 만드는 힘도 역시 강해질테고 그렇게 되면 뇌의 미세혈관들이 막히는 일들이 자꾸 생기게 되면 뇌경색이 올 겁니다.

이렇게 본다면 과연 우리가 대수롭지 않게 여겼던 차가운 기운들이 과연 정말 중풍과 연관이 없을까요? 옛 조상님들은 이처럼 아주 연관이 많다고 여겨서 중풍中風이라는 질환에 '풍風'이라는 단어를 넣은 것이니 참고하시기 바랍니다.

그리고, 또 하나 양방에서는 간肝(liver)은 해독작용을 한다고 하는데 이게 도대체 한의학과 무슨 상관이 있는지 말씀드려보겠습니다. 한의학에서 간은 겨울에 언 땅을 뚫고 솟구쳐 나오는 새싹의 힘에 비유합니다. 눌리면 눌릴수록 더 튀어나오려는 반발력이 강한 스프링(spring)에도 종종 비유되지요. 이러한 목기운에 비유되는 간은 새싹이 얼어있는 땅을 뚫듯 막혀있는 노폐물을 뚫어서 분해하는 작용을 합니다. 이것을 '소疏'라고 합니다. 막힌 것이 탁 트이게 된다는 뜻이죠. 보통 막혀있는 부분은 그 막힌 부분에 노폐물이 뭉치고 집중되었기 때문에 막히게 된 것입니다. 여기서 우리가 독(toxin)을 분해하는 해독작용이 간肝의 작용이라고 하는데 독毒이란 것이 무엇일까 생각해볼 필요가 있습니다. 한의학에서는 좋은 것도 너무 많이 뭉치면 독이 될 수 있다고 봅니다. 우리에게 좋다고 생각되는 혈血도 너무 많이 뭉치면 어혈瘀血, 축혈蓄血이 되어 우리 몸에 독소로 작용이 된다고 보지요. 우리에게 영양소가 되는 먹는 음식飮食도 분해되지 않고 비정상적으로 뭉치면 식적食積이 되어 독소로 작용합니다. 즉, 한의학에서 말하는 독毒이란 인체 내의 조직이나 기운, 또는 외부에서 들어온 조직이나 기운이 비정상적으로 뭉친 것을 말합니다. 문제는 간肝은 뭉친 것을 뚫어서 흩어주는 작용을 하기 때문에 바로 이런 비정상적으로 뭉친 독소를 흩어주게 됩니다. 그래서 간이 해독解毒작용을 한다고 보는 것입니다. 이런 개념으로 보면 양방의 개념이 한방의 뜻과 전혀 어긋나지 않습니다. 양방에서 말하는 장기臟器의 기능들도 잘 보면 한방에서는 이미 몇천년 전에 다 설명이 되어 있다고 볼 수 있습니다. 물론 옛 어르신들이 오랜 옛날에 이미 파악하고 있었던 것을 오늘날의 한의사들이 이해하고 있는지는 별개의 문제이지만 말이죠.

다음은 현맥의 증상과 본초에 대한 정리 도표입니다.

	증상	진맥	본초
外感風	惡寒 또는 惡風	기구 < 인영, 浮弦脈	麻黃, 桂枝, 芍藥, 防風
肝熱	胸脇苦滿	弦脈	柴胡
膽熱	口苦, 咽乾, 目眩 寒熱往來, 耳聾	기구 < 인영, 浮弦脈	黃芩
吐酸 · 呑酸	속이 쓰리거나 신물이 넘어옴	오른쪽 關에 弦脈이 中 또는 沈에서 나타날 때	山楂, 神穀, 麥芽 또는 半夏, 茯苓
心痛	胸痛 또는 가슴이 조여듦	왼쪽 寸에서 弦脈이 中 또는 沈에서 나타날 때	黃連

● 장맥長脈

장맥은 크게 두 종류로 나뉩니다. 촌寸으로의 장맥, 척尺으로의 장맥으로 나뉘죠.

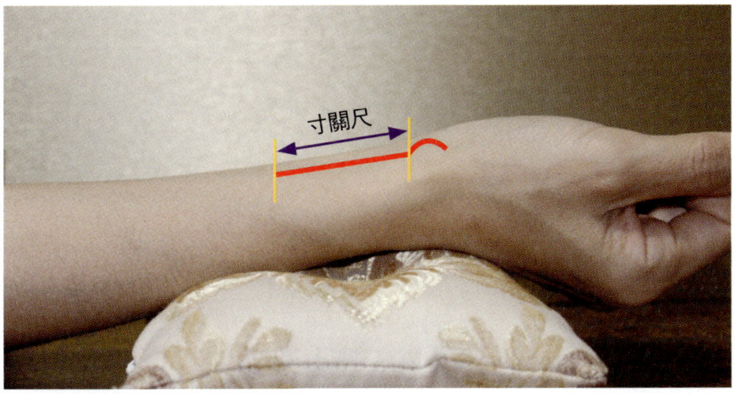

▶ 촌寸의 장맥長脈

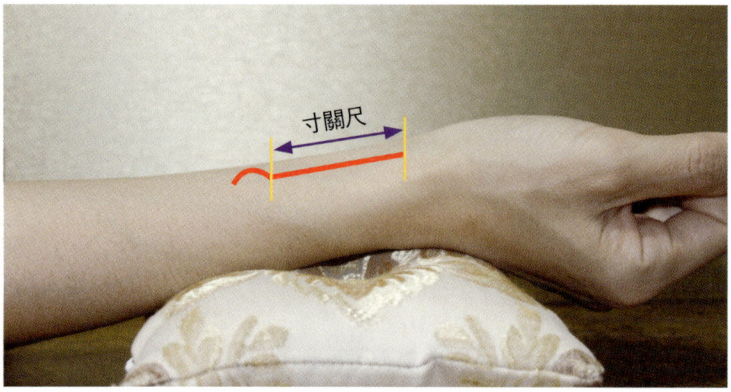

▶ 척尺의 장맥長脈

오른쪽 촌맥寸脈이 장맥이면 보통 양명陽明의 열로 봅니다. 때문에 석고石膏, 대황大黃 등의 약을 쓰게 됩니다. 일반적으로 석고를 쓰는 증상은 입냄새, 입안이나 입가가 자주 허는 증상, 헤르페스(Herpes), 땀이 많이 나는 증상, 잇몸에서 피가 자주 나는 증상, 갈증이 많이 나는 증상 등이 있습니다. 이 중에서 가장 중요한 증상은 입냄새입니다. 장맥長脈이 오른쪽에서 뛰면서 입냄새가 나면 그냥 석고를 쓰셔도 무방합니다. 장맥이 있으면서 변비便秘가 있으면 대황을 쓰시면 됩니다.

여기서 변비에 대해 한가지 논점을 말씀드리고자 합니다. 양의학에서는 대변이 별 힘들이지 않고 나오면 3일에 1번 대변을 봐도 변비라고 보지 않습니다. 하지만 한의학에서는 그렇게 보지 않습니다.

【胃】號太倉 俗呼爲肚 無所不容 若倉庫然. 上透咽門食管而受其所呑;曲接小腸 而傳其所腐. 容三斗五升 而留亦如之; 橫屈受水穀三斗五升 其中常留穀二斗 水一斗五升. 平人日再至圊 一行二升半 日中五升 七日五七三斗五升而水穀盡矣. 故平人不飮食七日而死者 水穀津液俱盡也. 『醫學入門』

위胃는 태창太倉이라고 부르는데 속칭 부르길 밥집이 되는데-받아들이지 못하는 것이 없어서 창고倉庫와 같아서 그런 것이다-위로 인문咽門-먹는 관管-으로 뚫려서 그 삼킨 것을 받아들이고 구부러져서 소장小腸과 닿아 그 발효시켜 익힌 것을 전傳하나니 3두斗5승升을 받아들여 머무는 것이 역시 그와 같다.

-가로로 구부러져서 수곡水穀 3두5승을 받나니 그 속은 항상 곡식 2두斗, 물 1두5승이 머물러 있다. 보통 사람은 하루에 2번 똥을 누는데 한번 갈 때 2승升 반半 정도 보나니 하루로 보면 5승升 정도 보고 7일이면 5 × 7 = 3두5승 정도 보면 수곡水穀이 다한다. 그러므로 평인平人은 7일 정도 음식을 먹지 않으면 죽나니 수곡水穀과 진액津液이 함께 다하기 때문이다.

옛날 어른들의 밥상을 보면 요즘 사람들과 다른 특이한 것이 있습니다. 바로 밥의 양입니다.

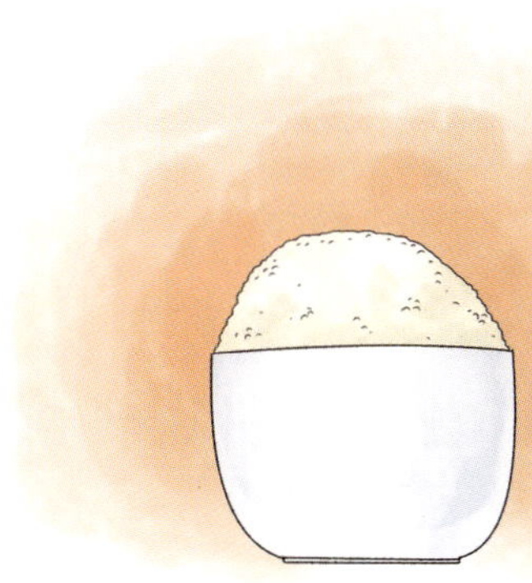

▶ 밥이 큰 그릇에 가득 찬 그림

이처럼 밥을 산처럼 담았지요. 또한 고구마나 감자 등도 많이 먹었습니다. 즉, 탄수화물, 식이섬유 등을 많이 먹었다는 말입니다. 이 정도의 밥을 먹으면 정상적으로 하루에 2번 대변을 보는 것을 정상으로 본 것이 바로『의학입문』의 내용입니다. 하지만 요즘 사람들은 밥을 그리 많이 먹지 않습니다. 밥보다는 반찬을 더 많이 먹으니 섬유질이나 탄수화물 섭취양이 옛날 어르신들보다 적습니다. 그렇다면 요즘 사람들의 정상적인 대변양은 하루에 무조건 1번을 보는 것을 정상적이라고 보아야 할 것입니다. 체질의학이 아니라 기존 한의학적으로 본다면 하루에 1번 대변을 보지 못하면 일단 변비便秘로 보는 것이 맞지 않나 생각됩니다. 제 기준으로 보면 하루에 1번 보더라도 억지로 힘을 주고 안간힘을 써야 대변이 나오는 경우는 변비로는 보지 않지만 '어려울 난難'자를 써서 '변난便難'이라고 봅니다. 즉, 변비의 바로 전단계로 보지요.

체질의학적으로 보았을 때 변비便秘가 있어도 체질상 원래 그렇기 때문에 큰 문제가 없다는 체질이 있습니다. 바로 수양水陽 체질인데 몇 군데의 8체질을 하는 한의원에서 이런 진단을 받은 환자가 어느날 한의원에 오게 되었습니다. 바로 무릎이 아파서 왔습니다. 1주일에 1번을 보아도 나올 때는 잘 나온다고 합니다. 한의학적으로 보면 무릎은 비위脾胃에 해당하는 경락이 지나가는 경로상에 놓여있지요.

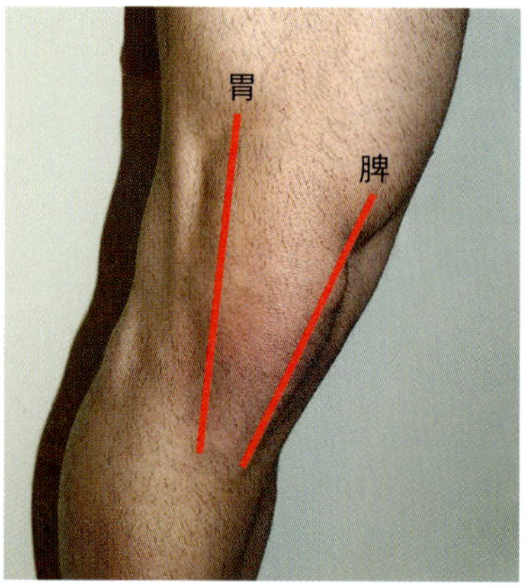

이 부분이 아프면 다른 원인으로 비위脾胃가 손상이 되었든, 비위 자체의 손상이든 어쨌든 비위에는 문제가 있다고 보는 것입니다. 앞에서 말했지만 하루에 1번 보는 것을 정상으로 보는 것이 체질의학 이전에 있었던 한의학의 개념입니다. 그래서 이 환자를 저는 대변을 소통시키는 대황大黃이 들어가는 대승기탕大承氣湯을 처방하였습니다. 물론 오른쪽에 장맥長脈이 뛰는 환자였습니다. 이 환자는 한약을 한 달을 복용 후

"선생님! 배가 빵빵하던 것이 쑥 꺼지고 배가 너무 편해졌어요. 무릎도 덜 아파지구요." 이렇게 말하였습니다.

과연 체질의학이 다 옳은 것일까요? 물론 이 환자를 몇 군데의 한의원에서 체질 진단을 잘못했다고 이야기할 수도 있습니다. 잘못 진단하였다고 보더라도 전 일단 기존에 있었던 한의학을 정통한 후에 체질의학을 연구하는 것이 맞다고 봅니다. 그래야 올바른 한의학의 길로 갈 수 있게 되지 않을까 하는 생각을 해봅니다.

왼쪽의 장맥長脈은 심장과 소장小腸의 열로 봅니다. 심장에 열이 생기면 가슴에 통증이 있거나 가슴속이 쿡쿡 쑤시거나 가슴이 조여드는 증상, 눈이 충혈되는 증상, 혀끝이 헐거나 빨개지는 증상 등이 생깁니다. 이때는 황련을 씁니다.

소장에 열이 있을 때는 아랫배가 아프거나 생리통이 생기거나 피부가 가렵거나 피부가 건조해지거나 피부에 붉은 반점이 생기거나 소변이 짙어지게 됩니다.

우리는 한의학에서 심장이 혈맥血脈을 주主한다는 말은 『내경』에서 많이들 봐왔습니다. 그러면 소장은 무슨 역할을 할까 의문이 가는 분들이 많은데 여기서 음양오행의 이론을 이용한 한의학 옛서적에는 나오지 않는 특이한 해석을 해볼까 합니다. 우리가 심장이 혈맥血脈을 주한다고 할 때의 혈맥은 경맥經脈일까요, 락맥絡脈일까요? 경맥經脈은 혈맥血脈의 큰 줄기이고, 락맥絡脈은 모세혈관 등의 피부로 흐르는 가는 줄기입니다.

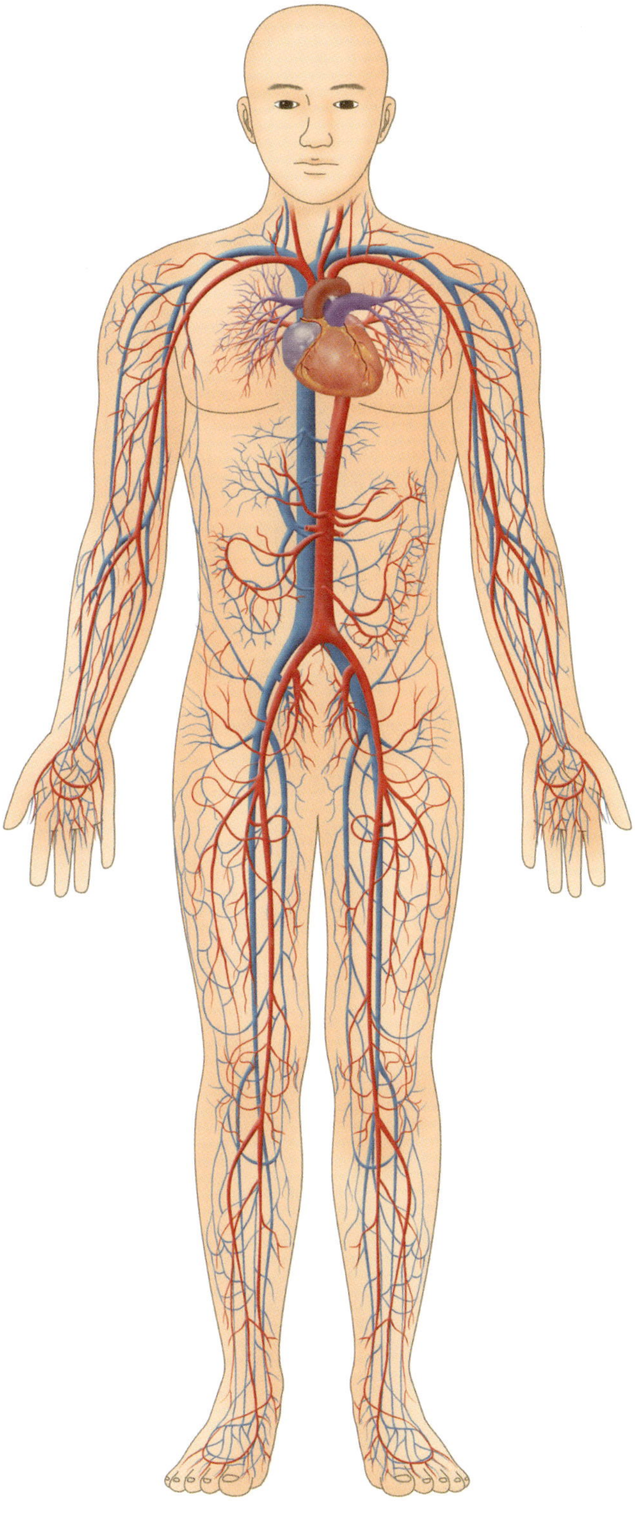

▶ 심장에서 큰 혈관으로 큰혈관에서 작은 모세혈관으로 이어지는 그림

저는 심장이 주主하는 혈맥은 경맥이라고 봅니다. 12경맥의 임금이니 그렇다고 봅니다. 보통 경맥經脈은 피부보다 깊은 곳에 위치합니다. 그렇다면 경맥보다 겉에 위치한 락맥絡脈과 경맥經脈의 관계는 마치 심장과 소장이 표리表裏 관계가 되는 것과 비슷한 상황이 됩니다. 그렇다면 락맥絡脈은 소장小腸이 주主한다고 볼 수도 있다는 가설이 성립됩니다. 이런 것에서 임상으로 전개를 시켜보니 실제로 락맥絡脈은 피부의 색을 주主하는데 피부가 건조해지거나 피부가 가렵거나 붉게 되거나 하는 증상에 소장의 열을 끄는 목통木通을 처방했더니 증상이 많은 호전을 보게 되었습니다. 그 이후로 피부는 소장과 연관이 많다는 것을 알게 되었습니다. 그래서 왼쪽에 장맥이 뛰면서 피부에 문제가 있으면 저는 목통을 처방합니다.

척尺에 장맥이 뛰게 되면 척尺에 있는 장부臟腑가 실實하다는 것을 의미하는데 주로 척은 콩팥과 방광에 해당되는 곳입니다. 이 부분이 실한 경우는 2가지입니다. 수습水濕이 뭉쳐서 실實해진 경우와 하초下焦에 화火가 뭉친 경우입니다.

수습水濕으로 인해 하초下焦가 실實해지면 소변을 보려고 해도 금방 나오지 않다가 찔찔찔 나오게 되거나 아예 잘 안 나오는 소변 불통 증상이 생길 수가 있습니다. 당연히 다리는 붓게 되지요. 심한 경우는 눌러도 살이 안 올라오게 됩니다. 이 경우는 택사澤瀉와 저령猪苓을 씁니다.

하초下焦에 화火가 뭉친 경우는 손발바닥이 화끈거리거나 자는 중간에 땀이 많이 나서 자고 일어나면 땀에 흠뻑 젖게 되는 도한盜汗, 소변이 붉게 되거나 귀에서 소리가 나는 이명耳鳴, 뒷꿈치나 꼬리뼈의 통증 등이 생기게 됩니다. 이 경우는 지모知母, 황백黃柏 등을 써주면 됩니다.

왼쪽		三部	오른쪽	
木通	黃連	寸	石膏, 滑石	大黃
안면홍조, 얼굴로 열이 뜨는 증상, 가려움증, 피부묘기증, 피부 赤疹, 생리통, 少腹痛	가슴에 통증이 있거나 가슴속이 쿡쿡 쑤시거나 가슴이 조여드는 증상, 눈이 충혈되는 증상, 혀끝이 헐거나 빨개지는 증상 등이		입냄새, 입안이나 입가가 자주 허는 증상, 헤르페스(herpes), 땀이 많이 나는 증상, 잇몸에서 피가 자주 나는 증상, 갈증이 많이 나는 증상, 結石	변비, 대변 보기 힘드는 증상, 대상을 가리지 않고 화를 잘 내는 증상
澤瀉	黃柏	尺	澤瀉	黃柏
소변을 보려고 해도 금방 나오지 않다가 찔찔찔 나오게 되거나 아예 잘 안 나오는 소변 불통 증상이 생길 수가 있습니다. 당연히 다리는 붓게 되지요. 심한 경우는 눌러도 살이 안 올라오게 됩니다.	손발바닥이 화끈거리거나 자는 중간에 땀이 많이 나서 자고 일어나면 땀에 흠뻑 젖게 되는 도한盜汗, 소변이 붉게 되거나 귀에서 소리가 나는 이명耳鳴, 뒷꿈치나 꼬리뼈의 통증		소변을 보려고 해도 금방 나오지 않다가 찔찔찔 나오는 소변불리小便不利, 아예 잘 안 나오는 소변불통小便不通, 다리 부종浮腫. 심한 경우는 눌러도 살이 안 올라옴.	손발바닥이 화끈거리거나 자는 중간에 땀이 많이 나서 자고 일어나면 땀에 흠뻑 젖게 되는 도한盜汗, 소변이 붉게 되거나 귀에서 소리가 나는 이명耳鳴, 뒷꿈치나 꼬리뼈의 통증

맥과 본초와의 관계를 다 이야기하면 끝이 없을듯하여 이만 생략하겠습니다.

25

한약을 쓸 때의 명현반응

도인桃仁, 수질水蛭, 맹충蝱蟲 등의 어혈약瘀血藥

도인桃仁은 복숭아씨, 수질水蛭은 거머리, 맹충蝱蟲은 등에입니다. 여기서 재미있는 것은 복숭아씨의 끝은 뾰족하고, 수질과 맹충은 둘 다 피를 빨아먹는 동물이라는 겁니다.

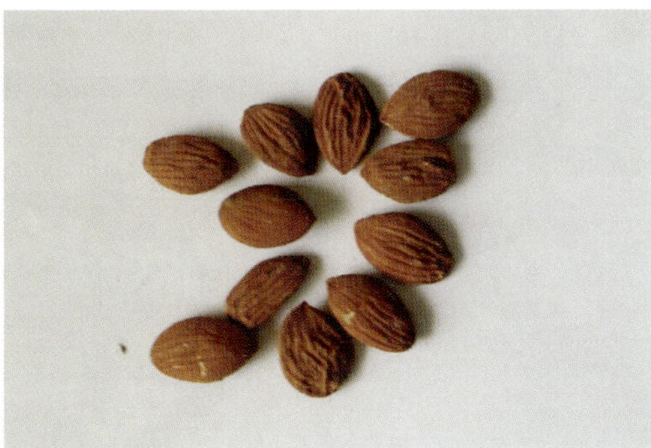

▶ 복숭아씨

去雙仁及皮尖, 研如泥用『湯液本草』

두 개의 씨앗이 들어있는 것과, 껍질과 뾰족한 꼬다리를 제거하고 진흙처럼 되게 갈아서 사용합니다.

뾰족한 꼬다리란 바로 이 부분입니다.

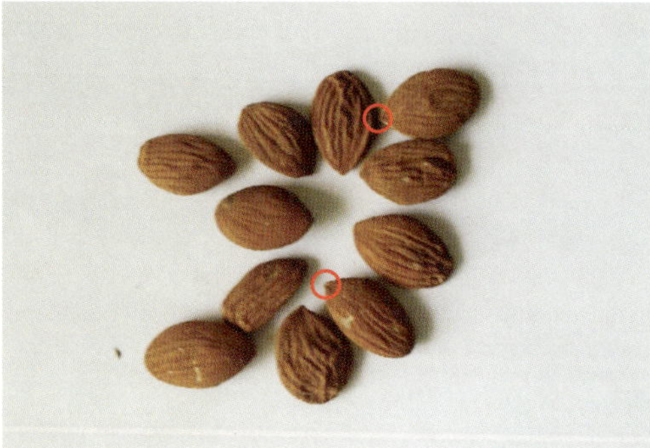

이런 부분을 제거하라고 하는 것은 독성이 있기 때문입니다.

일반적으로 전면에서 보든 위에서 단면을 보든

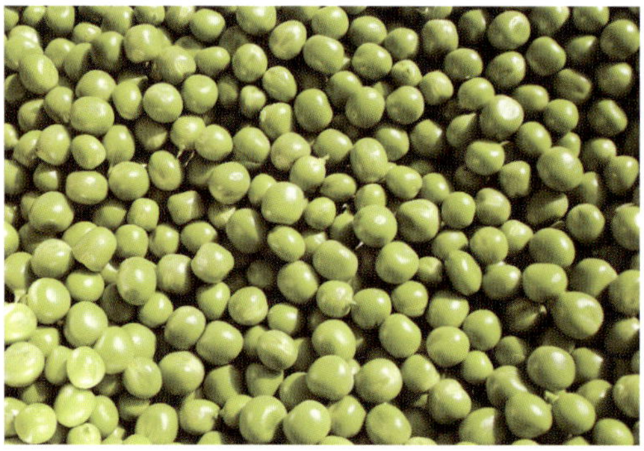

이렇게 동그란 씨앗이 몸을 보하거나 기혈순환을 잘 되게 해주는 효능이 있습니다. 정확히 따지면 약간 타원형이 되어야 보하는 효능이 강합니다. 하지만 이처럼 씨앗의 끝이 뾰족하거나 납작하거나

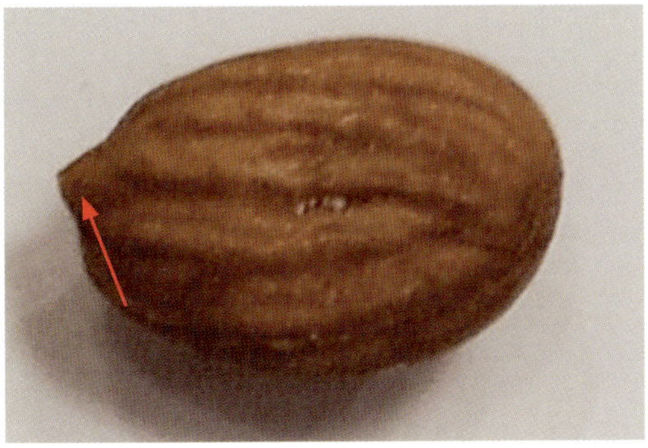

▶ 뾰족

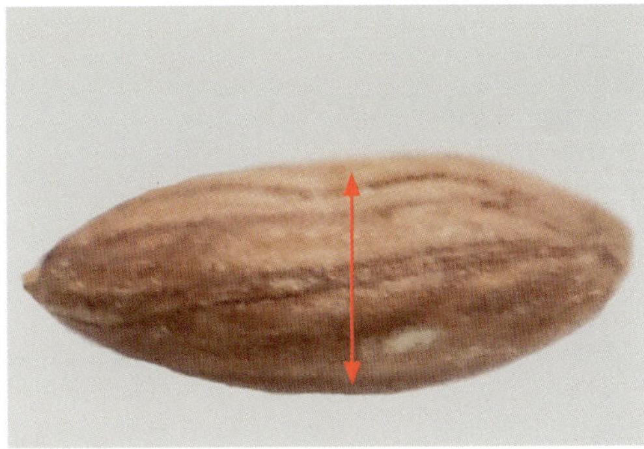

▶ 납작

각이 진 경우는

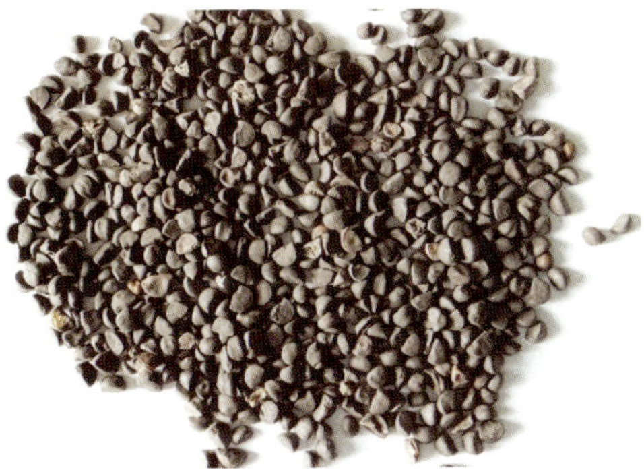

몸 안의 나쁜 것과 강력하게 싸우는 효과가 있습니다. 즉 보補하는 약이 될 수가 없다는 것이죠.

이 도인桃仁은 끝이 뾰족하고 납작한 것이 둘 다 있습니다. 그리고 기름기가 많으므로 혈분血分에 작용해서 어혈瘀血을 제거하는 효능을 하게 됩니다. 아랫배 중에 이 부위

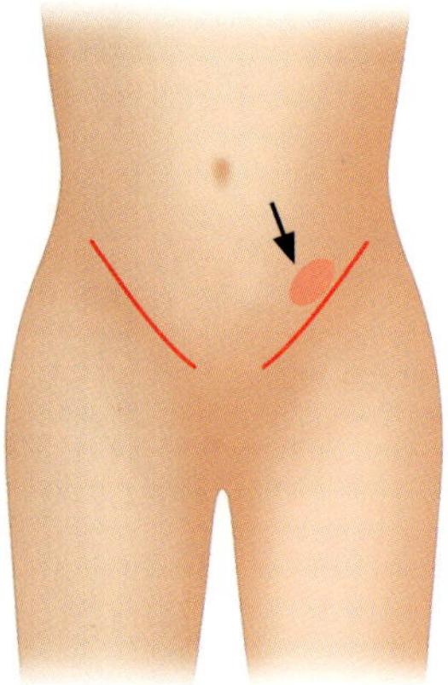

▶ 도인 복진 그림

여기를 눌러서 많이 아프면서 척尺에 활맥滑脈이 나타날 때 이 도인桃仁을 씁니다.

거머리나 등에는 원래 동물이나 사람의 피를 빨아먹고 사는데 그러한 효능처럼 몸 안에 들어가도 죽은피를 흡수해서 몸 밖으로 배출하나 봅니다. 예전에 그래서 심하게 다치면 그 부위에 거머리를 붙여서 죽은피를 빼내게 했었습니다. 척尺에 활맥滑脈이 나타나면서

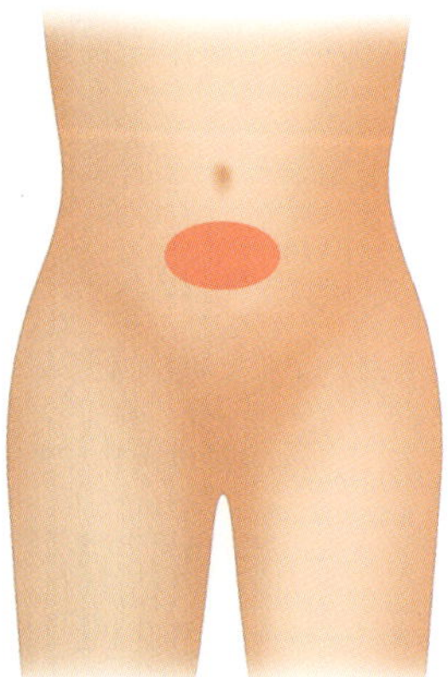

▶ 수질, 맹충 복진 그림

이 부위가 누르면 아프거나 딱딱한 것이 만져지면 수질水蛭과 맹충蝱蟲을 쓰면 됩니다. 그런데 중요한 것이 이러한 도인, 수질, 맹충 등의 약을 쓸 때 어떤 명현반응이 나타나는지를 정확히 알아야 환자를 겁나게 하지 않을 수가 있다는 겁니다.

만약 죽은피가 장腸에 있다면 이러한 약들을 먹으면 대변이 갑자기 까매지거나 아니면 대변으로 피가 나오는 증상이 나올 겁니다.

만약 죽은피가 콩팥이나 방광, 전립선에 있다면 이 약을 먹은 후 갑자기 소변이 짙어지거나 심하면 빨갛거나 콜라색이 나오기도 합니다. 이때 재미있는 것이 실제 양방검사를

하면 혈뇨가 나온다는 겁니다. 원인 모를 혈뇨가 ….

만약 죽은피가 자궁에 있다면 이 약을 먹은 후 생리 때가 아닌데도 하혈下血을 하거나 생리 때 시커먼 덩어리가 막 쏟아지는 반응들이 나옵니다.

만약 이러한 반응들을 전혀 모르고 그냥 약을 쓰다가 갑자기 환자가 하혈下血을 하게 되면 한의사 역시 약을 잘못 쓴 게 아닌가 하여 당황하게 되고 제대로 썼음에도 불구하고 약을 바꿔주게 됩니다. 때문에 이러한 반응이 나타남을 명확히 알고 쓰셔야 합니다. 이러한 반응들은 이 약을 많이 써본 사람만이 알 수 있습니다.

제가 이 약의 명현반응을 알게 된 과정이 재미있습니다. 처음에 맥을 조금씩 알아가게 되는 과정에서 의서에 보니 척尺에 활맥滑脈이 뛰면 어혈瘀血이라는 말이 나오더군요.

어느 날 환자가 발목이 이유 없이 땡땡 붓고 뒷꿈치가 땡기고 해서 왔는데 병원에서도 이유를 모르고 잘 치료가 안 되는 환자였습니다. 마침 맥을 보니 척尺에 활맥滑脈이 뛰어서 수질水蛭 맹충蝱蟲이 들어간 저당탕抵當湯을 드렸습니다. 그랬더니 이상한 반응이 나오더군요. 갑자기 소변색이 새빨갛게 나오는 것이었습니다. 깜짝 놀라서 이거 무슨 의료사곤가 생각했는데 이때 잘 생각해보니 의료사고가 아니라 약의 반응일 수도 있겠다 싶더군요. 그래서 증상을 물어보니 뒷꿈치 땡기고 발목이 붓던 것이 점점 가라앉더라고 이야기했습니다. 그래서 그때부터 이 축혈蓄血을 제거하는 도인桃仁, 수질水蛭, 맹충蝱蟲의 약을 쓸 때 어떤 반응이 나오는지 정확하게 알게 되었습니다. 이처럼 약을 제대로 쓰는 것도 중요하지만 그 약을 쓸 때 어떤 반응이 나타나는 것을 아는 것은 더 중요합니다.

마황麻黃 등의 발표약發表藥

어느 날 환자가 가려움증으로 약을 쓰러 왔습니다. 이 환자 이야기가 다른 한의원에서 비만약을 지었는데 처음 먹을 때부터 가렵더니 3봉을 먹고 나니 전신이 가려워서 견딜 수가 없게 되었다고 합니다. 그래서 약을 전부 환불하고 저한테 치료를 받으러 왔네요.

맥을 보니 부긴맥浮緊脈이 뛰고 추위를 많이 타며 땀은 별로 나지 않는 환자였습니다. 앞에서 보셨듯이 이 경우는 마황이 맞죠. 다만 마황麻黃과 계지桂枝의 용량을 어떻게 맞추느냐의 문제입니다.

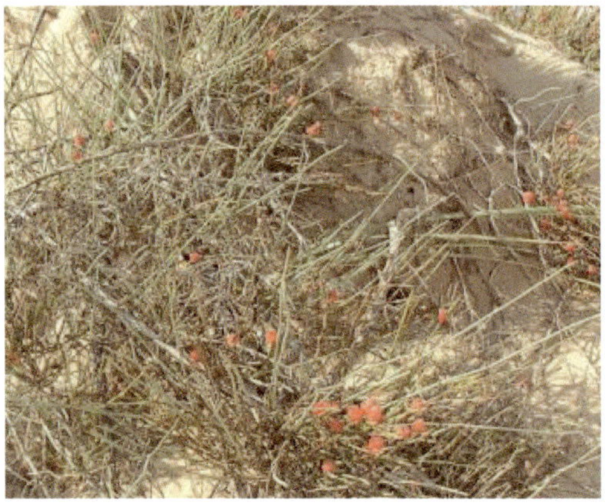

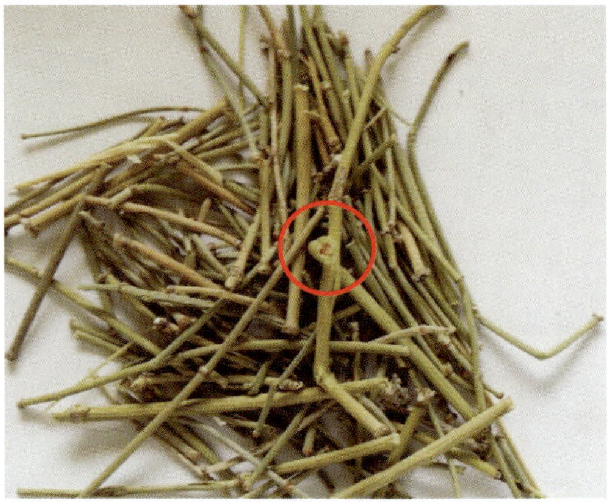

▶ 마황

동그라미 친 것은 단면인데 마황을 끓이면 가운데 심지의 붉으스레한 부분이 없어지고 구멍이 뚫리게 됩니다. 실제 마황은 이러한 심지의 부분이 빨대처럼 피부 속 안에 있는 진액을 뽑아서 몸 밖으로 배출하는 작용을 합니다. 이 과정을 통해서 진액도 빠져나가지만 몸 안의 노폐물이나 열이 땀을 통해서 빠져나가기도 합니다. 마황처럼 구멍이 뻥 뚫려 있는 류類의 약재들은 열을 빼서 소통시켜 주는 작용을 하거나 진액津液을 어느 한 장소에서 다른 곳으로 이동시키는 작용을 합니다.

자세하게 이야기하면 끝도 없으니 간단하게만 말씀드리겠습니다.

以其不能得小汗出 身必痒[95] 宜桂枝麻黃各半湯. 『傷寒論. 辨太陽病脈證並治』

조금의 땀도 나올 수 없어서 몸이 반드시 가려운 경우에는 계지마황각반탕이 마땅하다.

몸에 반드시 가려움증이 있을 때 계지마황각반탕桂枝麻黃各半湯을 쓰라고 나옵니다.

원래 얼음이 꽁꽁 어는 추운데 있다가 따뜻한 난로를 쬐면 두 가지 반응이 나옵니다.

첫째는 매우 졸린다는 겁니다.

둘째는 가려운 증상이 조금 생겼다 없어진다는 겁니다.

이처럼 마황을 쓸 때 약간의 가려움증이 동반되거나 정신을 못 차리고 졸리는 현상이 나올 수가 있습니다.

95 가려울 양

이 증상을 환자에게 미리 이야기해주지 않으면 앞선 환자처럼 약을 환불해달라는 일이 생길 수 있으니 유의해주시기 바랍니다. 그리고 비만약에 마황을 넣은 약을 쓸 때 가려움증이 있으면 계마각반으로 가셔야지 마황을 더 많이 쓰면 오히려 가려움증을 유발할 수 있으니 조심하셔야 합니다.

또 이런 환자가 있습니다.

수년 동안 하루에 1시간 정도 밖에 자지 못하던 여자 고등학생인데 심지어 수면제를 먹어도 잠지 잘 오지 않았습니다. 맥을 자세히 보니 특이하게도 부긴맥浮緊脈이 나오더군요. 그러면서 추위를 많이 타고 땀이 전혀 나지 않았습니다. 문제는 이 상태에서 얼굴이 빨갛고 위장에 열이 많더군요. 속에 열이 많을 때는 땀으로 열이 빠져나가야 하는데 차가운 기운이 땀구멍을 막고 있어서 열이 빠져나가지 못하고 얼굴로 올라와서 잠이 오지 않는 경우였습니다. 그래서 마황이 들어간 대청룡탕大青龍湯을 처방한 후 이 불면증은 좋아지게 되었습니다.

불면증 하면 산조인酸棗仁이 들어간 귀비탕歸脾湯이나 온담탕溫膽湯만 쓰는 경우가 대부분이지만 이 치료법은 그렇게 생각해서는 이해를 할 수 없는 처방입니다. 이처럼 사고의 폭을 넓혀야 많은 질병을 치료할 수 있지 않나 생각됩니다.

잠이란 기운이 위에서 아래로 푹 가라앉아야 잠을 잘 자게 되는데 열이 많아지면 기운이 자꾸 위로 올라가기 때문에 잠이 안 오게 됩니다. 이 열을 빼는 방법으로 열을 끄는 약도 좋지만 이처럼 땀을 통해서 열을 빼내는 방법이 있다는 것도 확실히 알아두시면 좋습니다.

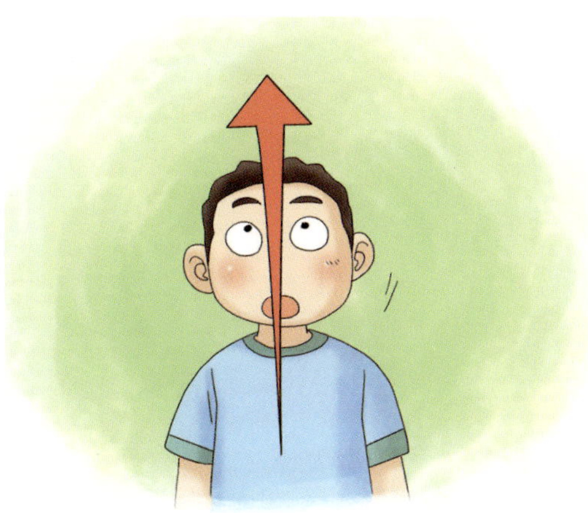

▶ 기운이 위로 올라가면 눈이 동그랗게 떠지는 그림

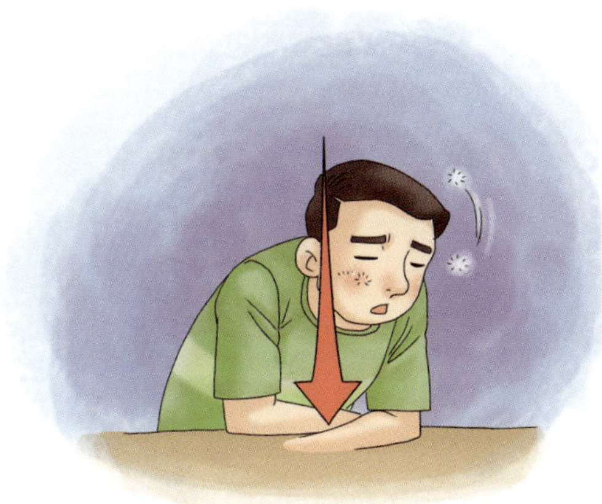

▶ 기운이 아래로 쳐지면 졸려서 꾸벅꾸벅 조는 그림

대황大黃 등의 사하약瀉下藥

대황은 대표적인 설사약입니다.

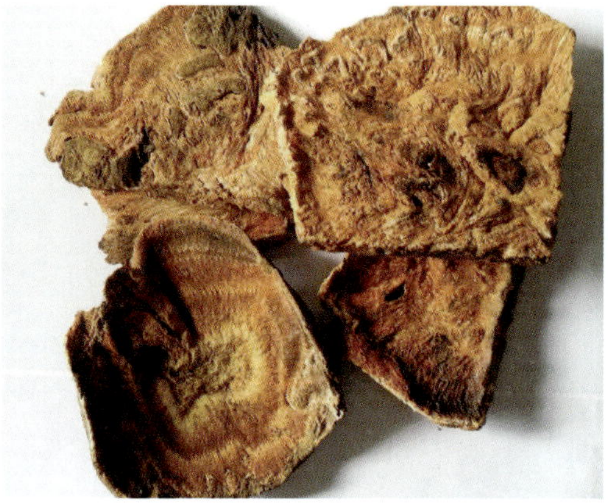

▶ 대황

위胃와 장腸에 열이 몰려서 장腸의 진액이 말라 대변이 잘 빠져나올 때 씁니다. 때문에 대황이 들어간 한약을 먹고 설사하는 것은 당연한 일입니다. 하지만 의외로 이 이야기를 제대로 안 해주면 낭패를 겪는 경우가 종종 있습니다.

때문에 "이 약을 먹으면 하루에 2~3번 정도 설사를 할 수도 있습니다. 그래도 겁내지 마시고 차분하게 복용하세요. 노폐물이 다 빠져나가면 그 정도 설사하는 일이 없을 겁니다." 라고 환자를 안심시켜야 합니다. 그리고 4~5번 이상 대변을 보게 되면 대황의 양을 줄여야 합니다. 잘못하면 탈장脫腸이 되거나 치질痔疾을 만들어 버릴 수도 있으니까요. 최대한 대변을 보더라도 하루에 2~3번 이상을 넘어가게 하면은 안 됩니다. 물론 어쩌다 하루에 4~5, 또는 6~5회 정도 볼 수는 있지만 그 다음날은 2~3회를 유지해야 합니다. 물론 하루에 1번 보는 것도 나쁘지는 않습니다. 이렇게 유지해주다 보면 어느 순간에 딱 좋아지는 시점이 있습니다. 그때부터는 약을 쓰지 않아도 변비가 없어지게 됩니다.

그리고 대황을 쓰다보면 장腸이 뒤흔들리면서 대변이 빠져나오게 되므로 복통腹痛을 수반하는 경우가 꽤 많으니 이 역시 미리 말을 안 해주시면 환자가 부작용으로 오해를 하게 됩니다.

이런 반응들을 미리 알아서 환자들에게 약을 먹기 전에 이야기해주시기 바랍니다.

후박厚朴, 지실枳實 등의 소도약

후박, 지실 등의 소도약消導藥은 대표적으로 소화를 잘 되게 하는 약들입니다. 후박과 지실은 오른쪽 관맥關脈에 긴맥緊脈이 뛰면서 복만腹滿 증상이 있을 때 씁니다. 복만 증상이란 헛배 부르고 더부룩 하다거나 조금만 먹어도 꽉 찬 증상이 있을 때 사용합니다.

이런 환자가 있었습니다.

허리가 아프고 다리가 뒤로 땡기는 환자였는데 아주 특이한 증상이 있었습니다.

"선생님, 저는 밥만 먹으면 허리 통증이 심해집니다. 이상하게 밥 먹을 때 주로 아프더라구요."

이 환자는 오른쪽 관맥에 긴활맥緊滑脈이 뛰었고 밥 먹을 때 허리가 더 아픈 증상이 있었으니 전형적인 소화가 안 되어서 생긴 요통인 식적요통食積腰痛입니다. 이런 경우는 자주 있는 일이 아닌데 소화가 안 되어서 생긴 노폐물인 식적食積만 제거해줘도 허리가 좋아지게 됩니다. 식적을 제거하는 약인 평위산平胃散을 주었는데 약을 먹은 그날부터 이상하게도 계속 설사를 하게 되었습니다. 7일 동안 계속 되는 설사에 환자는 전화가 왔습니다.

"선생님! 왜 한약을 먹으면 계속 설사를 할까요? 이거 부작용은 아닌지요."

저는 환자에게 물어봤습니다.

"허리 통증은 어떠신지요?"

환자 왈曰

"그러고 보니 설사는 하지만 허리가 확실히 덜 아프네요."

저는 그래서

"그러면 좋습니다. 그건 위장에 있는 노폐물이 제거되는 과정에서 나타나는 명현반응이니 걱정하지 말고 드세요." 이렇게 말해주었습니다.

3일을 더 설사를 하고 도합 10일 동안 설사를 한 후 설사가 멎었고 그 이후 그 환자는 허리가 전혀 아프지 않게 되었습니다.

이 글을 보아도 예상했던 약반응과 다른 반응이 나온다고 하더라도 부작용이 아님을 알 수 있습니다. 약을 쓰면서 나타나는 이러한 명현반응들을 정확히 아는 것이 환자를 제대로 고치는 데에 있어서 얼마나 중요한지 알 수가 있습니다.

이 외에도 약물을 쓸 때 나타나는 명현반응의 종류는 많지만 일단은 이 정도만 언급을 하겠습니다.

26

체질도 맥으로 알 수 있나요?

체질의학의 시작인 이제마

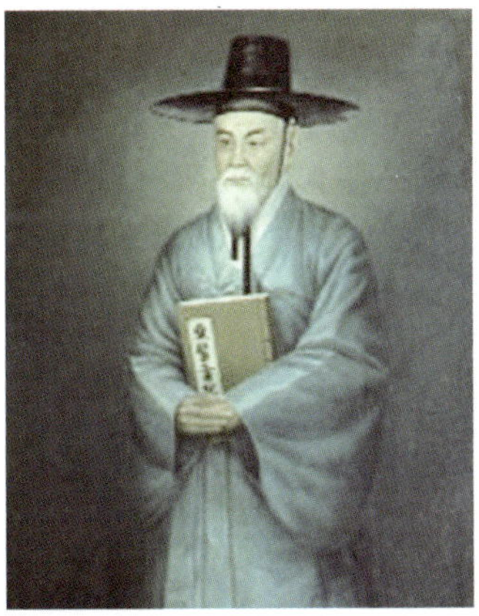

▶ 이제마 선생님

우리는 '체질'이라는 단어를 들으면 사상의학의 사상四象 체질을 떠올립니다. 그만큼 한의사들에게 보편적으로 퍼져서 한의학의 한 분야로 자리를 잡았다고 할 수 있습니다.

당대의 많은 학자들이 이제마 선생님의 사상의학이 기존 중경 선생님의『상한론』의 오류를 보완했다고 칭찬하는데, 우리나라에서 개발된 의학이라는 자부심 때문인지 사상의에서 좋게 보려고 했다면, 이제는 "과연 체질의학은 전혀 문제가 없는 것인가?" 라는 문제를 깊이 생각해볼 때가 되었다고 봅니다.

많은 학자들은 이제마 선생님이 기존 한의학에 대한 학식이 탁월하였고 기존 이론을 모두 흡수한 가운데 기존 이론을 뛰어넘는 사상의학을 만들었다고 생각하고 있습니다. 이것이 과연 전적으로 진실인지 한번 살펴보겠습니다.

이제마 선생이 알고 있는 진맥診脈

기존의 거의 모든 한의학 의서를 보면 꼭 기재되어 있는 진단법이 있습니다. 바로 진맥診脈입니다. 하지만 이제마 선생님은 이 진맥에 대해 아주 간단하게 부침지삭浮沈遲數 4가지 맥만 알면 더 이상의 자세한 것들은 필요없다는 식으로 말합니다. 실제로 이제마 선생님의 저술들을 보아도 맥에 대해 자세히 나오는 곳은 거의 없습니다.

> **若夫脈法者。執證之一端也。其理在於浮沈遲數而不必究其奇妙之致也。**
> 『東醫壽世保元 · 醫源論』
> 무릇 맥법脈法일 것 같으면 증證의 한 실마리를 잡는 것이니, 그 이치는 부침지삭浮沈遲數에 있는지라 반드시 그 기묘한 이치를 궁구해야 할 필요는 없느니라.

우리는 앞에서도 공부했지만, 맥의 체계는 부침지삭만 가지고는 다 나눌 수가 없습니다. 맥의 강약強弱도 따져야 하고, 부정맥의 여부도 따져야 하며, 맥이 한 갈래냐 두 갈래냐도 따져야 하는 등 진맥에서 살펴봐야 할 부분이 많습니다. 그럼에도 불구하고 이제마 선생님은 왜 이렇게 말씀하셨을까요?

이제마 선생님은 보통 우리가 알고 있는 스승이라고 생각하는 분에게 사사받은 적이 없이 혼자 독학으로 깨우쳤다고 알려진 유명한 분입니다. 과연 이 과정에서 본인만의 독단으로 잘못 깨우친 부분이 전혀 없었을지 한번 잘 짚고 넘어가야 할 것 같습니다. 과연 이제마라는 한 명의 희대의 천재가 개발한 사상의학의 진단이 『내경』부터 『난경』을 지나 『중경전서』에 이르고 『맥경』을 지나 『동의보감』에 이르기까지 유명한 명의라면 반드시 언급하는 진맥에 대해 무시할 정도의 뛰어난 면이 있었던 것일까요? 평생을 공부해도 다 깨우치기 힘들어서 어떤 한의사는 자기가 모른다고 해서 소설책 정도로 치부해버리며 무시할 정도로 어려운 『내경』에서 언급한 진맥을 자세히 공부할 필요가 없다고 말할 정도로 이제마 선생은 『내경』의 진맥을 뛰어넘는 진단실력을 갖춘 것일까요?

우리가 맥을 잡다 보면 실제로 양의사들은 심장이 괜찮다고 했는데 우리 기준으로 보았을 때 심장에 치명적인 맥이 나타나서 나중에 보았더니 얼마 안 있어서 그 환자가 심근경색, 협심증 등의 질환이 오는 경우를 자주 볼 수 있습니다. 과연 사상의학의 진단으로 이 정도로 위험한 상태에 환자가 놓여있는지를 알 수 있는 방법이 있는지 잘 점검해보아야 한다고 생각합니다. 심근경색이나 협심증은 혼자 있을 때 발병해서 오랜 시간 방치되면 죽을 수도 있는 위험한 질환입니다. 때문에 이러한 상황에 놓였는지 아닌지를 아는 것은 매우 중요한 진단이라고 할 수 있습니다. 과연 사상의학에서 이러한 것들을 알 수 있는지, 또 이보다 버금가는 질환들을 진단해 낼 수 있는지, 아니 그러한 질환들을 진단해서 치료할 수 있는 정확한 기준이 다 완비가 되어있는지 우리는 생각해보아야 합니다.

저는 사상의학이 흠잡을 수 없이 완성된 학문은 아니라고 생각합니다. 때문에 후세에서 많이 보완을 해야 하는 것이 맞다고 봅니다. 그렇다면 이제마 선생님의 말을 무조건 믿기보다는 이제마 선생님이 간과하고 넘어가신 기존의 한의학적인 내용을 다시금 제대로 살펴서 그 내용으로 체질을 다시 봐서 사상의학을 업그레이드(upgrade)시켜야 한다고 생각합니다. 그렇지만 오늘날 한의사들이 이렇게 생각하기 보다는 이제마 선생님의 학문을 완성형으로 받아들여서 그분이 하신 말씀을 다 옳다고 받아들이는 분들도 있어서 그 부분이 안타깝습니다.

이제마 선생님의 기준으로 볼 때 맥은 부침지삭浮沈遲數만 파악하고, 나머지는 환자의 생활습관이나 증상과 생긴 모습을 알게 되면 진단이 다 가능하다고 생각했을 겁니다. 물론 이제마 선생님 같은 뛰어난 명의라면 문제될 것이 없을지는 모르지만, 오늘날 대다수의 한의사들이 이런 식으로 진단을 접근해가면 많은 오류가 있을 수밖에 없습니다.

또한 책에는 부침지삭만 알면 된다고 말하면서 본인이 생각하는 부침지삭의 명확한 기준조차도 정의해놓지 않았습니다. 최소한 부침지삭의 맥이 뭔지는 자기 자신이 판단한 맥상 정도는 말해야 하는데 맥상 뿐 아니라 부침지삭의 병리조차도 전혀 언급이 없습니다. 이렇게 책을 써 버리면 실제로 그 책을 읽는 한의사들은 "맥을 잡는 것은 별로 중요하지 않구나?" 라는 잘못된 인식을 해버리게 됩니다.

진맥을 제대로 보지 않고 치료에 임할 경우에는 큰일 날 수 있습니다.

예를 들어 유맥濡脈은 원기元氣가 극도로 허虛하지만 맥은 부浮에서만 뛰니 부맥浮脈이라고 할 수 있는데, 이런 사람을 부맥浮脈이라고 표증表證으로 보아 발산發散하는 마황麻黃 등의 약을 잘못 쓰면 사람을 죽일 수도 있습니다.

규맥芤脈을 부맥浮脈이라고 하여서 발산發散시키면 가뜩이나 혈血이 탈脫하여 기진맥진한 사람을 완전히 탈진하게 만들거나 심하게는 죽일 수도 있게 됩니다.

요즘 무분별하게 비만약에 마황을 주는 한의사도 있을 수 있으니 이러한 맥은 매우 조심해야 할 맥입니다.

또한 산맥散脈 역시 암 등의 지극히 위험한 맥인데 이것을 부浮에서만 뛴다고 부맥浮脈으로 치부하여 그냥 넘어가면 혹시나 살릴 수 있는 길을 영영 잃어버리게 될지도 모릅니다.

장맥長脈은 빠르지 않아도 열이 많다고 알려진 맥인데 이것을 잘 모르고 뜨거운 약을 쓴다면 큰 부작용이 나올 수 있습니다.

맥이 전혀 뛰지 않는 경우만 해도 여러 가지입니다. 정말 전혀 맥이 뛰지 않는 경우와 주무르면 다시 뛰는 경우와, 손바닥을 뒤집어야만 맥이 뛰는 경우와, 맥이 뛰는 부위가 폐경肺經에서 뛰는 것이 아니라 대장경大腸經에서 뛰어서 맥이 전혀 뛰지 않는 것처럼 느껴지는 반관맥反關脈과, 맥이 심포경心包經 쪽의 인대에 바짝 붙어서 뛰니까 맥을 잡는 정상부위에서는 맥이 전혀 잡히지 않는 경우도 있습니다. 이 경우는 부침지삭浮沈遲數 어디에도 속하지 않고 잘 모르고 진단하면 큰 일이 날 수 있습니다.

이런 예를 들면 너무 많아서 일일이 다 열거할 수 없을 정도입니다.

사상의학에서 말하는 장중경 비판의 허실

맥학에 있어서 아주 많은 이론을 남기신 의성醫聖 장중경 선생님이 전하신 말씀을 구전으로 모아 놓은 『상한론』이 있습니다. 이제마 선생님은 이 『상한론』에 나오는 이론을 심하게 비판합니다. 그 중 하나의 구절을 들겠습니다.

論曰。右論皆以張仲景大承氣湯始作俑而可用不可用時候 難知 故紛紜多惑而 始知 張仲景之不可信也。張仲景大承氣湯。元是殺人之藥而非活人之藥則。大承氣湯不必擧論。『東醫壽世保元少陰人 · 腎受熱 表熱病論』

앞에서 말한 여러 의가醫家들의 이론은 모두 장중경張仲景의 대승기탕大承氣湯이 비로소 허수아비가 되기 시작했고 쓸 수 있거나 쓸 수 없는 때와 증후를 알기 어려워서 그러므로 어지럽고 헷갈린다는 것을 논한 것이니, 장중경을 믿을 수가 없다는 것을 비로소 알기 시작한 것이다. 장중경의 대승기탕은 원래 사람을 죽이는 약이지 사람을 살리는 약이 아닌 즉 대승기탕은 반드시 거론해야 할 필요는 없는 것이다.

먼저 『상한론』이라는 책이 어떻게 만들어진 책인지 알아야 할 것 같습니다. 『상한론』이란 장중경 선생님의 이론을 본인이 직접 저술한 책이 아니라 그 제자들에 의해서 구전되는 것들이 후대에 와서 묶여져 책으로 나온 것입니다. 때문에 장중경 선생님의 이론이 전부 다 실린 것이 아니라 그 일부가 실린 것이라 할 수 있습니다. 『상한론』이란 책에 나온 이론이 전부가 아니라면 우리가 연구하면서 그 소실된 부분을 찾아야 할 것이라 생각됩니다. 하지만 『상한론』의 이치를 궁구하지 않고 자기 생각에 미진하다거나 잘못되었다고 장중경 선생님을 믿지 못하겠다는 투로 말하는 것은 바른 표현이라고 느껴지지는 않습니다.

그럼 실제로 이제마 선생님이 언급한 대승기탕大承氣湯에 대해 잠깐 살펴볼까 합니다. 대승기탕은 대황大黃이 2돈이 들어갑니다. 책에 따라 4돈으로 나온 곳도 있습니다. 그럼 여기서 이제마 선생님이 쓰시던 처방을 한번 보겠습니다.

葛根承氣湯
葛根 4錢 黃芩 大黃 各2錢 升麻 桔梗 白芷 各1錢
本方 加大黃 2錢則 名曰 葛根大承氣湯, 減大黃 1錢則 名曰 葛根小承氣湯

갈근대승기탕葛根大承氣湯은 갈근승기탕葛根承氣湯에다 대황大黃을 2돈을 가하니 대황大黃을 총 4돈을 넣었음을 알 수 있습니다. 이 대황은 필요 이상의 양을 잘못 넣으면 사람에게 아주 치명적인 설사약입니다.

이제마 선생님 말씀대로라면 대황大黃의 양이 많다고 해서 장중경 선생님이 쓴 처방은 사람을 죽이는 처방이라고 비난하면서, 본인이 쓴 이 처방은 대황의 양이 많음에도 불구하고 사람을 죽이는 처방이 아니라는 것인데 이러한 생각은 올바르지 않다고 생각합니다. 똑같이 대황 4돈이 들어갔음에도 불구하고 갈근葛根 길경桔梗이 들어갔다고 해서 살인殺人을 면하고, 갈근葛根이 없고 망초芒硝가 들어갔다고 해서 살인이 된다는 그러한 이론 역시 전적으로 옳다고만은 할 수 없습니다.

장중경 선생님 역시 진맥이라는 본인만의 진단법으로 진단을 해서 그러한 처방을 쓴 것입니다. 이제마 선생님 역시 본인만의 탁월한 견해로 이러한 처방을 아마도 썼으리라 생각됩니다. 그렇다면 본인은 이렇게 본다고 말하면 되는데, 자신과 맞지 않는다고 장중경 선생님의 견해를 사람을 죽이는 처방이라는 말하는 그러한 혹독한 표현은 하는 않았으면 좋았을 것 같네요. 스스로의 의학이 뛰어나더라도 수천 년 동안 의성醫聖이라고 불리우는 분의 이론이라면 무시할 수 없는 무언가가 있다는 것을 생각했더라면 그런 표현을 쓰지 않았을텐데 그 부분이 아쉽습니다.

사상의학四象醫學이 무조건 우리나라에서 나온 한의학이라고 해서 비평을 하지 말아야 한다는 것은 잘못된 생각입니다. 비판받아야 할 부분은 비판받아야 하고 인정받아야 할 부분은 인정받아야 합니다. 분명 체질의학이란 『내경』에도 나오는 이론이지만 그것을 이제마 선생님처럼 체계화 시켜놓은 사람은 거의 없습니다. 또한 그러한 이론에 따라 여러 처방을 개발해놓은 것 역시 탁월한 업적이라고 봅니다. 하지만 이러한 업적 때문에 이제마 선생님 이론이 전부 맞다고 보면 그것은 학문을 하는 자세가 아니라고 봅니다.

『상한론』을 잘 공부해보면 광증狂症에 승기탕류承氣湯類를 쓰는 경우와 아닌 경우가 있음을 알 수 있습니다. 하나는 열로 인해서 생기는 광증이고, 또 하나는 허화虛火로 인해서 생기는 회광반조回光反照와 같은 광증입니다. 이것을『상한론』을 자세히 들여다보면서 찾을 수 있는데도 중경선생님이 광증에 대황大黃, 도인桃仁 등의 약재로 정기正氣를 박살만 낸다고 생각한다면 이는 잘못된 생각이 아닌가 합니다. 허虛해서 생기는 광증에까지 대황으로 공격하지는 않으셨습니다.

傷寒脈浮 醫以火迫劫之 亡陽 必驚狂 起臥不安者 桂枝去芍藥加蜀漆牡蠣龍骨救逆湯主之.『辨太陽病脈證幷治中 · 趙開美本』

상한傷寒에 맥이 부浮해서 의사가 화火로써 몰아붙이다 망양亡陽이 되면 반드시 놀라고 광狂하게 되나니 (놀라고 광狂하여) 일어나도 누워도 편안하지 않은 사람은 계지거작약가촉칠모려용골구역탕으로 주로 다스린다.

邪哭 使魂魄不安者 血氣少也 血氣少者屬於心 心氣虛者 其人則畏合目欲眠 夢遠行而精神離散 魂魄妄行 陰氣衰者爲癲 陽氣衰者爲狂.
『金匱要略 · 五臟風寒積聚病脈證幷治』

사곡邪哭이 혼백魂魄으로 하여금 편안하지 않게 만든 경우는 혈기血氣가 적은 것이니 혈기血氣가 적은 것은 심心에 속하는데 심기心氣가 허虛한 경우는 그 사람인 즉 눈을 감고 잠자기를 무서워하고 꿈에 먼 곳을 가며 정신精神이 떨어져 흩어지며 혼백魂魄이 망령되이 움직이나니, 음기陰氣가 쇠衰한 경우를 전癲이라 하고, 양기陽氣가 쇠衰한 경우를 광狂이라 합니다.

溲便遺失 狂言 目反直視者 此爲腎絕也.『仲景全書 · 辨脈法 · 趙開美本』

대소변을 지리면서 미친 소리를 하고 눈은 도리어 똑바로 쳐다보는 경우는 이것은 콩팥이 끊어진 것입니다.

이글을 봐도 장중경 선생님이 광증狂症을 실열實熱로만 보고 승기탕만을 쓴 것이 아니라는 것을 알 수 있으실 겁니다. 승기탕을 쓰는 장중경 선생님만의 기준이 있었던 것입니다.

이제마 선생님의 기존 의학에 대한 편견이 어느 정도 있는 것이 아닌가 하는 생각이 듭니다. 하지만 그렇더라도 이제마 선생님의 사상의학 이론은 한의학적으로 큰 가치가 있는 것 또한 사실입니다.

진맥과 사상의학과의 만남

기존의 전통의학과 사상의학을 잘 접목시켜보는 시도가 필요하다고 생각합니다. 기존의 전통의학에서는 진단에 있어서 진맥을 아주 중요하게 봅니다. 그렇다면 진맥과 체질의학은 전혀 상관이 없을까요? 그렇지 않습니다. 진맥과 체질의학은 분명 서로 통할 수 있는 부분이 있습니다.

예를 들어 소양인少陽人은 석고石膏를 쓸 정도로 속에 열이 많은 체질인데 진맥에서 석고를 쓰는 맥은 장맥長脈과 홍맥洪脈입니다.

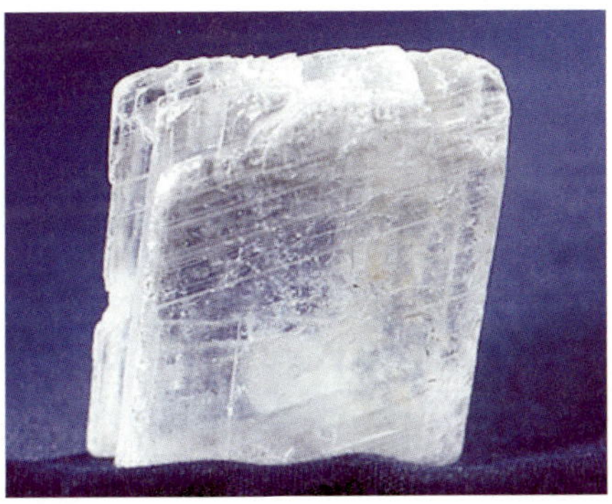

▶ 석고

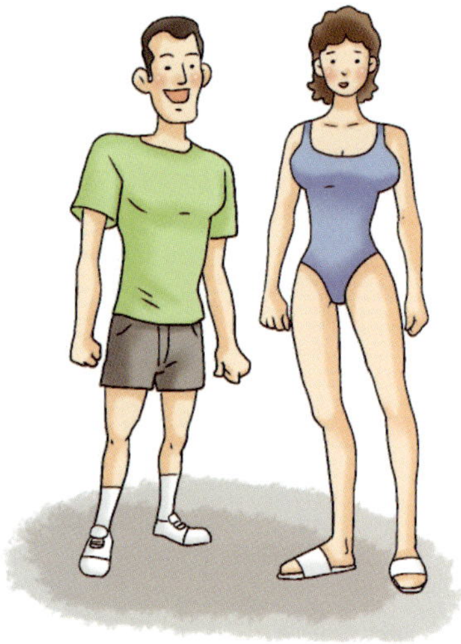

▶ 소양인

그렇다면 장맥과 홍맥이 뛰면 일단 소양인이라 판단해볼 수 있습니다. 콩팥이 약한 소양인少陽人은 왼쪽 척맥尺脈이 색맥濇脈이 나타나거나 약弱하거나 단맥短脈이 나타나거나 하는 특징이 있습니다.

태음인太陰人은 마황麻黃을 쓸 정도로 체표體表의 기운이 막혀 있는 사람인데, 맥이 부긴浮緊하거나 부현浮弦하게 뛴다면 마황을 써야 하는 맥이므로 태음인이라 판단해볼 수 있습니다.

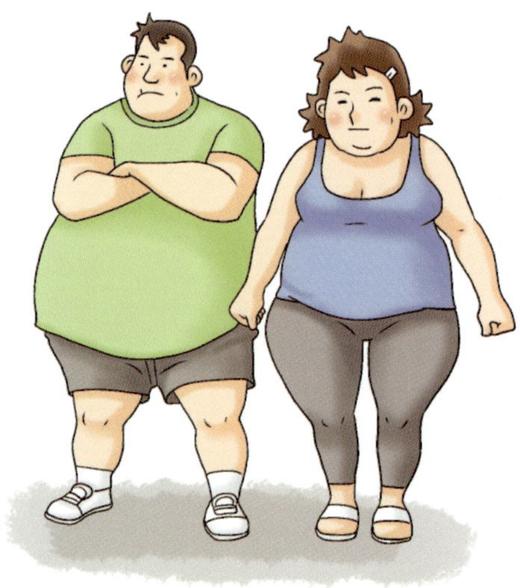

▶ 태음인

소음인少陰人은 인삼人蔘을 쓸 정도로 기氣가 허한 사람인데 오른쪽에 약맥弱脈, 세맥細脈 등 약한 맥들이 뛴다면 소음인이라 판단해볼 수 있습니다.

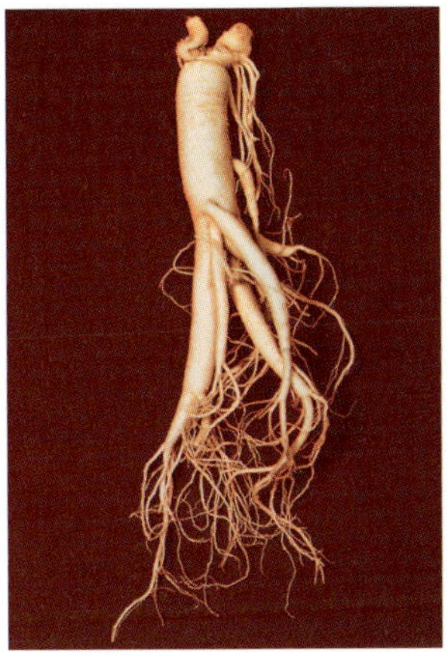

▶ 인삼

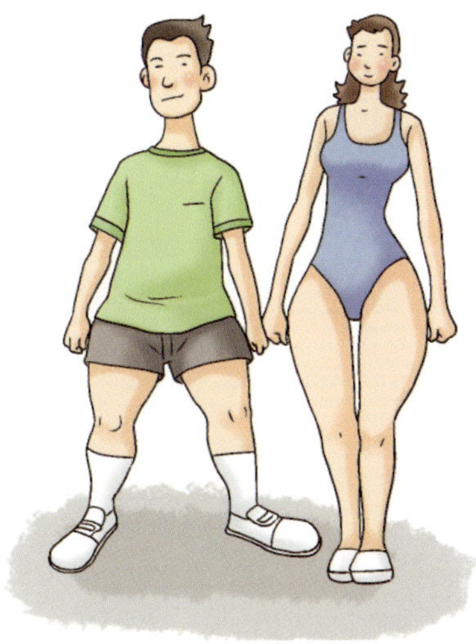

▶ 소음인

소화가 안 되어서 식적食積이 생기는 소음인은 오른쪽 관맥關脈에 긴맥緊脈이 나타납니다. 이때 소음인의 긴맥緊脈은 태음인보다는 조금 더 가느다란 것이 특징입니다.

긴맥緊脈은 일반인들에게 매우 잘 보이는 맥입니다. 현맥弦脈과 색맥濇脈 역시 자주 보입니다. 장맥長脈과 홍맥洪脈은 아주 자주는 보이지 않지만 더러 나타나는 맥들입니다.

규맥芤脈, 허맥虛脈, 대맥大脈은 소음인少陰人에게 간혹 보일 수 있는 맥입니다. 혁맥革脈은 태음인太陰人에게 나타날 수 있는 맥입니다. 물론 이 부분은 좀 더 자세한 논의가 되어야 하리라 생각합니다.

이런 식으로 28맥이 각각 나타나는 형태는 어떤 체질인지 판단하는데에 참고는 될 수 있지 않을까 생각됩니다.

이제마 선생님의 체질의학은 분명 탁월한 이론이고 한 시대를 풍미할 수 있는 이론이라고 생각됩니다. 하지만 이제마 선생님은 기존 한의학에 대한 어느 정도의 편견이 있었던 분이십니다. 이러한 편견을 후대에서 그대로 받아들이지 말고 기존 한의학을 더 연구해서 올바르게 접목시키면 체질의학도 더 완성된 모습으로 우리에게 다가올 수 있지 않을까 합니다. 『내경』에도 체질의학이 나온다는 것은 그만큼 체질의학이 의학에서 중요한 부분을 차지할 수도 있다는 것입니다. 그렇다면 『내경』에서 가장 중요한 진단법의 하나로 나오는 진맥과 체질의학을 접목시키면 많은 인류의 병을 치료하는데 큰 도움이 되리라 생각됩니다.

27

심사숙고해야 하는 한의학 상식들

오경설五更泄

한의과 대학을 다니시는 분들이라면 오경설五更泄에 대해 많이 들어봤을 겁니다. 오경은 새벽 3~5시를 말합니다. 그렇다면 오경설은 새벽 3~5시에 나오는 설사가 되겠습니다. 그런데 문제는 우리가 일상생활을 살면서 그 시간에 나오는 설사는 거의 없다고 보아야 합니다. 그렇다면 오경설에 쓰이는 사신환四神丸, 이신환二神丸 등의 처방은 쓰지 못하게 됩니다.

여기서 중요한 것은 오경설이 무엇이냐는 것입니다. 얼핏 보면 새벽 3~5시에 하는 설사로 착각하기가 딱 좋습니다. 여기서 중요한 것은 옛날 사람들과 지금 사람들의 삶의 패턴이 다르다는 겁니다. 옛날 사람들은 농사를 지어야 했기 때문에 실제로 인시寅時인 새벽 3~5시에 일어나서 농사지으러 나갔습니다. 소강절邵康節의 『황극경세서皇極經世書』에 오죽하면 '하늘은 자시子時에 열리고天開於子, 땅은 축시丑時에 열리며地闢於丑, 사람은 인시寅時에 일어난다人起於寅'이라는 말까지 있겠습니까? 그렇다면 옛날 사람들의 개념으로 보면 오경설은 아침에 일어나서 보는 설사를 말하는 겁니다.

그런데 요즘 사람들은 오경五更인 새벽 3~5시에 일어나는 사람들은 거의 없습니다. 대부분 아침 7, 8시에 일어나게 되죠. 좀 일찍 일어나는 사람들이 6시 정도이고 늦게 일어나는 사람은 9, 10시가 되기도 합니다. 오경설이 아침에 일어나서 보는 설사이면 요즘 사람들의 개념으로 보면 아침 7시에 일어나면 일어나서 얼마 안 있다가 보게 되는 설사를 오경설이라고 할 수 있습니다. 새벽 6시에 일어나서 설사하는 것도 오경설이고, 오전 11시에 일어나서 설사하는 것도 오경설로 생각할 수 있습니다. 실제로 이렇게 보고 이신환, 사신환 등의 콩팥의 양기陽氣를 보補하는 약을 썼더니 아침에 일어나서 설사하는 증상들이 사라지는 것을 알 수 있었습니다.

다시 정리해보면 오경설은 아침에 일어나서 설사하거나 아니면 대변이 묽어지는 경우를 말합니다. 아침에 늦게 일어나면 그 늦게 일어나는 시각을 적용시켜야 함은 말할 것도 없습니다. 이것은 한의학 사고의 큰 전환을 이루어야 받아들일 수 있는 부분입니다. 임의용지任意用之해야 하는 부분이지요.

동양학에서 제일 중요한 것은 이치를 아는 것입니다. 그 다음에 이치를 자유자재로 적용하는 변통력便通力이지요. 이러한 변통력이 없으면 임상에서 이 오경설은 적용을 시킬 수가 없습니다. 새벽 3~5시에 설사를 하지 않는다면 오경설은 없다고 보아야 하니까요.

경맥經脈의 흐름과 오수혈五兪穴의 흐름

한의학에는 경락經絡이라는 체계가 있습니다. 이 경락이라는 체계야말로 다른 나라 여러 지역의 의술과 크게 차별되는 개념입니다. 이 체계가 있어서 침과 뜸이 존재하고 인체의 국소부위와 오장육부五臟六腑가 연결될 수가 있습니다. 그렇다면 이 경락이 인체에서 어떤 방식으로 존재하는지를 먼저 알아야 할 것 같습니다. 그래야 그것을 올바로 사용할 수 있을 겁니다.

먼저 기존의학에서 경락을 어떻게 파악하는지부터 알아보아야 할 것 같습니다.

기존 한의학책에서는 경락經絡의 체계를 가장 가느다란 맥인 손맥孫脈, 그 다음 가느다란 락맥絡脈, 그 다음 경맥經脈, 경근經筋으로 파악합니다. 보통 손맥을 모세혈관으로 파악하는 경향이 많습니다. 우리가 알고 있는 혈자리는 보통 살과 근육의 사이에 위치합니다.

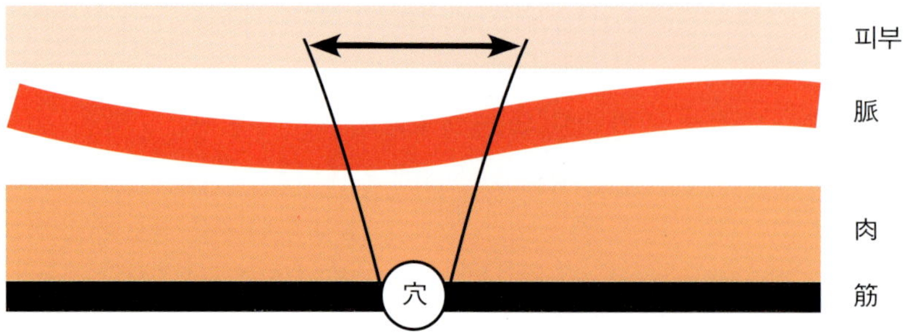

혈穴 자리의 영향이 미치는 범위가 피부로 가면 갈수록 점점 넓어집니다. 그래서 피부로 살짝 침을 찌르는 경우는 혈자리의 정확한 위치를 약간 벗어나도 침이 효과가 나오는 이유가 이 때문입니다. 깊이 찌르는 경우는 정확하게 혈자리를 잡아서 침을 놔야 효과가 나오지만 얕게 침을 찌르는 경우는 비슷하게 놔도 효과가 나오게 된다는 말이죠.

이런 식으로 혈자리와 경맥의 흐름이 흘러가는데 여기서 한 가지 의문점이 생깁니다. 경맥經脈은 각 경맥의 음양陰陽에 따라 흘러가는 방향이 달라집니다. 즉, 음陰에 해당하는 경맥인 수태음폐경맥手太陰肺經脈은 몸통 쪽에서 손끝 쪽으로 흘러가고, 양陽에 해당하는 경맥인 수양명대장경맥手陽明大腸經脈은 손끝에서 몸통 쪽으로 흘러갑니다. 이처럼 경맥經脈의 음양에 따라 흘러가는 방향이 달라지는데 갑자기 오수혈五俞穴에 대한 이야기가 나오면서부터 이제 한의계의 딜레마가 시작됩니다. 본문을 보겠습니다.

肺出於少商, 少商者, 手大指端內側也, 爲井木

폐肺는 소상혈少商穴에서 나오니 소상少商은 엄지손가락 끝의 안쪽 옆이라 정혈井穴이고 오행상 목木이 됩니다.

溜于魚際, 魚際者, 手魚也, 爲滎

폐肺는 어제혈魚際穴에서 흘러넘치니 어제魚際는 손의 물고기 형상의 부분이라 형혈滎穴이 됩니다.

注于太淵, 太淵, 魚後一寸陷者中也, 爲腧

폐肺는 태연혈太淵穴에서 주注하나니 태연太淵은 손의 물고기 형상 부분의 뒤쪽 1촌寸 푹 파인 곳 속이라 수혈輸穴이 됩니다.

行於經渠, 經渠, 寸口中也, 動而不居, 爲經

폐肺는 경거혈經渠穴에서 흘러가나니 경거經渠는 촌구寸口 중에 있어서 움직이되 거居하지 않으니 경혈經穴이 됩니다.

入于尺澤, 尺澤, 肘中之動脈也, 爲合.手太陰經也.『靈樞 · 本輸篇』

폐肺는 척택혈尺澤穴로 들어가나니 척택尺澤은 팔꿈치 중의 동맥動脈이라 합혈合穴이 되나니, (이 과정이) 수태음경手太陰經입니다.

이대로라면 폐경肺經에서 정형수경합井滎輸經合의 흘러가는 방향은 손끝에서 몸통 쪽이 됩니다.

그러면『靈樞·經脈篇』에 나오는 수태음폐경맥의 흘러가는 방향을 보겠습니다.

肺手太陰之脈, 起于中焦, 下絡大腸, 還循胃口, 上膈屬肺; 從肺系, 橫出腋下, 下循臑內, 行少陰心主之前, 下肘中, 循臂內上骨下廉, 入寸口, 上魚, 循魚際, 出大指之端; 其支者, 從腕後直出次指內廉, 出其端.『靈樞 · 經脈篇』

폐肺 수태음手太陰의 맥은 중초中焦에서 일어나서 아래로 대장大腸으로 이어지고 위구胃口를 따라 돌아서 위로 횡격橫膈으로 가서 폐肺에 속합니다. 폐肺와 이어진 계통(기관지 등)을 따라 옆으로 겨드랑이 아래로 나와서 아래로 팔뚝 안쪽을 따라 수소음手少陰 경맥과 심주心主경맥의 앞으로 흘러가서 팔꿈치 속으로 내려가 팔 안쪽 윗 뼈의 아래 가생이를 따라 촌구寸口로 들어가서 물고기 형상의 부분으로 올라가 어제魚際를 따라 엄지손가락 끝으로 나옵니다. 그 지류支流는 손목 뒤를 따라 똑바로 두 번째 손가락 안쪽 가생이로 나와서 그 (두 번째 손가락) 끝으로 나옵니다.

이대로라면 수태음폐경맥手太陰肺經脈의 흘러가는 방향은 몸통에서 손끝 방향이 됩니다.

앞서『本輸篇』에서 말한 정형수경합井滎輸經合의 방향과는 정 반대가 되는 것이지요.

왜 이런 현상이 나타날까요?

이 때문에『내경』은 위서僞書, 즉 거짓된 책이라는 말까지 나옵니다. 혹자는『내경』은 소설책에 불과하다는 혹평도 하고 있습니다. 하지만『내경』을 소설책이라고 하기에 앞서서 이 두 가지 상반되는 이론이 공존할 가능성은 없는지 찾는 것이 먼저 후학後學의 도리가 아닌가 생각이 듭니다.

그래서 필자는 그 공존의 가능성을 도모하고자 합니다. 이 이론이 맞는지 틀리는지는 차치하고 적어도 필자의 방식대로 이해한다면 이 상반된 이론이 공존할 수는 있습니다. 그럼 설명하겠습니다.

인체에는 피맥육근골의 피부, 맥, 살, 근육, 뼈가 있습니다. 이것을 피맥육근골皮脈肉筋骨이라 합니다. 이 중 '맥脈'은 '경맥經脈'을 말합니다. 하지만 이 경맥과 별도로 깊은 부위에서 흘러가는 흐름이 있습니다. 오장육부五臟六腑와 바로 직통으로 이어지는 체계가 있습니다. 바로 경經이라고 하지요.

『靈樞·本輸篇』을 보면 수태음폐경手太陰肺經이라고 합니다.『靈樞·經脈篇』을 보면 폐수태음지맥肺手太陰之脈이라고 하지요. 이 두 개가 같은 것이면 왜 하나는 경經이라고 하고 왜 하나는 맥脈이라는 단어를 쓸까요? 과연 『내경』이란 책이 같은 것인데도 이렇게 다른 단어를 쓸 정도로 허술한 책일까요? 저는 그렇지 않다고 생각해보았습니다.

그렇다면 우리가 지금까지 알고 있던 경맥은 실제로는 경經과 맥脈 2개로 나뉜다는 가정을 해볼 수 있을 것 같습니다.

경經은 근골筋骨의 사이인 깊은 부위를 흐르는 기혈氣血의 흐름이고, 맥脈은 피부와 살의 사이를 흐르는 기혈의 흐름이 됩니다.

경經과 경맥經脈은 무엇이 다른가?

앞에서 말하였지만 경經은 근골의 사이를 흐르는 깊은 곳의 기혈氣血 흐름이고, 경맥經脈은 피부와 살의 사이를 흐르는 얕은 곳의 기혈의 흐름이라고 말씀드렸습니다. 아래의 그림과 같습니다.

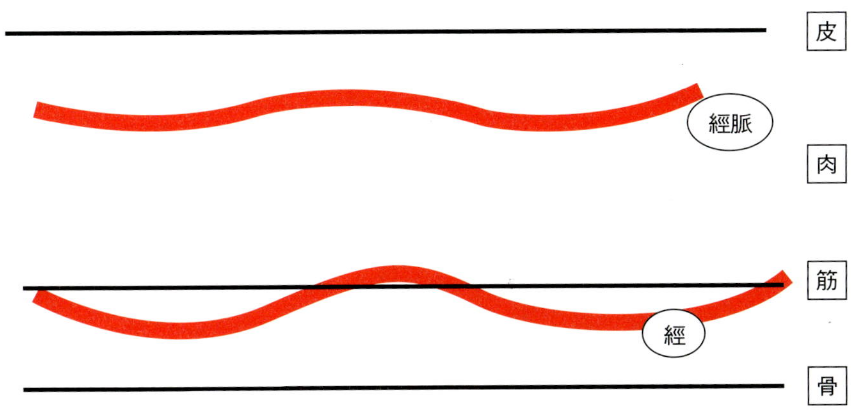

우리가 바다의 흐름을 봅시다. 바람의 흐름과 물 전체의 흐름에 따라 수면의 높낮이가 차이가 많이 납니다. 그리고 흘러가는 힘 역시 매우 강합니다. 때문에 이 파도의 힘에 잘못 쓸리면 내가 아무리 헤엄을 쳐도 빠져나오지 못하고 쓸려가버리게 됩니다. 그림을 보겠습니다.

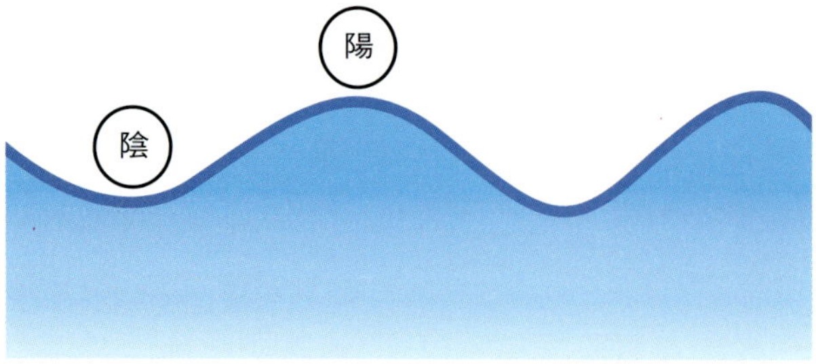

이처럼 파도의 높낮이에 따라 음양이 나뉩니다.

하지만 바다 밑의 물결의 흐름은 고요합니다. 분명 한쪽으로 흐르기는 하지만 그 흐름이 그렇게 거세지 않고 매우 조용합니다. 수면의 흐름처럼 음양이 심하게 갈리지 않습니다. 이 이론을 적용한다면 인체의 피부는 수면과 같으므로 음양에 따라 경맥의 흐름이 달라집니다. 마치 물결처럼 오르락 내리락하면서 작용하지요.

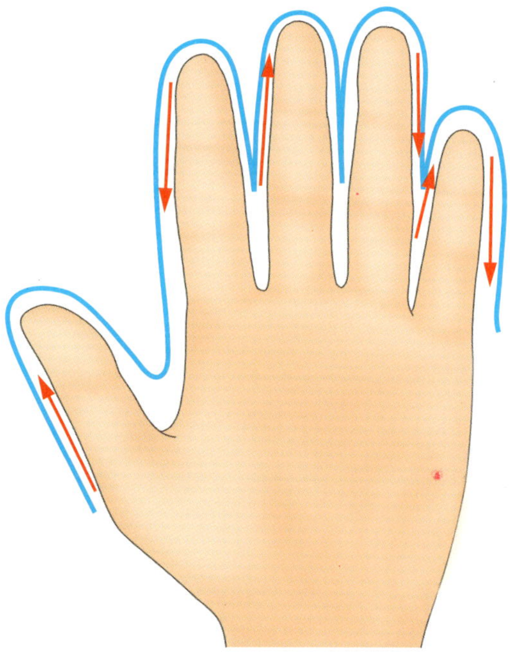

이 그림을 보시면 손가락에서 음경맥陰經脈과 양경맥陽經脈에 따라 흘러가는 방향이 달라서 마치 파도처럼 오르락 내리락함을 알 수 있습니다.

하지만 『靈樞·本輸篇』을 보면 무조건 경經의 흘러가는 방향은 손발가락 끝에서 몸통으로 흘러감을 알 수 있습니다. 구심성求心性이죠.

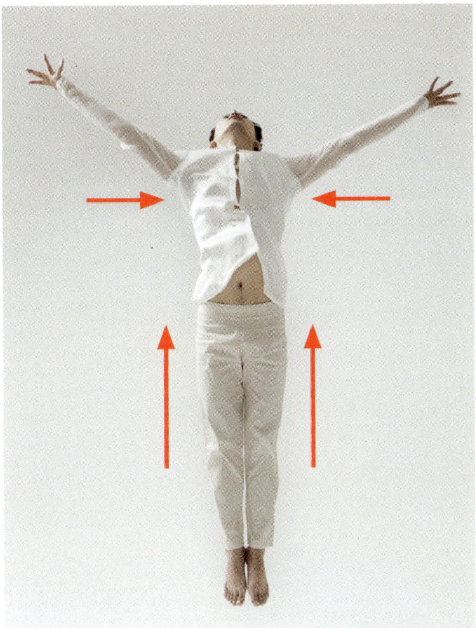

▶ 경經의 흐름

이것은 머리는 하늘이고 몸은 땅이니 몸은 곤坤이고 지구라 곤坤은 ☷에서 보이는 것처럼 속이 비어서 이 안으로 모든 것을 빨아들이는 중력이 있습니다. 그래서 가만히 두면 다 곤坤인 몸통으로 모이게 됩니다. 이처럼 이면에서는 모두 다 몸통으로 귀속이 됨을 알 수 있습니다. 즉, 겉으로 보이면 비행기도 오르락 거리고 사람도 뛰었다 내려오고 하지만 이면의 흐름은 다 곤坤으로 귀속이 됩니다. 지구 내부로 들어갈수록 빨아들이는 힘이 더 셉니다. 자석도 멀리 떨어지면 땡겨지기도 하고 안 땡겨지기도 하고 하지만 가까우면 가까울수록 땡겨지는 힘이 강해서 그 힘에 벗어나기 쉽지 않은 것과도 같은 이치이지요.

그렇다면 치료하는 효능면에서는 경經과 경맥經脈은 어떤 차이가 있을까요? 이것은 깊이에 따른 것으로 이해해야 할 듯 합니다.

즉, 경맥經脈은 얕은 곳에 있으니 말 그대로 주로 얕은 곳으로 작용하게 되고, 경經은 깊은 곳에 있으니 깊은 곳으로 작용한다는 겁니다. 즉, 경맥은 살과 피부로 주로 작용하고 경은 근골筋骨로 작용하며, 경맥은 주로 사지四肢 말단으로 작용하고 경은 오장육부五臟六腑로 작용한다는 겁니다.

치료할 때는 경맥經脈을 자극하기 위해서는 침을 얕게 찌르면 되고, 경經을 자극하기 위해서는 침을 근골지간筋骨之間으로 깊이 찔러야 자극이 된다고 보시면 됩니다.

『傷寒論』 삼음삼양병三陰三陽病의 전변傳變

보통 우리는 『상한론』의 삼양병三陽病은 열증熱證, 삼음병三陰病은 한증寒證으로 많이 알고 있습니다. 이런 부분은 후세의 여러 가지 문헌들을 확인하면 그렇게 생각할 수 밖에 없습니다.

그런데, 문제는 삼양병은 열증熱證, 삼음병은 한증寒證으로만 보기에는 이상한 내용들이 『상한론』에는 나옵니다. 바로 삼양병과 삼음병에 한증寒證, 열증熱證이 섞여있다는 것이죠.

이 부분이 『상한론』을 공부하는 의가醫家들의 계속되는 논란거리이지만 어느 누구 하나 속 시원하게 풀어준 사람이 없습니다.

먼저 태음병太陰病 조문條文입니다.

> **傷寒 脈浮而緩 手足自溫者 系在太陰. 太陰當發身黃 若小便自利者 不能發黃. 至七八日 雖暴煩 下利日十餘行 必自止 以脾家實 腐穢當去故也.** 『辨太陰病脈證並治』
>
> 상한傷寒에 맥이 부浮하고 완緩하면서 손발이 스스로 따뜻한 경우는 병의 계통이 태음太陰에 있으니 태음太陰은 마땅히 몸이 누렇게 되는 병을 일으키는 지라 만약 소변이 잘 나오면 누렇게 되는 병을 일으킬 수는 없다. 상한傷寒 7~8일에 이르러 비록 갑작스럽게 가슴이 답답해지면서 설사를 하루에 10번 이상 하여도 반드시 스스로 멈추게 되니 비가脾家가 실實하기 때문이라 썩은 노폐물이 마땅히 제거되기 때문이다.

양명병陽明病은 위가실胃家實이라고 하고 태음병太陰病은 비가실脾家實이라고 하는데 둘 다 어찌 되었든 허증虛證이 아니라 실증實證입니다. 그리고 태음은 몸이 누렇게 되는 황달병을 일으킨다고 나옵니다. 그래서 설사를 아무리 많이 하여도 실증實證이라 노폐물이 제거되는 것이니 기운 빠지거나 하지 않고 문제 없다는 내용입니다. 이렇게 보면 삼음병三陰病은 무조건 한증寒證이라고 보는 기존의 이론에 문제가 있음을 알게 됩니다.

다음은, 소음병少陰病 조문입니다.

少陰病 得之 二三日 口燥咽乾者 急下之 宜大承氣湯. 『辨少陰病脈證並治』

소음병少陰病에 걸린지 2~3일째에 입이 마르고 목구멍이 건조한 경우는 급히 설사를 시켜야 하니 대승기탕大承氣湯이 마땅하다.

少陰病 自利淸水 色純靑 心下必痛 口乾燥者 急下之 宜大承氣湯. 『辨少陰病脈證並治』

소음병에 맑은 물을 설사하되 색깔이 순전히 푸른색이면 명치 밑이 반드시 아픈데 입이 건조한 경우는 급히 설사시켜야 하니 대승기탕이 마땅하다.

少陰病 六七日 腹脹 不大便者 急下之 宜大承氣湯. 『辨少陰病脈證並治』

소음병 6~7일에 배가 빵빵해지면서 대변이 안 나오는 경우는 급히 설사시켜야 하니 대승기탕이 마땅하다.

소음병少陰病 역시 한기寒氣가 많이 있는 병이라고 알려졌지만 이상하게도 열을 강력하게 끄는 대황大黃, 망초芒硝가 들어간 대승기탕大承氣湯이 나옵니다. 이것 역시 삼음병三陰病을 한기寒氣로 인한 병으로만 보기에는 문제가 있는 구절입니다.

다음은 궐음병厥陰病 조문입니다.

厥陰之爲病 消渴 氣上撞心 心中疼熱 飢而不欲食 食則吐蛔 下之 利不止. 『辨厥陰病脈證並治』

궐음厥陰이 병이 되면 소갈消渴, 기氣가 위로 심心을 쳐서 심중心中이 아프면서 열이 나고, 배가 고파도 음식이 땡기지 않으며 먹으면 회충蛔蟲을 토吐하니 설사를 잘못 시키면 설사가 멈추지를 않게 된다.

傷寒 脈滑而厥者 裏有熱也 白虎湯主之. 『辨厥陰病脈證並治』

상한傷寒에 맥이 활滑하되 (손발이) 궐랭한 경우는 속에 열이 있는 경우이니 백호탕을 주로 쓴다.

熱利下重者 白頭翁湯主之. 『辨厥陰病脈證並治』

열로 인한 설사로 아래가 묵직한 경우는 백두옹탕을 주로 쓴다.

본초학 책을 찾아보시면 아시겠지만 석고石膏, 백두옹白頭翁 역시 성질이 차가운 약입니다. 궐음병厥陰病 역시 병의 원인을 한기寒氣로 인한 것으로만 보기에는 내용이 좀 이상합니다. 때문에 삼음병을 한기寒氣로 인한 병으로만 볼 수 없는 것입니다.

다음은 양명병陽明病 조문입니다.

> **陽明病 若中寒 不能食 小便不利 手足濈然汗出 此欲作固瘕 必大便初鞕後溏 所以然者 以胃中冷 水穀不別故也.**『辨陽明病脈證並治』
>
> 양명병陽明病에 만약 중한中寒으로 밥을 먹을 수가 없고 소변이 잘 안 나가며 손발에 축축이 땀이 나면 이것은 고가痼瘕를 발작發作하고자 함이니 반드시 대변이 처음에는 단단하고 후에는 묽게 된다. 그러한 까닭은 위장胃腸 속이 차가워서 물과 음식이 제대로 나누어지지 못하기 때문이다.

역시 병의 원인이 열이라고 알려진 양명병陽明病에 뜬금없이 위장胃腸 속이 랭冷하다는 말도 나옵니다.

기존의 이론으로 따지면 삼음三陰인 태음太陰, 소음少陰, 궐음병厥陰病은 한기寒氣로 인한 병이기 때문에 열을 끄는 약이 들어가는 것은 말이 되지 않습니다. 이 때문에 일본 쪽 학문 계열의 한 학자는 소음병의 대승기탕을 '소음병少陰病 같은 양명병陽明病'등으로 해석을 합니다. 즉 '~와 같은'이라는 구절이 생략이 되었다는 것이죠. 하지만 그런 해석은 있을 수가 없는 것입니다. 본문에 그런 내용은 분명히 쓰여져 있지 않습니다. 본문에 그렇게 쓰여져 있지 않다면 원저자原著者의 의도는 다른 곳에 있는 것인데 그런 식의 해석은 원저자의 뜻을 크게 훼손시키는 것이 아닌가 합니다. 원저자의 뜻을 훼손시키지 않으면서 이 부분을 매끄럽게 해석할 수 있는 방법이 있지 않을까 고민을 많이 해보다가 『脈經』에서 이런 구절을 보게 되었습니다.

凡脈大爲陽, 浮爲陽, 數爲陽, 動爲陽, 長爲陽, 滑爲陽; 沈爲陰, 濇爲陰, 弱爲陰, 弦爲陰, 短爲陰, 微爲陰; 是爲三陰三陽也, 陽病見陰脈者反也, 主死; 陰病見陽脈者, 順也, 主生.

무릇 맥이 대大한 것은 양陽이 되고, 부浮는 양陽이 되고 삭數은 양陽, 동動은 양陽, 장長은 양陽, 활滑은 양陽이 되며,
침沈은 음陰, 삽濇은 음陰, 약弱은 음陰, 현弦은 음陰, 단短은 음陰, 미微는 음陰이 되니 이것이 삼음삼양三陰三陽이 되는데,

關前爲陽, 關後爲陰 ……

관關의 앞은 양陽이 되고, 관關의 뒤는 음陰이 되는데,

夫風傷陽, 寒傷陰, 陽病順陰, 陰病逆陽, 陽病易治, 陰病難治, 在腸胃之間, 以藥和之, 若在經脈之間, 鍼灸病已.『脈經 · 辨脈陰陽大法第九』

무릇 풍風은 양陽을 상傷하게 하고 한寒은 음陰을 상傷하게 하느니라. 양병陽病은 음陰으로 순順하고 음병陰病은 양陽으로 역逆하는데, 양병陽病은 치료하기 쉽고 음병陰病은 치료하기 어려우니라. 장위腸胃의 사이에 있는 것은 약藥으로써 화和하게 하고 만약 경맥經脈의 사이에 있으면 침과 뜸을 놓으면 병病이 낫게 되느니라.

부맥浮脈은 맥이 겉에서 더 잘 뛰는 맥이고, 침맥沈脈은 속에서 더 잘 뛰는 맥입니다.

원래 오장五臟은 리裏, 육부六腑는 표表라는 것은 경락이론의 대표적인 이론입니다. 폐肺와 대장大腸이 표리表裏를 이룬다는 등의 이론이지요.

종합해서 몇 가지 말씀드려보면 부浮는 겉表이고, 침沈은 속裏이니 부浮는 양陽이고 침沈은 음陰입니다. 때문에 육부六腑를 의미하는 손발의 삼양경맥三陽經脈은 표表에 해당하고 오장五臟을 의미하는 손발의 삼음경맥三陰經脈은 리裏에 해당합니다. 음양 이론에 따르면 표表는 양陽이고 리裏는 음陰입니다.

맨 마지막 문장을 보다 보면 풍風은 양陽을 상傷하게 한다고 하였는데 이것을 삼양경맥三陽經脈으로 바꾸고, 한寒은 음陰을 상하게 한다고 했는데 이것을 삼음경맥三陰經脈으로 바꾸겠습니다.

그러면 삼양경맥三陽經脈에 병이 들면 삼음경맥三陰經脈으로 순順하게 흘러가고, 삼음경맥三陰經脈에 병이 들면 삼양경맥三陽經脈으로 역逆하게 거슬러 흘러간다고 말할 수 있습니다. 이것을 도식화 해보겠습니다.

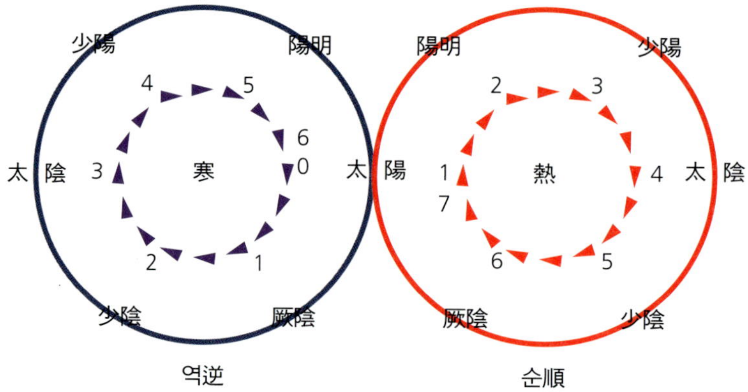

『상한론傷寒論』의 모든 시작은 태양경太陽經입니다.

여기서 허虛하냐 실實하냐에 따라서 계속 양경陽經으로 가느냐 아니면 음경陰經으로 거꾸로 가느냐가 결정됩니다.

여기서 중요한 것은 태양太陽을 중심으로 양경陽經 쪽으로 전변傳變되는 것과 음경陰經쪽으로 전변되는 두 갈래로 나뉜다는 겁니다. 『맥경』에서는 '풍風'으로 표현했지만 위의 도표에서는 병사病邪의 성질에 따라 '열熱'로 써놓았습니다. 풍이 진액을 말리면 열이 발생하기 때문입니다.

몸이 실實한 사람은 오른쪽 화살표 방향으로 열이 점점 심해지는 과정을 거치게 됩니다. 마황탕증麻黃湯證에서 시작합니다. 이것을 순順의 과정으로 봅니다.

몸이 허虛한 사람은 왼쪽 화살표 방향으로 한寒이 점점 심해지는 과정을 거치게 됩니다. 계지탕증桂枝湯證에서 시작합니다. 이것을 역逆의 과정으로 봅니다.

족태양방광경맥足太陽膀胱經脈은 항문에 인접해서 지나갑니다. 제일 처음 뒷목을 통해서 풍한風寒의 사기邪氣가 들어왔다가 몸이 허虛해지면 점점 등을 타고 아래로 내려가서 항문 근처의 회양혈會陽穴까지 가다보면 거기서 회음부會陰部로 한사寒邪가 전傳해지게 됩니다. 이것은 몸이 매우 약해졌을 때 나타나는 현상입니다. 즉, 몸이 약해지면 단전丹田의 온기溫氣가 한사寒邪를 막아내지 못하여 밖에서부터 안으로 들어올 때 아랫배부터 들어오게 되는 것입니다. 이렇게 되면 손발이 여름에도 차갑게 됩니다. 이것이 한사寒邪가 속으로 들어오는 시작입니다.

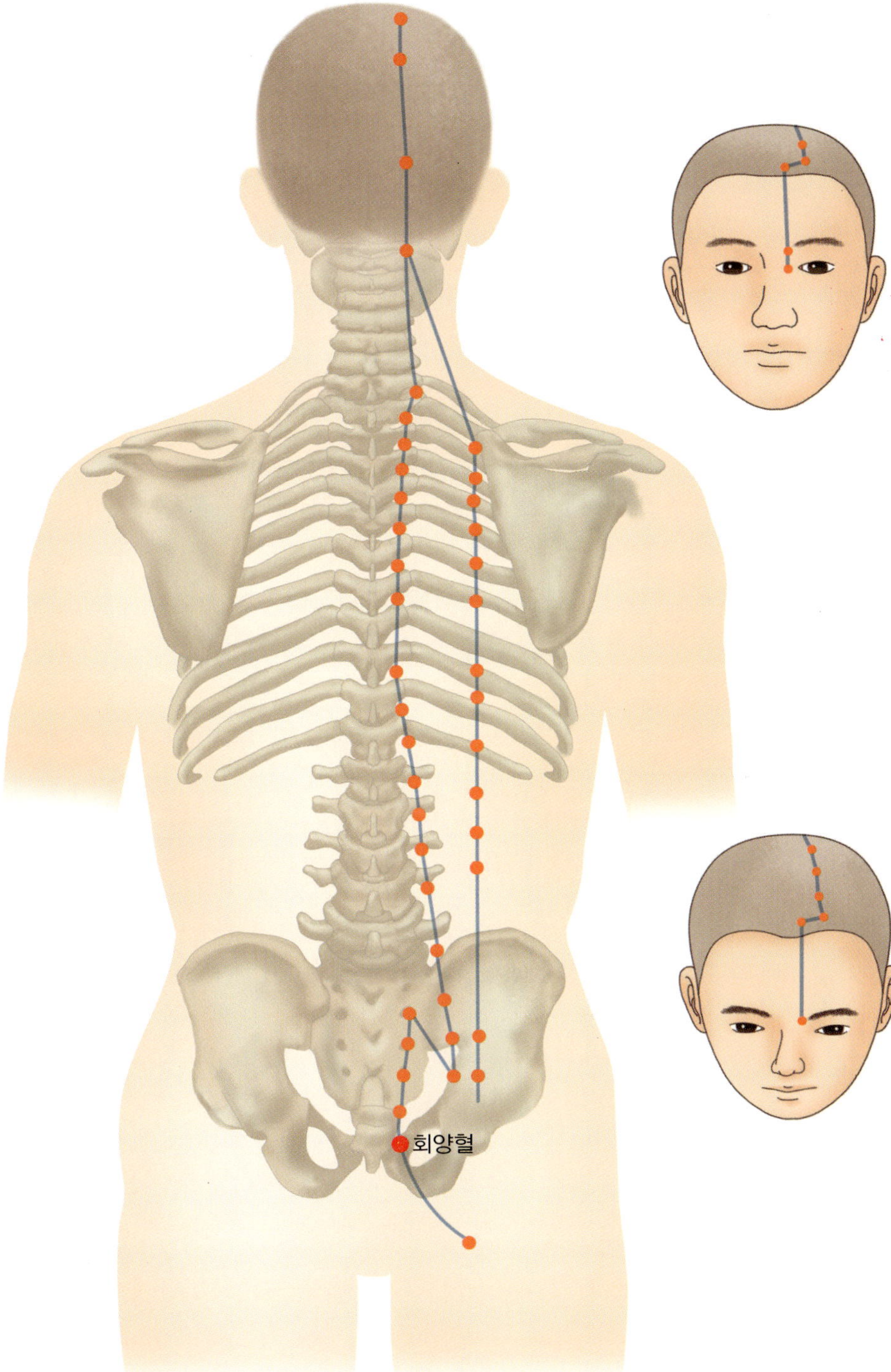

▶ 족태양방광경맥足太陽膀胱經脈

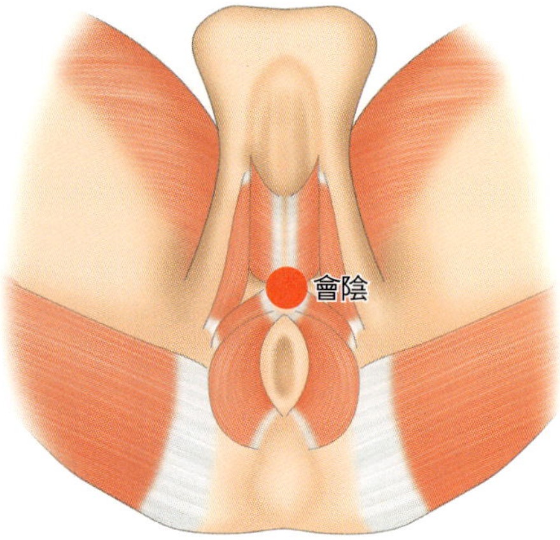

▶ 회음혈會陰穴

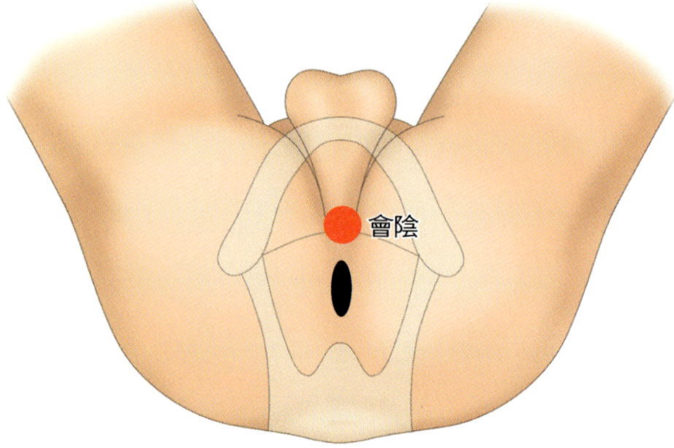

▶ 회음혈會陰穴

회음부를 통해서 아랫배로 한사寒邪가 들어오게 되면 본격적으로 한병寒病인 삼음병三陰病이 시작하게 됩니다.

그럼 다시 보겠습니다. 열이 점점 심해져서 그 열이 삼음경三陰經까지 전달되게 되면 그 열로 인해서 심한 병들이 생기게 됩니다. 태음병太陰病의 황달黃疸, 소음병少陰病의 창만脹滿, 궐음병厥陰病의 소갈消渴 등이 바로 그것입니다.

마찬가지로 한寒이 점점 심해져서 그 한寒이 삼양경三陽經까지 전달되게 되면 그 한寒으로 인해서 심한 병들이 생기게 됩니다. 양명병陽明病의 중한증中寒症이 바로 그것들입니다.

즉, 열이 전변되는 순順의 과정 속에 있다면 삼음경三陰經도 열병熱病일 수가 있고, 한寒이 전변되는 역逆의 과정 속에 있다면 삼양경三陽經도 한병寒病일 수가 있다는 말입니다.

이런 것들을 통해 『상한론』을 파악하면 풀리지 않는 부분들이 혹 풀리는 단초가 마련되지 않을까 합니다. 더 자세한 내용은 나중에 『상한론』에 대한 책에서 말씀드리겠습니다.

28

사라진 맥학의 원류原流를 공부하자!

권위만 믿고 잘못 인용하는 책들

삼부구후맥법과 인영기구맥법은 오늘날 되살려서 임상에 사용하는 분들이 거의 없습니다. 그 맥법이 실려 있는 『내경』의 내용이 어렵고 또 맥학에 관심을 가지지 않다 보니 그 맥이 끊어진 것이지요. 이런 것들을 되살리기 위해서는 한의학에 대한 깊은 이해가 필요하다고 봅니다. 그러려면 한의학계에서 문헌을 공부하는 잘못된 풍토를 뒤바꾸어야 합니다. 그 첫 번째가 잘못된 문헌의 권위에 대한 믿음입니다.

腎者는 作强之官이니 伎巧出焉이니라. 『內經 · 素問 · 靈蘭秘傳論』

콩팥은 강함을 만드는 관직이니 기교伎巧가 (거기서) 나오느니라.

이 구절은 『內經 · 素問』에 나오는 구절인데 여기에 수많은 주석이 있지만 그 중 후대에 여러 번 인용이 되었을 정도로 권위 있는 한 가지 주석을 인용해보겠습니다. 다음과 같습니다.

王冰曰 …… 腎者 强于作用 故曰 作强, 造化形容 故云伎巧. 在女則當其伎巧, 在男則正曰作强

왕빙이 가로되 … 콩팥은 작용에 강하니 그러므로 가로되 작강作强이라 하고, 겉으로 보이는 모습을 만들고 변화시키니 그러므로 기교伎巧라 말한다. 여자에 있은 즉 기교伎巧에 해당하고, 남자에 있은 즉 바로 작강作强이라고 말한다.

그러면 또 다른 구절을 보겠습니다.

心者는 君主之官이니 神明出焉하고 『內經 · 素問 · 靈蘭秘傳論』

심장은 임금에 해당하는 관직이니 신명神明이 (거기서) 나오느니라.

앞에 작강作强이 남자고 기교伎巧가 여자면 군주君主는 남자고 신명神明은 여자가 되는 것이 맞을 것입니다. 잘 보시면 문장이 댓구로 되어 있기 때문이죠.

膻中者는 臣使之官이니 喜樂出焉하고 『內經 · 素問 · 靈蘭秘傳論』

전중은 신하와 심부름꾼에 해당되는 관직이니 기쁨과 즐거움이 (거기서) 나오느니라.

신사臣使는 쉽게 말하면 중견급 이하 말단 공무원입니다. 공무원들이 올바로 일을 잘 해주고 비리가 없어야 백성들은 기쁨과 즐거움이 나오게 된다는 뜻이죠. 원래 공무원들이 비리가 많으면 아무리 임금이 좋은 사람이라도 세상을 좋게 바꿀 수가 없습니다. 임금이 좀 문제가 있더라도 공무원들이 청렴결백하면 그래도 세상은 제대로 돌아갑니다. 세상이 제대로 돌아가야 돈이 제대로 돌고 그래야 경제가 안정이 되니 백성들이 편안해집니다. 편안해져야 기쁨과 즐거움이 절로 나오는 것이죠. 그런데 이 구절 역시 왕빙의 주석대로라면 신사臣使는 남자고 희락喜樂은 여자가 될 것입니다.

이런 말도 안 되는 해석이 그 유명한 왕빙王氷에게서 나오게 됩니다. 그리고, 그 이후에 『의학입문醫學入門』과 『동의보감東醫寶鑑』에도 이 주석을 그대로 인용하게 되죠. 『동의보감』을 저는 정말 좋아합니다. 옳은 의견 잘못된 의견 가리지 않고 의학사적으로 의미가 있다고 생각이 되는 해석이면 아주 많은 것을 실어놓았습니다. 때문에 공부하고자 하는 사람들에게는 아주 좋은 자료가 됩니다. 그리고, 목차와 문장의 나열을 통해서 본인의 의견을 교묘하게 실어놓았습니다. 겸손하면서도 본인의 소신을 적절히 잘 써놓은 책이 바로

『동의보감』이라고 생각됩니다. 『동의보감』은 의사학적醫史學的으로 의미가 있다고 생각되면 실어놓았다고 볼 수 있습니다. 하지만, 『의학입문』은 이 왕빙의 주석이 맞다고 생각해서 올려놓은 것입니다.

又 男曰作强, 女曰伎巧. 『醫學入門』

이럴진대 과연 주석이란 것이 전부 믿을 만하다고 할 수 있을까요? 저는 아니라고 봅니다. 주석을 달은 사람도 어떤 부분에 있어서는 우리와 별 다를 바 없이 모를 수도 있다고 생각됩니다. 모르는 것을 안다고 하면서 설명한 것이 너무도 많습니다. 아마도 명예욕 때문이리라 생각됩니다.

그렇다면 주석을 보고 그 주석을 믿는 것이 좋겠습니까? 아니면 우리 나름대로 명상과 사색을 하면서 깨우치는 것이 더 좋은 것이겠습니까? 저는 두 번째 길을 택하였습니다.

저는 말 그대로 주석은 참고만 해야 한다고 생각합니다. 주석을 보면서 옛날 고전을 통해 얻어지는 깨우침만 내 것으로 간직하면서 공부해나가는 방법이 가장 옳은 것이 아닌가 생각이 됩니다.

내가 스스로 직접 깨달은 것이 아니라 그냥 글자만 암기하고 있는 것을 내가 깨닫고 있다고 착각하는 것이야말로 진정한 공부에는 제일 큰 방해꾼입니다. 모르면서도 아는 척하면서 더 공부를 깊이 파려고 하지를 않게 되지요. 그래서 공부에 있어서는 겸손함과 내가 아직도 모를 수 있다는 것을 인정하는 자세가 제일 중요하다고 봅니다. 이러한 마음가짐이 있어야 공부가 더 깊어질 수 있고 더 깊어져야 많은 깨우침을 얻을 수 있다고 봅니다. 진정 깨우침에서 오는 의학醫學이라야 살아있는 의학이 아닐까 합니다.

원전에 충실하라

정말 고전을 깊이 있게 읽어본 적이 있는 사람이라면 가장 오래된 고전일수록 가장 깊이 있는 깨달음이 있다는 것을 알 수 있습니다. 얼핏 생각하기에는 현대에 오면 올수록 과학이 더 발달되었으니 더 많은 깨달음을 얻는 것이 아닌가 착각할 수 있습니다. 하지만 그건 깨달음이 아니라 지식입니다.

우리가 평소에 부모님과 같이 살 때에는 부모님이 얼마나 소중한 분들인지 잘 모릅니다. 평상시에는 그냥 책에서 부모님은 소중한 분들이라고 이야기 하니까, 아니면 남들이 이야기 하니까, 아니면 같이 오랫동안 살을 부대끼면서 살아서? 그냥 피상적인 지식적으로 생각이 들 수밖에 없지요. 부모님이 얼마나 소중한 분들인지 별로 깨닫지를 못합니다. 그런데 막상 결혼을 해서 독립하고 나서 애기를 가져보면 부모님이 우리에게 무엇을 주셨는지 참 많이 느끼게 됩니다. 그냥 지식이 아니라 깨달음이 그제야 오게 되는 것이죠. 예전에 부모님과 지내면서 원망했던 마음들이 눈 녹듯이 사라지게 됩니다. 그러면서 물 밀 듯이 밀려오는 고마움이 온 가슴을 가득 메우게 되지요.

이런 마음의 깨달음은 지식이 아니라 순수한 마음을 가진 사람에게서만이 얻어지는 것입니다. 지식을 가진 사람들은 어줍잖은 지식으로 세상을 이리 재고 저리 재면서 혼자 다 알고 있는양 거만하게 판단합니다. 하지만 세상은 그런 지식으로 구성하기에는 너무도 많은 것들이 있습니다. 그것을 일일이 지식으로 메우기에는 우주는 끝이 없지요.

오히려 옛 어르신들의 순수함이 더 깨달음의 본질에는 가깝다고 볼 수 있습니다. 그런 의미에서 한의학의 본질은 보다 더 오래된 고전에 있다고 할 수 있습니다. 그래서 우리가 원전原典을 무시할 수 없는 것입니다.

한의학에서 가장 중요한 고전은 뭐니뭐니 해도 『내경』입니다. 너무도 아름다운 말들이 인체를 노래하는 글이죠. 잘 풀어보면 참 아름다운 표현입니다. 소설책이라고 무시하기에는 인간의 근원적인 깨달음이 들어있다고 생각합니다. 이런 고전 앞에서는 겸손해야 합니다. 그래야 이 고전의 뜻이 들어온다고 생각됩니다.

『내경』을 읽다보면 분명 중요한 부분을 여러 번 강조합니다. 그런데 읽는 사람들은 이상하게도 그 부분을 그냥 무시하고 지나갑니다. 그 때문에 정확한 뜻을 알지 못하는 부분이 많다고 생각됩니다. 때문에 『내경』을 공부할 때는 반복되는 말은 무시하지 말고 공부하시는 것이 좋습니다. 다음에 나오는 삼부구후맥법과 인영기구맥법 역시 단어와 구절을 잘 살펴보면 이 실전된 맥법을 살리는데 큰 도움이 되리라 생각됩니다.

그 다음에는 『난경難經』입니다. 정말 논리적으로 설명이 잘 쓰여진 책입니다. 우리에게 많은 힌트를 주지요. 이 『난경』을 잘 읽고 나면 공부하는 법을 조금은 느낌이 오게 되지 않을까 합니다.

그 다음은 『중경전서』입니다. 한약의 효시가 되는 중경 선생님의 강의록이라고 할 수 있습니다. 그 글은 장중경이라는 한 분이 썼다고 보기에는 문체가 다른듯한 글들이 여러 개가 섞여 있습니다. 때문에 차라리 장중경 선생님께 강의를 들은 분들이 노트 한 것을 어느 누가 한데 모아놓은 것이라고 생각됩니다.

여기서 중요한 부분이 있습니다. 저 역시 강의하다 보면 어떤 원장님이 제 강의한 내용을 일일이 타이프 쳐서 가져다주는 경우가 제법 있습니다. 그런데 이상하게 그 내용들이 서로 엇갈립니다. 어떤 경우는 '내가 강의 때 이렇게 말했나?' 싶은 내용도 있습니다. 즉, 여러 제자들의 노트를 한데 묶다 보면 과연 다 강의를 제대로 듣고 옳은 말만 옮겨놓았느냐는 것입니다. 틀린 말도 분명 옮겨 놓았을 것이라고 가정한다면 우리가 『중경전서』에 나오는 말들을 한 글자도 틀림이 없다고 받아들이는 것은 매우 위험한 일이라고 생각됩니다. 그렇다고 다 무시하는 것도 말이 안 되겠지요. 다른 책에서는 구할 수 없는 내용이 담긴 강의 노트니까요.

저는 『내경』과 『난경』을 통해서 이치를 얻어낸 후 『중경전서』를 봐야 그 속에서 올바른 것과 잘못된 것을 찾아낼 수 있지 않을까 생각이 듭니다. 제 방법이 옳은지는 모르겠지만 저는 적어도 그렇게 공부했습니다.

제대로 공부도 안 해본 후 남이 쓴 책을 앵무새처럼 읊으면서 한의학을 공부한 한의사들이 『내경』, 『난경』, 『중경전서』를 그릇되게 비판하는 것은 참 안타까운 일입니다. 부디 부탁건대 이 3개의 책을 먼저 정독하여 각각의 책을 나름대로의 관觀으로 처음부터 끝까지 어느 정도라도 해석이 된 후 한의학을 논했으면 좋겠습니다. 곁들여서 『맥경』까지만 제대로 본다면 한의학의 역사에서 중요한 책들은 어느 정도 보셨다는 생각은 듭니다. 나머지는 살을 붙이는 것이지요. 진지한 공부를 통해서 한의학이 진정 발전해나갔으면 합니다. 조금 읽어보고 가볍게 판단하는 학풍이 사라져야 학문의 깊이가 깊어질 것입니다.

『내경』의 삼부구후맥법

		天	地	人
上部	진단 부위	양 이마 동맥動脈	양 뺨의 동맥	귀 앞의 동맥
	살피는 것	頭角의 氣	口齒의 氣	耳目의 氣
中部	진단 부위	手太陰	手陽明	手少陰
	살피는 것	肺	胸中의 氣	心
下部	진단 부위	足厥陰	足少陰	足太陰
	살피는 것	肝	腎	脾胃의 氣

이러한 내용이 나오는 책은 바로 『내경』입니다. 하지만 『내경』에 나오는 삼부구후맥법은 불행히도 이것을 위주로 제대로 진단하는 사람은 거의 없다고 보시면 됩니다. 필자는 이것을 제대로 부활시키기 위해 열심히 노력은 하고 있지만 아직은 미진하다고 할 수 있습니다. 공부하면서 알게 되는 부분은 나중에 책으로 밝히도록 하고 여기서는 제가 아는 부분만 설명 드리도록 하겠습니다. 먼저 삼부구후를 진단하는 부위를 설명드리겠습니다.

이 부분은 여러 가지 주석[96]이 있고 이론이 분분紛紛합니다. 따라서 제가 판단한 부위만 말씀드리겠습니다. 저는 오장五臟은 오장의 원기原氣가 드나드는 원혈原穴로 보는 것이 맞다고 보아서 아래와 같이 봅니다.

상부 - 天 태양혈太陽穴 (족소양담경)
人 화료혈和髎穴 (수소양삼초)
地 대영혈大迎穴 (족양명위경)

중부 - 天 태연혈太淵穴 (수태음폐경)
人 신문혈神門穴 (수소음심경)
地 합곡혈合谷穴 (수양명대장경)

하부 - 天 태충혈太衝穴 (족궐음간경)
人 태백혈太白穴 (족태음비경)
地 태계혈太谿穴 (족소음신경)

그림을 보면 다음과 같습니다.

96 여기서는 마시(馬蒔)의 주석만 인용합니다.
馬蒔曰 : 此詳論人必有三部, 各部有三候, 而合爲九臟, 應於九野, 所以爲天地之至數也. 上部有天 · 有地 · 有人. 天者兩額之動脈, 卽下文天以候頭角之氣, 此脈在額兩旁瞳子髎 · 聽會等處, 動應於指, 足少陽脈氣所行也. 地者兩頰之動脈, 卽下文地以候口齒之氣 · 此脈在鼻孔下兩旁, 近於巨髎之分, 動應於指, 足陽明脈氣所行也. 人者耳前之動脈, 卽下文人以候耳目之氣, 此脈在耳前陷者中絲竹空 · 和髎等處, 動應於指, 手少陽脈氣所行也. 凡此者, 皆所以候之於頭面, 故謂之上部也. 中部有天 · 有地 · 有人. 天者, 手太陰肺經也, 卽下文天以候肺之謂, 脈在掌後寸口中, 是謂經渠, 動應於指, 卽手太陰脈氣所行也. 地者, 手陽明大腸經也, 卽下文地以候胸中之氣, 此脈在手大指次指岐骨間合谷之分, 動應於指, 手陽明脈氣所行也. 人者, 手少陰心經也, 卽下文人以候心之謂, 此脈在掌後銳骨之端, 神門之分, 動應於指, 卽手少陰脈氣所行也. 凡此者皆所以候之於手, 故謂之中部也. 下部有天 · 有地 · 有人, 天者, 足厥陰肝經也, 卽下文下部之天以候肝, 此脈在毛際外羊矢下一寸半五里之分, 臥而取之, 動應於指, 卽足厥陰脈氣所行也. 女子取太衝, 在足大指本節後二寸陷中. 地者, 足少陰腎經也, 卽下文地以候腎, 此脈在足內踝後跟骨上陷中太谿之分, 動應於指, 卽足少陰脈氣所行也. 人者足太陰脾經也, 卽下文人以候脾胃之氣, 此脈在魚腹上越筋間直五里下箕門之分, 動應於指, 卽足太陰脈氣所行也. 凡此者皆所以候之於足, 故謂之下部也. 頭手足, 分上中下爲三部矣, 而三部之中, 又各有天地人, 合則爲九, 所以應九野, 而九野正合於吾身之九臟, 故人有九臟, 地有九野, 乃天地之至數有如此者. 五臟已敗, 則其色必夭, 夭者異於常候也, 其人死矣.

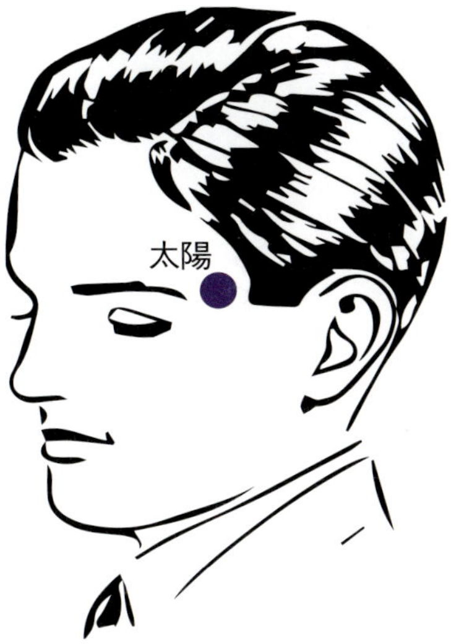

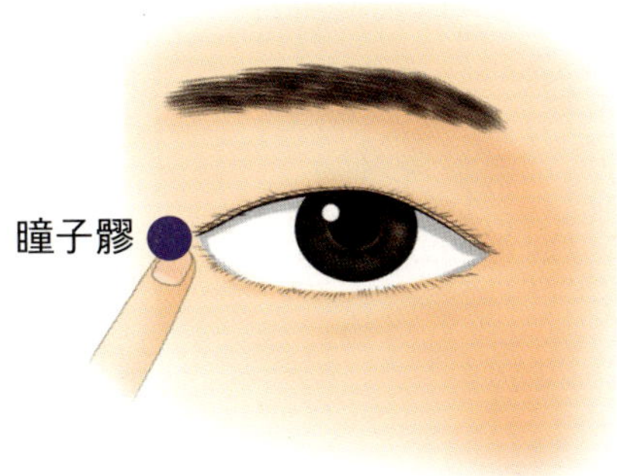

太陽

▶ 두각지기頭角之氣 관자놀이 진단

瞳子髎(馬蒔 견해)

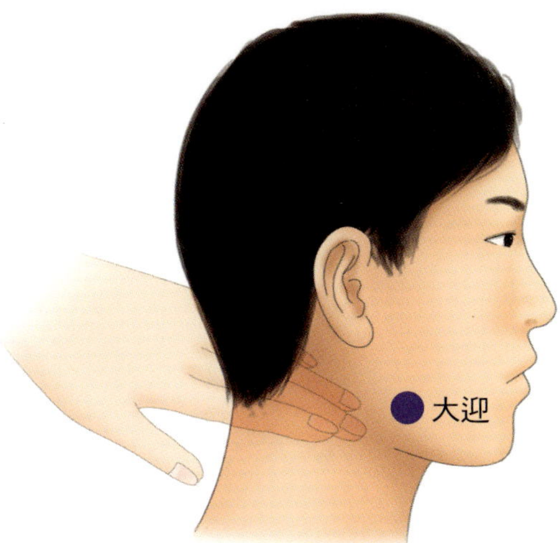

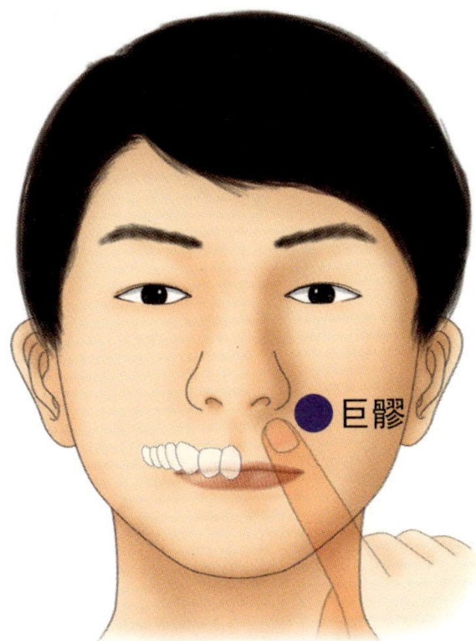

大迎

▶ 구치지기口齒之氣 진단

巨髎(馬蒔 견해)

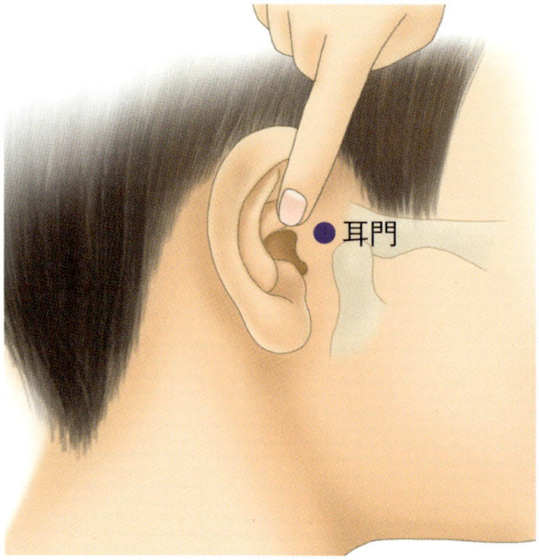

耳門
▶ 이목지기耳目之氣 진단

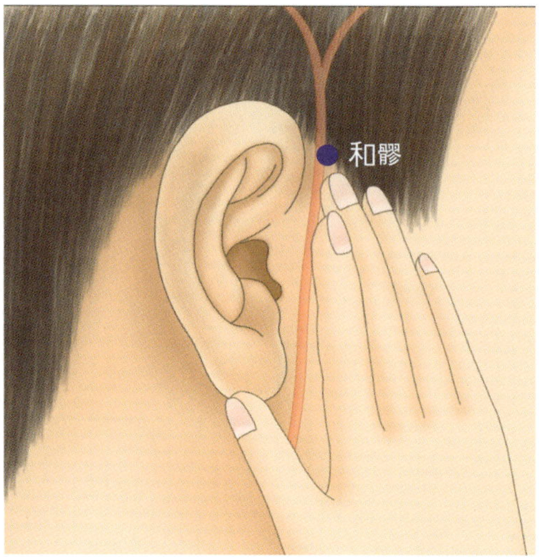

和髎(馬蒔 견해)

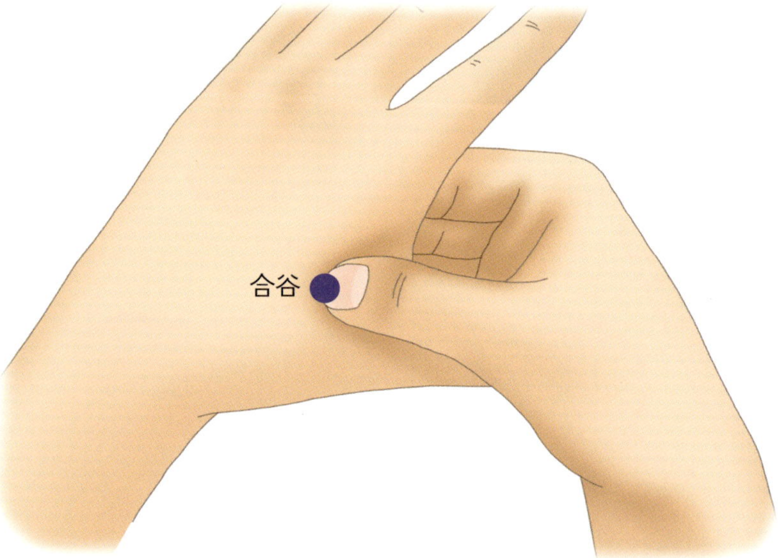

合谷
▶ 흉중지기胸中之氣 진단

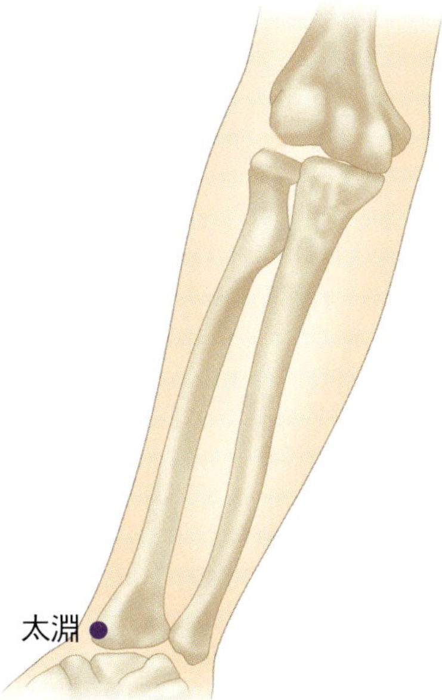

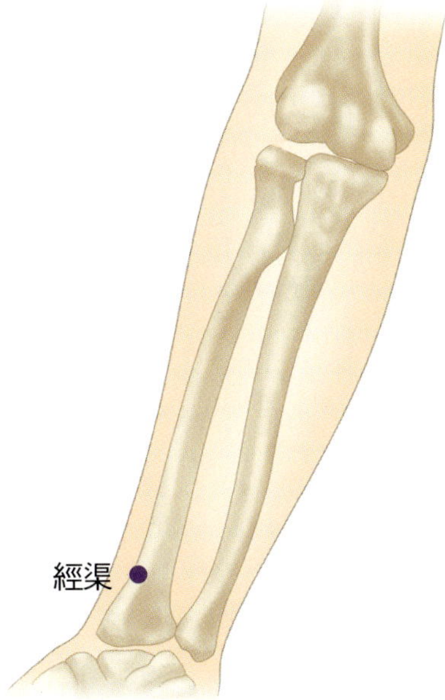

太淵
▶ 폐肺 진단

經渠(馬蒔 견해)

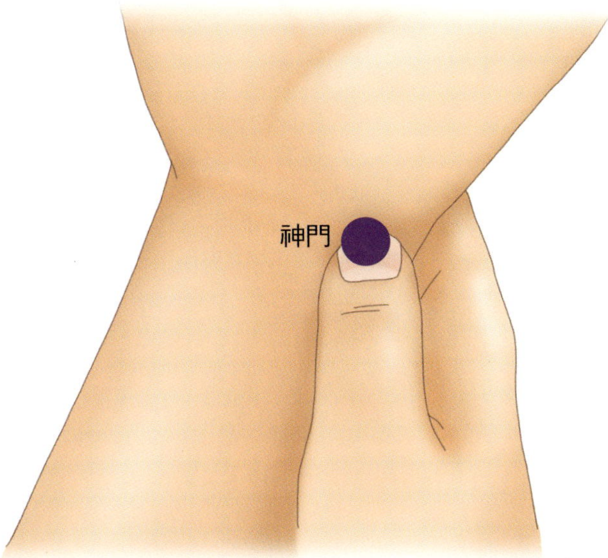

神門
▶ 심心 진단

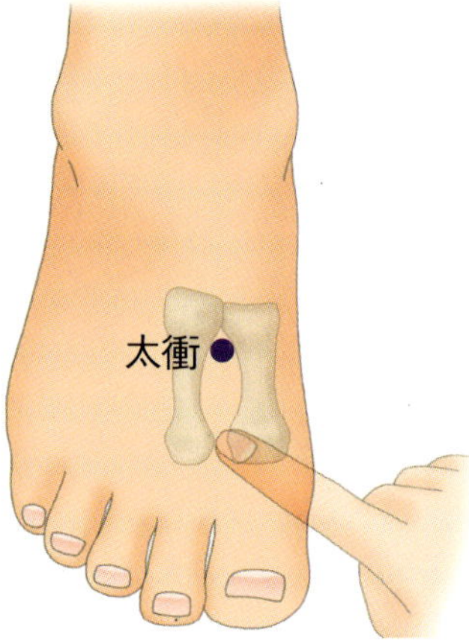

太衝
▶ 간肝 진단

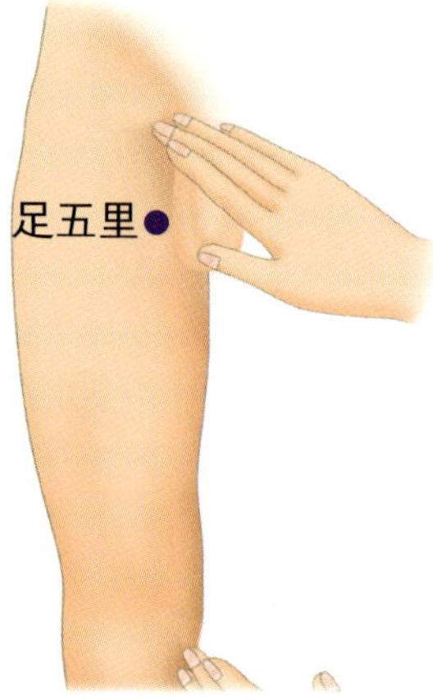

足五里(馬蒔 견해)

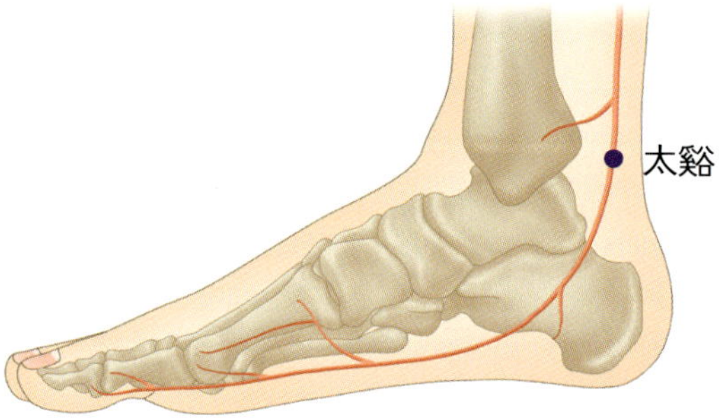

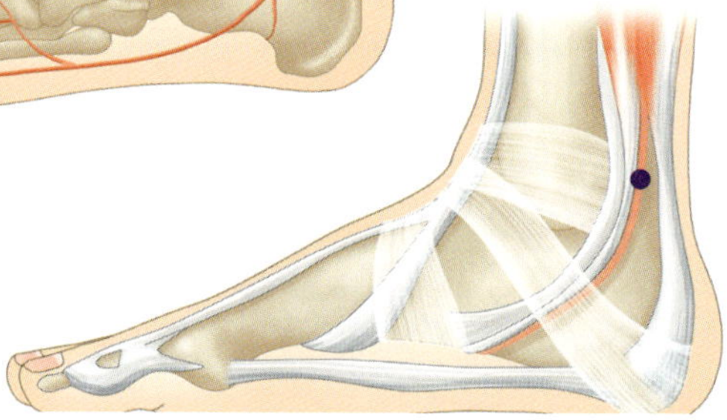

太谿
▶ 신腎 진단

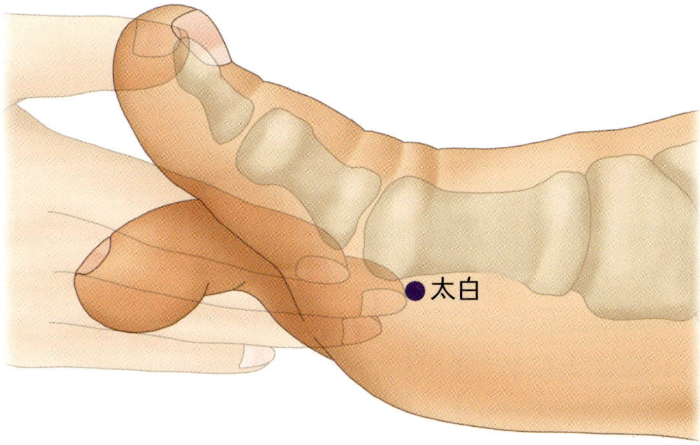

▶ 太白

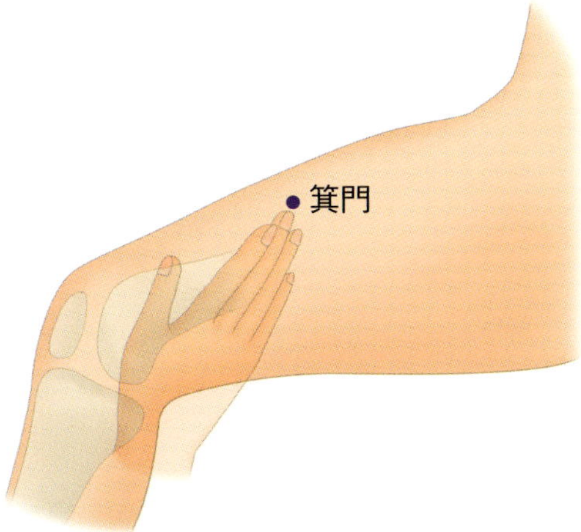

箕門(馬蒔 견해)
▶ 비脾 진단

帝曰 何謂三部?

황제黃帝가 가로되 "삼부三部는 무엇을 일컫는 것입니까?"라 하니

岐伯曰 有下部, 有中部, 有上部. 部各有三候.三候者, 有天有地有人也, 必指而導之, 乃以爲眞[93]. 上部天, 兩額之動脈; 上部地, 兩頰之動脈; 上部人, 耳前之動脈. 中部天, 手太陰也; 中部地, 手陽明也; 中部人, 手少陰也. 下部天, 足厥陰也; 下部地, 足少陰也; 下部人, 足太陰也. 故下部之天以候肝, 地以候腎, 人以候脾胃之氣.

기백岐伯이 가로되 "하부下部가 있고 중부中部가 있으며 상부上部가 있는데 부部는 각각 3개의 후候가 있습니다. 3후候는 하늘이 있고 땅이 있고 사람이 있으니 반드시 가리켜 이끌어서 이에 참된 것으로 삼아야 합니다.

상부上部의 하늘은 양쪽 이마의 동맥動脈이고, 상부의 땅은 양쪽 뺨의 동맥이며, 상부의 사람은 귀 앞의 동맥입니다.

중부中部의 하늘은 수태음手太陰이고, 중부의 땅은 수양명手陽明이며, 중부의 사람은 수소음手少陰입니다.

하부下部의 하늘은 족궐음足厥陰이고, 하부의 땅은 족소음足少陰이며, 하부의 사람은 족태음足太陰입니다. 그러므로 하부의 하늘은 써 간肝을 살피고, (하부의) 땅은 써 콩팥을 살피며, (하부의) 사람은 써 비위脾胃의 기氣를 살핍니다."라 합니다.

帝曰 中部之候奈何?

황제가 가로되 "중부中部의 후候는 어떻게 됩니까?"라 하니

岐伯曰 亦有天, 亦有地, 亦有人. 天以候肺, 地以候胸中之氣, 人以候心.

기백이 가로되 "역시 하늘이 있고 역시 땅이 있으며 역시 사람이 있습니다. 하늘은 써 폐肺를 살피고 땅은 써 가슴 속의 기氣를 살피며 사람은 써 심心을 살핍니다."라 합니다.

帝曰 上部以何候之.

황제가 가로되 "상부上部는 써 어떻게 살핍니까?"라 하니

岐伯曰 亦有天, 亦有地, 亦有人. 天以候頭角之氣, 地以候口齒之氣, 人以候耳目之氣. 三部者, 各有天, 各有地, 各有人. 三而成天, 三而成地, 三而成人, 三而三之, 合則爲九, 九分爲九野, 九野爲九藏. 故神藏五, 形藏四, 合爲九藏. 五藏已敗, 其色必夭, 夭必死矣.

기백이 가로되 "역시 하늘이 있고 역시 땅이 있으며 역시 사람이 있습니다. 하늘은 써 두각頭角의 기氣를 살피고, 땅은 써 입과 이빨의 기를 살피며, 사람은 써 귀와 눈의 기를 살핍니다. 삼부三部는 각기 하늘이 있고 각기 땅이 있고 각기 사람이 있어서 셋으로 하늘을 이루고 셋으로 땅을 이루며 셋으로 사람을 이루나니 셋이 3배가 되어 합하면 9가 됩니다. 9개의 부분은 구야九野가 되고 구야는 9장臟이 되나니 그러므로 9장은 신장神臟이 5이고 형장形臟이 4이라 합해서 9장이 됩니다. 오장五臟이 이미 망가지면 그 색色도 반드시 요절하게 되니(색이) 요절하면 반드시 죽게 됩니다."라 합니다.

帝曰 以候奈何? ……

황제가 가로되 "살피는 것은 어떻게 합니까?"라 하니 ……

岐伯曰 察九候, 獨小者病, 獨大者病; 獨疾者病, 獨遲者病; 獨熱者病, 獨寒者病; 獨陷下者病. 『素問 · 三部九候論篇 第二十』

기백이 가로되 "9후候를 살피는 것은 홀로 작은 것이 병이요 홀로 큰 것도 병이요 홀로 빠른 것도 병이요 홀로 느린 것도 병이며 홀로 뜨거운 것도 병이고 홀로 차가운 것도 병이며 홀로 푹 꺼진 것도 병입니다."라고 합니다.

손목에서 잡는 맥법의 원조가 바로 이 삼부구후맥법三部九候脈法입니다.

『난경』에서는 삼부三部를 촌관척寸關尺으로 구후九候를 부중침浮中沈으로 나눠서 설명합니다.

이 삼부구후맥법은 아주 의미가 있는 맥법입니다. 먼저 왜 그 부위를 잡는지부터 설명을 해볼까 합니다.

이 맥법은 실지 오장五臟에 배당되어 있는 부분과 아닌 부분으로 나뉩니다.

오장에 배당이 된 부분이 아닌 것이 4개가 있는데 바로 양 이마의 동맥動脈과 양 뺨의 동맥, 양 귀 앞의 동맥, 수양명手陽明입니다.

오장五臟이란 정신이 들락거리는 곳이라 간심비폐신肝心脾肺腎 오장은 신장神臟이라고 표현하였습니다.

그러면 양 이마의 동맥, 양 빰의 동맥, 양 귀 앞의 동맥, 수양명은 도대체 어디를 말하는 곳이길래 형장形臟이라는 표현이 붙을까요?

일단 양 이마의 동맥은 바로 뇌腦를 말한다고 생각됩니다.

양 빰의 동맥은 턱관절로 이루어진 입 전체이고, 양 귀 앞의 동맥은 이목耳目이라고 말하였지만 정확히 따지면 눈 · 코 · 귀 · 입 · 혀 오관五官을 말합니다. 이 세 개가 합쳐져서 머리라는 하늘이 만들어집니다.

상부의 천天인 양 이마의 동맥動脈이 두각頭角의 기氣를 살핀다고 했는데 그 부분이 뇌腦가 맞다면 실제로 한의학에서도 뇌를 무시하지 않고 다루고 있음을 알 수 있습니다. 과연 한의학에서는 뇌(brain)와 신경(neuron)을 전혀 다루지 않고 무시하고 있을까요? 저는 그렇지 않다고 생각합니다. 나중에 이 부분에 대해서는 자세히 쓰게 될 때가 있으리라 생각됩니다.

귀 앞의 동맥은 눈 · 코 · 귀 · 입 · 혀를 말한다고 했는데 이 오관五官은 어떻게 보면 우리가 느끼는 감각 중 촉각觸覺을 제외하고 느껴지는 모든 감각을 느끼는 곳이라 할 수 있습니다. 실제로 이 감각에 의해서 여러 가지 판단이 이루어집니다. 이것은 뇌와의 연계로 작용하게 됩니다.

그리고, 턱관절로 이루어진 입 전체는 항문과 아주 밀접한 연관이 있습니다. 입에서부터 항문까지는 하나의 관管으로 이루어져 있습니다.

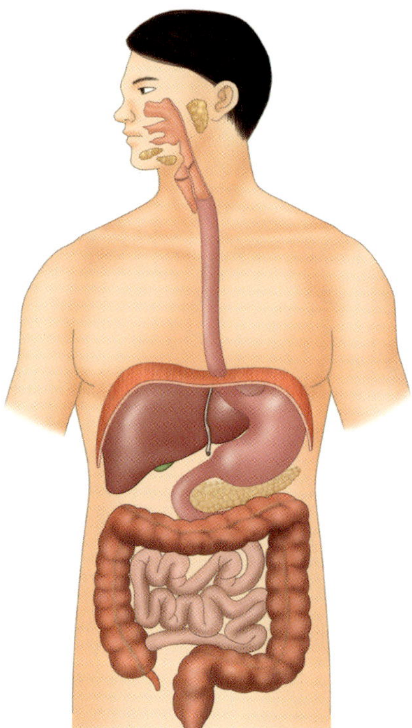

어떤 의미에서는 입은 항문의 입구라고 할 수 있습니다. 음식을 먹는 것이 바로 똥이 만들어지는 시초가 되지요. 그래서 수양명대장경맥手陽明大腸經脈은 항문으로도 들어가지만 입으로도 지나가게 됩니다.

이 대영혈大迎穴에서 수양명대장경手陽明大腸經과 족양명위경足陽明胃經이 교차하게 됩니다. 얼굴은 하늘인데 가장 탁濁한 지기地氣가 얼굴에까지 올라온 곳도 됩니다. 수양명대장경은 실제로 코까지 지나갑니다. 이것은 탁한 지기地氣가 하늘로 올라가서 구름이 되는 것과도 비슷합니다. 양명경陽明經끼리 교차되는 곳이라 기혈氣血이 왕성해져서 맥박이 이 부위에서 강하게 뛰게 됩니다. 이 부위는 아래턱에 위치하여 턱의 상태를 살필 수가 있습니다. 실제로 카이로프락틱(chiropractic)에서는 이 턱관절을 아주 중요시 여깁니다. 경추에서 제일 중요한 경추 1번(C_1) 위에 얹어져 있는 구조물이라 턱관절이 틀어지면 경추가 다 틀어진다고 보기 때문입니다. 경추가 틀어지면 흉추가 틀어지고 흉추가 틀어지면 요추도 틀어질 가능성이 높으니 그 때문에 아주 중요시 여기지요. 그리고 경추 1번(C_1)은 그 자체로 목에서 머리로 가는 신경과 혈관이 매우 많기 때문에 더더욱 턱관절은 중요합니다. 턱관절에 따라 여러 가지 질병도 생길 수가 있는 것이지요. 턱관절이란 결국 아래턱이 어느 위치에 놓여있느냐입니다. 이 대영혈이 바로 그러한 턱관절의 상태를 반영할 수 있습니다. 이 턱관절은 모든 척추의 시작입니다. 또한 우리가 먹는 음식물이 내 몸에 들어오는 시작이기도 합니다. 때문에 어찌 보면 가장 중요한 곳 중에 하나입니다.

하늘에 있는 여러 구조물에 비유한다면 뇌腦는 원신지부元神之府이니 소위 하늘에 있는 신神들의 세상으로 보아 상부上部의 천天이고, 상부의 인人인 눈 · 코 · 귀 · 입 · 혀는 별들을 말합니다. 그 중 이목耳目은 해와 달이라서 대표격으로 그렇게 이야기했다고 보여집니다. 상부의 지地인 입과 턱관절은 구름 등 땅에 있는 기운들이 하늘에까지 닿는 부위로 소위 대기권으로 이해하셔도 될 듯 합니다. 이렇게 해서 하늘에 있는 구조물들이 대충 설명이 된 것 같습니다.

그 하늘인 머리와 땅인 몸통을 이어주는 것은 바로 목이지요. 이 목에 수양명대장경手陽明大腸經도 지나갑니다. 수양명대장경은 코로도 지나가고 목으로도 지나갑니다. 보통 오장육부 중에는 심폐心肺가 가장 위에 존재한 장기臟器라고 볼 수 있지만 인체 전체로 보면 머리가 가장 위에 있고 탁한 음식들이 지나가는 위장胃腸, 소장小腸, 대장大腸은 복부 쪽에 있기 때문에 그 사이가 중부中部라고 볼 수 있습니다. 그래서 가슴 쪽을 중부中部로 봅니다. 이 가슴과 복부腹部 쪽은 횡격막으로 막혀 있습니다. 횡격막 위쪽은 맑은 기운들이 드나들고, 아래로는 탁한 기운들이 드나들게 되지요. 그런데 이 수양명대장경은 코에서부터 맑은 기운을 항문까지 이어줍니다. 이러한 기운의 상하 이동으로 심폐心肺에 몰린 열을 빼내줍니다. 때문에 수양명手陽明으로 흉중胸中의 기氣를 살필 수 있게 되지요.

이 4개는 실제 오장五臟처럼 정신적인 부분을 담당하지는 않고 기능적인 부분만 오장과 비슷한 역할을 한다고 해서 모양만 장臟인 형장形臟이라고 부르는 것입니다.

한의학에서는 분명 정신적인 감정 등은 오장五臟에서 온다고 봅니다. 뇌腦는 그러한 감정을 저장하는 곳이지 실제 감정을 일으키는 곳은 아니라고 봅니다. 뇌는 감정들을 수기水氣로 콘트롤한다고 보는 것이 더 맞습니다. 즉, 뇌는 감정의 발생지라기 보다 조절하는 곳이라고 보는 것이 더 맞습니다.『내경』에서는 이 오장과 뇌, 오관五官, 입, 수양명手陽明이 인체를 돌리는 가장 근원적인 것이라고 보는 겁니다. 그래서 이곳을 진단하여 질병을 치료하는 기틀로 삼는 것이 바로 삼부구후맥법입니다.

이 9개 부위를 진단하면서 유독 다른 부위와 다르게 뛰는 부위를 이상이 있다고 보는 겁니다. 맥의 두께나 강도가 유독 차이가 많이 나는 곳을 볼 수도 있고, 그 혈穴자리 근처의 온도나 색이나 구조물로도 살필 수 있습니다. 그리고 맥박의 빠르기가 다른 부위와 다르다는 것은 있을 수 없으니 이 부분은 그냥 빠르기가 다른 곳과 차이가 난다는 뜻이 아니라 두 가지로 생각할 수 있습니다. 빠르되 다른 부위와 다르게 유달리 세게 뛰거나, 아니면 느리되 다른 부위와 다르게 유달리 약하게 뛰는 것을 말할 수도 있습니다.

한쪽의 삼부구후맥이 밑에서부터 손끝으로 치고 올라올 때까지의 걸리는 시간이 손끝을 치고 밑으로 내려갈 때까지 걸리는 시간보다 짧으면 빠르다고 보고 반대면 느리다고 보기도 합니다. 이 부분은 앞의 19장 부인맥에서 뱃속의 아기의 남녀를 구별할 때에서도 언급했었고, 뒤에 나오는 기구인영맥에서도 자세히 설명해놓았습니다.

이 부분은 여러 가지 이론이 있을 수 있고 저 역시 지금 확연히 알고 있다기보다 연구 중이니 나중에 구체적인 내용을 다른 책으로 다루도록 하겠습니다.

『내경』의 기구인영맥법

黃帝曰 寸口主中, 人迎主外, 兩者相應, 俱往俱來, 若引繩, 大小齊等. 春夏人迎微大, 秋冬寸口微大, 如是者名曰平人.

황제黃帝가 가로되 "촌구寸口는 속을 주主하고 인영人迎은 밖을 주主합니다. 두 개는 서로 응하여 함께 가고 함께 오나니 줄을 (서로) 당기는 것 같아서 크고 작은 것들이 가지런해지면서 비슷해집니다. 봄과 여름에는 인영맥人迎脈이 약간 크고, 가을과 겨울에는 촌구맥寸口脈이 약간 크나니 이와 같은 사람을 가로되 평인平人이라 합니다.

人迎大一倍于寸口, 病在足少陽, 一倍而躁, 在手少陽. 人迎二倍, 病在足太陽, 二倍而躁, 病在手太陽. 人迎三倍, 病在足陽明, 三倍而躁, 病在手陽明. ……

인영人迎이 촌구寸口보다 1배가 더 크면 병은 족소양足少陽에 있고, 1배 크면서 빠르면 수소양手少陽에 있습니다. 인영이 촌구보다 2배가 크면 병은 족태양足太陽에 있고, 2배 크면서 빠르면 병은 수태양手太陽에 있습니다. 인영이 촌구보다 3배가 크면 병은 족양명足陽明에 있고, 3배 크면서 빠르면 병은 수양명手陽明에 있습니다.

人迎四倍者, 且大且數, 名曰溢陽, 溢陽爲外格, 死不治. 必審按其本末, 察其寒熱, 以驗其藏府之病.

인영이 촌구보다 4배가 큰 것은 크기와 빠르기이니 이름하여 양陽이 넘친다고 하고 양이 넘치는 것은 외격外格이 되나니 죽어도 못 고칩니다. 반드시 그 근본과 말단을 살피고 한寒과 열熱을 살펴서 써 그 장부臟腑의 병을 경험해야 합니다.

寸口大于人迎一倍, 病在足厥陰, 一倍而躁, 在手心主. 寸口二倍, 病在足少陰, 二倍而躁, 在手少陰. 寸口三倍, 病在足太陰, 三倍而躁, 在手太陰. ……

촌구寸口가 인영人迎보다 1배가 더 크면 병은 족궐음足厥陰에 있고, 1배 크면서 빠르면 병은 수심주手心主에 있습니다. 촌구가 인영보다 2배가 더 크면 병은 족소음足少陰에 있고, 2배 크면서 빠르면 병은 수소음手少陰에 있습니다. 촌구가 인영보다 3배가 더 크면 병은 족태음足太陰에 있고, 3배 크면서 빠르면 병은 수태음手太陰에 있습니다.

寸口四倍者, 名曰內關, 內關者, 且大且數, 死不治. 必審察其本末之寒溫, 以驗其藏府之病. 『靈樞 · 禁服 第四十八』

촌구가 인영보다 4배가 큰 것을 이름하여 내관內關이라고 말하나니 내관內關이라는 것은 크기와 빠르기이니 죽어도 못 고칩니다. 반드시 그 근본과 말단을 살피고 한寒과 열熱을 살펴서 써 그 장부臟腑의 병을 경험해야 합니다.

『내경』은 꼭 중요한 부분을 반드시 이야기합니다. 이 글 역시 마찬가지입니다. 이글을 얼핏 보면 도대체 몇 배가 크고 몇 배가 크다는 것이 무엇을 가지고 하는 말인지 도무지 알 수가 없다고 하는 분들이 많습니다. 하지만 분명이 이야기하고 있습니다. 4배가 크다고 하는 글 부분에서 분명이 이야기합니다. '且大且數'라고 하여 '크기'와 '빠르기'라고. 즉, 크기가 2배이고, 빠르기가 2배라는 말이죠. 인영과 기구 중 어느 쪽이 크더라도 두께가 2배 이상 차이가 날 가능성은 거의 없습니다. 이것은 임상에서 경험을 해본 분이라면 그러기가 쉽지 않다는 것을 알 수 있습니다. 그러니까 2배 차이가 나면 이것은 정말 엄청난 차이가 되는 겁니다. 예를 들어, 오른쪽 촌구는 긴맥緊脈이 뛰면서 맥이 약간 두꺼운데 왼쪽 인영은 세맥細脈이 뛰면 2배 차이가 날 수 있을 것입니다. 만약 이 '크기'라는 단어에 맥의 강도까지 포함시키면 이야기는 달라지죠. 분명 그것은 자주 일어날 수 있는 가능한 것입니다.

문제는 빠르기가 2배 차이가 난다는 것인데 이것은 사실 정말 맥박수가 2배가 차이 나는 것은 상식적으로 있을 수가 없는 일입니다. 때문에 저는 이렇게 해석합니다. 맥이 아래에서 올라와서 의사의 손가락을 때리는 것이 래來이고, 의사의 손가락을 때리면서 아래로 가장 밑으로 내려가는 것을 거去라고 가정하고 그림을 그려보겠습니다.

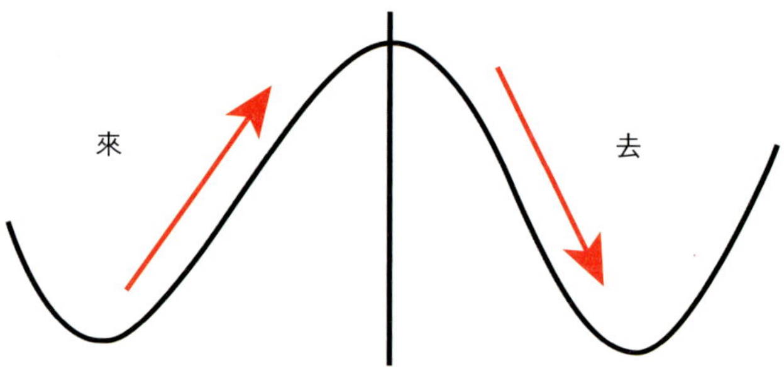

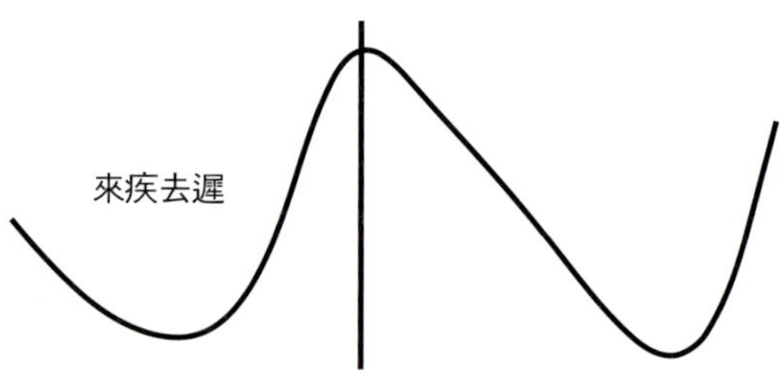

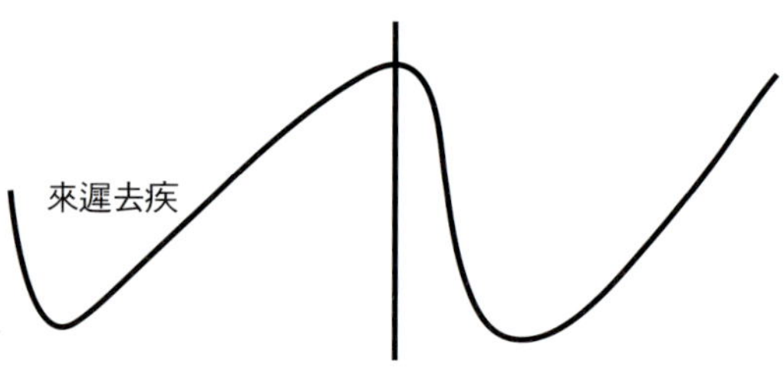

맥의 래來와 거去에 대해 이렇게 판단하는 것에 대해서는 이견異見이 있을 수 있다고 봅니다. 저 역시 현재까지 알고 있는 바에 따르면 이렇게 파악하고 있다는 것이지 절대적으로 이것이 맞다고 말씀드릴 수는 없다고 생각됩니다. 독자제현께서 많은 연구를 하셔서 좋은 것들을 말씀해주시면 귀에 새기겠습니다.

어쨌든 제가 파악한 바에 따르면 예를 들어, 오른쪽은 래질거지來疾去遲인데 왼쪽은 래지거질來遲去疾이면 그것을 빠르기가 차이가 난다고 보는 것이 아닐까 하고 추측해봅니다. 이처럼 맥의 크기에서 2배, 빠르기에서까지 2배 차이가 나면 죽어도 못 고친다고 보는 것이 아닐까 생각합니다.

1배가 차이가 난다는 것은 거의 비슷한데 약간 더 큰 것을 의미합니다. 이 경우는 빠르기 또는 크기 둘 중 어느 하나가 더 큰 경우가 되겠지요.

2배가 차이가 난다는 것은 빠르기와 크기 둘 중 하나가 2배 차이가 난다거나, 아니면 빠르기와 크기 둘 다 거의 비슷하지만 약간씩 차이가 나는 경우를 말합니다.

3배 차이는 빠르기 1.5배, 크기 1.5배가 아닌가 생각합니다.

이 부분은 저 역시 연구 중이기 때문에 자세한 것은 말씀드리기가 어렵네요. 일단은 제가 알고 있는 부분만 이렇게 설명 드립니다. 이 상황에서 맥이 좀 빠르면 경락經絡 중에서도 수경手經의 병이고, 보통이거나 느리면 족경足經의 병이라고 보는 것입니다. 더 많은 연구가 필요하다고 생각됩니다.

29

제일 어려운 기본기, 부침맥浮沈脈

부침맥이 제일 쉽다고?

학창시절에 선배들이 맥을 잡으면서 "너는 부맥이다."하면서 이야기하는 것을 들은 적이 있습니다. 그 선배는 어디서 배운 적도 없으신데 너무도 쉽게 부맥이라고 이야기하셨습니다. 그 당시는 이해가 가지 않았는데 시간이 지나면서 맥에 대해 알게 되다 보니 부침맥만큼 어려운 경우가 없다는 것을 알게 되었습니다. 그런데 학교에서 맥에 대해 제대로 가르치는 경우가 드물다 보니 학생들도 혼동되게 되고 혼자 공부하면서 잘못된 기본기를 가지게 되는 경우가 많습니다.

원래 모든 것은 기본기가 제일 어렵습니다. 맥에서도 부침맥이 가장 기본이니 제일 어렵다고 보아야 합니다.

극진 가라데의 창시자인 최배달은 평생을 주먹을 어떻게 쥐는 것이 올바른 자세인지에 대해 고민했다고 합니다. 이것만 봐도 기본이 제일 어렵다는 것을 알 수 있습니다. 사람도 기본이 제일 중요합니다. 인간의 기본이 되지 않으면 결국 잘 나갈 때가 있더라도 무너질 때는 여지없이 무너지게 되는 법입니다.

이와 마찬가지로 한의학에서의 가장 기본적인 진단은 진맥입니다. 이 진맥이 제대로 되지 않으면 한의학은 제대로 하기 힘듭니다. 그리고 그 진맥 중에서도 가장 기본이 부침맥입니다. 어렵더라도 반드시 해내야 한의학을 하는 기본을 마련하는 것이니 힘들더라도 노력하셔야 합니다.

한의대생들은 한의학을 공부하다 조금 힘들면 바로 양의학 또는 제3 의학으로 빠지는 경우가 많습니다. 바로바로 빨리 이해가 되니까 말이죠.
우리가 양의사가 되는 과정을 한번 생각해봅시다. 초등학교부터 고등학교까지 배우는 내용은 다 의학을 공부하는데는 분명 도움이 되는 내용들이 많습니다. 하지만 한의학은 한자 시간과 국어 시간, 윤리 시간을 제외하면 도움 되는 것이 거의 없습니다. 왜냐하면 생각하는 사고 구조가 다르기 때문입니다.
이렇듯 초등학교 6년, 중학교 고등학교 3년씩 도합 12년을 의학을 공부할 기초를 마련하고 대학교에 들어와서 양의학을 공부합니다. 하지만 한의학은 거의 기초도 없이 들어와서 대학교부터 기초를 쌓기 시작합니다. 그렇다면 양의학을 공부하기 위해 기초를 쌓는 시간의 최소한 반 정도는 기초 음양오행 공부에 투자해야 합니다. 6년만 제대로 투자하면 음양오행의 기초 제대로 잡을 수 있습니다. 동양학은 노력해도 안 되는 것이 아닙니다. 양의학을 공부하기 위해 거쳐왔던 과정의 반 정도만 제대로 투자해서 하시면 분명 좋은 성과를 거둘 수 있습니다. 졸업하고 빨리 환자를 보고 싶겠지만 제대로 한의학으로 진단하고 치료하려면 시간이 걸리더라도 기초에 더 투자하시기 바랍니다. 금방 안 된다고 양의학이나 제3의학에 기웃거리게 되면 한의학의 미래는 밝을 수가 없습니다.
기계를 사용하는 것도 좋지만 먼저 한의학에 대해 제대로 알아야 올바른 한의학 기계를 개발할 수 있습니다. 정확히 알지 못하는 상태에서 어이없는 기계를 개발하면 그것은 한의학의 발전이 아니라 퇴보입니다. 정확한 한의학 원전原典에 근거한 기계들을 만들어 내야 한의학의 진정한 과학화입니다.

부침맥이 진단의 가장 기본이다

부침맥이 진단의 가장 기본이라고 알려져 있는데 왜 그런지 모르는 경우가 많습니다. 일단 부침맥이 무엇을 의미하는지 알아야 합니다. 원래 부맥은 표증表證을 의미합니다. 즉, 병의 나쁜 사기邪氣가 겉에 위치한다는 뜻이지요. 침맥沈脈은 반대로 리증裏證을 의미합니다. 즉, 병의 나쁜 사기가 속에 위치한다는 뜻이지요.

원래 선표후리先表後裏라 병을 치료할 때는 표증表證부터 치료한 후에 리증裏證을 치료하는 것이 원래 병을 치료하는 올바른 순서입니다. 그래서 감기에 걸린 사람이 콩팥이 약하면 먼저 감기 치료한 후에 콩팥을 보하는 약을 쓰는 것이 올바른 순서가 맞습니다. 이렇게 부침맥은 병을 치료하는 순서를 정하는데도 중요한 지표가 됩니다.

그런데 일반 한의사들이 잘 생각하지 않는 부침맥의 의미가 있습니다. 설명해보겠습니다.

원래 촌맥寸脈은 맥의 깊이인 부중침浮中沈으로 나누면 부맥浮脈이 정상입니다. 관맥關脈은 중맥中脈이 정상입니다. 척맥尺脈은 침맥沈脈이 정상입니다. 이 상황을 벗어나면 일단 그 부위에 병이 있다고 봅니다.

三部	정상 맥의 깊이
寸	浮
關	中
尺	沈

예를 들어, 오른쪽 촌맥寸脈이 부중침浮中沈 중 중中에 위치한다고 가정을 하겠습니다. 원래 촌맥은 부맥이 정상인데 부중침 중 중中이라면 오른쪽 촌寸에 배열된 폐, 대장이나 아니면 오른쪽 어깨, 팔꿈치, 손, 뒷목, 머리 등의 부위에 잘못된 병이 있다고 볼 수 있습니다. 여기서 재미있는 것이 만약 환자가 엄지손가락이 아프다고 가정해보겠습니다. 엄지손가락은 수태음폐경手太陰肺經이 지나가는 곳입니다.

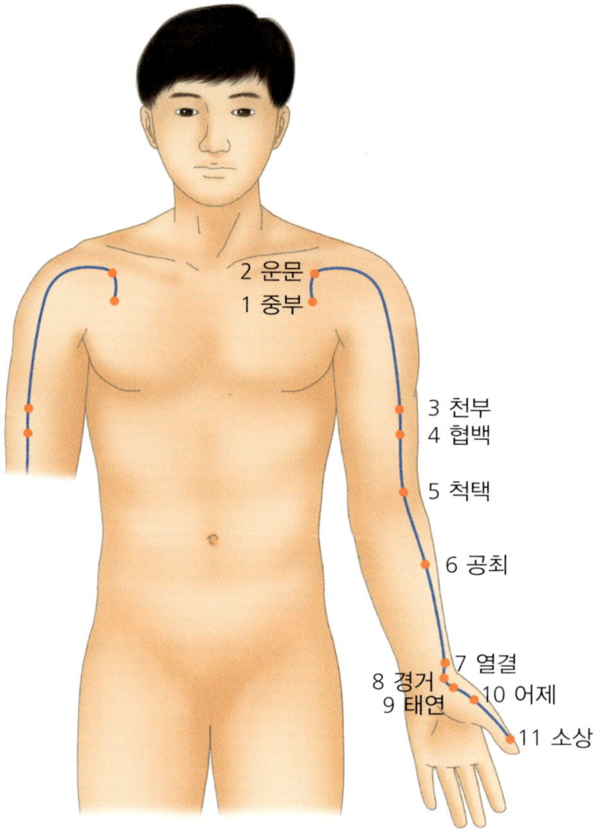

▶ 수태음폐경 경혈도

그런데 맥은 오른쪽 촌맥寸脈이 부맥浮脈입니다. 그러면 어떻게 해석할까요? 분명 수태음폐경의 지나가는 경로인 엄지손가락에 통증이 있으니 수태음폐경이 문제가 있는 것은 확실합니다. 하지만 오른쪽 촌맥이 부맥浮脈인 경우는 문제는 있지만 크게 이상이 없다고 보아 조금만 치료하면 낫는다고 생각하시면 됩니다. 즉, 증상은 그 경락에 있지만 맥은 정상맥의 깊이라면 병은 있더라도 그리 심하지 않은 것으로 봅니다.

하지만 만약 오른쪽 촌맥이 중맥中脈이었다면 이 엄지손가락 통증은 가벼운 것이 아닙니다. 그리고 그 엄지손가락 말고 무언가 좋지 않은 병이 깊이 자리 잡고 있다고 보시면 됩니다. 치료도 오래 걸리겠지요. 병의 군신좌사君臣佐使를 따진다면 군신君臣에 해당이 되는 겁니다. 이런 식으로 촌관척의 부중침浮中沈에 대한 것을 진단하게 되면 부중침만으로도 그 사람의 병의 원인이 있는 부위를 찾을 수 있게 됩니다.

한 가지 예를 더 들어보겠습니다. 원래 관맥關脈은 부중침浮中沈의 중中에서 잘 뛰는 것이 정상입니다. 그런데 환자의 맥을 잡았더니 오른쪽 관맥에서 부맥浮脈이 뛰게 되었다면 이 사람은 오른쪽 관맥關脈이 의미하는 비위脾胃에 문제가 많다고 판단하시면 됩니다.

이런 식으로 하다 보면 전체 좌우 촌관척寸關尺 6부위 중에 다 정상인 상황, 즉 촌에 부맥, 관에 중맥, 척에 침맥이 뛰게 되면 그 사람은 일단 그것만으로도 어느 정도는 건강하다고 할 수 있습니다. 치료도 빨리 낫게 되겠지요. 하지만 하나 두 개씩 문제가 있게 되면 그 사람 병의 군신좌사君臣佐使는 촌관척의 부중침浮中沈의 맥이 잘못된 곳에서 찾으시면 됩니다. 치료하실 때에 아래와 같은 도표를 만들어서 사용하시기 바랍니다.

왼쪽	三部	오른쪽
浮 中 沈	寸	浮 中 沈
浮 中 沈	關	浮 中 沈
浮 中 沈	尺	浮 中 沈

왼쪽	三部	오른쪽
浮 中 沈	寸	浮 (中) 沈
浮 中 沈	關	浮 中 沈
(浮) 中 沈	尺	浮 中 沈

원래 촌맥은 부맥이 정상이니 오른쪽 촌맥은 비정상적인 경우입니다. 왼쪽 척맥은 원래 침맥이 정상인데 부맥으로 뛴다면 이 역시 비정상적인 경우입니다. 그렇다면 이 사람은 폐, 대장 또는 신, 방광에 안 좋은 문제가 있다고 보시면 됩니다.

이처럼 부침맥은 그 사람한테 있는 정말 안 좋은 병을 찾아내는 지표가 됩니다. 잡기가 제일 어렵기 때문에 가볍게 여기지 마시고 올바로 익혀서 사용하시기 바랍니다.

부침맥浮沈脈과 원락보사原絡補瀉

원락보사는 아주 많이 나오는 유명한 침법이지만 정작 어떤 원리로 만들어진 침법이고 진단은 어떻게 하는지에 대해 정확히 나와 있는 책이 그리 많지 않습니다. 『내경』에 나오는 원락보사의 단초가 되는 구절을 먼저 살펴보겠습니다.

人迎一盛, 寫足少陽而 補足厥陰, 人迎二盛, 寫足太陽而 補足少陰, 人迎三盛, 寫足陽明而 補足太陰,

인영人迎이 1배 성盛하면 족소양足少陽을 사瀉하고 족궐음足厥陰을 보補하며, 인영이 2배 성盛하면 족태양足太陽을 사瀉하고 족소음足少陰을 보補하며, 인영이 3배 성盛하면 족양명足陽明을 사瀉하고 족태음足太陰을 보補하며,

脈口一盛, 寫足厥陰而 補足少陽, 脈口二盛, 寫足少陰而 補足太陽, 脈口三盛, 寫足太陰而 補足陽明, … 『靈樞 · 終始』

맥구脈口가 1배 성盛하면 족궐음足厥陰을 사瀉하고 족소양足少陽을 보補하며, 맥구가 2배 성盛하면 족소음足少陰을 사瀉하고 족태양足太陽을 보補하며, 맥구가 3배 성盛하면 족태음足太陰을 사瀉하고 족양명足陽明을 보補하나니,

이 본문은『내경』에 나오는 구절을 인용한 것입니다. 원래 진맥에서 인영맥人迎脈이 더 세면 외감外感 또는 외상外傷으로 봅니다. 때문에 경락 중에서 보다 더 밖에 위치한 양경맥陽經脈에 기운이 더 몰리게 됩니다. 때문에 인영맥人迎脈이 더 세면 양경맥陽經脈을 사瀉하고, 기구맥氣口脈이 더 세면 내상內傷으로 보니 기운이 음경맥陰經脈에 더 몰린다고 보아 음경맥陰經脈을 사瀉합니다.

한 가지 이상한 것은 폐肺와 대장大腸, 간肝과 쓸개, 비脾와 위胃 이런 것들은 서로 합合이 되고 오행五行 역시 같다고 배웠는데 이상하게도 하나는 사瀉하고 하나는 보補한다는 것입니다. 왜 똑같은 오행인데 표리表裏관계가 다름에 따라 보사補瀉가 다른 것일까요?

여기서 말하는 보사補瀉는 우리가 일반적으로 알고 있는 보사와는 개념이 다름을 알 수 있습니다.

肺之主大腸客

太陰多氣而少血, 心胸氣脹掌發熱, 喘咳缺盆痛莫禁, 咽腫喉乾身汗越, 肩內前廉兩乳疼, 痰結膈中氣如缺, 所生病者何穴求, 太淵, 偏歷與君說.

可刺手太陰肺經原 原者, 太淵穴, 肺脈所過爲原. 掌後內側橫紋頭, 動脈上應寸口是, 復刺手陽明大腸絡 絡者, 偏歷穴, 去腕三寸, 別走太陰.

大腸主肺之客

陽明大腸俠鼻孔, 面痛齒疼腮頰腫, 生疾目黃口亦乾, 鼻流淸涕及血湧, 喉痺肩前痛莫當, 大指次指爲一統, 合谷, 列缺取爲奇, 二穴針之居病總.

可刺手陽明大腸原 原者, 合谷穴, 大腸脈所過爲原, 歧骨間, **復刺手太陰肺經絡** 絡者, 列缺穴, 去腕側上寸半, 去腕側上寸半, 交叉鹽指盡時, 別走陽明.

『鍼灸大成 · 十二經治症主客原絡』

맥구脈口가 1배 성盛하면 족궐음足厥陰을 사瀉하고 족소양足少陽을 보補하며, 맥구가 2배 성盛하면 족소음足少陰을 사瀉하고 족태양足太陽을 보補하며, 맥구가 3배 성盛하면 족태음足太陰을 사瀉하고 족양명足陽明을 보補하나니,

'肺之主大腸客'이란 말은 폐肺가 주主가 되고 대장大腸이 객客이 된다는 뜻입니다. 주主가 되는 경락은 원혈原穴을 쓰고, 객客이 되는 경락은 락혈絡穴을 쓴다는 말이 됩니다.

『침구대성』부터 원락보사에 대한 제대로 된 문헌이 보이기 시작합니다. 하지만 『내경』에서 그 이론의 모태를 제공한 것으로 보아 『침구대성』 이전부터 있었을 가능성도 있다고 보여집니다. 어쨌든 『침구대성』에서 그 이론이 보여져서 오늘날까지 많이 내려옵니다.

이 원락보사原絡補瀉를 제대로 이해하려면 기존의 보사補瀉라는 개념을 완전히 다르게 정립해야 합니다.

우리는 침에서의 보補를 마치 침을 통해서 외부의 좋은 기운이 우리 몸으로 들어오고, 사瀉는 내부의 나쁜 기운이 밖으로 빠져나가는 것으로 생각을 합니다. 그래서 실제로 긴 침을 쓰면 안테나가 길면 TV 화면이 잘 잡히는 것처럼 침의 치료효과가 더 좋다고 말하는 한의사도 있었습니다. 하지만 그런 개념이라면 이 원락보사는 도저히 이해를 할 수가 없는 침법입니다. 폐肺와 대장大腸은 서로 합合이 되기도 하고 표리表裏관계가 되기도 하며 서로 같은 금金이라는 오행이 되는데 어떻게 이 두 개 중 하나만 보補하고 또 다른 하나를 사瀉하는 치료법이 존재하느냐는 기존 한의학의 보사補瀉 개념으로는 참 고민인 부분입니다.

또 어떤 침은 왼쪽은 보補하고 오른쪽은 사瀉하는 등의 좌우의 보사를 달리 하는 침법도 있습니다. 이런 것은 더더욱 이해가 안 가는 개념일 것입니다. 도대체 왜 이런 개념이 나오게 되는 것일까요? 여기서 침의 보사라는 개념을 다시 정립해야 합니다.

환자가 실제로 세맥細脈과 색맥濇脈 등 혈血이 부족한 맥이 겹쳐서 뛰면 훈침暈鍼이 일어나기 좋은 몸의 환경이 됩니다. 훈침暈鍼이란 몸이 침을 맞기에는 너무 약해서 기가 돌면서 현기증이 나고 구역질이 나며 숨이 차고 심하면 쓰러지는 그러한 증상을 말합니다. 침을 잘못 놓아서가 아니라 몸이 침 기운을 이겨내지 못하는 것이죠. 이런 환자한테는 아무리 몸을 보補하는 침을 놔도 훈침이 일어나는 것은 똑같습니다. 만약 보법을 쓸 때 외부에서 기운이 들어오는 것이 맞다면 이 환자는 보법을 쓰면 훈침이 일어나지 말아야 하는데 실상은 그렇지 않습니다. 이런 일이 왜 일어나는 것일까요? 침을 사법瀉法이라고 주장하는 분도 있습니다. 즉, 진정한 의미에서의 보補는 침에서는 일어나지 않는다는 것이죠. 즉, 침을 놔서 보기補氣, 보혈補血이 되지는 않는다는 말입니다.

그렇다면 침에서의 보사는 무엇일까요? 제가 보는 침에서의 보사는 기혈氣血의 이동입니다.

보법補法은 기혈氣血이 다른 곳에서부터 그 보補를 하는 혈穴자리로 모이게 만드는 방법이고, 사법瀉法은 사瀉를 하는 혈穴자리에서 기혈氣血이 다른 곳으로 흩어지게 만드는 방법입니다. 즉, 보사는 넘치는 부분에서 부족한 부분으로 기혈氣血을 이동시켜서 치료하는 방법인 것이죠. 예를 들어, 좌측을 보하고 우측을 사한다면 우측이 좌측보다 더 실實하니 우측의 기혈氣血을 좌측으로 이동시키는 것입니다. 그렇게 해서 좌우의 균형을 맞추면 병이 낫는다는 것입니다. 이런 개념이 원락보사에서는 적용이 됩니다.

원락보사는 장부臟腑의 표리表裏관계를 이용합니다. 보통 육부六腑가 표表, 오장五臟이 리裏가 됩니다. 만약 부맥浮脈이 문제가 된다면 기혈氣血이 표表부위에 집중되어 있는 것입니다. 이 경우는 기혈을 표表에서 리裏로 이동시켜야 하니까 오장五臟을 보補하고 육부六腑를 사瀉해서 기혈을 표表에서 리裏로 이동시킵니다.

축구에서 퍼거슨이란 영국의 불세출의 감독이 있습니다. 문제는 이 퍼거슨 감독이 선수시절에는 별로 잘 하는 선수가 아니었다는 것입니다. 바로 이 퍼거슨이라는 감독은 선수로의 위치는 별로 맞는 위치가 아니었던 것이죠. 감독이라는 위치에 있어야 제 능력을 발휘하는 사람이었던 것입니다. 마찬가지로 우리 몸의 병사病邪도 부중침浮中沈의 어느 위치에 있느냐에 따라서 병이 더 심해지기도 하고 낫기도 하는 것입니다. 그래서 지금 현재 병사病邪가 있는 위치를 맥을 통해서 파악한 후 그 병사가 위치해 있는 부위를 침을 통해서 이동시키는 것입니다. 그렇게 되면 제 위치를 잃은 병사病邪가 저절로 사라지게 된다는 것이 바로 이 원락보사의 핵심입니다.

먼저 정상적인 맥의 위치를 파악해보겠습니다. 앞에서도 나왔지만 촌맥寸脈은 부맥浮脈이 정상입니다. 관맥關脈은 중맥中脈이 정상이고, 척맥尺脈은 침맥沈脈이 정상입니다.

문제는 이렇게 나오지 않았을 때 바로 병病이라고 봅니다. 예를 들어, 촌맥寸脈은 부맥이 정상이지만 진맥을 하였더니 중맥中脈이 나왔습니다. 정상보다 밑으로 내려가면 침沈으로 간주합니다. 촌맥에서 중中으로 나오면 그래서 촌맥寸脈에서 침맥沈脈이 뛴다고 간주하는 것이죠. 그러니 만약 오른쪽에서 중맥中脈이 뛰면 오른쪽의 표리表裏관계는 폐肺와 대장大腸이니 침맥沈脈으로 간주하여 리裏에 있는 폐肺를 사瀉하고 표表에 있는 대장大腸을 보補하는 치료를 하는 것입니다. 그렇게 되면 기혈氣血이 리裏에서 표表로 이동하여 병은 균형을 맞추게 되는 것입니다. 물론 촌관척의 부중침이 정상적인 위치라고 할지라도 병은 발생할 수 있습니다. 예를 들어, 오른쪽 촌맥은 부浮가 정상이지만 부맥浮脈이 뛰어도 병은 생길 수 있습니다. 하지만 그 경우는 병이 그리 심하지 않으니 치료하는데 그리 오래 시간이 걸리지 않는다고 봅니다. 표表에 기혈이 몰려 있다고 보므로 대장大腸을 사瀉하고 폐肺를 보補하는 쪽으로 치료를 합니다.

그러면 오장五臟과 육부六腑의 보사補瀉는 다 이해를 할 수 있겠지만 문제는 원혈原穴과 락혈絡穴을 어떻게 섞어서 치료에 응용하느냐입니다. 먼저 락혈絡穴에 대해서 생각을 해보겠습니다. 그 락혈이 어느 경락에 포함되느냐가 더 중요할 것 같습니다. 만약 열결列缺이라면 이건 경락이 흘러가는 경로로 보면 폐경肺經이 됩니다. 즉, 폐경肺經의 락혈絡穴이 됩니다.

락혈이란 오장과 육부가 서로 교류하는 혈자리입니다. 그 락혈을 통해서 오장은 육부에, 육부는 오장에 기혈을 전달하게 됩니다. 그 락혈을 통해서만이 경락經絡의 표리表裏관계가 유지되지요. 때문에 이 원락보사에서 이 락혈을 이용하는 것입니다.

원혈原穴은 그 장부臟腑의 원기元氣가 드나드는 곳입니다. 그래서 이 침법을 응용할 때는 '그 병의 뿌리가 어디에 있느냐?', '어느 쪽 병이 더 심하느냐?'가 중요합니다. 만약 병의 뿌리가 오장五臟에 있다면 오장의 원혈原穴을 사용하고, 육부六腑에 병의 뿌리가 있다면 육부의 원혈을 사용합니다.

이 병의 뿌리가 어디에 있는지 파악하기가 힘이 든다면 증상이 어느 경락에 주로 있는지를 판단하면 됩니다. 예를 들어, 2번째 손가락을 다쳤다고 가정하면 2번째 손가락은 수양명대장경맥手陽明大腸經脈입니다. 침을 놓게 되면 대장大腸 경맥의 원혈인 합곡合谷을 놓고 그와 표리表裏가 되는 수태음폐경맥手太陰肺經脈의 락혈絡穴인 열결列缺을 놓습니다. 물론 이 둘의 보사는 반대로 합니다.

만약 엄지손가락과 2번째 손가락을 동시에 다쳤다고 가정해보겠습니다. 이런 경우는 오장을 위주로 침을 놓을지 육부를 위주로 침을 놓을지가 의문입니다. 이 경우는 더 아픈 쪽이 병의 뿌리가 되는 경우가 대부분입니다. 만약 엄지손가락이 더 아프면 엄지손가락이 흐르는 수태음폐경手太陰肺經의 원혈原穴인 태연太淵, 수양명대장경手陽明大腸經의 락혈絡穴인 편력偏歷에 침을 놓게 됩니다. 2번째 손가락이 더 아프면 2번째 손가락이 흐르는 수양명대장경의 원혈인 합곡合谷, 수태음폐경의 락혈인 열결列缺에 침을 놓습니다. 여기에 부침맥에 따른 보사補瀉만 정해지면 원락보사를 하는 방법은 결정됩니다.

이처럼 원락보사를 놓는 방법은 약식이고 자세한 것은 기타 맥도 살펴서 판단하는 것이 좋습니다.

다음은 각 경맥의 원혈과 락혈의 그림입니다.

● 手太陰肺經의 原絡

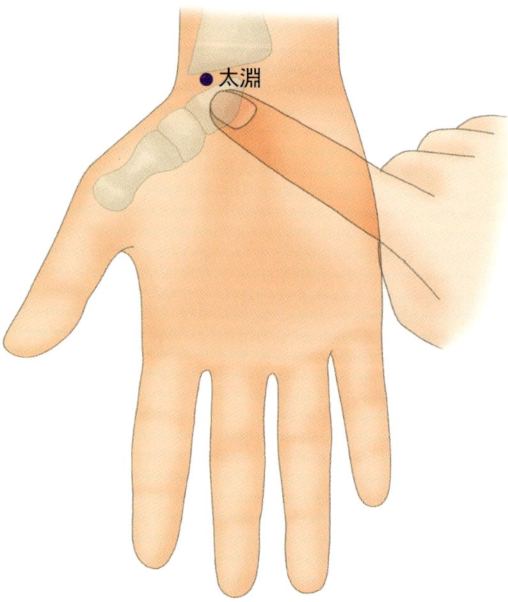

▶ 太淵(原)

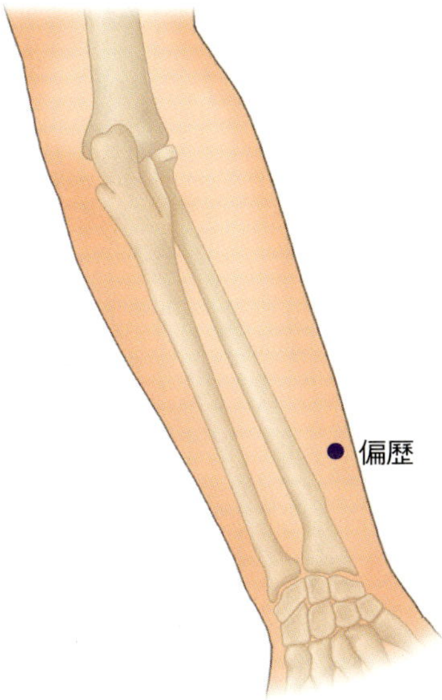

▶ 偏歷(絡: 大腸經)

● 手陽明大腸經의 原絡

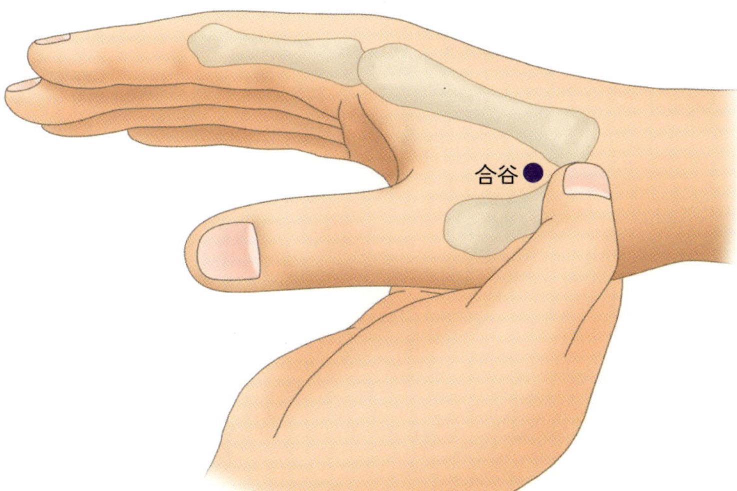

▶ 合谷(原)

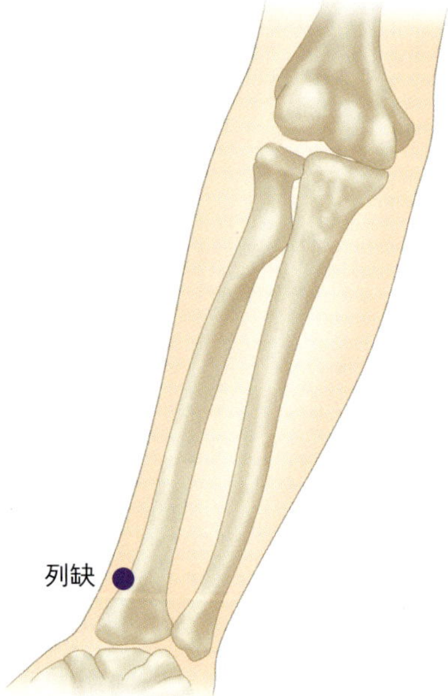

▶ 列缺(絡: 肺經)

● 足陽明胃經의 原絡

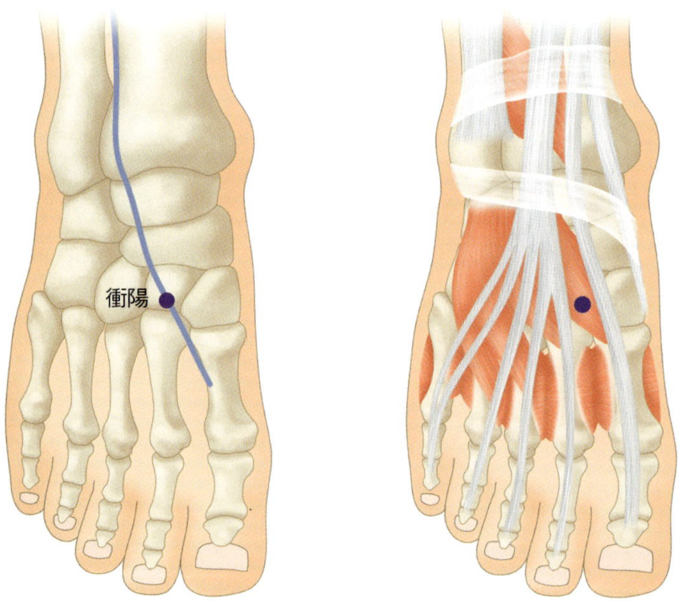

▶ 衝陽(原)

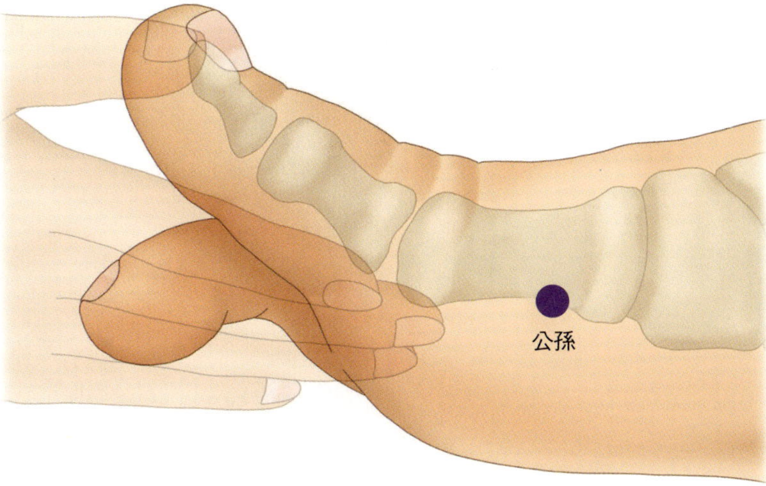

▶ 公孫(絡: 脾經)

● 足太陰脾經의 原絡

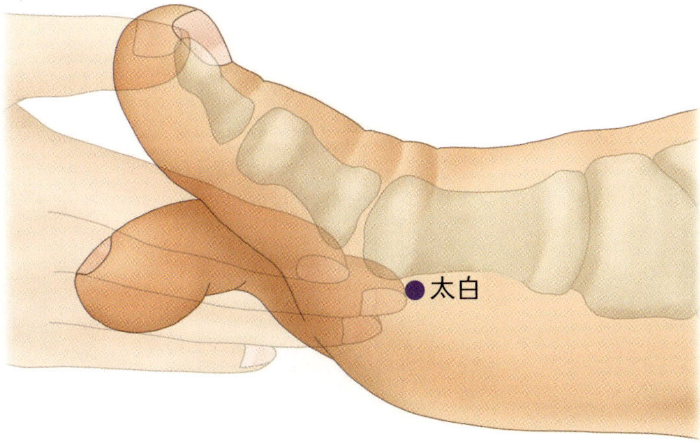

▶ 太白(原)

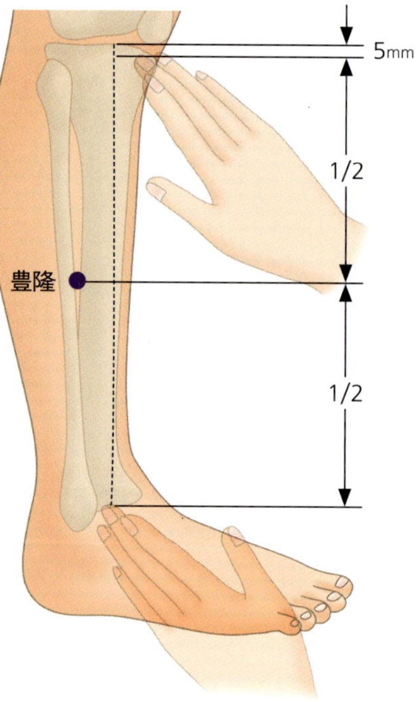

▶ 豊隆(絡: 胃經)

● 手少陰心經의 原絡

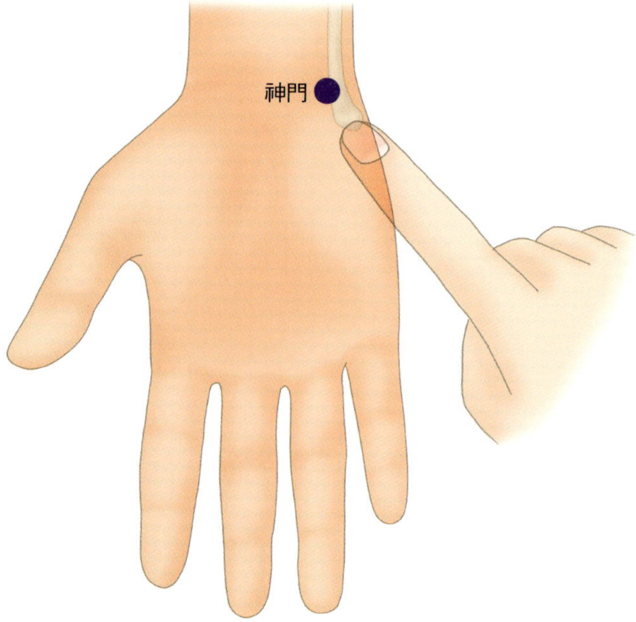

▶ 神門(原)

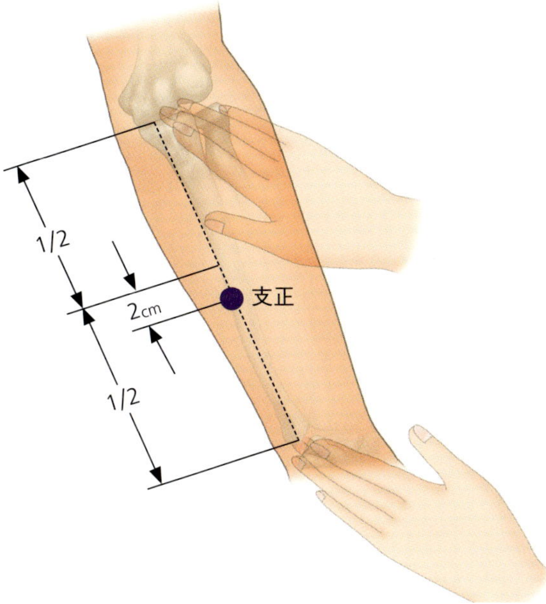

▶支正(絡: 小腸經)

● 手太陽小腸經의 原絡

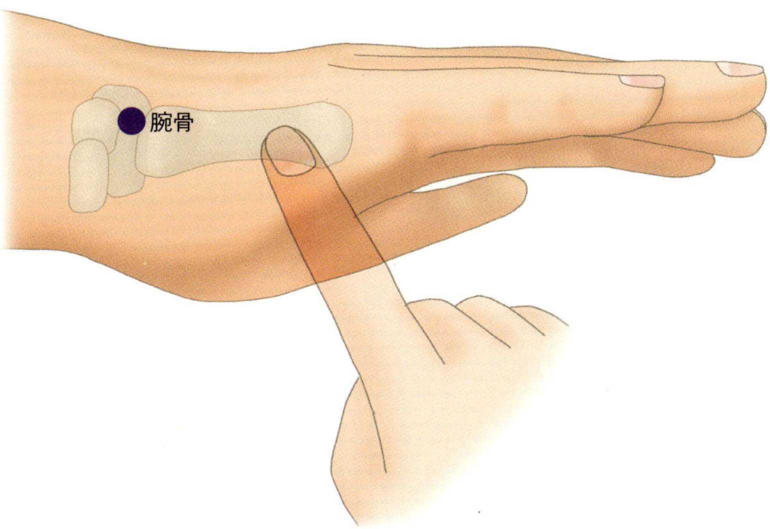

▶ 腕骨(原)

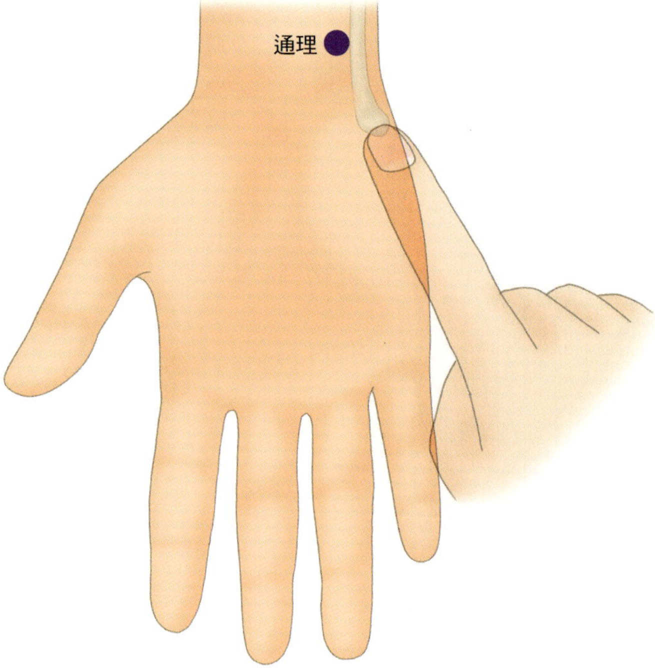

▶ 通里(絡: 心經)

● 足太陽膀胱經의 原絡

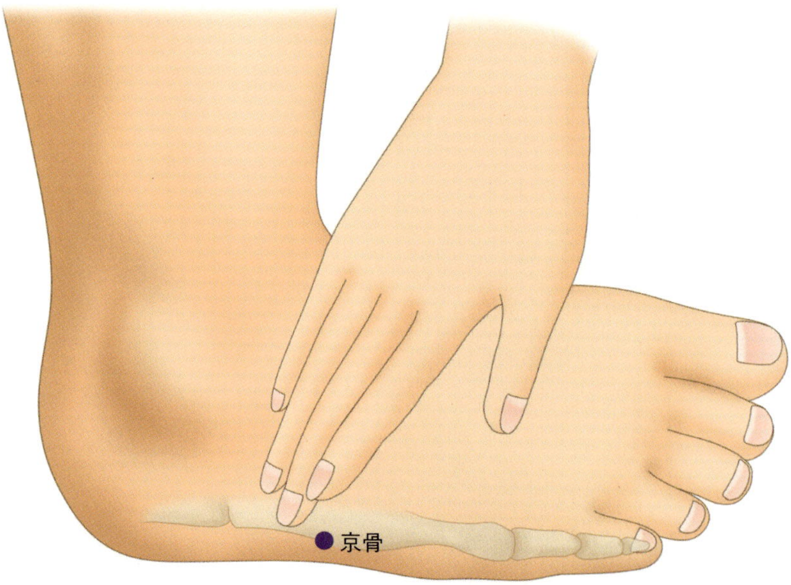

▶ 京骨(原)

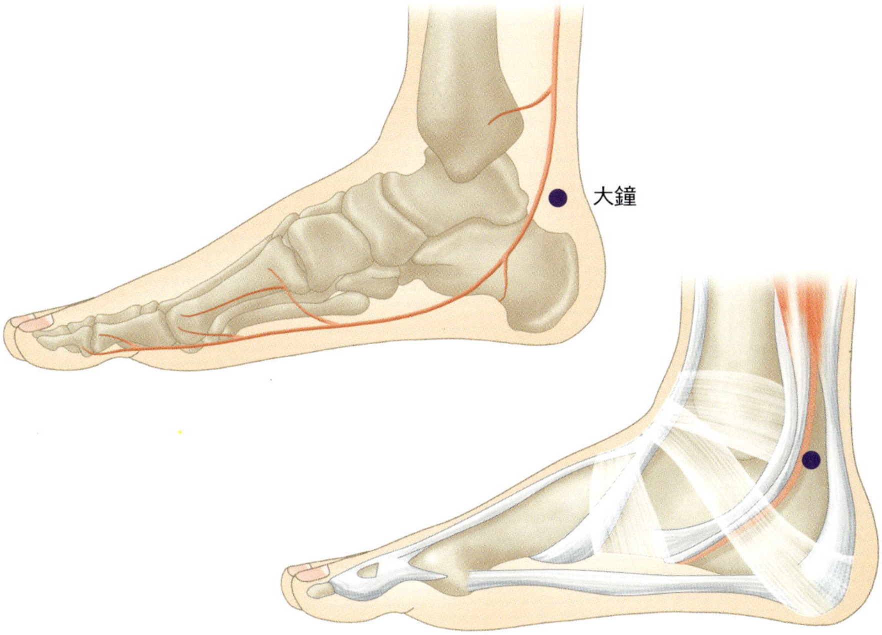

▶ 大鍾(絡: 腎經)

● 足少陰腎經의 原絡

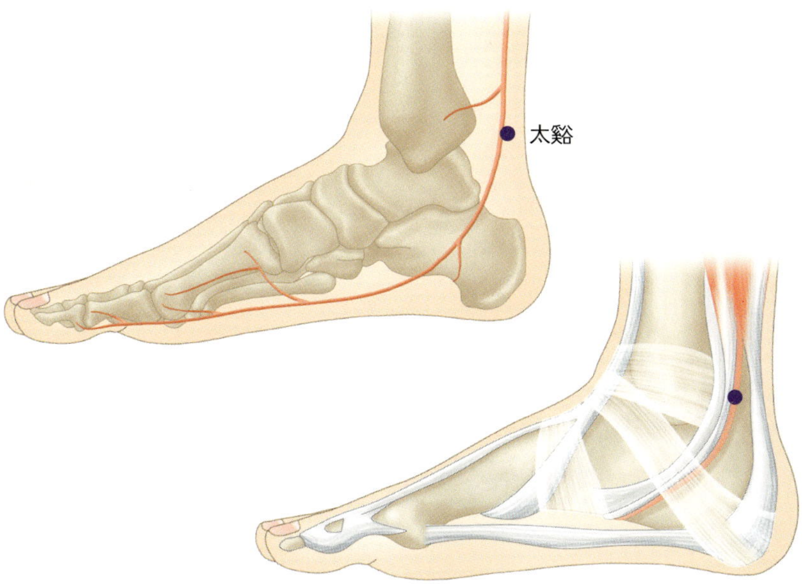

▶ 太谿(原)

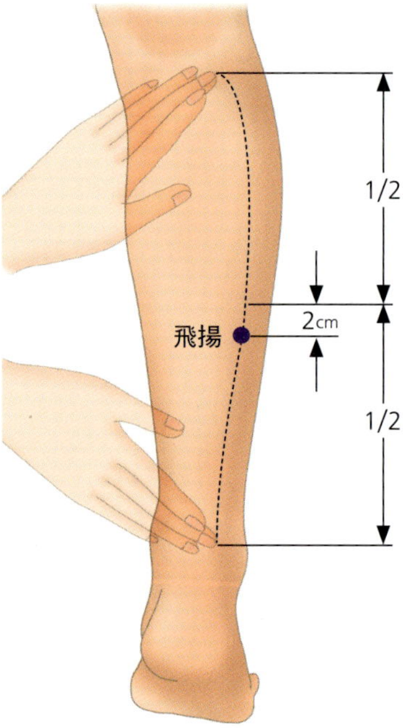

▶ 飛揚(絡: 膀胱經)

● 手厥陰心包經의 原絡

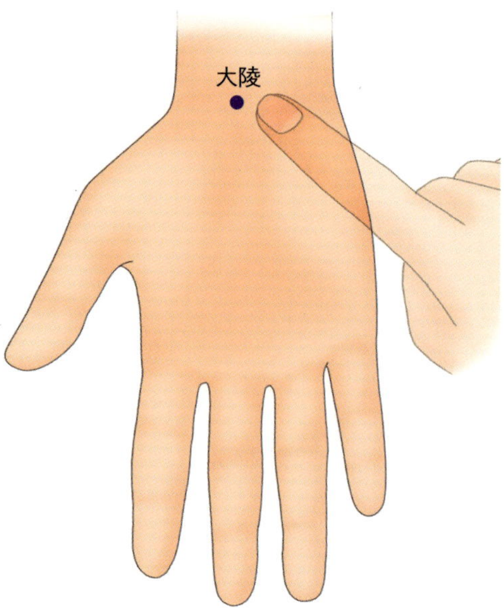

▶ 大陵(原)

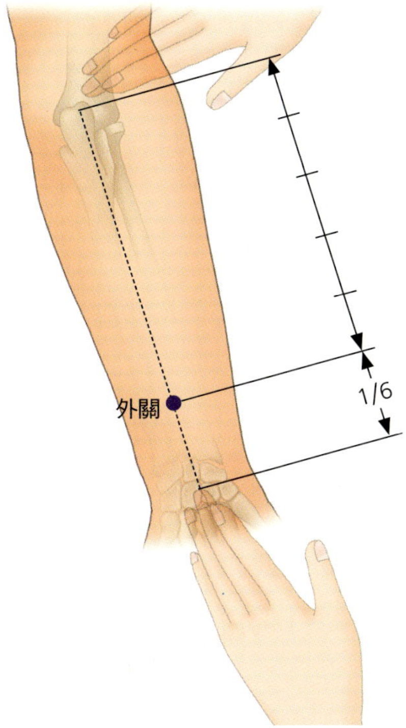

▶ 外關(絡: 三焦經)

● 手少陽三焦經의 原絡

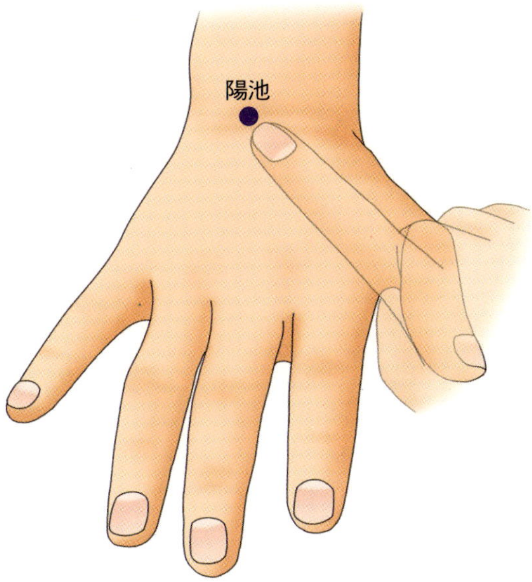

▶ 陽池(原)

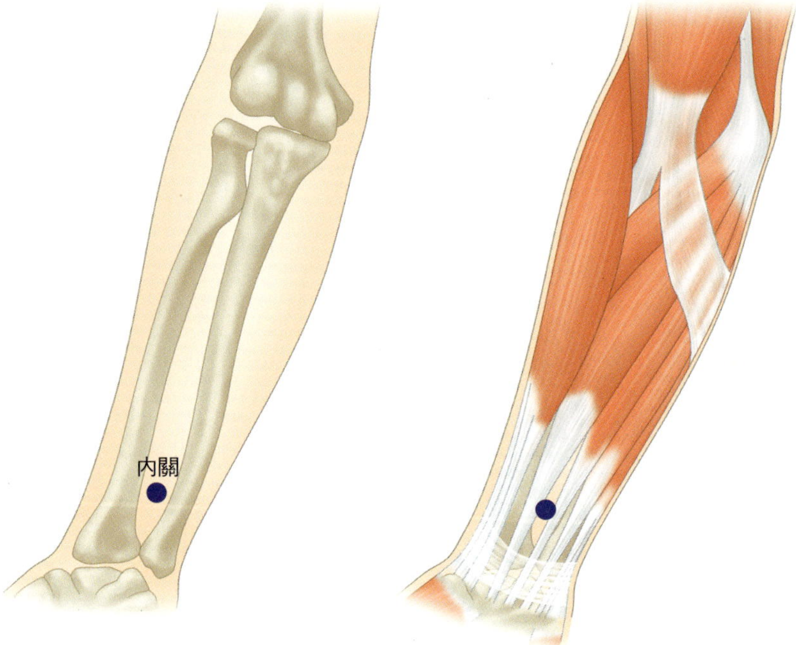

▶ 內關(絡: 心包經)

● 足少陽膽經의 原絡

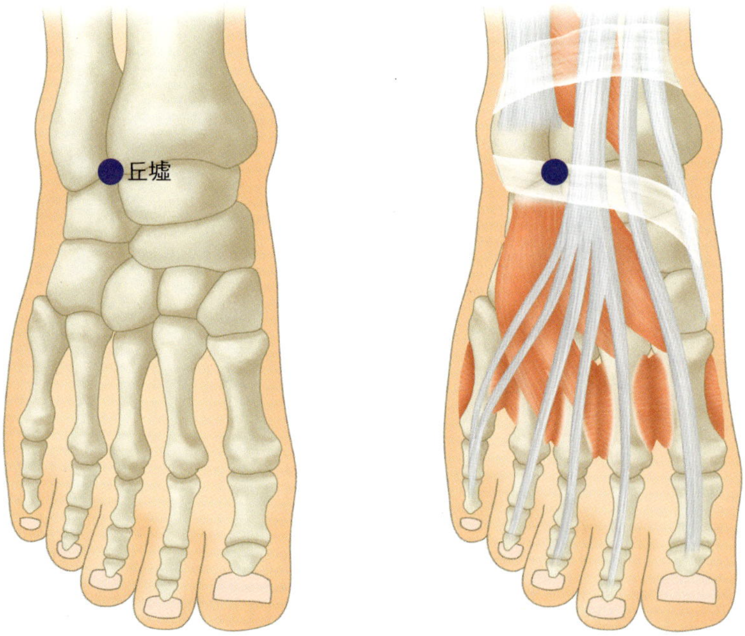

▶ 丘墟(原)

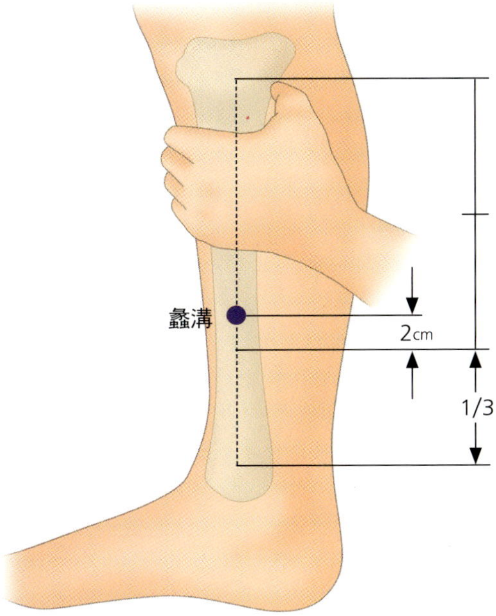

▶ 蠡溝(絡: 肝經)

● 足厥陰肝經의 原絡

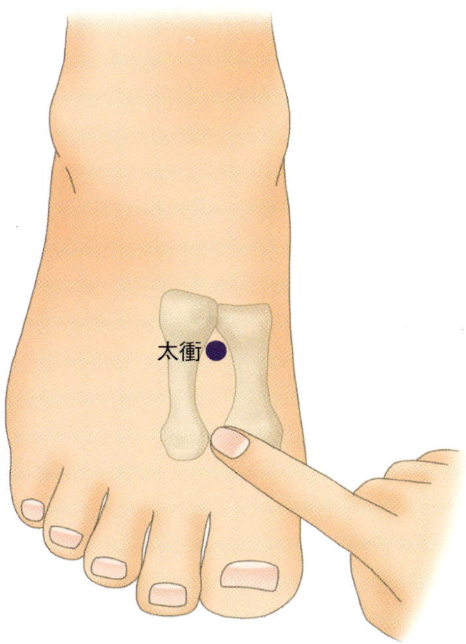

▶ 太衝(原)

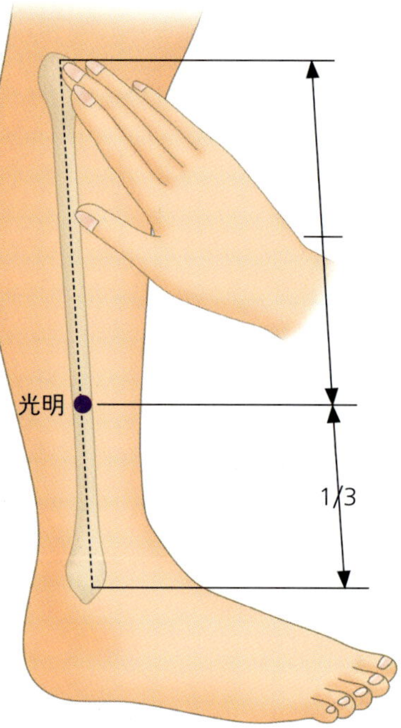

▶ 光明(絡: 膽經)

원락보사原絡補瀉 방법

기구氣口와 인영人迎의 세기를 비교해서 아래와 같이 봅니다.

인영人迎이 더 크면 경맥經脈 → 장부臟腑로 가는 시동병是動病이요,
기구氣口가 더 크면 장부臟腑 → 경맥經脈으로 가는 소생병所生病입니다.

① 기구 > 인영: 소생병所生病: 장실臟實 부허腑虛: 리증裏證
장臟의 원혈原穴을 사瀉하고 부腑의 락혈絡穴을 보補한다.
부腑의 원혈原穴을 보補하고 장臟의 락혈絡穴을 사瀉한다.

② 기구 < 인영: 시동병是動病: 부실腑實 장허臟虛: 표증表證
장臟의 원혈原穴을 보補하고 부腑의 락혈絡穴을 사瀉한다.
부腑의 원혈原穴을 사瀉하고 장臟의 락혈絡穴을 보補한다.

③ 장부구실臟腑俱實: 실맥實脈

장臟의 원혈原穴을 사瀉하고 부腑의 락혈絡穴을 사瀉한다.

부腑의 원혈原穴을 사瀉하고 장臟의 락혈絡穴을 사瀉한다.

④ 장부구허臟腑俱虛: 유맥濡脈 미맥微脈 약맥弱脈 단맥短脈 등의 약한 맥

장臟의 원혈原穴을 보補하고 부腑의 락혈絡穴을 보補한다.

부腑의 원혈原穴을 보補하고 장臟의 락혈絡穴을 보補한다.

이것을 도표화하면 다음과 같습니다.

맥상脈狀	**장**臟 **위주인 경우**	**부**腑 **위주인 경우**
기구 < 인영	장臟의 원혈原穴: (–) 부腑의 락혈絡穴: (+)	부腑의 원혈原穴: (+) 장臟의 락혈絡穴: (–)
기구 > 인영	장臟의 원혈原穴: (+) 부腑의 락혈絡穴: (–)	부腑의 원혈原穴: (–) 장臟의 락혈絡穴: (+)
실맥實脈	장臟의 원혈原穴: (–) 부腑의 락혈絡穴: (–)	부腑의 원혈原穴: (–) 장臟의 락혈絡穴: (–)
유맥濡脈 미맥微脈 약맥弱脈 단맥短脈	장臟의 원혈原穴: (+) 부腑의 락혈絡穴: (+)	부腑의 원혈原穴: (+) 장臟의 락혈絡穴: (+)

이 원락보사의 장점은 표리表裏가 되는 2개의 경락經絡이 동시에 병이 들었을 때 침 2개로 동시에 2개의 경락의 병을 치료할 수 있다는 것입니다. 사암침舍岩針은 하나의 경락의 병을 치료하기 위해 4개의 침을 놓는다고 알려져 있죠? 물론 사실은 그렇지는 않지만 어쨌든 그렇게 알려져 있습니다. 하지만 원락보사는 2개의 침으로 2개 경락의 병을 치료합니다. 기혈氣血의 이동만으로 그렇게 치료가 되는 이 침법은 효과도 좋을 뿐 아니라 한의학적으로도 큰 의미가 있다고 보여집니다.

30

끝맺음말

맥학을 한의사들에게 강의한 지도 어언 10년이 넘어가는군요.

처음에는 주변에 아는 사람들에게 스터디(study)를 해준다는 기분으로 강의를 했다가 강의를 듣던 분들 중 몇 분이 사람을 한꺼번에 모아주는 바람에 시작된 강의인데 강의를 하면 할수록 점점 더 모르는 것이 많이 나오게 되었습니다.

『예기禮記』에 나오는 교학상장教學相長이란 말이 정말 만고불변의 진리라는 생각이 듭니다. 강의를 하면 할수록 '내가 이 자리에 서도 되는 것인가?' 하는 생각이 점점 더 짙어지더군요. 중간에 모르던 것들이 점점 더 많이 깨달아지면서 더더욱 강의를 할 자신이 없어지기도 했습니다.

모르는 것이 많다는 생각 때문에 계속 강의를 해야 하나 갈등을 겪고 있던 중 문득 이런 생각이 떠오르더군요.

'최소한 지금까지의 한의학은 진단과 침과 약과 뜸과 추나가 따로 놀았는데, 내가 맞는지 틀리는지는 하늘에 계신 신神만이 아시겠지만, 적어도 나는 내 나름대로는 그 수단들을 하나로 이었으니 이런 한의학도 있다는 설명은 한의사들에게 약간의 참고는 되지 않을까?'하는 생각이 들어 용기를 내어 더 강의를 하게 되었습니다. 또 나름대로 강의를 하기 위해 준비하고 명상하는 과정에서 그 전에 몰랐던 것들이 자꾸 알아지게 되니 그러한 앎에 대한 욕구가 강의를 하게끔 만드는 원동력도 되더군요.

저는 학문을 하는 사람이 젊을 때나 나이 들을 때나 그 이론이 변함이 없다면 둘 중 하나라고 봅니다.

하나는 '완전히 진리를 터득해서 거기에 더 보태고 뺄 것이 없거나?', 아니면 '잘 모르면서 노력을 안 하거나?' 이겠죠.

때문에 저는 예전에 제가 잘못 알고 있었던 것을 계속 되는 공부를 통해 새롭게 알게 되면 강의 듣는 분께 일단 사과 말씀을 먼저 드립니다.

"제가 공부해 보니 새롭게 알았는데 예전에 제가 말씀드린 것은 정정해드리겠습니다."

제가 존경하는 학자인 김용옥씨도 예전 책에서 생각했던 것과 지금 쓴 책의 내용이 다를 때 그것을 부정하지 않습니다. 새롭게 알게 된 부분이라고 이야기합니다. 학자라면 그래야 한다고 봅니다.

저는 김용옥씨처럼 많은 지식을 가지고 있는 학자는 아닙니다. 학식은 그분보다 터무니없이 부족해서 많은 공부가 필요합니다. 단지 그저 환자를 보다 더 잘 치료하기 위해 필요한 한의학책 또는 동양철학책은 열심히 봐야 한다고 생각하는 한의사입니다.

그래서 저는 나중에 저의 이론이 더 더하거나 뺄 데가 없을 때까지 열심히 하려고 합니다. 불가능하겠지만 '盡人事 待天命'하려고 합니다. 목표를 크게 잡으면 조금이라도 더 멀리 갈 수 있을 것 같은 기대감에 열심히 노력하려 하고 있습니다.

한의사가 의사입니까? 아니면 경험방만 모은 돌팔이입니까?

이 부분은 굉장히 중요한 부분인데 스스로 하는 의술이 다 나름의 이유와 이치가 있어서 시술하는 것이면 의사이고,

환자가 나아도 왜 나았는지, 치료가 안 되면 왜 안 되었는지도 전혀 모르면서 남이 효과가 좋다고 하니 그냥 녹화 비디오 틀듯이 흉내만 내는 것은 진정한 의사가 아니라 돌팔이라고 봅니다.

양의사들이 당당한 이유 중 하나가 낫든 안 낫든 적어도 나름의 낫고 안 낫는 이치가 있어서입니다. 이들은 이 근거에 의해서 자부심을 가지고 활동을 합니다. 우리 한의사들도 그러한 이치와 이유가 있어야 보다 사회에서 더 인정받는 학문이 될 수 있지 않나 하는 생각을 해 봅니다.

한의학을 집대성한 여러 가지 책들을 보면 맥진脈診을 가장 중요한 진단의 수단으로 삼은 것은 앞에서도 말한 내용입니다. 그래서 맥진을 한의사들이 진단하는 가장 기본으로 삼는 것이 한의학 발전에 가장 큰 기틀을 짜는 것이라고 생각합니다.

맥진脈診이 여러 가지 문헌에 나오는 것들에 대한 해석은 여러 가지 견해가 있을 수 있습니다. 이런 것을 가지고 토론하고 논쟁을 벌여야지 맥진脈診 자체가 잘못된 진단이라느니 맥으로 진단하는 것은 사이비니 사기꾼이니 이런 말은 한의계에서는 절대 나오지 않게 하기 위해 이 책을 씁니다. 한의사들이 맥학에 대한 깊은 이해가 있기를 정말 가슴으로 원합니다.

그리고 한의사들이 어떤 이론을 펼치든 가장 오래된 문헌에서부터 가장 최근의 문헌에 이르기까지 많은 공부를 통해서 그 이론이 이루어져야 하는게 맞다고 생각 됩니다.

공부를 제대로 하지 않고 후대의 의서醫書 몇 개만 참고한 후 자의적으로 해석해서 나온 잘못된 이론들이 꽤 많이 있습니다. 한의학계는 이런 부분 때문에 발전이 더디다고 봅니다.

옛 한의학이 잘못된 것인지 올바른 것인지는 제대로 된 이해를 먼저 한 후 판단할 문제입니다. 음양오행도 제대로 된 이해를 한 후 비과학적이네 과학적이네를 따져야지, 수박 겉핥기식으로 공부한 후 서양과학에 비해 비과학적이라는 말을 서슴지 않는 후배들을 보면 '학문에 대한 진지함이 많이 사라졌구나!' 하는 생각이 듭니다.

어떤 한의사가 한의쉼터라는 한의사 인터넷 까페에 글을 올린 것을 보았는데 그 글의 요지는 옛날 한의사들에게는 송대宋代의 역易에 근거한 이치가 가장 과학적이었었고, 지금은 서양의학이 가장 과학적이라 서양의학으로 한의학을 재편하는 것이 가장 과학적인 방법이라고 주장하는 글이었습니다.

필자가 공부를 해보면 송대宋代의 소강절邵康節이라는 분의 역학을 제외하면 한대漢代 이전의 역학책 이상 가는 역학의 문헌들은 그리 많지 않다고 생각합니다.

최소한『주역周易』에서부터 천문天文, 지리地理에 관한 책들을, 중국 유물론자들이 쓴 책 읽은 것 말고, 스스로 직접 읽어본 적이 있은 후 동양은 송대宋代가 가장 과학적이네 아니네 이런 소리를 해야 합니다.

과학(科學: science)이란 의미에는 체계적으로 분류를 잘 해놓았다는 뜻도 있습니다. 역학의 이치를 제대로 아는 사람들은 오히려 고대로 가면 갈수록 역학은 더 심오하고 체계적이라고 봅니다.

『주역周易』이라는 책이 적어도 진시황의 분서갱유 때 살아남았다는 기록으로 보아 아주 오래 전에 쓰여 진 책이지만 역학에서 그만한 책이 없습니다. 후대에 아무리 좋은 책들이 나와도 그만큼 체계를 잘 갖추고 멋있게 표현된 책들은 찾아보기 힘이 듭니다. 그런데도 불구하고 제대로 역학을 공부하기는 커녕 중국유물론자들이 쓴 글 몇 편으로 동양의 음양오행과 한의학은 시대에 뒤떨어지는 학문이라고 판단하는 그런 분위기는 학문을 하는 올바른 자세가 아닌 듯 합니다. 아니, 최소한 한의과에서는 그런 소리가 나와서는 안 된다고 봅니다.

필자는 한의학의 기본은 음양오행이라고 생각하여 학교 다닐 때는 학교 공부보다 오히려 역학易學 책 보기를 더 즐겨하였습니다. 졸업 후에는 아는 분들과 스터디 그룹을 만들었습니다. 1주일에 심하게는 5번을 모여서 같이 공부를 하였죠.

그 와중에 천문, 지리, 역법曆法, 역학 등을 공부하면서 얻은 결론은 한의학은 역학易學에서 나온 것이라는 사실입니다. 오늘날 서양의학을 동경하는 한의사나 한의대생들은 이 사실을 부끄러워하는 사람도 있는데 필자는 그런 분들은 제발 의대로 편입해주시기를 부탁드리고 싶습니다.

한의학은 한의학 그 나름대로 충분히 매력적이고 탁월한 의학입니다. 굳이 음양오행을 버리지 않더라도 충분히 서양과학과 접목할 수 있습니다. 아니 서양과학을 한의학적으로 해석할 수 있는 길도 충분히 있다고 봅니다. 그 정도로 한의학을 공부해야 진짜 한의사라고 생각합니다. 그 정도로 한의학에 대해서 공부한 분이라면 저도 고개 숙이고 한수 배우고 싶습니다. 하지만 그 정도로 한의학을 근본부터 공부하는 사람이 너무 없는 지금의 현 세태가 너무 한탄스럽습니다.

그 때문에 우리의 한약이 천연물 신약으로 둔갑하여 양의사들에게 넘어가려 하고 있고, 침도 IMS로 둔갑하여 양방으로 넘어가고 있는데도 많은 한의사들이나 학생들이 수수방관하면서 보고 있는 이 현실이 너무 안타깝습니다.

지금 제가 쓴 이 글은 골수로 한의학만 팠던 편협한 한의사의 글이라고 치부하셔도 좋습니다. 하지만 그런 정도의 노력을 하지 않고 한의학을 함부로 판단해서 서양의학으로 이리 붙이고 저리 붙이는 작업은 한의학을 심각하게 왜곡하는 것이지 발전시키는 것이 아니라고 생각합니다. 하나의 학문을 익을 정도로 알게 되어야 다른 것과 접목이 가능하다고 생각합니다. 그렇지 않고 대충 짜깁기식으로 이리 접붙이고 저리 접붙이게 되면 그것은 인류의학에 전혀 도움이 되지 않습니다.

한의학의 순수성 있는 연구를 통해 진정으로 서양과학과 한의학이 만나는 날이 오기를 진심으로 기원 드리며 이 글을 마치겠습니다.

참고 문헌

欽定古今 圖書集成醫部全錄: 1986년. 編著者 淸 · 陣夢雷 蔣廷錫 등. 大星文化社

中國醫學大系(影印 文淵閣 四庫全書): 1990년. 商務印刷館

太極旗: 1967년. 저자 白光河. 동양수리연구원출판부

역학원론(易學原論) 생존법칙과 정치이론: 2012년. 저자 韓長庚. 도서출판 향지

주역 · 정역: 2001년. 저자 韓長庚. 삶과 꿈

素陽正易註解: 2003년. 저자 소양. 해지출판사

正易原義全: 大正2년. 저자 河相易. 東文館

皇極經世: 2002년. 저자 邵康節. 역자 尹相喆. 大有學堂

周易 王弼注: 2010년. 저자 王弼. 옮긴이 임채우. 도서출판 길

國譯王叔和脈訣: 1995년. 저자 王叔和. 역자 吳祺鏞. 成輔社

王叔和脈經: 1992년. 저자 王叔和. 역자 李炳國. 도서출판 現代鍼灸院

脈學輯要 · 脈語: 1997년. 저자 丹波元簡. 원광대학교 한의과대학 진단학교실 주임교수 한의학박사 朴炅, 강사 한의학박사 金興濟 共譯釋

瀕湖脈學(中國醫學大系(影印 文淵閣 四庫全書) 內): 1990년. 저자 李時珍. 商務印刷館

黃帝內經素問: 2000년. 校譯 洪元植. 전통문화연구회

黃帝內經靈樞: 2001년. 校譯 洪元植. 전통문화연구회

鍼灸甲乙經(中國醫學大系(影印 文淵閣 四庫全書) 內): 1990년. 皇甫謐 撰. 高保衡 等 校注. 商務印刷館

國譯東醫壽世保元: 1999년. 저자 李濟馬. 권건혁 편저. 도서출판 반룡

도올論語: 2011년. 저자 김용옥. 통나무

論語강설: 2005년. 저자 이기동. 성균관대학교출판부

書經: 1986년. 역해 백연욱 이기석. 홍신문화사

사마천 史記: 2009년. 저자 사마천. 역자 노만수. 일빛 출판사

正易集註補解: 1999년. 편저자 金周成. 태훈출판사

宇宙變化原理: 1985년. 저자 한동석. 행림출판사

易學原理講話: 1997년. 저자 한규성. 예문지

內經 經絡診斷學: 2000년. 저자 선재광 박현국 김기욱. 경락진단학회 출판
漢書律曆誌: 2013년. 저자 班固. 유페이퍼
儒門事親: 2004년. 저자 張從正. 옮긴이 구병수 이동원. 동국대학교 출판부
編註醫學入門: 1990년. 저자 李梴. 大星文化社
東醫寶鑑: 1999년. 저자 許浚. 옮긴이 동의보감 국역위원회. 법인문화사 출판
東醫寶鑑: 1990년. 저자 許浚. 大星文化社
仲經全書: 1992년. 저자 張仲景. 大星文化社
備急千金要方(中國醫學大系(影印 文淵閣 四庫全書) 內): 1990년. 저자 孫思邈. 商務印刷館
노자와 21세기: 1999년. 저자 김용옥. 통나무
노자의 목소리로 듣는 道德經: 2013년. 최진석 지음. 소나무
中庸 한글역주: 2011년. 편저자 김용옥. 통나무
中和集: 1992년. 저자 姜甑山. 도서출판 대흥기획
難經本義(中國醫學大系(影印 文淵閣 四庫全書) 內): 1990년. 저자 秦越人 扁鵲 撰. 滑壽 注. 商務印刷館
傷寒論: 1992년. 편저자 李培生 劉渡舟 陳亦人 高德. 도서출판 醫聖堂
주역의 과학과 도: 2008년. 저자 이성환 김기현. 정신세계사
주역과 세계: 1990. 原著 金碩鎭. 編著 重山學會. 東信출판사
圖解臨床取穴: 2003년. 共著 김택률 오현주. 전국의학사
原色 鍼灸穴位解剖圖譜: 1985년. 편저자 金昌煥. 大星文化社
東垣十種醫書: 1994년. 저자 李杲. 大星文化社
腹證奇覽 全: 1975. 저자 稻葉文禮. 金永萬 편저. 계축문화사
鍼灸大成校釋: 1993년. 저자 양계주(楊繼洲). 大星文化社
The Ciba collection of Medical Illustrations: 2000년. 저자 Frank H. Netter, M.D. 도서출판 정담

찾아 보기

ㄴ

ㄷ

ㅇ

ㅈ

ㅊ

기타